La Farmacia Natural

La Farmacia Natural

El experto en hierbas más renombrado
del mundo revela los últimos
descubrimientos sobre las hierbas
curativas más poderosas para prevenir y
tratar más de 100 problemas comunes
de la salud

por James A. Duke, Ph.D.

Ilustraciones por Peggy K. Duke

RODALE

Aviso

El propósito de *La farmacia natural* es aumentar su conocimiento sobre los últimos descubrimientos en el uso de las plantas con fines medicinales. Dado que todos somos distintos, un médico debe diagnosticar enfermedades y supervisar el uso de las hierbas curativas para tratar problemas individuales de la salud. Las hierbas y los otros remedios naturales no sustituyen al cuidado médico profesional. Le pedimos encarecidamente que busque los mejores recursos médicos disponibles para ayudarle a tomar decisiones bien fundadas.

Titulo original de la obra:
The Green Pharmacy

© 1998 por James A. Duke
Originally published in English in 1997
Todos los derechos reservados

Ilustraciones © 1997 por Peggy K. Duke
Todos los derechos reservados

Fotografía de la portada © 1996 por Ira Wexler
Todos los derechos reservados

Impreso en los Estados Unidos de América en papel libre de ácidos ∞ y reciclado ♻

Editor de *Prevention* Health Books en español: Abel Delgado
Traducción al español: Abel Delgado, Iván Drufovka, Gretchen Galindo y Sonya Šimek
Investigadora de datos: Kathryn Piff Castaño
Diseñadora de la portada: Joanna Reinhart
Diseñador del interior: Vic Mazurkiewicz
Fotografía de la portada: Ira Wexler
Creacíon del indice de términos: Francine Cronshaw

Library of Congress Cataloging-in-Publication Data

Duke, James A., 1929–
  [Green pharmacy. Spanish]
  La farmacia natural : el experto en hierbas más renombrado del mundo revela los últimos descubrimientos sobre las hierbas curativas más poderosas para prevenir y tratar más de 100 problemas comunes de la salud / por James A. Duke ; ilustraciones por Peggy K. Duke.
      p.   cm.
  Includes index.
  ISBN 1–57954–032–5 hardcover
  ISBN 1–57954–262–X paperback
  1. Herbs—Therapeutic use.   I. Title.
RM666.H33D84718   1998
615'.321—dc21   98–6318

  4   6   8   10   9   7   5   3   tapa dura
2   4   6   8   10   9   7   5   3   1   rústica

Este libro es otra flor para Mamá, Martha Truss Duke (fallecida en noviembre de 1995) quien siempre cultivó mi amor por los bosques y las plantas. Que se una su alma con los bosques de pino de las lomas rojas de Alabama.

Dedicado a cuatro profesores quienes más determinaron mi gira ecológica por la vida; el Dr. A.E. Radd de la Universidad de Carolina del Norte, ahora retirado, quien me enseñó sobre la flora de Carolina, tanto la acuática como la terrenal

Dr. C.R. Bell de la Universidad de Carolina del Norte, ahora retirado, quien me ayudó a viajar a México, Guatemala y Costa Rica

Dr. R.E. Woodson del Jardín Botánico de Misuri, fallecido, quien me ayudó a llegar a Panamá y Perú, por lo menos en el herbario

Dr. R. S. Davidson del Batelle Memorial Institute, ahora retirado, quien trasladó a mí, a Peggy, a John y a Celia a Panamá, donde se afianzaron tanto mi conversión a la etnobotánica y el estudio de hierbas en la madurez, así como mi amor por Latinoamérica y sus bosques

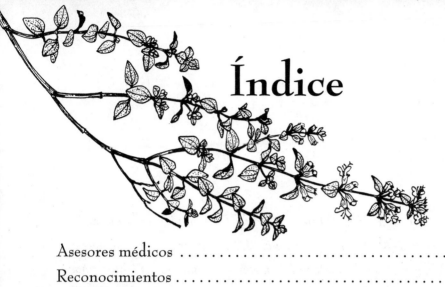

Índice

Primera Parte

Guía de la farmacia natural

Segunda Parte

Cómo escoger las hierbas que curan

-A-

-B-

-C-

-D-

-E-

-F-

-G-

-H-

-I-

-J-

-L-

-M-

-S-

-T-

-U-

-V-

Asesores médicos de Prevention® Health Books en español

El doctor **Héctor Balcázar, Ph.D.**, es profesor adjunto de nutrición comunitaria y salud pública en el Departamento de Recursos Familiares y Desarrollo Humano, así como catedrático adjunto en el Centro Hispano de Investigación, ambos ubicados en la Universidad Estatal de Arizona en Tempe, Arizona.

La doctora **Hannia Campos, Ph.D.**, es profesora auxiliar de nutrición en la Escuela de Salud Pública de la Universidad Harvard en Boston, Massachusetts. Ella también es miembro del comité planificador del Pirámide Dietético Latinoamericano y una profesora adjunta visitante del Instituto de Investigación de la Salud en la Universidad de Costa Rica en Costa Rica.

El doctor en medicina **Elmer Emilio Huerta** es el director del Centro de Evaluación del Riesgo de Cáncer y Chequeo Médico (Cancer Risk Assessment and Screening Center) del Instituto de Cáncer de la ciudad de Washington, D.C. El Dr. Huerta también es el presentador del programa de radio *Cuidando Su Salud*, el cual es sindicado internacionalmente y tiene más de 10 millones de oyentes.

El doctor en medicina **Hugo Muriel** es el director médico del Centro de Cuidado Diabético y del departamento de endocrinología en el Centro Médico Masónico de Illinois en Chicago, Illinois. La revista *US News and World Report* (Noticias de los EE.UU. y Reportajes Mundiales) ha nombrado al departamento del Dr. Muriel como uno de los mejores en el país. Además, el Dr. Muriel es el fundador de Hispanocare, una red de médicos hispanos en Chicago, Illinois.

Reconocimientos

Se requieren muchas personas buenas para hacer un buen libro. Si este libro resulta ser bueno, y yo espero que así sea, muchos merecen méritos. Primero que todo, quiero expresarle mi agradecimiento al equipo editorial de Rodale Press, especialmente a mi editora, Alice Feinstein. Ella estuvo allí todo el tiempo para ayudar y aconsejarme mientras yo me abría camino en un nuevo terreno literario. Ella me refirió a un escritor y editor a quien yo he admirado por mucho tiempo, Michael Castleman, quien pudo tomar mi jerga científica y traducirla al lenguaje sencillo que usted encontrará en este libro. Para mí fue interesante comparar el material elevado y complicado que yo escribí originalmente, con el producto final tan ameno creado por Alice y Michael. Y ahora hemos traducido al español esa versión tan amena, tratando de usar el español más universal posible y con un glosario en la página 579. Después de trabajar tanto en los hermosos bosques de Latinoamérica me resulta maravilloso poder brindar este fruto de mi labor a una audiencia que tanto estimo, los latinos.

Aparte de ellos, tengo que agradecerle a mi mano derecha, Judi duCellier. Por 20 años, ella ha sido una ayudante paciente e indispensable, primero como secretaria, después como asistente de programa y coautora de uno de mis libros. También tengo que darle las gracias a mi esposa Peggy, que ha madurado junto conmigo mientras hemos navegado por los senderos de una vida rica e interesante. Peggy dibujó las ilustraciones en este libro.

Y como sucede frecuentemente en la vida, aparte de las cuatro personas mencionadas arriba, me encuentro en deuda con muchas más que me ayudaron a resolver mis problemas esenciales. Pero hasta aquí llego yo con los agradecimientos, porque no quiero correr el riesgo de ofender a muchos por no incluirlos en una lista que fácilmente podría extenderse por un montón de páginas.

Hay más de cien enfermedades y cientos de remedios a base de hierbas incluidos en este libro, y he hablado con cientos de personas desde el estado de Maine hasta el Perú mientras reunía esta información a través de los años. He estimado especialmente a todos los que participan en mis clases en el terreno. Probablemente yo disfruto más de mis clases que los participantes, porque ellos continuamente enriquecen a mi "banco de anécdotas" con todas las experiencias e historias que me cuentan. Seguramente más de cien lectores se van a reconocer a ellos mismos en las anécdotas en estas páginas, y me gustaría darles las gracias a todos ellos.

Finalmente, me parece apropiado reconocer a mis maestros. La señorita Horne, mi maestra de escuela primaria, y la señorita Beddingfield, mi profesora de la escuela secundaria, alentaron y canalizaron mi interés por la naturaleza. Mi profesor principal en la Universidad de Carolina del Norte, el Dr. E.A. Radd, me enseñó sobre la flora de las Carolinas. C. Ritchie Bell me llevó a México, Guatemala y Costa Rica y me ayudó llegar al Missouri Botanical Garden (Jardín Botánico de Misuri) durante mis años de estudios de posgrado. Allí me pulieron el Dr. Edgar Anderson, el Dr. Hugh Cutler, el Dr. Fritz Went y el Dr. R.E. Woodson, hijo. Cada uno de mis profesores contribuyeron a este libro de una forma u otra, y les agradezco por su paciencia y su excelente labor.

Introducción

¡Bienvenido a *La farmacia natural*!

Este libro es la culminación de muchas décadas de trabajo con plantas medicinales por todo el mundo, más muchos años de buscar plantas desde la China hasta Costa Rica, desde el Perú hasta Pensilvania, desde las lomas de Virginia hasta las cuencas altas del Amazonas.

Durante la mayor parte de mi carrera de 30 años, he trabajado como botánico por el Departamento de Agricultura de los Estados Unidos (*USDA* por sus siglas en inglés), especializado en las plantas medicinales. Mi título profesional es "etnobotánico", que simplemente quiere decir que he estudiado cómo se usan las plantas como alimento y medicina en muchas culturas. Durante mi carrera, he visto personalmente las hierbas medicinales tratar con éxito enfermedades que productos farmacéuticos de alta tecnología casi no podían ni tocar.

También yo he usado muchos de estos remedios medicinales y los he recomendado a amigos y familiares. Obviamente, no lo hubiera hecho si no confiara muchísimo en el poder curativo y la seguridad de estas plantas. En los próximos cuatro capítulos, y en los restantes en orden alfabético, usted encontrará mis consejos y precauciones, que están basados en mis experiencias personales así como en la información científica de una extensa base de datos sobre los diferentes compuestos y sustancias químicas en las plantas.

En la Segunda Parte, "Cómo escoger las hierbas que curan", he aplicado un sistema de evaluación para indicar las hierbas y remedios a base de hierbas que yo encuentro que son los más eficaces para cada una de las enfermedades y problemas de la salud. Las hierbas recomendadas más encarecidamente tienen una evaluación de tres hojas 🌿🌿🌿. Sin embargo, con los remedios alternativos, asegúrese de fijarse en las hierbas con evaluaciones de dos hojas 🌿🌿 y de una hoja 🌿. (Podría haber usado estrellitas para evaluar las hierbas, desde luego, pero las hojas me parecen mucho más apropiadas en un libro llamado *La farmacia natural*.)

Usted también encontrará que a lo largo de este libro, yo doy muchas opiniones subjetivas así como algunas anécdotas personales sobre mis experiencias con las plantas medicinales y la curación natural. Dado que estas experiencias son el resultado de una vida entera de interés en el tema, espero que usted lea el epílogo personal en la página 559.

Pero primero, miremos a la farmacia natural.

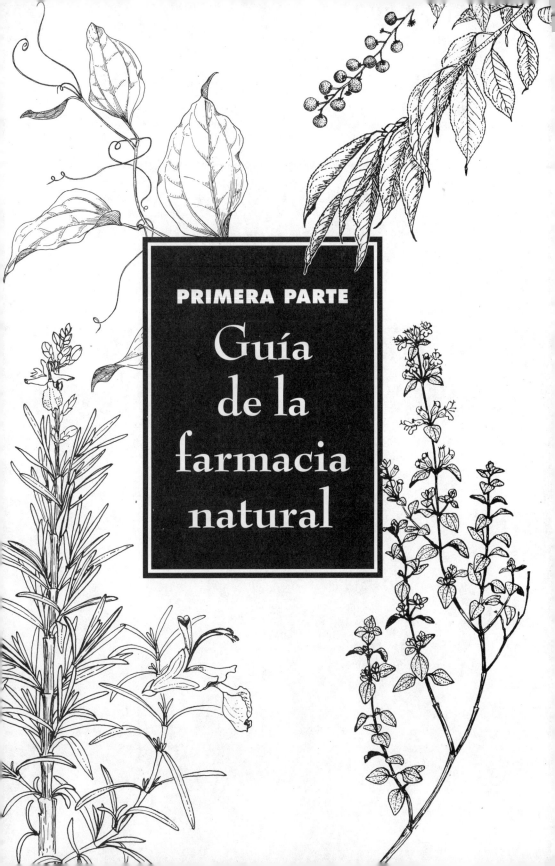

PRIMERA PARTE

Guía de la farmacia natural

Bienvenido a
La farmacia natural

Si usted está leyendo este libro es probable que sepa que una hierba es . . . ¿o tal vez no? El término *hierba* debiera ser fácil de definir, pero en realidad definirlo resulta sorprendentemente difícil.

La definición botánica clásica es que una hierba es una planta no leñosa que muere hasta sus raíces cada invierno. Sin duda, esta definición fue elaborada por botánicos que viven en un clima frío, específicamente en el norte de Europa. De acuerdo con esta definición, no hay hierbas en la selva amazónica, uno de los hábitats más ricos en hierbas y más variado en términos botánicos, dado que allá no hay invierno.

La definición clásica también excluye los árboles y arbustos leñosos, entre los que se encuentran el *ginkgo* (biznaga) y el espino, dos de las "hierbas" medicinales de mayor venta en Europa. Por eso es que algunas personas prefieren el término *botanicals*, que quiere decir productos botánicos. También se usa otro término, "medicina botánica", el cual incluye árboles y arbustos así como hierbas. Si usamos una definición más amplia, algunas personas pueden pensar que una hierba es tan sólo una planta útil. El problema con esta definición es que en un sentido muy importante, todas las plantas verdes son útiles, aun las que no son alimentos y que no se utilizan en la medicina o en la industria. Todas las plantas hacen la fotosíntesis, un proceso en el que combinan la luz solar, el dióxido de carbono y el agua y luego liberan el oxígeno que todos nosotros respiramos. No sé usted, pero yo diría que eso es bastante útil.

Para los propósitos de este libro, yo defino una hierba, simplemente, como una planta medicinal. Puede ser leñosa o no leñosa, de un clima frío o de un clima tropical. Puede ser un alimento silvestre o uno cultivado, una hierba mala, una especia culinaria o lo que sea. Y ni siquiera tiene que ser verde. Una gran cantidad de cortezas, raíces y partes de las plantas que no son verdes son medicinales y, por lo tanto, se incluyen en *La farmacia natural*. Asimismo, hay muchos hongos medicinales que no pude incluir en este libro.

Entre la farmacia natural y la convencional

La mayoría de los estadounidenses tienen la creencia de que contamos con el mejor sistema de cuidado de salud del mundo o, al menos, eso es lo que todos los médicos y expertos en salud del gobierno nos dicen continuamente. Sin embargo, cualquier persona que no haya podido obtener información clara y directa de su médico o que haya tenido dificultades para entenderse con una compañía de seguros de salud sabe que, si el sistema de cuidados médicos que tenemos es el mejor, éste deja mucho que desear.

La mayoría de los estadounidenses suponen que los productos farmacéuticos que sus médicos les recetan sin duda son mejores que las medicinas a base de hierbas, sobre las cuales relativamente pocos médicos y estadounidenses en general están informados. A mí me encanta que esta situación esté cambiando rápidamente.

Hierbas que debe evitar durante el embarazo

Como regla general, no debería tomar hierbas durante el embarazo a menos que lo discuta con su obstetra.

Hay una buena razón para esto: algunas hierbas pueden aumentar el riesgo de aborto espontáneo. La herbolaria de Maine llamada Deb Soule, la fundadora de Avena Botanicals, una empresa de productos botánicos y autora de *The Roots of Healing* (Las raíces de la curación), un manual feminista de hierbas, aconseja a las mujeres embarazadas evitar las siguientes hierbas: corteza de raíz de agracejo, cáscara sagrada, matricaria, moras (bayas) de enebro, artemisa, poleo, raíz de hierba carmín, ruda, sena, *southernwood*, tanaceto, tuya y ajenjo. Este me parece un buen consejo y por mi parte añadiría algunas hierbas más a esta lista: *balsam pear*, perifollo, angélica de China, mago, albahaca cimarrón, podofilo y poleo de monte. Recientemente también me he enterado de algunas advertencias con respecto a la prímula nocturna y el corazoncillo (hipérico), pero no sé en qué se basan estas advertencias.

También es una buena idea no excederse con el apio o el perejil. Comer sólo un poquito de estos vegetales saludables no le hará ningún daño, pero si come mucho podrían causarle problemas.

Además, usted debe limitar su consumo de la cafeína. Un estudio demostró algo que los investigadores llaman una "fuerte relación entre la ingestión de cafeína durante el embarazo y las pérdidas de fetos". Una dosis tan pequeña de cafeína como 163 miligramos al día —la cantidad en una o dos tazas de café preparado— podría duplicar el riesgo de aborto espontáneo.

Adicionalmente, he aquí algunos "noes" más que debe observar durante el embarazo: no fumar, no beber alcohol, y repito, no tome ningún fármaco, incluyendo los productos sin receta médica, a no ser que le hayan sido recomendados por su médico.

He sido un botánico especializado en plantas medicinales durante la mayoría de mis 30 años de carrera profesional y he visto personalmente cómo las plantas medicinales han tenido éxito en el tratamiento de afecciones que productos farmacéuticos de alta tecnología no pudieron curar.

La razón por la cual las hierbas no son más populares en los Estados Unidos es porque las compañías de productos farmacéuticos no las pueden patentar. Estas compañías hacen su dinero extrayendo de las hierbas las moléculas medicinalmente activas, y después las combinan hasta que sean únicas en el sentido químico. Las compañías pueden entonces patentar sus nuevas combinaciones de moléculas, les dan un nombre de una marca y nos las venden a nosotros por mucho más dinero del que costaron sus fuentes originales a base de hierbas.

Las hierbas sí funcionan

Claro que las compañías de productos farmacéuticos siempre dicen que sus nuevas moléculas son mejores, más fuertes, más directas y más seguras que las hierbas. Estoy de acuerdo en que son más fuertes. De hecho, a menudo son demasiado fuertes y tienen efectos secundarios muy negativos.

En cuanto a que los medicamentos sean mejores, eso a veces es muy difícil de determinar. En varios estudios realizados, los productos a base de hierbas claramente funcionan mejor. El jengibre, por ejemplo, ha demostrado ser superior al producto farmacéutico dimenhidrinato (*Dramamine*) como terapia preventiva contra los mareos causados por movimiento.

No estoy diciendo que los medicamentos sean malos sino que necesitamos más investigaciones que realicen análisis comparativos entre las hierbas y los medicamentos. Hasta que esto no suceda, no sabremos con certeza cuál de ellos es mejor. Esto me lleva a una conclusión que puede resultar asombrosa: los estadounidenses no necesariamente están recibiendo las mejores medicinas. En muchos casos, la farmacia natural, con sus terapias a base de hierbas, puede resultar más económica, efectiva y segura —y con menores efectos secundarios— que los productos farmacéuticos.

Nuestro reto es vencer los prejuicios que han impuesto los médicos, los anuncios y la propaganda de las compañías de productos farmacéuticos y el intolerante y restrictivo proceso de aprobación de los fármacos utilizado por el gobierno estadounidense. El reto para nosotros es pensar en verde. No estamos hablando del verde monetario y materialista de las compañías de productos farmacéuticos, sino del verde puro y poderoso de la clorofila, el verde que alimenta, abastece, oxigena y cura a nuestro planeta.

Las ganancias son la motivación de las compañías farmacéuticas, pero lo que motiva a nuestra farmacia y vida natural es la ecología, la idea de que estamos conectados al planeta entero y que juntos fracasamos o triunfamos.

La seguridad ante todo

Seré el primero en admitir que la medicina a base de hierbas no está libre de riesgos. Para beneficiarse del uso de las hierbas, usted necesita tener alguna información básica. También usted tiene que tener confianza en las hierbas que usa y en cualquier profesional de la medicina a base de hierbas a quien consulta. Esto no es nada distinto de la medicina convencional, donde usted tiene que confiar en su médico y en cualquier producto farmacéutico que toma.

Sin embargo, por lo general, la medicina racional a base de hierbas es más segura que la medicina convencional porque la medicina de hierbas es más diluida y sus efectos secundarios tienden a ser menos fuertes.

De todas formas, usted tiene que tomar precauciones cuando esté usando medicinas a base de hierbas. También necesita entender que pueden surgir problemas. Hay varias estrategias que usted puede usar para protegerse.

Primero que nada, consiga los materiales apropiados. Si usted no está absolutamente seguro de la identidad de una hierba, no la tome. Es obvio que esta regla se aplica principalmente a las personas que recogen hierbas en el campo. Se han dado casos en que personas han comido plantas peligrosas o venenosas simplemente porque se equivocaron al identificar la planta y tomaron algo diferente de lo que creían que estaban tomando. La planta peligrosa clásica es la cicuta venenosa, que se parece bastante al perejil silvestre o a la chivaría (pastinaca) silvestre.

El universo de las hierbas

Aunque existen algo más de 300,000 especies superiores de plantas, todas las cuales son químicamente diferentes, menos del 10 por ciento de ellas han sido cuidadosamente examinadas para determinar sus constituyentes tóxicos y medicinales. Un buen herbolario podría conocer de 1,000 a 2,000 especies, pero es muy raro que conozca más.

Esto quiere decir que tanto un herbolario experimentado como uno sin mucha experiencia pueden cometer errores. No hace mucho tiempo, mientras recogía hierbas para una clase de fin de semana en las montañas Blue Ridge, me sentí muy entusiasmado al encontrar lo que parecía que era *ginseng* silvestre. Más tarde, al examinarlo más detenidamente, me desilusioné mucho al descubrir que el supuesto *ginseng* era parra virgen.

Desde luego, los herbolarios no son los únicos que cometen errores ocasionalmente. Los médicos y los farmacéuticos también lo hacen. Y yo personalmente me siento más seguro consultando a un herbolario bien informado que consultando a la mayoría de los médicos.

Con respecto a los peligros de los productos farmacéuticos, lea bien la letra pequeña en las etiquetas o en los anuncios.

En lo que se refiere a la identidad de los productos a base de hierbas vendidos comercialmente, y en particular, a los que están químicamente estandarizados, usted normalmente puede confiar en las etiquetas. Pero tanto con los extractos de hierba estandarizados como con los medicamentos hay un margen de error, aunque sea muy pequeño.

Cómo prevenir problemas

Sea cual sea la hierba que esté tomando, le recomiendo que aprenda todo lo que pueda sobre sus posibles efectos. Si ocurre algo inesperado, deje de tomarla y consulte con un experto de su confianza.

Además, aquí le ofrezco algunos consejos útiles para cualquiera que esté usando medicinas a base de hierbas.

Asegúrese de la diagnosis. Los adeptos a los remedios a base de hierbas piensan con frecuencia que ellos mismos pueden diagnosticar una enfermedad y también saber con qué hierbas tratarla. Pero la diagnosis es un arte aparte y es mejor dejársela a los médicos. Yo no estoy a favor de la autodiagnosis.

Diagnosticar una enfermedad no es fácil, y algunas veces hasta los mejores médicos cometen errores. No obstante el "promedio de bateo" de los diagnósticos de los médicos es por lo general mejor que el de cualquiera que no haya recibido entrenamiento médico. Una vez que esté seguro de su diagnóstico, entonces puede hablar con su médico sobre el modo de tratar la enfermedad, sea con fármacos, con hierbas, con una combinación de ambas o con alguna de las anteriores junto con un régimen de dieta, de ejercicios o de cambios en el estilo de vida. Para algunas afecciones, algunos médicos holísticos enfatizarán más cambios en el estilo de vida y dieta que los medicamentos.

Cuidado con los efectos secundarios. Estoy convencido de que todas las medicinas, naturales o sintéticas, tienen efectos secundarios. Es difícil imaginarse una sustancia química activa en las plantas (un fitoquímico), o una mezcla a base de hierbas que contenga miles de estas sustancias, que produzca una sola reacción química que es dirigida directamente en nuestro cuerpo. Por supuesto tenemos otras reacciones, no relacionadas directamente con la enfermedad, que podrían calificarse como efectos secundarios, algunos deseables y otros no deseables. Es por este motivo que hay que tener cuidado cuando se toma alguna hierba por primera vez.

Si presenta una reacción negativa a una hierba, como mareos, náusea o dolor de cabeza, limite la dosis o deje de tomarla. Escuche los mensajes de su cuerpo y si la hierba no lo hace sentir bien, no la tome.

Esté atento a las reacciones alérgicas. Las personas pueden ser alérgicas a cualquier cosa. Aun en el caso de que usted no haya padecido de alergia, podría ser alérgico a una nueva hierba que no había tomado antes. Tenga cuidado. Y de nuevo insisto: escuche los mensajes de su cuerpo. Si empieza a tener cualquier síntoma inusual, deje de tomar la hierba y consulte a un alergista o a un médico.

Si experimenta cualquier dificultad para respirar dentro de los 30 minutos después de haber probado una nueva hierba, alimento o fármaco, llame inmediatamente al 911. Puede ser que usted esté teniendo una reacción anafiláctica, que es la forma más fuerte de una reacción alérgica que, si no es tratada a tiempo, puede resultar fatal.

Las reacciones anafilácticas a las hierbas son raras, y no le estoy diciendo que deba preocuparse demasiado al probar cosas nuevas. Solamente sea precavido y comprenda los posibles riesgos.

Ojo con las interacciones. Los productos farmacéuticos algunas veces interactúan negativamente unos con otros, así como con ciertas comidas o alimentos. Lo mismo sucede con las hierbas, aunque muchos libros de referencia sobre tratamientos a base de hierbas se niegan a mencionarlo. Siempre sea particularmente cuidadoso cuando esté tomando más de una fármaco o una hierba, o una combinación de ambos. Las interacciones negativas siempre son posibles. Si usted sospecha de una interacción negativa, consulte a su médico o a su farmacéutico.

Un tipo de interacción negativa de la cual usted debe saber en particular es la interacción negativa entre los antidepresivos conocidos como inhibidores de oxidasa monoamina (*MAO* por sus siglas en inglés) y el vino, el queso y muchos otros alimentos. Si usted toma un inhibidor de MAO farmacéutico, no debería comer esos alimentos.

La hierba antidepresiva corazoncillo (hipérico) es también un inhibidor de

MAO, por lo tanto, las mismas restricciones respecto a la comida se aplican. Si está tomando el corazoncillo regularmente, consulte a un médico, a un farmacéutico o una guía de medicamentos para consumidores para saber cuáles alimentos debe evitar.

Mantenga abiertas las líneas de comunicación. Muchísimas personas escuchan tanto los consejos de su médico como los de su herbolario y se guían por los dos. A menudo, esto no representa ningún problema, como por ejemplo cuando su médico le da una píldora para dormir si tiene insomnio y su herbolario le recomienda que se tome un baño caliente con una mezcla de aceites relajantes de la aromaterapia antes de acostarse.

Pero, como dicen los cocineros, "muchas manos en un plato causan arrebato" porque cada cual tendrá su propio estilo y eso causará conflictos, y lo mismo puede suceder con los médicos y los herbolarios, aunque ambos tengan las mejores intenciones. Supongamos que su médico le receta un inhibidor de MAO para la depresión, y que su herbolario le recomienda corazoncillo que es también, como dijimos anteriormente, un inhibidor de MAO. Puede resultar que se tome demasiado de este inhibidor. O para poner otro ejemplo, digamos que su médico le recete la mitad de una aspirina diaria para prevenir un ataque cardíaco, mientras que su herbolario le recomienda tomar una taza de té hecha con corteza de sauce o de gaulteria. Ese té contiene el equivalente herbario de una aspirina, y usted podría acabar tomando más de lo que necesita, con tal vez más acción anticoagulante que la que usted desea.

Para evitar este problema de demasiados profesionales de la salud, asegúrese de hablar con su médico y con su herbolario de todas las medicinas que está tomando y también de cualquier alimento poco común que pudiera estar comiendo.

Guía de compras y cosecha

Si está interesado en las medicinas a base de hierbas pero no está seguro de cómo empezar, no tiene que preocuparse. La información que le brinda este libro lo ayudará, sea usted un novato en el campo de las hierbas o sea usted alguien que usa hierbas regularmente.

Los capítulos de la Segunda Parte de este libro le dirán cuáles hierbas usted necesita para prevenir y tratar enfermedades específicas. Pero antes de que usted use su primera hierba, le hace falta saber cómo conseguirlas.

De hecho, hay muchas formas de obtener las hierbas sobre las que yo trato en *La farmacia natural*. Muchas de estas usted las puede comprar, pero hay otras que tal vez quisiera cultivar, cosechar y procesar usted mismo.

Comprar medicinas a base de hierbas es más rápido, conveniente y a veces más seguro, pero al hacer eso, usted pierde el ejercicio y la energía espiritual de plantar, cultivar, cosechar, procesar y preparar sus propias medicinas naturales. Yo soy un jardinero ferviente. Si usted también lo es, conocerá el placer que brinda la jardinería. No obstante, lo más importante es seguir la onda natural en cualquier nivel que le convenga.

Las hierbas medicinales estandarizadas

Es perfectamente aceptable comprar lo que se conoce como productos estandarizados a base de hierbas en una tienda de productos naturales o en una tienda de hierbas. De hecho, esos productos a base de hierbas están ganando popularidad tan rápidamente que existen muy buenas probabilidades de que usted las pueda encontrar hasta en la farmacia de su barrio.

Estandarizadas quiere decir que los productos a base de hierbas han sido procesados un poco para garantizar un nivel mínimo conocido de uno o más de sus ingredientes principales. Estos productos son los de más alta calidad que usted puede comprar. La estandarización compensa ampliamente la variedad natural que se encuentra en las hierbas a granel —el tipo de hierbas disponible en graneros o tarros (botes) y que se mide de acuerdo a su peso— y también elimina la incertidumbre de los preparados a base de hierbas. Con las hierbas estandarizadas, usted sabe exactamente cuántos ingredientes activos está obteniendo.

Lamentablemente, la estandarización hace que esas hierbas resulten más caras que las hierbas a granel. No obstante, esos extractos estandarizados a base de hierbas que son tan "caros" representan sólo alrededor de una décima parte del costo promedio de un medicamento que sirve para tratar la misma afección. Por lo tanto, usted todavía sale ganando al usar las hierbas estandarizadas.

Los extractos estandarizados varían un poco por el hecho de que mientras más tiempo estas medicinas a base de hierbas se guardan, más potencia pierden. Sin embargo, los productos farmacéuticos tampoco son perfectos.

Normalmente, usted puede encontrar los extractos a base de hierbas estandarizados bastante fácilmente en cualquier lugar donde se venden productos a base de hierbas. Si usted no los ve, pídalos. Si un producto a base de hierbas está estandarizado, su etiqueta lo indicará.

Lo que las etiquetas no le dicen

Aparte de indicar si es un producto estandarizado, muchas veces las etiquetas de los preparados a base de hierbas dan muy poca información adicional. Esto se debe a que una hierba tiene que estar aprobada como un "fármaco" de acuerdo a las exigencias de la Dirección de Alimentación y Fármacos de los Estados Unidos (*FDA* por sus siglas en inglés) para especificar su uso médico o terapéutico. Los comerciantes de hierbas tendrían que gastar aproximadamente $200 millones de dólares para demostrarle a esta agencia que la hierba es suficientemente segura y efectiva para justificar un reclamo medicinal. Obviamente, sólo las grandes compañías de fármacos tienen esas cantidades de dinero y de todos modos, ¿quién se gastaría millones de dólares para comprobar los beneficios de una planta que nadie puede patentar?

De la misma forma, a los fabricantes también se les está prohibido que especifiquen en las etiquetas de los productos a base de hierbas sus efectos secundarios posibles. Esto es porque la FDA considera esta información como un reclamo medicinal. Sin etiquetas informativas, los consumidores se quedan a ciegas con respecto a estos productos de hierbas.

Desde luego, uno de los propósitos de este libro es darle la información que necesita para poder usar las hierbas con seguridad y efectividad. Sin embargo, yo desearía sinceramente que la FDA permitiera que apareciera una buena información en las etiquetas de los productos a base de hierbas. Cualquiera debe tener acceso a esta información cuando compra una medicina a base de hierbas. Espero que si una cantidad suficiente de nosotros acosamos a la FDA por suficiente tiempo, quizás algún día tendremos la posibilidad de comprar hierbas estandarizadas con una buena información para los consumidores.

Aquí voy a presentar una docena de hierbas medicinales muy importantes que le recomiendo comprar como productos estandarizados. (Si por alguna razón usted no puede comprarlas como productos estandarizados, está bien usarlas —con la excepción del *ginkgo*— en forma de a granel.

Ají/Chile/Pimiento picante. Una planta roja que se desarrolla en los climas tropicales. El pimiento picante tiene un compuesto potente para aliviar el dolor —la capsaicina— que a menudo aparece como ingrediente de los productos estandarizados.

Árbol de Té. Una planta tropical que no crece en la mayor parte de los Estados Unidos. Es un antiséptico excelente usado por muchas personas.

Caléndula. Cómprela como un ungüento (pomada) para tratar los cardenales, las cortadas y los rasguños.

Cardo de leche/Cardo de María. Las hojas espinosas de esta hierba la hacen muy difícil para que la coseche usted mismo.

Equinacia/Equiseto. Las flores y las raíces estimulan el sistema inmunológico para ayudar a combatir las enfermedades.

Espino. Este arbusto de cultivo lento es útil para tratar problemas cardíacos. Es una medicina potente que debería tomarse solamente bajo la supervisión de un médico.

***Ginkgo*/Biznaga.** Esta hierba viene de un árbol enorme cuyas hojas tienen que ser procesadas para que se pueda obtener un extracto concentrado que sea útil en términos medicinales.

Ginseng. Las raíces medicinales de esta planta no maduran en hasta por lo menos cinco años. Resulta muy complicado para uno cultivar y procesar esta planta por su propia cuenta.

Kava kava. Esta es una hierba segura, un sedante suave que crece sólo en los bosques tropicales.

Manzanilla. Su tintura proporciona un sedante que casi nunca falla y se puede usar para hacer un té que asiente el estómago.

Prímula/Primavera nocturna. Esta flor produce un valioso aceite de semilla que es muy difícil de extraer en casa.

Regaliz/Orozuz. Esta es una hierba antiúlcera demasiado difícil de cultivar, al menos a donde yo vivo. (Esta afirmación viene de alguien que ha tratado muchas veces de cultivar el regaliz pero que nunca ha tenido éxito.)

Comprando las hierbas a granel

Yo uso hierbas a granel con frecuencia, recogiéndolas por puñados en mi "Viñedo de Hierbas" de 6 acres, que está en la casa que tengo en Fulton, Maryland, desde hace 25 años. Además de prepararlas en forma de infusión, también hago jugos con ellas y a menudo se las agrego a las comidas y a las bebidas.

No obstante, no es necesario que se adentre en la jardinería para obtener hierbas a granel. Hay muchas tiendas de alimentos naturales y de hierbas que tienen grandes cantidades de hierbas secas a precios razonables.

Sin embargo, hay un inconveniente. Ya sea que compre hierbas o las cultive por su cuenta, usted no puede estar seguro de los niveles de ingredientes activos en la materia de las plantas a granel. Este es el problema principal con las medicinas de hierbas a granel comparadas con los extractos estandarizados y los productos farmacéuticos.

De todos modos, según creo yo, hay una ventaja en usar las hierbas a granel, porque uno tiene la oportunidad de experimentar un poco más y familiarizarse mejor con la planta. Esto produce una conexión espiritual del mismo tipo de la que han disfrutado los indios norteamericanos por tanto tiempo. Yo creo que esta conexión espiritual es terapéutica. Por lo menos para mí, siempre ha sido así.

¿Y la seguridad?

No se preocupe. La gran mayoría de las hierbas medicinales tratadas en este libro son seguras aun en dosis grandes. Y si hay que tomar precauciones especiales con una hierba en particular o tener cuidado al tratar una enfermedad específica, en ese mismo capítulo, yo se lo aviso. Por lo tanto, usar las hierbas a granel no representa un problema grave con respecto a la seguridad. La única preocupación es que con ciertas tandas de hierbas a granel que compra, usted posiblemente no reciba una dosis suficientemente fuerte, es decir, una cantidad de los ingredientes activos en las hierbas que sea adecuada para darle los resultados terapéuticos que necesita.

El factor de la seguridad

¿Por qué no puede estar seguro de la potencia de las hierbas a granel? Hay muchas razones.

La genética. Las distintas variedades de una misma hierba pueden tener diferencias genéticas en cuanto a la potencia. Esto sucede porque entre plantas individuales de la misma familia, los niveles de los compuestos activos que contienen varían muchísimo. Por ejemplo, las plantas del género *Sanguinaria*, tienen un compuesto llamado sanguinarina. Los niveles en que ese compuesto está presente en las plantas de ese género pueden variar tanto como diez veces. Quiere decir que usted puede tener dos de esas plantas en la mano, y una puede tener diez veces la cantidad de ese compuesto que la otra. Y eso no es nada —dentro de una especie determinada de tomillo, pueden haber variaciones entre los niveles de los compuestos activos en una escala de mil o hasta diez mil, lo cual resulta en dos plantas distintas del mismo especie con diferencias enormes en cuanto a su poder curativo.

Condiciones de cultivo. Estas afectan sobre todo la salud y el vigor de la planta. Las plantas que crecen en un suelo pobre en nutrientes bajo condiciones climáticas difíciles puede que no tengan la misma potencia que las plantas que crecen en un suelo rico bajo condiciones ideales. (Sorprendentemente, las plantas que crecen en condiciones difíciles a menudo tienen niveles más altos de compuestos medicinales.)

El tiempo y el método de la cosecha. Piense en las diferencias de sabor, textura y suculencia que existen entre unos melocotones (duraznos) sin madurar y unos melocotones maduros. Las hierbas no maduran del mismo modo que las frutas, pero la concentración de constituyentes activos varía considerablemente durante sus ciclos de vida. Para alcanzar una potencia óptima, las raíces de *ginseng* no deberían ser cosechadas antes de que la planta tenga, al menos, cinco años; pero algunos productores las cosechan antes de tiempo por la gran demanda que hay en el mercado. Estas raíces no tendrán necesariamente los niveles óptimos en sus compuestos activos.

El proceso de secado. Las hierbas frescas son más atractivas. Piense solamente en las diferencias entre la menta fresca y la menta seca. La menta fresca no sólo tiene mejor olor y sabor sino que también sus hojas son mucho más aromáticas y eso significa que contienen mucho más aceite medicinal. Siempre que se huele una hierba, ésta pierde un poquito de su esencia y su poder debido a que su potencia está contenida en las moléculas aromáticas que actúan sobre los receptores olfativos. Una vez que esas moléculas dejan la planta, no regresan.

Desde luego, las hierbas no permanecen frescas por mucho tiempo. Por este motivo, es una costumbre entre los herbolarios utilizar recipientes especiales para las hierbas secas que pueden ser almacenadas con seguridad y facilidad durante varios meses. Pero mientras más tiempo están las hierbas almacenadas, menos potentes se convierten. La luz, el oxígeno y el calor provocan cambios químicos que hacen que las hierbas pierdan potencia —o sea, echarse a perder— a través del tiempo. Debido a esto, muchos herbolarios recomiendan almacenar las hierbas secas en recipientes herméticos, con cristales oscuros y manteniéndolas en frío. Un cuidadoso almacenamiento extenderá bastante el tiempo en que la hierba se conserva fresca.

El embalaje. En general, la mejor forma de asegurar la conservación de la potencia de una medicina a base de hierbas es comprar una tintura de alcohol o un extracto de glicerina. Hierbas en tinturas en extractos de glicerina pueden conservar su potencia por aproximadamente un año. Esto no se puede decir con respecto a las hierbas en bolsitas de té, en polvo o en cápsulas, a menos que estén protegidas por antioxidantes adicionales. Estas hierbas son más propensas a sufrir los daños de la luz solar, del oxígeno y del calor.

Salud y sazón

Además de las hierbas que usted puede comprar a granel o estandarizadas, existen muchas especias que también son medicinales. Probablemente, usted tiene algunas de ellas en su especiero. Con excepción de la capsaicina, el ajo, el jengibre y la cúrcuma, estas especias no están disponibles en los Estados Unidos como extractos estandarizados y repito, exceptuando el ajo, la mayoría son plantas tropicales que no crecen bien aquí. Por lo tanto, es muy probable que tenga que comprarlas a granel o en forma de polvo.

Ajo. Merecidamente llamada la "penicilina rusa", este bulbo de olor acre es útil para prevenir las enfermedades "asesinas" principales: las enfermedades cardíacas y el cáncer.

Canela. Esta especia común y sabrosa tiene una potente acción antimicrobiana y puede asentar un estómago descompuesto.

Cardamomo. Una especia cara, el cardamomo puede ser un estimulante ligero.

Clavo de olor. El clavo de olor posee propiedades antisépticas y calmantes comprobados.

Cúrcuma/Azafrán de las Indias. Esta especia amarilla parece ser muy prometedora para tratar la artritis y la diabetes.

Jengibre. Es el mejor preventivo del mundo contra las náuseas, y es eficaz también para el tratamiento de la artritis.

Pimienta picante. Esta especia oriunda de América actúa sobre el dolor con tres mecanismos distintos.

Pimienta de Jamaica/*Allpsice*. Esta hierba tropical tiene un aroma complejo y es útil para la indigestión.

Sésamo/Ajonjolí. Las semillas de esta planta son una gran fuente de antioxidantes y de otras sustancias químicas con valor terapéutico.

En busca de medicinas silvestres

En la jerga botánica norteamericana, recoger las hierbas silvestres se llama "*wildcrafting*", término que no posee un equivalente en el español. Pero la idea es universal, porque su significado es ir al bosque para recoger las hierbas en su estado natural en vez de usar los extractos de hierbas estandarizados. Según creo yo, el ejercicio físico y mental que hacemos al salir a recoger las hierbas silvestres, en combinación con la conexión espiritual que establecemos con las plantas y con el bosque, tiene un valor terapéutico impresionante que compensa el hecho de que las hierbas silvestres no ofrecen las dosis exactas que obtenemos al comprar los extractos.

Como botánico, para mí es fácil recoger las hierbas silvestres: yo me conozco bien las plantas y he estado haciendo esto por más de 60 años. Por supuesto, recoger hierbas medicinales silvestres puede ser peligroso y si usted no puede identificar con precisión una hierba, es mejor que no la recoja. (Aún recuerdo una pareja de ancianos del oeste de los EE.UU. que confundieron la dedalera/digital con la consuelda. Lamentablemente, la dedalera es la fuente natural para el fármaco digital estimulante del corazón llamada *digitalis*, y esta equivocación tuvo consecuencias fatales.)

Advierto a quienes no estén realmente familiarizados con ejercer la botánica sobre el terreno que tengan presentes los peligros potenciales de las plantas silvestres que están recogiendo. Pero si usted sabe lo que está haciendo, en casi cualquier parte de los Estados Unidos puede recoger una abundante cantidad de hierbas medicinales muy útiles sólo con dar unos pasos fuera de su casa.

Si al principio usted no está familiarizado con las hierbas, puede divertirse mucho aprendiendo sobre ellas. La mayoría de las áreas metropolitanas en los EE.UU. tienen organizaciones botánicas —grupos de museos, grupos de niños exploradores (los *Boy* y *Girl Scouts*), clubes de excursionismo o departamentos de extensión de universidades— que ofrecen cursos de identificación de las plantas comestibles y medicinales en el área. Escuche este consejo de un veterano de las excursiones: salir en una excursión al bosque es mucho más agradable cuando uno puede hacerlo comiendo las ricas plantas que se encuentran por el camino.

Cultivándolas en casa

Al igual que recoger las hierbas silvestres en el bosque, cultivar sus propias hierbas le proporciona plantas a granel no estandarizadas. Pero también le crea una conexión espiritual aún más profunda con sus medicinas de hierbas que el acto de recogerlas en el bosque. Por este motivo, yo estoy a favor del cultivo de hierbas.

Sin importar lo que cosecha, la jardinería es un pasatiempo terapéutico que nos confiere cierto poder. Y si tomamos en cuenta lo que conocemos de la medicina cuerpo-mente, estoy convencido de que las medicinas de hierbas que uno mismo cultiva deben de dar mejores resultados que cualquier hierba comprada en la tienda o recogida en el bosque.

Yo amo a mi "Viñedo de Hierbas", pero usted no necesita una propiedad —ni siquiera un patio— para cultivar unas hierbas medicinales. Tan sólo le hace falta un alféizar en la ventana de la cocina donde pueda cultivar en una maceta (tiesto) una planta de áloe vera (acíbar, sábila), la cual es su herramienta de emergencia a base de hierbas para las quemaduras accidentales.

(Solamente corte una hoja con la tijera, hágale una incisión y aplique el gel de la hoja en la quemadura.)

Hay muchas otras hierbas que usted puede sembrar en el alféizar de la ventana o en el portal (porche) de su casa. Si usted vive en la ciudad, puede encontrar espacio en un jardín de azotea, en el patio, el balcón o hasta en la escalera de incendios. Hay bastantes especies de hierbas medicinales y culinarias que son originarias de climas semiáridos que también florecerán en alféizares de ventanas en cocinas. He aquí algunas que usted pueda considerar.

Ajedrea. Los europeos añaden esta hierba a los platos a base de frijoles (habichuelas) para reducir la flatulencia.

Albahaca. Esta hierba que repele los insectos es recomendable para tratar el mal aliento y el dolor de cabeza.

Cebollinos/Cebolletas. Igual que sus primos, el ajo, el puerro y la cebolla, los cebollinos (*chives*) ayudan a prevenir el cáncer y son un tratamiento adecuado para la alta presión arterial.

Eneldo. Esta hierba es merecidamente famosa como remedio para los cólicos y los gases.

Hinojo. Esta hierba es buena para el tratamiento de los trastornos estomacales y la indigestión.

Hisopo. Mencionado en la Biblia, el hisopo contiene varios compuestos antivirales y es útil en el tratamiento del herpes. (También lo están evaluando como una posible terapia para el SIDA.)

Lavanda/Alhucema/Espliego. Algunas variedades de esta hierba linda están repletas de compuestos sedativos que pueden penetrar la piel. Eche un puñado en el agua de baño si quiere relajarse.

Menta. Esta es una fuente principal del mentol, una sustancia refrescante y tranquilizadora que asienta el estómago.

Perejil. Se conoce principalmente por ser una gran fuente de clorofila para combatir el mal aliento. El perejil es rico en cinc, lo cual es bueno para la salud reproductora de los hombres. (Sin embargo, más del 90 por ciento del perejil servido en los restaurantes se tira a la basura.)

Romero. Rica en antioxidantes, esta sabrosa especia culinaria puede ayudar a prevenir la enfermedad de Alzheimer.

Salvia. La salvia tiene un potencial medicinal bastante semejante al del romero.

Tomillo. Esta es una de las mejores fuentes de timol, un compuesto antiséptico que asienta el estómago y también ayuda a prevenir los coágulos de sangre que provocan los ataques al corazón.

Cultivándolas en un jardín exterior

En mi propio "Viñedo de Hierbas", tengo alrededor de 200 variedades de hierbas, y la mayoría son medicinales. Durante la estación de crecimiento, uno de mis placeres principales de la vida es pasear por el terreno y revisar todas las plantas.

Cuando me paso el día en la computadora, hago un receso casi una vez por hora para visitar mi jardín de hierbas. Cuando recojo un puñado de esta o aquella planta, a menudo selecciono mentas para preparar una de mis bebidas aromáticas, normalmente un té de mentas calientito en una mañana fría o un té de menta helado en una tarde calurosa.

Cultivar y amar esas hierbas es una de las actividades más saludables que hago y la recomiendo totalmente.

Tendría que escribir otro libro completo para poder explicarles cómo cultivar todas las hierbas que trato en *La farmacia natural*. Sin embargo, si usted tiene un espacio en el jardín, aquí están las hierbas medicinales perennes que recomiendo. Ellas florecen en mi propio jardín y pienso que lo harían también con cualquier persona que tenga un jardín en un área con un clima templado que es más o menos como el de Maryland.

Chasteberry (*Vitex agnuscatus*). Un arbusto siempre floreciente, es una gran hierba para el tratamiento de problemas de las mujeres.

Corazoncillo/Hipérico. Simplemente, esta es la mejor hierba para el tratamiento de la depresión.

Hidraste/Sello dorado/Acónito americano. Una hierba antibiótica, el hidraste crece mejor cuando está plantado en un área sombreada.

Menta verde. Esta hierba es tan buena como la menta para asentar el estómago.

Orégano. Otra menta dulce que es una gran fuente de antioxidantes.

Poleo de monte (*Pycnantheumum muticum*). Una hierba que repele los insectos y que debería ser más popular de lo que es entre los jardineros.

Sauce. Su corteza, que es fácil de desprender del árbol, contiene la versión natural de la aspirina.

Self-heal (*Prunella vulgaris*). La reputación de esta menta como una panacea está sólo ligeramente exagerada.

Tanaceto/Hierba lombriguera. Esta hierba contiene algunos de los mismos compuestos antimigraña que la matricaria (margaza).

Toronjil/Melisa. Esta menta antiviral tiene propiedades sedantes.

Aunque muchas veces parece como si estuviera muerta, esta hierba siempre florece de nuevo.

Valeriana. Sus raíces contienen un gran sedante para aliviar la ansiedad. Pero prepárese: el té hecho de esta hierba tiene un olor como a ropa sudada y sucia.

Cómo cosechar y guardar las hierbas

Bien, supongamos que ya tenga usted su parcelita de menta o alguna otra hierba creciendo en su jardín o en su alféizar. ¿Cuál es el próximo paso?

Lo primero que tiene que hacer es cosechar las hierbas. Puede cortar algunas hierbas y usarlas según las necesite. Siguiendo el ejemplo de los indios norteamericanos, a los románticos, como yo, nos gusta darles las gracias a las hierbas por ayudarnos, y pedirles perdón por mutilarlas.

En los campos de Panamá y Perú, oí cómo los indios chamanes cantaban canciones largas a las hierbas cuando las estaban cosechando, mirando con frecuencia, al mismo tiempo, hacia el este. Cuando no estoy apurado, recuerdo que las plantas también están vivas y que su vida nos sostiene.

De hecho, mientras más cortamos las hojas de las plantas medicinales, más medicinales se vuelven. En términos botánicos, esto tiene lógica porque los constituyentes medicinales de las hierbas básicamente son partes del sistema de defensa de las plantas. La recogida de las hojas hace que las plantas respondan como si estuvieran bajo un ataque (lo cual lo están), y entonces producen más de las sustancias que las protegen. Algunos estudios han demostrado que las contaminaciones, las infecciones de insectos y el arrancarle las hojas, entre otros ataques a las plantas, aumenta los niveles de algunas de las mismas sustancias químicas que consideramos medicinales.

Los mejores tiempos para cosecharlas

Aunque algunos herbolarios dicen que las hierbas deben recogerse temprano en la mañana cuando aún hay rocío sobre ellas, yo no estoy de acuerdo con eso. El rocío diluye la hierba con agua, y significa que la planta proporcionalmente tiene más agua y menos sustancia química hasta que se seque. Según creo yo, uno obtiene la mayor concentración de sustancias químicas en la planta y la menor cantidad de agua cuando recoge las hojas durante un día seco y cálido, pero antes de que las hojas se marchiten.

Es mejor recoger las raíces en la primavera o en el otoño. La corteza debe ser recogida en la primavera, especialmente si los compuestos que busca están en la corteza viva. Si está recogiendo semillas para comer, le recomiendo que lo haga antes de que se sequen y endurezcan. Pero si las está recogiendo para plantarlas el próximo año y no para usarlas inmediatamente, tal vez sería mejor si espera hasta que se sequen.

Puede usar las hierbas frescas, especialmente cuando está cocinando. Las hierbas culinarias frescas y las especias casi siempre saben mejor así. Puede también congelarlas, secarlas o usarlas para hacer tinturas. (Cuando yo recojo hierbas culinarias frescas, generalmente uso una bolsa de plástico para que me ayude a mantener la humedad.)

Cómo guardarlas y conservarlas

Si quiere conservar las hierbas para usarlas en el futuro, sale más barato secarlas. Recógelas en una bolsa de papel, y escriba el nombre de la planta y la fecha de recolección en la parte exterior de la bolsa.

Si no llena demasiado la bolsa, muchas hierbas se secarán bien dentro de ella. Yo siempre hago un recorrido por mi jardín de hierbas con una bolsa de papel, antes de la última helada criminal, recogiendo mis hierbas para las medicinas de invierno, mis sopas y mis tés.

Revise las hierbas empacadas en las bolsas después de una semana, y si no están bien secas —acartonadas y desmenuzables— espárzalas sobre un periódico, una madera limpia o resguárdelas en un área seca y a la sombra para que puedan secarse antes de los ataques del enmohecimiento.

Cuando se trata de tener éxito para secar las hierbas, mucho depende del clima en su área. En condiciones de aridez, las hierbas pueden secarse rápidamente, especialmente si están en contacto directo con la luz solar. Con humedad, y particularmente con un tiempo nebuloso, tal vez usted tendrá que aplicar calor a las hierbas en el horno para eliminarles la humedad.

Una vez que las hierbas se sequen, se pueden mantener en las bolsas de papel o de plástico. Usted también puede usar un jarro de cristal con tapa.

La luz, el calor y el oxígeno son los enemigos de la potencia de las hierbas, por lo tanto, guarde sus hierbas en lugar frío y oscuro, como en el sótano o en el armario de la cocina lejos de cualquier fuente de calor. Para reducir al mínimo la cantidad de oxígeno alrededor de las hierbas, llene los recipientes lo más que pueda y pase las hierbas a recipientes más pequeños a medida que los use.

Cómo usar
La farmacia natural

Hay muchas maneras fáciles para usar las hierbas medicinales. Sea que las use como alimentos, las emplee como condimentos o prepare tés a base de hierbas, usted recibirá los beneficios de sus poderes curativos.

No tengo nada en contra de tomar suplementos de vitaminas y minerales. Al contrario, las recomiendo para muchas de las afecciones tratadas en este libro. Pero una onza de frutas o vegetales tiene muchos más constituyentes útiles que una libra de suplementos purificados.

Mi forma preferida de utilizar las hierbas es simplemente como alimentos o incorporadas a las comidas. En los Estados Unidos, hacemos una distinción entre los alimentos y los fármacos, pero en muchos casos no existe una verdadera diferencia. Por ejemplo, ¿es el ajo un alimento o un fármaco? La respuesta correcta es que es ambas cosas. Lo mismo sucede con todas las especias culinarias y muchas de las hierbas tratadas en este libro.

Cómo preparar platos potentes

Cuando se trata de las comidas que curan, yo creo que es difícil encontrar una combinación mejor que la siguiente: una gran ensalada verde mixta, un tazón (pozuelo) de sopa de vegetales (la sopa minestrón, que yo le suelo llamar "mediestrón" por sus cualidades medicinales) y una ensalada de frutas que lleve un aderezo de hierbas como la menta (hierbabuena), el albahaca o la canela.

Al principio de los años 90, yo trabajaba con un programa llamado *Designer Food* de los Institutos Nacionales de la Salud (*NIH* por sus siglas en inglés). La meta del programa era identificar las sustancias químicas medicinales como los estrógenos de las plantas (los fitoestrógenos) que aparentemente reducen el riesgo de cáncer de mama. Después de identificar estas sustancias, queríamos cultivarlos y aumentar la cantidad de estos en las plantas de comidas.

A pesar de que las personas con quienes trabajé en el programa *Designer Food* eran todas sumamente inteligentes, encantadoras y tienen las mejores intenciones, ellos y yo teníamos diferentes opiniones con respecto a estas plantas curativas. Ellos querían inyectar sustancias químicas (precisamente los fitoquímicos) en las comidas, mientras yo decía que esas sustancias químicas ya estaban presentes en las comidas si uno sabía dónde buscarlos.

Por ejemplo, hay un montón de fitoestrógenos en la mayoría de los frijoles (habichuelas). Si usted quiere tomar una medida preventiva contra el cáncer de mama, coma sopa de frijoles o ensalada de frijoles unas cuantas veces a la semana. También podría probar un plato mexicano con frijoles refritos o agregar el tofu a casi cualquier comida.

Mientras más porciones, mejor

Muchos de los que integraban el programa *Designer Food* recomendaban el programa *Strive for Five* (Trate de llegar a cinco) promovido por los NIH con la idea de alentar a los estadounidenses a comer cinco porciones al día de frutas y vegetales. Muchas investigaciones muestran que a medida que se aumenta el consumo de frutas y vegetales, se disminuye el riesgo de todos los cánceres principales. De hecho, baja además el riesgo de padecer de las enfermedades del corazón, la diabetes y muchas otras enfermedades más. Basados en estas investigaciones, los NIH pensaron que era prudente recomendar que se consuma *por lo menos* cinco porciones de frutas y vegetales al día.

Lamentablemente, sólo unos cuantos estadounidenses cumplen con sus "cinco al día". Además, en mi opinión, ese objetivo no es suficientemente ambicioso. Personalmente, creo que las personas deberían tratar de comer *diez* al día, cinco porciones de frutas y cinco de vegetales, todos sazonados con cinco hierbas distintas y aderezados con cinco nueces distintas.

Como supuestamente dijo Hipócrates: "Que el alimento sea tu medicina y la medicina tu alimento." Estoy completamente de acuerdo con eso, especialmente si usted agrega muchas especias medicinales a sus alimentos.

Para alentarlos a comer tantas porciones de alimentos curativos como sea posible, he esparcido varias recetas por todo este libro. Sin embargo, no me las doy de ser un gran cocinero; raramente mido los ingredientes y casi nunca cocino el mismo plato de la misma forma. Yo pongo un poquito de esto y un puñadito de aquello, confiando en mi paladar y en la sabiduría de utilizar una gama de frutas, vegetales y hierbas tan amplia como sea posible. Mis "recetas" a veces pueden parecer imprecisas, pero la idea es hacer que usted experimente tanto como le sea posible con estas hierbas sabrosas. Lo que agrade a su paladar puede no agradar al mío o viceversa.

Cómo hacer un té medicinal

Usted puede hacer un buen té con hierbas secas. Si lo desea, también puede abrir cápsulas de hierba en polvo y usarlas para hacer un té. Pero yo, siempre y cuando sea posible, utilizo hierbas frescas —por lo menos durante la primavera, el verano y el otoño.

¿Por qué? Simplemente porque las hierbas frescas son más agradables y sabrosas.

La diferencia principal entre una hierba fresca y una hierba seca es su contenido de agua. Hoja por hoja, las hierbas retienen su cantidad de fitoquímicos medicinales aun después de que hayan estado secas por un tiempo. Pero los fitoquímicos están más concentrados en las hierbas secas debido a que contienen menos agua. Mientras que las hierbas frescas tienen un 80 por ciento de agua, las secas sólo tienen alrededor de un 20 por ciento. Por lo tanto, onza por onza, la hierba seca es más potente, y cuando usted la agrega al agua, más de los fitoquímicos se integran en infusión al té.

Las recetas de tés a base de hierbas normalmente dan por sentado que usted empezará con materia de hierba seca. Si tiene a mano hierbas frescas, necesitará usar cuatro veces más de la cantidad requerida por la receta si quiere obtener la misma potencia.

¿Infusiones o decocciones?

Realmente, hay dos tipos de tés: las infusiones y las decocciones o cocimientos. Una infusión es similar a lo que la mayoría de las personas conocen como té. Pero existe una gran diferencia entre el té preparado que compramos en los supermercados y las infusiones de hierbas medicinales. Para hacer un té preparado, usted sumerge una bolsita de té en agua caliente durante algunos minutos y luego se lo toma. Si está preparando una infusión de hierbas, el té debería estar en infusión por 10 ó 20 minutos para permitir que los fitoquímicos terapéuticos pasen de la hierba al agua.

Para hacer una buena taza de té medicinal, he aquí una buena regla general: empiece con el agua hirviendo y deje en infusión a sus hierbas medicinales hasta que el agua se enfríe. Si le gusta tomar el té caliente, vuelva a calentarlo poco a poco.

Por otra parte, para hacer las decocciones o cocimientos, se pone materia de hierbas en agua y después se hierven a fuego lento o alto por 10 a 20 minutos.

Las infusiones son mejores cuando se utilizan materias de hojas o flores debido a que normalmente ellos rinden sus fitoquímicos más fácilmente. Por otra parte, el método de la decocción o cocimiento se usa típicamente para las raíces y ramitas porque resulta difícil extraer de ellos los fitoquímicos medicinales.

A través de este libro, he incluido sugerencias sobre las cantidades de hierbas que deben usarse en infusiones y decocciones o cocimientos. Pero debo confesar que hago mis propios tés a base de hierbas de la misma manera en que cocino: un poquito de esto, un puñadito de lo otro. En verano recorro mi jardín, agarrando cualquier hierba aromática que encuentro en el camino —a veces más de una docena— tomando porciones más grandes de las hierbas con un aroma delicado y porciones menos grandes de las hierbas con olores no muy agradables como el *dittany* (*Cunila oreganioides*), el *horse balm* (*Monarda punctata*) y el tomillo. Igual que mis sopas y ensaladas, ninguno de mis tés de hierbas son exactamente iguales.

Sugerencias y seguridad

Lo que propongo con todo esto es lo siguiente: use las sugerencias de este libro tan sólo como eso —sugerencias. Me he concentrado principalmente en las hierbas que son seguras aun en cantidades bastante mayores que las que he sugerido en las recetas. Por lo tanto, no se preocupe si usa un poquito más o menos de lo que indican las recetas. (Cuando las dosis exactas son sumamente importantes lo indico. Asimismo, cualquier precaución que usted deba tener también se la indico.)

Si no hay una receta para una hierba específica, trate de hacer una infusión o decocción (cocimiento) con una o dos cucharaditas del material de la planta. Entonces, experimente con las cantidades para cuadrarlas de acuerdo con sus necesidades personales. No debe esperar que todos los tés medicinales tengan un buen sabor; algunos de ellos son bastante amargos. Pero si le gusta el sabor y quiere un té más fuerte, está bien usar un poco más de hierba la próxima vez. Yo oculto los sabores desagradables con limonada en polvo o natural. La acidez puede sacar aún más cantidad de ciertas sustancias químicas medicinales.

Al mismo tiempo, sin embargo, usted debe recordar que estas hierbas son medicinas. Tiene que prestar atención al modo en que su cuerpo responde a las hierbas y ajustar las dosis de acuerdo con eso. Por ejemplo, si busca relajarse y termina sintiéndose demasiado sedado, debería hacer un té menos fuerte la próxima vez que use esa hierba en particular. Nuestras químicas personales son justamente tan variables como las de las hierbas.

En cuanto a la frecuencia con la cual se deben tomar los tés medicinales, yo típicamente recomiendo entre una a tres tazas de té al día. Vuelvo y repito, estas son meramente algunas sugerencias. Por lo general, yo no recomendaría tomarse más de cuatro tazas al día de la mayoría de los tés a base de hierbas.

Tinturas y vinagres

Clásicamente, una tintura se prepara diluyendo la hierba en un alcohol que se pueda tomar, como el alcohol etílico (etanol). La vodka barata es mi preferida cuando estoy produciendo mis propias tinturas. Funciona de lo más bien.

El alcohol extrae una gran parte de la esencia medicinal de las hierbas. Las tinturas se pueden conservar por mucho más tiempo que las hierbas secas o las cápsulas de hierbas.

Usted puede comprar tinturas ya preparadas en muchos lugares que venden hierbas. También puede hacerlas por su propia cuenta bastante fácilmente.

Para hacer una tintura, puede usar cualquier alcohol que sea desde la graduación del 20 por ciento de alcohol (*40-proof*) hasta casi el 100 por ciento (*200 proof*). La mayoría de los herbolarios sugieren 2 onzas (56 g) de hierba seca (o un puñado de hierba fresca y suelta) por 1 pinta (473 ml) de alcohol. Deje su mezcla de alcohol y hierbas en infusión por aproximadamente una semana, agitándola de vez en cuando. Después cuélelo. Tire los restos de planta (preferiblemente en un lugar donde se amontonan desechos para preparar abonos, conocido en inglés como un *compost pile*) y guarde la tintura en una botella de tapa con gotero.

La dosificación de la tintura puede estar entre las 5 y las 50 gotas, o desde una fracción de un gotero hasta varios goteros. Algunas veces, las medidas se expresan en cucharadas y cucharaditas. Yo normalmente añado las tinturas a los tés de hierba preparados comercialmente o a los jugos.

Una ventaja de comprar la tintura es que las dosis apropiadas están generalmente indicadas en la etiqueta.

Aunque el alcohol es un conservante excelente, hay buenas alternativas no alcohólicas que están disponibles, como los glicéridos, tinturas que se han preparado con glicerina en vez de con alcohol. Estas tinturas son buenas opciones para los bebés o para los alcohólicos que se están recuperando y desean evitar el alcohol de cualquier forma.

Los vinagres a base de hierbas son otra buena opción, y usted puede fabricarlos. Para hacerlo, deje en infusión sus hierbas en vinagre en vez de en alcohol. Pueden ser usadas las mismas proporciones: 1 pinta de vinagre por cada 1 ó 2 onzas (30 ó 60 g) de hierba seca o por cada puñado de hierba fresca.

También puede usar algunos vinagres a base de hierbas solos como aliños (aderezos) de ensaladas, los cuales pueden ser especialmente útiles para las personas que tienen sobrepeso. Los vinagres a base de hierbas también se pueden agregar a las sopas y a los vegetales cocinados.

Cómo usar las cataplasmas y las compresas

Una cataplasma (emplasto) es un montoncito de material de plantas frescas cortadas (o de plantas secas pero humedecidas de nuevo) que son aplicadas directamente a las heridas o a las infecciones de la piel y generalmente se sostienen en el lugar en que se aplican con un apósito húmedo que se cubre con una venda.

Es mejor suavizar la hierba primero para sacarle aún más sus fitoquímicos medicinales. Esto usted lo puede hacer al hervir, cocinar al vapor, masticar o machacar la hierba. Entonces, forme del material un montoncito en forma de una moneda que se puede poner bien aplastada contra la herida. Muchos herbolarios recomiendan mezclar una parte de hierba con tres partes de agua, alcohol o vinagre espesado con harina para que la cataplasma sea más fácil de manipular y aplicar. En un apuro, tan sólo puede hacer una bolita de un poco de la hoja y ponérsela.

Las cataplasmas funcionan principalmente en los lugares donde se aplican, típicamente previniendo las infecciones y acelerando la curación de las heridas. Pero sin duda hay muchos compuestos en las plantas usadas en las cataplasmas que se absorben por la piel y entonces tienen beneficios internos.

Las compresas, por su parte, son telas limpias que han sido sumergidas en una solución a base de hierbas; es decir, en una infusión, una decocción, una tintura o un vinagre. Las compresas pueden ser usadas de dos maneras. Usted puede sostener una cataplasma en un lugar con una compresa, y en ese caso la compresa sería también un vendaje. O puede aplicarla directamente sobre la piel.

El poder de las pomadas

Muchos ungüentos (pomadas) comerciales contienen hierbas, y probablemente su mejor alternativa es comprar un ungüento en vez de fabricarlo. Hacer sus propios ungüentos es un negocio bastante complicado y sucio, pero usted puede hacerlo si quiere. Para fabricar los ungüentos, hay que mezclar las hierbas medicinales con agua, con cera de abeja, con grasa animal (grasa de cerdo o lanolina), grasa vegetal (aceite de maíz, *Crisco*, margarina o aceite de oliva, o cártamo) y otros ingredientes para crear lociones que se puedan untar.

Confieso que nunca he tenido mucha suerte mezclando ungüentos: en general, tienden a ser o muy líquidos o muy secos. Sin embargo, otros herbolarios son mucho mejores en esto.

Si quisiera tratar de hacer un ungüento, comience pulverizando la hierba y cubriéndola con agua. Hiérvala o manténgala a fuego lento de 15 a 30 minutos, déjela enfriar y agréguele un poco de aceite. Caliente suavemente la mezcla acéitosa hasta que el agua se haya evaporado, quizás durante unos 15 a 30 minutos.

Finalmente, añádale cera de abeja y/o una grasa que le dé a su ungüento la consistencia deseada. Enfríelo antes de usarlo. Un ungüento bien preparado puede conservarse hasta por un año. Los ungüentos se pueden usar como las cataplasmas, excepto que muchas veces con los ungüentos, usted no necesita la venda.

Si no quiere preparar ungüentos usted mismo, puede simplemente añadir hierba pulverizada y cocida a cualquiera de los ungüentos comerciales para la piel vendidos en las farmacias.

La curación con la aromaterapia

La aromaterapia es el tratamiento de las afecciones médicas con los aceites esenciales aromáticos de las hierbas aromáticas. Los aromaterapeutas a menudo usan aceites esenciales de la familia de las mentas, que incluye tales 'super-estrellas' de la aromaterapia como la lavanda (que es un sedante) y el romero (que es un estimulante).

Los aceites esenciales usados en la aromaterapia vienen en frascos pequeños y son sumamente concentrados. Usted puede simplemente inhalarlos directamente del frasco, o puede usar el aceite para masajes.

Dado que son tan concentrados, estos aceites pueden irritar la piel. Si usa un aceite para masaje, primero dilúyalo al añadirle una cuantas gotas de aceite vegetal o de loción para masajes. Si duda que los aceites esenciales puedan pasar a través de su piel, aquí está un experimento para usted: masajee su piel con varias gotas de aceite de lavanda (alhucema, espliego) diluido. En un corto tiempo, sus amigos notarán que usted tiene aliento a lavanda cuando exhala.

Otra manera interesante de usar los aceites esenciales es añadirle algunas gotas a su agua de baño. (Puede usar también un puñado de hierbas frescas o secas, si lo prefiere.) Debido a que varios de los compuestos de fragancia se absorben fácilmente en la piel, esta es una manera especialmente placentera de tomarse su medicina. Si tiene insomnio, por ejemplo, le recomiendo añadir los aceites relajantes de lavanda y toronjil (melisa) a su agua de baño.

Haga lo que haga, *nunca* ingiera los aceites esenciales. Algunos son completamente tóxicos, y tan sólo una media cucharadita podría matarlo. (Algunos aceites esenciales pueden tomarse en forma diluida, pero no es algo con lo cual usted deba estar experimentando por su propia cuenta. Un profesional de hierbas con experiencia puede ocasionalmente recomendar la ingestión de los aceites esenciales diluidos.)

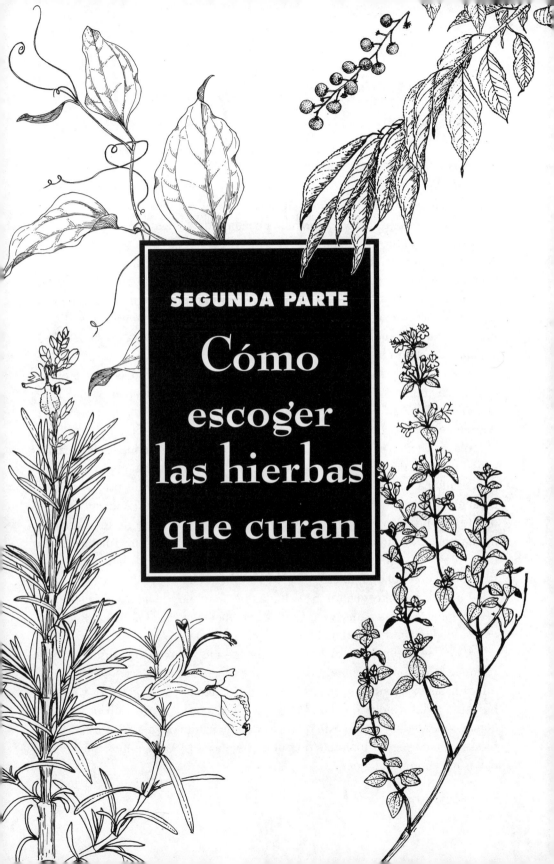

SEGUNDA PARTE

Cómo escoger las hierbas que curan

Acidez estomacal

Un colega, que nunca me había dado la impresión de inclinarse por la curación a base de hierbas, pasó por mi oficina una mañana y me sorprendió al preguntarme qué clase de decocción (cocimiento) de hierbas le podría recomendar para la acidez. Me comentó que durante unos meses había sufrido de ese malestar, pero que había comenzado a tomar jengibre hacía una semana y se sentía mucho mejor.

Yo estaba muy contento de que mi colega hubiera intentado curarse con hierbas, pero también algo sorprendido por el éxito que obtuvo. Los estudios muestran que el jengibre evita los mareos causados por movimiento, así como las náuseas matinales en mujeres embarazadas. Es por este motivo que el jengibre ha ganado una merecida reputación como remedio para los malestares estomacales. Pero la acidez no se produce en el estómago.

La acidez se presenta cuando la apertura muscular del esófago hacia el estómago no funciona adecuadamente. Estos músculos que forman el esfínter esofágico inferior (*LES* por sus siglas en inglés) se abren y permiten que la comida entre en el estómago y después se cierran para impedir el reflujo de los ácidos al esófago. Cuando el esfínter no se cierra por completo se produce la acidez. La sensación de ardor en el pecho se debe a que los ácidos irritan el esófago.

Yo nunca había oído que el jengibre sirviera para tratar los problemas del esfínter esofágico inferior, pero no dudé de lo que me dijo mi colega. Simplemente, le sugerí que añadiera menta (hierbabuena) a su té de jengibre. La menta tiene una larga reputación como remedio para aliviar los trastornos estomacales y la acidez, y existe un buen número de investigaciones que confirman esa creencia popular.

La acidez es muy común. Se calcula que alrededor de un 30 por ciento de las personas adultas padecen de acidez al menos una vez al mes. La dieta y el estilo de vida contribuyen mucho a que esto suceda.

La acidez ocurre con más frecuencia cuando se come apresuradamente, caminando o de pie, o cuando la comida se traga sin masticarla bien. Las comidas fritas, las grasas saturadas, el azúcar, el alcohol, los cigarrillos y el café han sido todos vinculados con la acidez. Para ayudar a prevenirla, trate de comer o merendar cuando esté relajado y no en medio del ajetreo diario. También es bueno seguir una dieta de frutas, vegetales y granos enteros, así como evitar los alimentos fritos.

Remediándolo con La farmacia natural

Además de cuidar sus hábitos alimenticios y evitar las comidas que agravan la acidez, le recomiendo las siguientes hierbas que pueden ayudarlo a combatirla.

✺✺ **Angélica (*Angelica archangelica*) y sus variedades.** Los aromaterapeutas aconsejan acertadamente el uso de aceite de angélica para aliviar la acidez en los adultos, así como los cólicos y los gases en los niños. La angélica es una variedad de la familia de las zanahorias, y muchas de estas variedades parecen aliviar los malestares de las vías digestivas, propiedad que los herbolarios llaman "carminativa".

Si usted padece de acidez frecuentemente debería consultar a su doctor. Pero también podría tomar mi "Angelada" que contiene seis variedades de angélica, todas con la cualidad carminativa. Para esto, usted necesita un exprimidor de jugos (juguera), ya que la Angelada se prepara con jugo de tallos de angélica, zanahoria, apio, hinojo, ajo, perejil y chivería (pastinaca). (Si lo prefiere, puede agregarle también un poco de agua y de especias para que le resulte más agradable al paladar.)

Si no consigue la angélica fresca puede prescindir de ella y utilizar sólo los demás ingredientes. En realidad, no es muy importante las proporciones de cada uno de los ingredientes que se usen. Simplemente, escoja los que usted prefiera, mézclelos y combínelos hasta obtener un jugo que realmente le agrade.

✺✺ **Manzanilla (*Matricaria recutita*).** Joe y Terry Graedon, los coautores de *The People's Pharmacy* (La farmacia popular) y *Graedon's Best Medicine* (La mejor medicina de Graedon), comparten mi opinión de que la manzanilla es la hierba que combate más eficazmente la acidez y el malestar estomacal.

Angélica para la angina

La angélica es buena para tratar la acidez y curiosamente, también es buena para el corazón.

La angélica y otras variedades de la familia de las zanahorias contienen alrededor de 15 bloqueadores de canales de calcio, los cuales son sustancias químicas que han sido convertidas en medicamentos para tratar la angina, ese dolor crónico del pecho que a menudo acompaña a las enfermedades del corazón. Se informa que uno de esos bloqueadores de canales de calcio es tan potente como el *verapamil* (*Calan*, *Isoptin*), un medicamento para la angina.

Los vegetarianos regularmente comen muchas zanahorias y quizás esto explique parcialmente la baja incidencia de problemas cardíacos que ellos tienen en general.

Regaliz/Orozuz (*Glycyrrhiza glabra*). Estoy de acuerdo con Michael Murray, N.D., coautor de *Encyclopedia of Natural Medicine* (La enciclopedia de la medicina natural) y de varios otros libros académicos sobre la curación nutricional y naturopática, en la afirmación de que el regaliz desglicirizinado (*DGL* por sus siglas en inglés) resulta eficaz tanto para tratar la acidez como las úlceras en el estómago y en el esófago. Muchas investigaciones demuestran que el regaliz es un antiespasmódico y que al reducir la producción de ácidos en el estómago, disminuye la acidez.

Debo advertirle que aunque el regaliz y sus extractos son seguros cuando se usan durante un período normal de tiempo y en cantidades moderadas (hasta tres tazas de té al día), su utilización continua (más de seis semanas) o el consumo de grandes cantidades, puede llegar a causar dolores de cabeza, letargo, retención de agua y sodio, excesiva pérdida de potasio y una alta presión arterial. Una taza de regaliz de vez en cuando para aliviar la acidez no ofrece ningún peligro.

Menta/Hierbabuena (*Mentha piperita*). Hace algún tiempo, mi hija pasó una semana de vacaciones con nosotros y lo celebramos con jugosas costillas de cerdo a la parrilla que me provocaron acidez. Entonces me dirigí al jardín y recogí dos puñados de menta, uno de menta verde, uno de toronjil (melisa) y uno de monarda escarlatina (té de Oswego), junto con un poco de albahaca, salvia y orégano, y preparé una sabrosa infusión que me alivió el malestar. Yo sé que usted preferiría una receta más específica: una cucharadita de esto, dos cucharaditas de aquello, pero yo nunca mido las proporciones exactas de las hierbas que son consideradas seguras.

Existe una controversia acerca del uso de la menta para tratar la acidez. Estoy de acuerdo con el

No deje que la acidez lo "ataque"

Algunas veces los dolores producidos por la acidez son tan fuertes que la gente piensa que está sufriendo un ataque al corazón, aunque en realidad no es así. Sin embargo, lo contrario también puede ser cierto: a veces se piensa que el dolor es a consecuencia de la acidez, cuando realmente es un ataque al corazón o una angina.

La acidez se presenta típicamente durante la comida o un poco después y produce ardor o dolor en el pecho. El ataque al corazón y la angina pueden ocurrir en cualquier momento. Con frecuencia, el dolor que estos producen no está limitado al pecho sino que se irradia hacia la parte inferior de la mandíbula o a lo largo del brazo. El ataque al corazón y la angina pueden producir también desvanecimiento y sudoración.

Cuando tenga dudas acerca de un dolor en el pecho, llame a su doctor o al 911 o a cualquier otro número de emergencia en su área y describa sus síntomas.

doctor Andrew Weil, profesor del Colegio de Medicina de la Universidad de Arizona en Tucson, quien promueve el uso de las hierbas medicinales y es autor del libro *Natural Health, Natural Medicine* (Salud natural, medicina natural), que recomienda enfáticamente el uso de la menta. Sin duda, la sabiduría popular en este campo recomienda la utilización de la menta. Las culturas tradicionales, desde los antiguos egipcios hasta los islandeses actuales, han usado la menta para toda clase de trastornos digestivos, incluyendo la acidez.

Sin embargo, algunos reconocidos herbolarios afirman que la menta puede agravar la acidez. Si esto le sucede, no use esta planta. Pero personalmente, dudo que tenga algún tipo de problema. Muchas variedades de menta, si no la mayoría de ellas, tienen la propiedad de facilitar la digestión. En mi libro, la menta y la menta verde ocupan un lugar destacado entre las plantas medicinales.

➤ **Cardamomo (*Elettaria cardamomum*) y Canela (*Cinnamomum*, varias especies).** Estas dos hierbas son muy buenas para eliminar los gases. Cuando la señora Duke sufre ocasionalmente de acidez o indigestión, una de las cosas que ella hace que tiene toda mi aprobación es espolvorear en pan tostado un poco de una de estas dos hierbas en polvo. (Sin embargo, de rareza tenemos cardamomo en casa. Pensándolo bien, es demasiado caro.)

➤ **Eneldo (*Anethum graveolens*).** El eneldo se ha usado durante miles de años para aliviar los malestares de las vías digestivas y para el tratamiento de la acidez. Si yo tuviera acidez, machacaría el equivalente a unas cuantas cucharaditas de semillas de eneldo y haría un té con ellas. (Si usted está embarazada, usar el eneldo en dosis medicinales podría causarle problemas. Debería reservarlo para un uso ocasional y moderado.)

➤ **Hinojo (*Foeniculum vulgare*).** El hinojo se ha utilizado desde hace tanto tiempo como el eneldo y por las mismas razones. Yo lo usaría también.

➤ **Genciana (*Gentiana officinalis*).** El farmacólogo de hierbas Daniel Mowrey, Ph.D., autor de *The Scientific Validation of Herbal Medicine* (La validación científica de la medicina a base de hierbas) y de *Herbal Tonic Therapies* (Terapias de tónicos de hierbas) afirma que la genciana, especialmente cuando se toma 30 minutos antes de las comidas, es un excelente tratamiento preventivo para la acidez y también contribuye a una buena digestión. Comparto esa opinión. La genciana tiene una larga historia como hierba digestiva. Para prepararla, recomiendo hervir a fuego lento una cucharadita de genciana en una o dos tazas de agua por aproximadamente 30 minutos. El doctor Mowrey también sugiere añadir una pizca de pimienta de Cayena y jengibre a su té de genciana.

➤ **Papaya/Lechosa/Fruta bomba (*Carica papaya*) y piña/ananá (*Ananas comosus*).** Estas frutas están cargadas de enzimas digestivas y han sido ampliamente usadas para aliviar la acidez y la indigestión. La papaya con un poquito de miel puede hasta prevenir la acidez si se ingiere durante o un poco antes de las comidas.

✎ **Fórmulas a base de hierbas.** Tengo un gran respeto por el herbolario británico David Hoffmann, autor de aproximadamente una docena de libros, entre ellos *Herbal Handbook* (El manual de las hierbas). Él recomienda algunas combinaciones de hierbas para los problemas en las vías digestivas. Una infusión hecha con alguna de las siguientes fórmulas puede ser eficaz para la acidez.

Fórmula digestiva: dos partes de hojas de consuelda, que alivia las vías digestivas; dos partes de malva real (*Althaea officinalis*), otra planta que alivia el estómago; una parte de ácoro (*Acorus calamus*), que tiene propiedades antiácidas y que alivia los gases; y una parte de ulmaria, que también es antiácida y ayuda a aliviar los gases.

Fórmula para la esofaguitis: dos partes de consuelda; dos partes de malva real, una parte de manzanilla, que es tanto un antiinflamatorio como un remedio para los gases; y una parte de maravilla, que es también un antiinflamatorio.

✎ **Ensalada con hierbas que aparecen en la Biblia.** Algunas de las plantas mencionadas en la Biblia tienen una buena reputación en la tradición popular que las considera útiles para la salud. Entre estas plantas están la almendra, la endivia, el diente de león, el ajo, la lechuga, la mostaza, las aceitunas, la cebolla y la nuez. Si yo sufriera frecuentemente de acidez, prepararía una ensalada con algunos de estos ingredientes.

Los pros y los contras de la consuelda

La consuelda ha adquirido una mala reputación. Aunque muchos herbolarios continúan recomendándola, hay autoridades en la materia que opinan que no se debe ingerir en modo alguno. Ellos dicen esto porque algunos estudios médicos han descubierto que la consuelda posee componentes químicos conocidos llamados alcaloides pirolizidinas (*PA* por sus siglas en inglés). En cantidades significativas, estos alcaloides pueden causar daños en el hígado y posiblemente también pueden provocar cáncer.

Yo creo que nadie debería tomarse un galón de té de consuelda diariamente, pero tampoco me preocupa tomarme un poquito de vez en cuando a pesar de que sí contiene estas sustancias. Baso mi opinión en los estudios hechos por el bioquímico Bruce Ames, Ph.D., de la Universidad de California en Berkeley.

Bruce Ames se especializa en la evaluación de los factores cancerogenéticos (causantes potenciales del cáncer) presentes en los alimentos. De acuerdo con sus investigaciones, una taza de té de hojas de consuelda es menos cancerígena que una cerveza. ¡Y por mi parte no pienso renunciar a ninguno de los dos!

Afecciones de la piel

Cada invierno, el zócalo de los radiadores de agua caliente de nuestra casa pone el aire muy seco. Y cada año, se me produce una irritación en la piel que yo llamo "dermatitis del invierno seco". A través de los años, he encontrado una loción para la piel que me ayuda con esta irritación. Sus ingredientes son el agua, la glicerina y el áloe vera (acíbar, sábila), que son tratamientos a base de hierbas tradicionales y eficaces para muchos problemas de la piel. Esta es mi propia historia de éxito personal con la farmacia natural.

También me gustaría mencionar el informe de un caso publicado en el boletín médico británico *Lancet* (Lanceta). Resulta que hubo un médico que se mudó desde un clima subtropical húmedo a un área desértica muy seca. Le surgió una fuerte erupción de piel seca en las manos y se puso un tratamiento a base de esteroides, que son medicamentos que a veces se recetan para curar las erupciones fuertes. Como no se mejoró, llegó a la triste conclusión de que tendría que vivir con esa afección.

Cuatro años después, se publicaron varios estudios en la literatura médica que demostraron que la vitamina E reduce el riesgo de ataque cardíaco en alrededor del 35 por ciento de los hombres. Debido a que el médico estaba en riesgo, comenzó a tomar 400 unidades internacionales de la vitamina E al día para proteger su corazón. Pero resultó que la vitamina E también lo ayudó con su afección en la piel y en menos de dos semanas, la erupción que tuvo durante cuatro años desapareció completamente.

La vitamina E es ampliamente recomendada para las afecciones de la piel y es un ingrediente presente en muchas cremas para la piel y cosméticos. Pero al igual que muchos médicos, este doctor no creía en las promesas de tales suplementos y no estaba convencido de que realmente había curado su dermatitis gracias a la vitamina E. Al año siguiente, sin embargo, mientras pasaba las vacaciones de invierno, el doctor abandonó su tratamiento de vitamina E y le volvió a dar la dermatitis. Al regresar a su casa y después de dos semanas sin tomar los suplementos, los empezó a tomar de nuevo y su dermatitis de nuevo desapareció. Esto lo convirtió en un fiel creyente de los poderes de la vitamina E.

Permítame otra anécdota antes de seguir con las hierbas. Una camarógrafa que trabajaba conmigo en el Amazonas desarrolló una extraña eczema con mucha comezón mientras que estábamos en la selva. Un curandero chamanístico que yo conocía le sugirió que se aplicara un emplasto (cataplasma) de pétalos machacados de hibisco rojo del Perú. El tratamiento dio resultado.

Pero cuando ella volvió a su casa en Chapel Hill, North Carolina, el eczema le volvió a salir y nada de lo que su médico le ofreció consiguió aliviarla. Dado que lo único que funcionaba era el hibisco rojo del Perú, la camarógrafa actualmente lo sigue importando para tratarse. Sin embargo, en una situación de apuro, ella podría aplicar un poco de té de la marca *Red Zinger* para su erupción. El color rojo de este té comercial de hierbas mezcladas proviene de las flores del hibisco.

Remediándolo con La farmacia natural

Afortunadamente, tal como muestran estas historias, los tratamientos de hierbas tienen mucho que ofrecer a los que padecen de afecciones de la piel. En algunos casos, las hierbas pueden ayudar aun cuando los productos farmacéuticos no puedan hacerlo.

Aquí les presento algunas de las más útiles hierbas para las afecciones de la piel.

Áloe vera/Acíbar/Sábila (*Aloe vera*). El áloe vera ha sido usado desde los tiempos de los faraones del Antiguo Egipto para el tratamiento de todas las formas de afecciones de la piel. Pero el áloe vera es algo más que un remedio tradicional y antiguo. Desde 1930, cuando el gel de los pétalos del áloe vera demostró su eficacia y rapidez en la curación de las quemaduras producidas por las radiaciones, muchos estudios han confirmado que esta hierba puede ser eficaz en el tratamiento de una gran variedad de afecciones de la piel. En un estudio con personas que se sometieron a un procedimiento médico llamado *dermabrasion*, donde se remueve la capa exterior de la piel, la aplicación del áloe vera produjo una curación rápida en sólo 72 horas.

Aun si usted no tiene buena mano para las plantas, el áloe vera es fácil de mantener plantado dentro de una tiesta (maceta). Sólo requiere un poquito de agua y casi ningún otro cuidado. Para quemaduras menores, cortadas y otras afecciones de la piel, simplemente córtele a la planta una de las hojas inferiores, píquela a lo largo, saque la pulpa gelatinosa y aplíquela en el área afectada. También puede probar con alguno de los muchos productos comerciales para la piel que contienen el áloe vera.

Prímula/Primavera nocturna (*Oenothera biennis*). El aceite de prímula nocturna (*EPO* por sus siglas en inglés) es rico en un compuesto llamado ácido gamma linólico (*GLA* por sus siglas en inglés), el cual está aprobado en Gran Bretaña para el tratamiento de la eczema. Las investigaciones que yo he revisado apoyan este uso y sugieren que el aceite de esta hierba es útil también en el tratamiento de otras formas de irritación de la piel (dermatitis).

Aunque en mi jardín la prímula nocturna crece muy abundantemente, yo sí compro el EPO en cápsulas en la tienda de productos naturales y le sugiero que esta es la manera más fácil de ingerir esta hierba. Tome las cápsulas oralmente, siguiendo las indicaciones del paquete. Puede también tomar el aceite de borraja, de pasa de Corinto o de lúpulo, que también contienen abundante GLA. Al igual que con la prímula (primavera) nocturna, puede obtener estos aceites en forma de cápsula. Recuerde seguir las instrucciones del paquete cuando las tome.

Aguacate/Palta (*Persea americana*). Con el aguacate se puede hacer mucho más que el guacamole. Su aceite está actualmente patentado para el tratamiento de algunas formas de dermatitis y de artritis. De acuerdo con Aubrey Hampton, autor de *Natural Organic Hair and Skin Care* (Cuidado natural y orgánico del cabello y el cutis), los tratamientos largos con aceite de aguacate ayudan a aliviar el eczema. No me sorprende mucho porque el aguacate es rico en vitamina A, D y E, y todas estas contribuyen a mantener la piel saludable. Le sugiero que lo aplique directamente a cualquier comezón en la piel en las áreas rojas o irritadas. También puede ser de utilidad consumir el aceite directamente o usarlo como aliño (aderezo) en las ensaladas.

Caléndula (*Calendula officinalis*). No es por casualidad que esta bonita flor tenga una larga y tradicional reputación para el tratamiento de todo tipo de afecciones en la piel. Las investigaciones demuestran que esta hierba es antibacterial, antihongos, antiinflamatoria y antiviral. La caléndula también estimula las células de los glóbulos blancos para que se "coman" los microbios peligrosos y ayuda a la rápida curación de las heridas. Muchas veces yo compro ungüentos (pomadas) de flores de caléndula comercial y los aplico según lo necesite; esa es una buena manera de utilizar esta hierba como tratamiento para la piel.

Manzanilla (*Matricaria recutita*). No utilice la manzanilla solamente para hacer un té y tomárselo: prepárelo en forma fuerte y úselo en una compresa para el tratamiento de las afecciones de la piel. Esta sabrosa hierba está aprobada en Europa para el tratamiento de las afecciones de la piel inflamatorias, entre ellas las infecciones vaginales. Los compuestos de la manzanilla (el bisabolol, la chamazulena y los éteres cíclicos) son antiinflamatorios, bactericidas y antihongos.

Sin embargo, si tiene fiebre del heno (alergia al polen) debe usar la manzanilla con cuidado. La manzanilla es una variedad de la familia de la ambrosía, y en algunas personas, puede provocar reacciones alérgicas. La primera vez que la pruebe, observe sus reacciones. Si parece ayudarle, siga adelante y úsela. Pero si parece causarle o agravarle la comezón o la irritación, no la siga usando.

Pepino (*Cucumis sativus*). El farmacognosista (farmacéutico de productos naturales) Albert Leung, Ph.D., dice que el pepino tiene una larga tradición histórica en el tratamiento de las dermatitis y las quemaduras, así como de las arrugas. Si yo tuviera alguna afección de la piel, pelaría y mezclaría algunos pepinos en mi licuadora (batidora), con o sin aguacate (palta), y aplicaría el puré resultante directamente al área afectada, manteniéndolo de 15 a 60 minutos en dicha área.

Gotu kola (*Centella asiatica*). Esta hierba, oriunda de la India, estimula la regeneración de las células de la piel y refuerza los tejidos conectivos. En las pruebas clínicas, el *gotu kola* ha demostrado su utilidad para el tratamiento de la eczema, de las heridas y de otras afecciones de la piel. Las últimas investigaciones sugieren que uno de sus compuestos (el asiáticosido) está entre los más prometedores tratamientos para una de las más devastadoras enfermedades de la piel: la lepra. Si se me presentará una afección de la piel estando en el trópico, usaría hojas machacadas de *gotu kola* para hacer una cataplasma (emplaste) y la aplicaría en las áreas afectadas. Por lo general, en los Estados Unidos las hojas no están disponibles, pero podría comprar una tintura comercial y seguir las instrucciones del paquete.

Pensamiento silvestre (*Viola tricolor*). Esta hierba se ha usado tradicionalmente para tratar el acné, la eczema, el impétigo, comezón y otras afecciones de la piel. Las investigaciones modernas apoyan el uso de esta hierba para el tratamiento de las afecciones de la piel. La Comisión E, que es el panel de expertos que evalúa la seguridad y la efectividad de las hierbas medicinales para el gobierno alemán, aprobó el uso del té de pensamiento para tratar las afecciones de la piel. Usted puede hacer un té con aproximadamente una cucharadita de hierba seca por taza de agua hirviendo. Manténgala hirviendo por diez minutos.

Hamamelis/Hamélide de Virginia (*Hamamelis virginiana*). El hamamelis contiene abundantes cantidades de taninos, que son unos potentes astringentes muy útiles en el tratamiento de las afecciones de la piel. De acuerdo a estudios realizados con animales de laboratorio, el hamamelis también mejora el tono de los vasos sanguíneos de la piel, lo cual mejora la circulación de la sangre hacia las áreas dañadas. En un estudio sobre quemaduras solares se compararon tres preparados: una combinación de hamamelis astringente y de lecitina, una crema de manzanilla y una crema de 1 por ciento de hidrocortizona (un producto farmacéutico estándar antiinflamatorio). La hidrocortizona funcionó mejor que todos los otros, pero el hamamelis con lecitina obtuvo un honroso segundo lugar.

La Comisión E apoya el uso externo de agua de hamamelis para el tratamiento de la dermatitis y de otras afecciones que provocan lesiones en la piel.

✎ **Zanahoria (*Daucus carota*).** Las zanahorias son una rica fuente de carotenoides semejantes a la vitamina A que han demostrado que aumentan la salud de la piel y contribuyen a reparar la piel dañada. El *Retin-A*, el fármaco recetado utilizado para el tratamiento del acné severo, es un preparado a base de carotenoides.

Algunos herbolarios recomiendan aplicar sobre la piel la zanahoria licuada (así como los tomates y las batatas dulces/camotes) para tratar la piel quemada por el sol y para otras afecciones menores de la piel. Yo personalmente no lo haría, pero no hay motivos para que usted no lo pruebe si es que lo desea. Yo como muchas zanahorias y otras frutas rojas de color naranja, además de vegetales, porque sé que ingerir carotenoides no sólo ayuda a prevenir daños a la piel sino también puede ayudar a prevenir el cáncer y la cardiopatía.

✎ **Plátano inglés (*Plantago lanceolata*).** La aplicación externa de las frías y suaves hojas del plátano inglés es un remedio a base de hierbas reconocido desde hace mucho tiempo para el tratamiento de las afecciones menores de la piel. La investigación moderna ha demostrado que dos compuestos del plátano inglés (la aucubina y el catapol) poseen propiedades antiinflamatorias y bactericidas.

Hammamelis

El hammamelis, que florece durante la temporada de Halloween, es un ingrediente que se usa en muchas lociones astringentes.

✎ **Hiedra (*Hedera helix*).** Los compuestos conocidos como saponinos, que se encuentran en las hojas de la hiedra, son activos contra algunas bacterias y hongos que producen afecciones de la piel. La Comisión E apoya el uso de la hiedra para el tratamiento de la bronquitis, lo cual es una indicación sobre la seguridad de esta hierba.

La hiedra tiene una larga y tradicional reputación como tratamiento para la dermatitis. Si yo tuviera alguna afección de la piel, desmenuzaría algunas hojas de hiedra en una licuadora (batidora) y me aplicaría la pasta directamente en las áreas afectadas.

✎ **Malvavisco (*Althaea officinalis*).** Esta hierba contiene una fibra balsámica y soluble en agua llamada mucílago que históricamente se ha usado para aliviar las afecciones de la piel. En Europa, el mucílago del malvavisco se usa para preparar ungüentos (pomadas) para la piel agrietada. Si yo tuviera un problema de la piel, yo procesaría la raíz fresca de la planta en mi exprimidor de jugos (juguera) y luego aplicaría el jugo en el área afectada.

❧ **Piña/Ananá (*Ananas comosus*).** Los ácidos alfahidróxidos (*AHA* por sus siglas en inglés) se han hecho muy populares como productos para la piel. Los AHA eliminan las células muertas de la piel disolviendo las sustancias que las mantienen adheridas a la piel.

Los dermatólogos usan clínicamente los preparados de los AHA para el tratamiento del acné, de la piel agrietada, de las líneas finas de la piel, de las arrugas y de otras afecciones. Ellos usan fuertes concentraciones de los AHA para los *peelings* en la cara, y las más bajas concentraciones se utilizan en docenas de limpiadores de la piel, lociones y tonificadores que se venden sin receta médica.

Lo que pocas personas saben es que con frecuencia los AHA son productos a base de hierbas llamados "ácidos de fruta". Como su nombre sugiere, los AHA están presentes en muchas frutas, principalmente en la piña (ananá), el tamarindo, la gardenia, las manzanas y las toronjas (pomelos). También se encuentran en la leche cortada. Dicen que Cleopatra se bañaba con leche cortada porque le daba brillo a su piel. Yo no me puedo imaginar dándome un baño de leche cortada, pero sí amo la piña y la como en grandes cantidades, y me parece bien frotarla sobre las áreas dañadas de la piel.

❧ **Verdolaga (*Portulaca oleracea*).** Al igual que las zanahorias, la verdolaga posee abundantes cantidades de carotenoides. Yo no soy de esos que se ponen las máscaras faciales, pero si lo fuera, yo posiblemente probaría a hacer la siguiente combinación en la licuadora (batidora): un puñado de verdolaga, una zanahoria y quizás algo de piña. Esta mezcla producirá una máscara facial vigorizante con propiedades curativas. Le sugiero mantener la máscara aplicada alrededor de 20 minutos.

❧ **Nuez (*Juglans*, varias especies).** La Comisión E apoya el uso de las hojas de nuez para un suave tratamiento superficial de las inflamaciones de la piel. Ponga en infusión dos cucharaditas de hojas machacadas de esta planta en una taza de agua hirviendo y aplíqueselo cuando el té se enfríe. Algunos herbolarios sugieren que se le añada al baño un puñado de hojas de nuez machacadas para el tratamiento de la eczema.

Agrandamiento
de la próstata

La próstata es una pequeña glándula que sólo poseen los hombres. Está situada justamente arriba del recto y produce una buena cantidad del fluido en el semen. A diferencia de la mayoría de las partes del cuerpo, la próstata es una glándula que sigue creciendo en la medida en que los hombres envejecen. Esta es una afección conocida como hipertrofia prostática benigna (*BPH* por sus siglas en inglés). Cuando pasan de los 40 años, el 10 por ciento de los hombres tiene algún grado de agrandamiento de la próstata. Pero después de los 50 años, esta proporción aumenta hasta el 50 por ciento, y se va aumentando a medida que pasan los años. ¿Por qué debemos preocuparnos por esto?

La uretra masculina, que es el conducto a través del cual pasa la orina, está rodeada por la glándula prostática. A medida que la próstata se hace más grande, esta presiona la uretra, provocando los síntomas de la BPH. Esto hace más difícil orinar con energía, y los hombres que padecen de la BPH tienen dificultades para vaciar la vejiga completamente. El síntoma más característico de esta enfermedad es tener que levantarse en la noche para ir a orinar.

Mi reto personal

Yo me estoy jugando mi propia glándula prostática a que el tratamiento a base de hierbas funciona mejor que la mayoría de los fármacos recetados más comunes o la cirugía para controlar la BPH, una afección también conocida como agrandamiento no cancerígeno de la próstata.

Los medicamentos vendidos bajo receta médica llamados finasterida (cuyo nombre comercial es *Proscar*) y el terazosín (cuyo nombre comercial es *Hytrin*) se han convertido en minas de oro porque son los únicos productos farmacéuticos que han sido aprobados para prevenir la proliferación prostática, que es el crecimiento de nuevas células de la próstata que produce el BPH en los hombres mayores de 50 años de edad.

A principios de los años 90, yo anuncié mis intenciones de desafiar al *Proscar* con alternativas a base de hierbas, como la palmera enana (palmito de juncia), el regaliz (orozuz) y las semillas de calabaza (ahuyama, zapallo), poco después de que la Dirección de Alimentación y Fármacos (*FDA* por sus siglas en inglés), aprobó este producto farmacéutico. Yo hice esto públicamente en una conferencia frente a docenas de oficiales de la FDA y los Institutos Nacionales de la Salud (*NIH* por sus siglas en inglés). Yo quería que todos los que sólo respetaban a los fármacos vieran que no todo el mundo creía que los medicamentos por receta médica eran la mejor solución para la BPH.

Yo "aposté" mi propia próstata públicamente, afirmando que mi mezcla de palmera enana, regaliz y semillas de calabaza, con la que preparaba lo que llamo la "Pasta para la próstata" (ver página 46), podía hacer lo mismo que el *Proscar*. Además, afirmé que lo mío era más barato y que probablemente era también más seguro.

La otra razón de haber "apostado" mi próstata públicamente era que yo quería hacer algún progreso para realizar la ambición de mi vida, la cual es lograr que la FDA obligue a las compañías de productos farmacéuticos a que prueben sus nuevos fármacos sintéticos no sólo contra una sustancia inactiva (un placebo) sino también contra cualquier alternativa a base de hierbas conocida o posible.

Si los fármacos sintéticos probaran ser mejores que el placebo y que las hierbas, pues bien, que aprueben el fármaco. Pero si las hierbas prueban ser mejores, o hasta adecuadamente eficaces, ambas deberían ser aprobadas por la FDA. Para recuperar el dinero y los recursos invertidos en la investigación, las empresas de productos farmacéuticos podrían obtener algunos privilegios tanto para los extractos procesados de hierbas como para sus nuevos fármacos sintéticos. De este modo, las personas podrían tener la opción de elegir entre los productos farmacéuticos, que son siempre mucho más caros, y las alternativas a base de hierbas, que siempre son más baratas.

Un suministro de *Proscar* que durará por un año costaría aproximadamente $800, mientras que la misma cantidad de la palmera enana y del regaliz sería solamente una pequeña fracción de esa cantidad. Además, si usted decidiera abastecerse de semillas de calabaza durante las celebraciones de *Halloween*, podría conseguirlas baratísimas y posiblemente sin costo alguno.

Hasta el momento en que aparecieron el *Proscar* y el *Hytrin*, la única alternativa médica reconocida para el tratamiento del BPH era la cirugía. Uno de estos procedimientos que más se utilizan es el conocido como resección transuretral de la próstata (*TURP* por sus siglas en inglés). El TURP es el tipo de operación más común para los hombres mayores de 65 años de edad. Durante esta operación, el urólogo introduce un instrumento a través de la uretra y corta una parte de la glándula prostática para agrandar la apertura de la uretra y facilitar el flujo de la orina. El TURP generalmente funciona bien, pero es caro y conlleva los riesgos habituales de cualquier cirugía. La recuperación toma entre una y dos semanas.

El *Proscar* y el *Hytrin* han sido ampliamente aceptados como alternativas a la cirugía porque son más baratos y menos traumáticos que la cirugía. Sin embargo, las hierbas son aún más baratas.

Comparando las dos opciones

Los fármacos no permiten que se proliferen las células de la próstata al evitar que la glándula convierta la hormona sexual masculina llamada testosterona en un compuesto relacionado que se llama dihidrotestosterona, el cual estimula la proliferación de las células prostáticas.

Aunque sí es cierto que los fármacos evitan que este proceso ocurra, las alternativas naturales que he mencionado funcionan por lo menos tan bien como los fármacos. En realidad, tanto en mi opinión como en la opinión de muchos médicos naturópatas, las hierbas funcionan mucho mejor.

El *Proscar*, en particular, tiene unas desventajas definitivas. La mayoría de los hombres tienen que tomarlo durante por lo menos seis meses antes de que se note cualquier mejoría significativa. Además, el *Proscar* no funciona para todo el mundo. Menos de la mitad de los hombres que toman *Proscar* han experimentado significativas mejorías clínicas aun después de un año de estar tomándolo.

El *Proscar* también produce algunos efectos secundarios perturbadores, entre ellos la disminución de la libido, problemas de eyaculación y la pérdida de la erección. En comparación, no se informa que las hierbas como la palmera enana (palmito de juncia), el regaliz (orozuz) y las semillas de calabaza causen ninguno de estos problemas.

Remediándolo con La farmacia natural

Aquí están los detalles sobre las hierbas que puedo decir sin reserva alguna que producen los mejores resultados.

Regaliz/Orozuz (*Glycyrrhiza glabra*). El regaliz contiene un compuesto que evita la conversión de la testosterona a la dihidrotestosterona. Si usted toma el regaliz en muy grandes dosis durante mucho tiempo, éste puede producirle dolores de cabeza, letargo, retención de sodio y de líquidos, pérdida de potasio excesiva y alta presión arterial. En la literatura médica mundial, se han documentado unos 25 casos con estos efectos, y las personas que se han visto afectadas comían diariamente de 2 a 4 onzas (56 a 112 g) de caramelos de regaliz durante años.

Yo dudo que el extracto de regaliz en mi "Pasta para la próstata" vaya a provocar algún daño. Personalmente, yo no he experimentado ningún síntoma. Pero si usted prueba el entoque a base de hierbas para el tratamiento del BPH, debe estar alerta ante cualquiera de estos síntomas y reducir drásticamente su ingestión de regaliz si se le presenta alguno de ellos.

✒✒✒ Calabaza/Ahuyama/Zapallo (*Cucurbita pepo*). Las semillas de calabaza fueron el tratamiento tradicional para el BPH en Bulgaria, Turquía y Ucrania. Lo que se recomendaba era un puñado de semillas al día a partir de que la persona alcanzara una edad adulta.

El aceite graso de las semillas de calabaza es un potente diurético, un elemento que ha causado que algunos negativistas afirmen que cualquier aumento en el flujo de orina no tiene nada que ver con el alivio de la BPH. Sin embargo, las semillas de calabaza también contienen sustancias químicas llamadas cucurbitacinas que parecen prevenir algo de la transformación de la testosterona en dihidrotestosterona.

Por otra parte, las semillas de calabaza pueden contener hasta ocho miligramos de cinc por cada porción de media taza. Los naturópatas Joseph Pizzorno, N.D., el presidente de la Universidad Bastyr en Seattle, y Michael Murray, N.D., quienes son los coautores de *A Textbook of Natural Medicine* (Un libro de texto de la medicina natural), sugieren tomar 60 miligramos de cinc diariamente para el tratamiento de la BPH. (Esto es mucho más del Valor Diario, por lo tanto asegúrese de consultar a un médico antes de que comience a tomar tanta cantidad de cinc).

El cinc ha demostrado que reduce el tamaño de la próstata, supuestamente al inhibir los procesos de conversión mencionados anteriormente. Las semillas de calabaza también son altas en ciertos aminoácidos —alanina, glicina y ácido glutámico. El Dr. Murray y el Dr. Pizzorno informan que en un estudio con 45 hombres a quienes se les dio suplementos de esos aminoácidos (200 miligramos de cada uno de ellos) diariamente, este régimen alivió significativamente los síntomas del BPH.

Una ración de media taza de semillas de calabaza puede tener 1,150 a 1,245 miligramos de alanina; 1,800 a 1,930 miligramos de glicina y 4,315 a 4,635 miligramos de ácido glutámico. Estas cantidades representan entre 5 y 20 veces la cantidad diaria recomendada por doctores.

Por todas estas razones, y además por su buen sabor, yo pongo bastantes semillas de calabaza en mi Pasta para la Próstata.

Hay algunas otras semillas que contienen esos aminoácidos beneficiosos. Las semillas de calabaza Buffalo contienen abundantes cantidades de estos tres aminoácidos; el cacahuate (maní) y las semillas de sésamo (ajonjolí) son altas en glicina, y las almendras, los *butternuts* y los cacahuates son altos en ácido glutámico.

✒✒✒ Palmera enana/Palmito de juncia. (*Serenoa repens*). Poco tiempo después de que la FDA aprobara el *Proscar*, la agencia prohibió todos los fármacos vendidos sin receta como tratamiento para la BPH. La prohibición fue impuesta por dos razones, según Varro Tyler, Ph.D., decano y profesor emérito de la farmacognosis (los estudios farmacéuticos de los productos naturales) en la Universidad Purdue en West Lafayette, Indiana. Primero, la FDA dijo que no se había presentado ninguna evidencia creíble que demostrara que alguno de los productos vendidos sin receta médica resultaba eficaz. Segundo, la agencia consideró que las personas que decidieran usar las medicinas sin receta podían demorarse en buscar un tratamiento médico adecuado y mientras tanto su condición iría empeorando.

"Lo que la FDA pasó por alto", dice el Dr. Tyler, "fueron las evidencias abundantes de que en Europa Occidental se ha demostrado que ciertas fitomedicinas (medicinas basadas en las plantas) son eficaces en el tratamiento de la BPH y que las personas que las usan experimentan un aumento apreciable en su nivel de comodidad. Quizás la hierba más popular entre ellas es la palmera enana (palmito de juncia) . . . Los efectos beneficiosos incluyen el aumento del flujo urinario, la reducción de la orina residual y la disminución de la frecuencia con que se orina."

La palmera enana es un pequeño árbol de palma que crece en el sudoeste de los Estados Unidos, y particularmente, en la Florida, alrededor de los Everglades. Los indios seminoles comían las semillas de la palmera enana como un alimento; quizás ellos observaron que ayudaba con los problemas urinarios. Los blancos estadounidenses adoptaron estas semillas como un diurético que ayudaba a expulsar el exceso de líquido del cuerpo, y con el tiempo se empezó a usar para el tratamiento de la BPH.

Calabaza

Esta fruta de color naranja es mucho más que una parte clave de las celebraciones de Halloween: sus semillas contienen una sustancia que puede ayudar a aliviar los problemas de la próstata.

La palmera enana funciona porque contiene un compuesto que inhibe la acción de la enzima (llamada alfarreluctasa-5-testosterona) que convierte la testosterona en dihidrotestosterona. El *Proscar* también previene esta transformación de la testosterona. Sin embargo, la palmera enana realiza esta función de una manera diferente que es, al parecer, más eficaz.

Hasta la fecha, una media docena de estudios bien diseñados han demostrado la eficacia de la palmera enana. En una prueba clínica con más de 2,000 alemanes con la BPH, una dosis diaria de palmera enana de entre uno a dos gramos de semillas (o 320 miligramos del hexano, el extracto de esta hierba), produjo un alivio sustancial de los síntomas de esta enfermedad.

➤➤ **Pygeum (*Pygeum africanum*).** En un estudio, investigadores alemanes administraron *pygeum* o un placebo a 250 hombres con la BPH. En el grupo en que recibieron el placebo, el 31 por ciento informó que había experimentado mejorías, un promedio de respuesta típico para el uso del placebo. En el grupo al que se le administró el *pygeum*, el 66 por ciento informó que habían experimentado mejorías.

La dosis que se recomienda es de 50 miligramos de extracto de corteza de *pygeum* dos veces al día. Dependiendo del método y la concentración del extracto, esto podría representar un gramo o un kilogramo de corteza. Aunque esos extractos todavía están disponibles en las tiendas de productos naturales, ellos están hechos de una especia que podría estar en peligro de extinción debido al hecho de que se está cosechando esta hierba demasiado. Por lo tanto, tal vez usted quisiera probar las otras alternativas mencionadas en este capítulo antes de usar esta.

➤➤ **Ortiga (*Urtica dioica*).** De acuerdo a los resultados de otros estudios, los extractos de las raíces de la ortiga han servido para tratar exitosamente a la BPH. Investigadores administraron unas cuantas cucharaditas del extracto diariamente a 67 hombres mayores de 60 años de edad que

---

Pasta para la próstata

Si le gusta la mantequilla de cacahuate (maní) y las galletas y piensa que podría comerlas diariamente como una botana, entonces podrá disfrutar de esta "medicina" para la hipertrofia benigna de la próstata (*BPH* por sus siglas en inglés).

Los tres ingredientes de esta pasta son las semillas de calabaza, la palmera enana y el regaliz, que han demostrado su eficacia en la prevención y el alivio del BPH.

Para preparar la pasta, coloque aproximadamente media taza de semillas de calabaza frescas en un procesador de alimentos o licuadora. Abra una cápsula de palmera enana y añádale las semillas, entonces agregue unas cuantas gotas de extracto de regaliz y procese la mezcla hasta que se forme una pasta suave. (Usted puede añadir algunas gotas de aceite de nueces de Brasil si quiere hacer la pasta un poco más fácil de untar.) Todos esos ingredientes se pueden encontrar en la mayoría de las tiendas de productos naturales.

Utilice la Pasta para la próstata como la mantequilla de cacahuate, comiendo un par de cucharaditas diarias. La puede untar en las galletas o en el pan, si lo prefiere, o pruébelo con un poquito de jalea. Ya que es mejor que los ingredientes estén frescos, no haga mucha pasta de una vez. Prepare sólo lo suficiente para un par de días.

padecían de la BPH y encontraron que la hierba redujo significativamente su necesidad de tener que levantarse por la noche para ir a orinar. Aparentemente, la hierba tiene algunos efectos inhibidores en la ya mencionada conversión de la testosterona. Los herbolarios médicos alemanes recomiendan de dos a tres cucharaditas de extracto al día para el tratamiento de la BPH.

Alergias

Si en alguna ocasión ha empezado a estornudar cuando está limpiando la casa, es muy probable que le haya echado la culpa al polvo que ha removido. Sin embargo, un alergista o inmunólogo no estaría de acuerdo, porque se ha descubierto que el polvo no tiene nada que ver. Resulta que la "reacción" de su cuerpo al polvo y a las sustancias químicas que este libera son los que causan esos "ataques" de estornudo. Aunque es cierto que algunas personas son más sensibles que otras al polvo, los ácaros de polvo y las esporas de moho que flotan en el aire, esto sólo quiere decir que sus cuerpos reaccionan excesivamente a estos invasores del aire.

El estrés, el polvo y el malestar

Las alergias son reacciones anormales a sustancias comunes. Son causadas por una sobrereacción del sistema inmunológico a la histamina, una sustancia química que el cuerpo libera para combatir las invasiones de microbios. Pero en las alergias, los invasores no son virus ni bacterias. Son sustancias inofensivas: el polen, el polvo, las esporas de moho, o aquellos chiquitines microscópicos inofensivos llamados ácaros que viven en las alfombras, las ropas y las camas.

La fiebre del heno, una de las alergias más comunes, es provocada por el polen. El polen de la ambrosía, según se informa, es el causante de alrededor del 75 por ciento de los casos de fiebre del heno en los Estados Unidos: entre 25 y 30 millones de estadounidenses sufren de la fiebre del heno cada año y otros 12 millones son alérgicos a otras cosas (como las picadas de abeja o ciertas comidas o medicinas).

El tratamiento médico estándar para las alergias incluye tomar descongestionantes y antihistamínicos. Los descongestionantes abren los conductos nasales obstruidos y tienen un efecto secante. Los antihistamínicos suprimen la liberación de la histamina por el cuerpo.

En casos severos, los doctores recetan la inmunoterapia, popularmente conocida como las inyecciones para las alergias. Estas inyecciones contienen cantidades pequeñas de las sustancias a las que la persona es sensible (alérgenos). A través del tiempo, con más exposición a cantidades de alérgeno que se aumentan poco a poco, el cuerpo se insensibiliza y deja de reaccionar con los síntomas de las alergias. Los descongestionantes, los antihistamínicos y las inyecciones para las alergias funcionan bien para muchas personas, pero a mí no me acaban de convencer. Estos métodos sólo tratan los síntomas de las alergias, no la causa, que es un sistema inmunológico confuso.

Los descongestionantes pueden causar insomnio y subir la presión arterial. Los antihistamínicos pueden causar somnolencia. Después de un tiempo, ambos pueden perder eficacia. Ellos también interfieren en el sistema inmunológico y de acuerdo con algunos especialistas también lo debilitan. Las inyecciones para las alergias no funcionan para todo el mundo y cuando sí funcionan, a menudo requieren muchos años de tratamiento.

Remediándolo con La farmacia natural

No se sorprenderá al descubrir que yo prefiero remedios más "verdes" y naturales. Algunos de estos remedios lo ayudarán a combatir los síntomas de las alergias. He aquí las hierbas útiles.

Ajo (*Allium sativum*) y cebolla (*A. cepa*). Ellos pueden resultar beneficiosos por las altas concentraciones de compuestos como la quercetina. Estos compuestos retrasan las reacciones inflamatorias. Si usted padece de alergias, le sugiero que añada cantidades abundantes de esos alimentos a su menú.

Ginkgo/Biznaga (*Ginkgo biloba*). El extracto de hojas del árbol de *ginkgo* contiene algunas sustancias únicas (ginkgólidos) que interfieren con la acción de una sustancia química que el cuerpo produce, el factor activador de la plaquetas (*PAF* por sus siglas en inglés). El PAF juega un papel clave en provocar las alergias, el asma y las inflamaciones. Mis propias alergias nunca han sido lo suficientemente fuertes como para acudir al *ginkgo*, pero si se empeoran, probablemente lo probaría. Usted puede probar de 60 a 240 miligramos de extracto estandarizado al día, pero no use más que esa cantidad. En grandes cantidades, el *ginkgo* puede causar diarrea, irritabilidad e insomnio.

Ortiga (*Urtica dioica*). Algunas investigaciones notables indican que los preparados de ortiga pueden curar eficazmente los síntomas nasales de la alergia. Cada primavera, los visitantes a mi jardín de hierbas sacan las raíces de ortiga de mi parcela para tratarse la fiebre del heno. No debería sorprendernos que la ortiga en realidad ayude a aliviar los síntomas de la alergia. Por siglos, diferentes culturas alrededor del mundo han usado esta hierba para el tratamiento de los problemas respiratorios y nasales: la tos, el goteo de la nariz, la congestión del pecho, el asma, la tos ferina y hasta la tuberculosis. En un

Emergencias por las alergias

Escribir este capítulo sobre remedios herbarios para alergias me hizo recordar una muchacha que conocí en los años 70. Ella era una joven atractiva y llena de vida que trabajaba en la Institución Smithsonian en Washington, D.C. Me visitó en la oficina para que yo le prestara un informe largo que yo había escrito sobre la amapola. Hablamos sobre colaborar para crear una versión revisada del informe y entonces ella se fue. Ambos pensábamos que íbamos a hablar más sobre esto después de las Pascuas. Pero nunca más la volví a ver.

Más tarde me enteré que esta muchacha se murió a causa de una reacción alérgica sumamente rara a los cacahuates (maníes). Un promedio de dos personas al año mueren a causa de esta reacción. Sabiendo que era muy alérgica a los cacahuates, ella siempre los había evitado. Pero según me contaron, en una fiesta de Navidad, ella sin darse cuenta se comió una galletita que contenía cacahuate en polvo. Esa galletita sola fue suficiente para matarla.

Tales reacciones fatales no son lo que muchos de nosotros llamamos 'alergias'. Por lo general, las reacciones alérgicas sólo son unos malestares incómodos que causan estornudos, picazón, ojos aguados y urticaria.

Por otra parte las reacciones alérgicas que ponen la vida en peligro entran en una categoría aparte. El término médico para este tipo de reacción es anafilaxis.

Y si una reacción alérgica típica es como un petardo, la anafilaxis es pura dinamita.

Toda persona debe conocer qué es una reacción anafiláctica, porque quien esté sufriendo de este tipo de reacción tiene que recibir tratamiento médico dentro de un margen de tiempo de aproximadamente 30 minutos.

La anafilaxis se presenta de repente poco después de uno consumir una sustancia a la cual es sumamente alérgico. Los síntomas incluyen dificultad para respirar, colapso y convulsiones. Si estos síntomas se presentan, llame inmediatamente al 911 y diga 'anafilaxis sospechado'. (En inglés, esto es 'suspected anaphylaxis' y se pronuncia 'soo-spek-ted ana-fi-laxis'.) De hecho si usted es una persona sumamente alérgica, tal vez le convenga hablar con su médico sobre la epinefrina inyectable. Puede que él piense que sería una buena idea si usted tuviera este tratamiento de emergencia a mano.

Taller de la Universidad de Columbia sobre las "medicinas botánicas para médicos", el Dr. Andrew Weil, profesor en el Colegio de Medicina de la Universidad de Arizona en Tucson, quien promueve el uso de las hierbas medicinales y es el autor del libro *Natural Health, Natural Medicine* (Salud natural, medicina natural), afirmó que él no conocía nada tan impresionante como el alivio para las alergias y fiebre del heno ofrecido por las hojas de ortiga secadas por congelación.

➤ **Manzanilla (*Matricaria recutita*).** Los aromaterapeutas, especialmente en Europa, recomiendan los masajes con preparados con manzanilla para el tratamiento de alergias en la piel como la urticaria y la comezón. Esto me parece razonable. Hay compuestos en esta hierba que tienen notables propiedades antialérgicas y antiinflamatorias. Usted puede comprar aceite esencial de manzanilla y cremas que contengan manzanilla en muchas tiendas de productos naturales.

Si tiene fiebre del heno, debe usar aceite de manzanilla u otros productos de hierbas hechos con esta planta con cuidado. La manzanilla es una variedad de la familia de las ambrosías y en algunas personas puede provocar reacciones alérgicas. (Los casos documentados son sumamente raros.) La primera vez que utilice la manzanilla, observe sus reacciones. Si parece que lo ayuda, siga adelante y úsela. Pero si parece que su comezón se pone peor, simplemente deje de usarla. (Para obtener información sobre otras hierbas que pueden ayudarlo con la comezón asociada a la alergia en la piel, vea Urticaria en la página 539.)

➤ **Matricaria/Margaza (*Tanacetum parthenium*).** La matricaria es mejor conocida actualmente por su eficacia comprobada para tratar las migrañas. Pero esta hierba puede también ayudar en el alivio de las alergias. Si usted la usa, tómela en cápsulas o en algún otro preparado comercial. Yo he probado las hojas, y no es una experiencia agradable. Si yo tuviera síntomas de alergia lo suficientemente fastidiosos y no tuviera otra medicina a mano, probablemente usaría la matricaria.

Las mujeres embarazadas no deberían tomar la matricaria debido a la posibilidad remota de tener un aborto espontáneo. Y las mujeres que están amamantando tampoco deberían usarla por la posibilidad de pasar la hierba al bebé a través de la leche.

Finalmente, los que usan durante mucho tiempo esta planta informan de un efecto ligero de sedante, que puede ser bienvenido o no dependiendo de su temperamento.

➤ **Rábano picante (*Amoracia rusticana*).** No hay nada como un bocadito de rábano picante fresco (o una cucharada de aliño/aderezo de rábano picante preparado) para descongestionar los senos nasales. O si prefiere la comida japonesa, pruebe el rábano picante japonés, conocido como *wasabi*. Esta recomendación viene del buen libro *Natural Health Secrets from Around the World* (Secretos naturales de la salud del mundo entero), escrito por el Dr. Glenn Geelhoed, profesor de cirugía en la Universidad George Washington en Washington, D.C., y el Dr. Robert Willix, un cirujano cardíaco y especialista en la medicina deportiva en Boca Ratón, Florida. Ellos informan que ". . . es necesaria una dosis diaria sólo mientras los síntomas de su alergia se mantengan. Después, necesitará solo algunas cucharaditas de rábano picante cada mes para prevenir otro posible ataque de alergia".

A mí me gusta usar el rábano picante como una especia y, por lo tanto, no dudaría en usarlo como remedio para la alergia. Usted debería saber que si bien el rábano picante es picante, el *wasabi* lo es mucho más. Si no le gusta la comida picante, sería mejor que optara por otro tipo de tratamiento.

La vitamina C. No hace mucho, C. Leigh Broadhurst, Ph.D., pasó por mi oficina para hablar acerca de las alergias. El Dr. Broadhurst es geoquímico con especialización en medicina nutricional. En aquel tiempo, él estaba trabajando en el Departamento de Agricultura de los Estados Unidos.

Para prevenir y tratar las alergias, el Dr. Broadhurst recomienda tomar 1,000 miligramos de vitamina C con bioflavonoides tres veces al día. Esto me pareció muy bien. Una evaluación de aproximadamente 40 estudios sobre la vitamina C demostró que las personas que la tomaban regularmente tenían menos problemas de alergias, de infecciones respiratorias y de ataques de asma. La vitamina C es un poderoso antihistamínico natural que no produce efectos secundarios, excepto diarrea. Algunas personas sufren de diarrea después de tomar una dosis de sólo 1,200 miligramos al día, pero es muy raro que esto suceda. Si quiere probar esta terapia hágalo, pero si le produce diarrea reduzca las dosis.

No se limite tampoco a los suplementos de la vitamina C. Hay plantas que son ricas en esta vitamina como el melón amargo de China (*Chinese bitter melon*), pimientos (chiles, ajíes), el pimiento de Cayena, los brotes de carmín, la guayaba y el berro.

Amenorrea

Tenía menos de 40 años, no estaba embarazada, y no había tenido su período normal hacía seis meses. Los doctores le habían hecho un minucioso examen general, descartando la endometriosis y el cáncer. Sin embargo, no sabían qué le estaba causando el problema.

La amenorrea, el término médico usado para describir la falta de menstruación en mujeres que deben de estar teniendo períodos regulares, indica que algo en el cuerpo no está funcionando bien. La causa podría atribuirse a varias cosas, entre ellas una reacción al estrés o un desequilibrio hormonal o algo mucho más serio, y algunas veces toma bastante tiempo para hacer un diagnóstico preciso del problema.

En su desesperación, esta mujer me llamó después de ser referida por el Instituto Mente-Cuerpo de Washington. Ella pensaba que quizás su problema era causado por un medicamento que estaba tomando y que posiblemente este estaba alterando los niveles de estrógeno en su cuerpo.

Le dije que ella tal vez podía normalizar sus niveles de estrógeno con la ayuda de unas sustancias similares al estrógeno llamadas fitoestrógenos. Estas se encuentran en muchas plantas, incluyendo los frijoles (habichuelas) de soya y el ñame silvestre. También le mencioné el *chasteberry* (*Vitex agnus-castus*), una hierba con una reputación bien merecida de restaurar el flujo menstrual. Ella me dijo que iba a probar el *chasteberry* y los fitoestrógenos. Meses después, me llamó de nuevo para decirme que estaba muy satisfecha con los resultados.

Remediándolo con La farmacia natural

Las hierbas que inducen la menstruación por cualquier razón se conocen bajo el nombre de emenagogos. En los tiempos antes de que existiera la medicina moderna, las mujeres usaban los emenogogos por dos razones. Algunas usaban estas hierbas como un anticonceptivo que se tomaban después de tener relaciones sexuales, y otras las usaban para tratar la amenorrea.

Los emenagogos ya no son necesarios para la anticoncepción, pero puede ser que ayuden con la amenorrea. En mis varias bases de datos hay docenas, si no cientos, de hierbas y sustancias químicas de plantas (que también se llaman 'fitoquímicos') que son emenagogos.

Usted debería ver a su doctor para que le diagnostique si tiene amenorrea. El tratamiento medico estándar es la terapia de hormonas, pero los tratamientos de hormonas son complicados, requieren una observación médica sofisticada y en muchos casos, no logran buenos resultados. Según mi experiencia, los emenagogos a menudo restauran el flujo menstrual normal y brindan un considerable alivio emocional. Sería mejor si usted consultara a su médico para probar estas hierbas suaves y seguras antes de recurrir a las hormonas.

De la lista mucho más larga en mi base de datos, he aquí algunas de mis favoritas.

Chasteberry (Vitex agnuscastus). En un pequeño estudio realizado, a 20 mujeres con amenorrea se les dio 40 gotas diarias de un extracto de *Vitex* y fueron observadas durante seis meses. Quince de ellas completaron el estudio, y 10 de estas lograron restaurar sus ciclos menstruales.

La amenorrea muchas veces es asociada con unos niveles sanguíneos elevados de una hormona llamada prolactina. Los fármacos que reducen la prolactina por lo general normalizan el ciclo menstrual. El *chasteberry* funciona justamente igual que estos fármacos.

La dosis típica es de 20 miligramos diarios de una tintura hecha de las frutas del *chasteberry*. En Alemania, las medicinas herbarias son muy usadas y a menudo recomendadas por los médicos. Un preparado alemán muy popular para la amenorrea (*Femisana*) es una tintura de frutas de *chasteberry*, acompañada de celandina mayor, cimifuga negra y flor de Pascua (*Pusatilla vulgaris*).

Cimifuga negra (*Cimicifuga racemosa*) y cimifuga azul (*Caulophyllum thalictroides*). Para los indios norteamericanos, estas fueron las dos hierbas favoritas para las dolencias ginecológicas. Y resulta que la cimifuga negra tiene una acción potente muy parecida al del estrógeno y que la cimifuga azul estimula las contracciones uterinas.

Zanahoria (*Daucus carota*). Muchos de los descendientes de alemanes en Pensilvania, conocidos como los *Pennsylvania Dutch*, han usado la semilla de zanahoria silvestre (en inglés, *Queen Anne's lace*), la cual es aparentemente eficaz tanto usada como

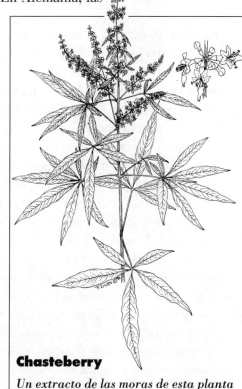

Chasteberry

Un extracto de las moras de esta planta ayuda a restaurar la regularidad del ciclo menstrual.

53

emenagogo como usada como un método anticonceptivo tomado después de tener relaciones sexuales. Investigadores indios han confirmado que la semilla de la zanahoria tiene una actividad "antiimplantación" con los animales de laboratorio.

❧ **Apio (*Apium graveolens*).** Las semillas de apio contienen butilideftalido, una sustancia química que ayuda a provocar el flujo menstrual.

❧ **Eneldo (*Anethum graveolens*).** El compuesto apiole en el eneldo es tan potente como el emenagogo que la mayoría de los herbolarios que yo respeto alertan a las mujeres embarazadas a no usarlo en concentraciones medicinales. (Pero no tenga pánico; ingerir un pepino encurtido en eneldo está bien.) Si usted desea estimular el flujo menstrual, puede preparar un té usando dos cucharaditas de semillas machacadas.

❧ **Malvavisco (*Althaea officinalis*).** Esta hierba contiene más del 4 por ciento de betaína, un fitoestrógeno y emenagogo que también se encuentra en la remolacha (betabel), en la zanahoria, el *chard*, la endibia, la avena, la naranjas y la milenrama (alcaforina, real de oro).

Usted podría preparar un té con malvavisco y milenrama. Para un sabroso platillo de vegetales que aporta una buena dosis de betaína, pruebe zanahorias, *chard* y remolachas cocinadas al vapor.

❧ **Cúrcuma/Azafrán de las Indias (*Curcuma longa*).** Los médicos tradicionales en la China y en la India recomiendan la cúrcuma para tratar la amenorrea. No tengo razones para dudar de su seguridad, pero tampoco puedo garantizar su eficacia. Probablemente vale la pena probarlos. Para una dosis medicinal, puede hacer un poco del plato indio *curry* con mucha cúrcuma o simplemente preparar un té fuerte usando esa hierba.

❧ **Hierbas surtidas.** Las otras hierbas que ayudan con la amenorrea son tan abundantes y están tan disponibles que me siento como si no estuviera cumpliendo con mis deberes si no le hago una lista de algunas de ellas. Podría combinar una pizca de cualquiera de esas hierbas que tenga a mano, echarles agua hirviendo y dejarlas en infusión durante 15 minutos. Entre estas hierbas están las siguientes: agrimonia, agripalma, alcaravea, angélica, angélica china (también conocida como *dang-quai*), apio de monte, azafrán, betónica, calaminta, caléndula (maravilla), chufa, cilantro, comino, culantro (recao), enebro (nebrina, tascate), epazote, estragón, gaulteria, hierba gatera (nébeda, calamento), hinojo, hisopo, jengibre, lavanda (espliego, alhucema), marrubio, matricaria (margaza), mejorana, milenrama, orégano, perejil, perifollo salvaje, poleo, romero, rosela, ruda, tanaceto (hierba lombriguera), tomillo, toronjil (melisa) y *ylang-ylang*.

Debo señalar que las frutas y las raíces con enzimas que descomponen las proteínas (proteolíticas) son emenagogos tradicionales. Entre ellos se incluyen los higos, el jengibre, la papaya (lechosa, fruta bomba) y la piña (ananá).

Angina

Es asombrosa la cantidad de información sobre hierbas que usted puede obtener caminando por los pasillos del Departamento de Agricultura de los Estados Unidos. Muchos de mis colegas allí me piden consejos sobre hierbas y soluciones para toda clase de problemas de salud.

Uno de mis colegas más conservador, que no es el tipo de persona que se inclina hacia la medicina a base de hierbas, me sorprendió un día preguntándome qué tipo de cocimiento le podía recomendar para la angina. Este problema lo venía molestando hacía algunos meses.

Le mencioné un par de hierbas de este capítulo, el espino y el ajo, y me lo agradeció. Entonces me dijo que había estado tomando jengibre alrededor de una semana, y que se había sentido considerablemente mejor.

Esto era algo nuevo para mí. Sabía que el jengibre ayudaba para bajar el colesterol y la presión arterial, que era beneficioso para el corazón, pero no sabía que fuera útil también para la angina. Y resultó que él estaba en lo cierto.

La angina, conocida técnicamente como *angina pectoris*, es un tipo de enfermedad del corazón que provoca dolores moderados a severos en el pecho. En la angina estable, el dolor se produce después de alguna forma de ejercicio físico, desde un trote fuerte hasta un paseo lento. En la angina inestable, el dolor aparece cuando la persona está descansando.

La angina es provocada por la arterioesclerosis, una enfermedad en la cual las llamadas placas, depósitos ricos en colesterol, provocan que las arterias coronarias se estrechen. La arterioesclerosis limita el flujo de sangre al corazón y el resultado es la pérdida de irrigación de sangre y oxígeno dando lugar al dolor de angina. Ambos tipos de angina (pero en particular el inestable) indican que la persona enfrenta mayores riesgos para un ataque al corazón.

Remediándolo con La farmacia natural

Cualquier persona con angina debería estar bajo cuidados médicos, y es extremadamente importante seguir las recomendaciones de su médico. Las recomendaciones típicas incluyen tomar nitroglicerina, aspirina y, con frecuencia, otros medicamentos que bajan el colesterol y la presión arterial.

Además de estas medidas, hay bastantes hierbas medicinales que pueden ayudar. Sin embargo, antes de tomar alguna de estas hierbas, debe discutirlo con su doctor.

➤➤➤ Espino (*Crataegus*, varias especies). En Europa, los preparados de grano de espino son muy usados para el tratamiento de la angina benigna. Una amplia investigación ha demostrado que el extracto de espino mejora las funciones del corazón al abrir las arterias coronarias, con lo que aumenta el suministro de sangre y oxígeno al corazón. El espino también disminuye los niveles de colesterol en la sangre, otro beneficio para la salud del corazón, y de acuerdo a la experiencia clínica europea, se puede usar sin riesgos durante largos períodos de tiempo.

En su excelente libro *Herbs of Choice* (Las hierbas preferidas), Varro Tyler, Ph.D., decano y profesor emérito de la farmacognosis (los estudios farmacéuticos de los productos naturales) en la Universidad de Purdue en West Lafayette, Indiana, explica que los beneficios del espino para el corazón son debidos a compuestos especiales en la planta llamados prociadinas oligoméricas (*OPC* por sus siglas en inglés). Las personas obtienen efectos beneficiosos adicionales de algunos otros compuestos conocidos como flavonoides, que abren (dilatan) los suaves vasos de las arterias coronarias.

La Comisión E, un panel de expertos alemanes que evalúan las hierbas medicinales para el gobierno alemán, aprueban el espino para varios problemas del corazón. Los naturópatas recomiendan una dosis diaria de 240 a 480 miligramos de extracto estandarizado. El espino es una poderosa medicina para el corazón, y no debe tomarla sin consultarlo con su médico.

Angélica (*Angelica archangelica*) y otras hierbas de la familia de las zanahorias. Los bloqueadores de canales de calcio son una clase estándar de fármacos antiangina, y la angélica contiene 15 compuestos que actúan muy parecido a esos bloqueadores de canales. Compuestos similares aparecen en otras plantas de la familia de las zanahorias: zanahorias, apio, hinojo, perejil y chivirías (pastinacas).

Si yo tuviera angina, las combinaría todas en una bebida que consistiría en jugo de angélica, zanahorias, apio, hinojo, perejil y chivirías, y le añadiría un poco de agua y de especias.

Es bien conocido que entre los vegetarianos hay una baja incidencia de enfermedades del corazón. Esto se atribuye generalmente a su dieta baja en grasas. Pero yo me atrevería a apostar a que parte de las razones de esta baja incidencia está en que ellos comen muchas plantas de la familia de las zanahorias.

Mirtillo/*Bilberry* (*Vaccinium myrtillus*) y otras frutas. El mirtillo contiene compuestos conocidos como antocianinas que bajan el colesterol. Esta hierba es también un vasodilatador que abre los vasos sanguíneos y baja la presión arterial. Los antocianinas ayudan a prevenir la formación de los coágulos de sangre que provocan los ataques al corazón.

Hasta que las firmas farmacéuticas no comiencen a estudiar los antocianinas, no sabremos cuán eficazmente esos compuestos ayudan a prevenir los problemas coronarios. Pero una cosa sí está clara: los mirtillos no son las únicas frutas que los contienen. Otras buenas fuentes de los antocianinas están en las moras negras, las cerezas, los arándanos agrios, las uvas rojas y las frambuesas rojas. Sospecho que todas estas frutas pueden ayudar a prevenir y tratar la angina.

🌿🌿 **Ajo (*Allium sativium*) y cebolla (*A. cepa*).** Estas dos hierbas picantes ayudan al tratamiento de enfermedades del corazón al bajar el colesterol y la presión arterial y prevenir la formación de coágulos de sangre que provocan los ataques al corazón.

De acuerdo con un estudio realizado, masticar un diente de ajo al día baja el colesterol en un 9 por ciento. Por cada 1 por ciento que baje el nivel de colesterol, disminuye en un 2 por ciento el riesgo de un ataque al corazón. Por lo tanto, un diente de ajo al día disminuye en 18 por ciento los riesgos de un ataque al corazón. Las cebollas tienen unos beneficios similares, aunque no tan pronunciados.

Espino

Las flores, hojas y frutas de esta planta son usadas con propósitos medicinales.

🌿🌿 **Jengibre (*Zingiber officinale*).** Después de que mi colega en el Departamento de Agricultura me convenció de que explorara los beneficios del jengibre para tratar la angina, leí que esto estaba recomendado para la prevención de ataques al corazón en *Ginger: Common Spice and Wonder Drug* (Jengibre: Especia común y medicina milagrosa) por el herbolario de Nueva Inglaterra Paul Schulick. Él afirmaba que una clínica de cardiología en Israel ahora recomendaba media cucharadita diaria de jengibre en polvo.

Aparentemente, el jengibre es un antioxidante que ofrece alguna protección a los vasos sanguíneos contra el daño causado por el colesterol. El jengibre también fortalece el tejido de los músculos del corazón tal como el medicamento *digitalis*. Si yo tuviera angina, tomaría jengibre regularmente y lo usaría ampliamente al cocinar.

🌿🌿 **Khella (*Ammi majus*).** En un artículo publicado en 1951 en *New England Journal of Medicine* (La Revista de Medicina de Nueva Inglaterra) se referían a los beneficios del *khellin* para el tratamiento de la angina. El *khellin* es un compuesto del *khella* que incrementa el flujo sanguíneo al corazón. El artículo llamaba al *khellin* ". . . uno seguro y efectivo fármaco para el tratamiento de la angina de pecho".

Una cantidad tan pequeña como 30 miligramos de *khellin* al día puede ayudar, pero el renombrado naturópata Michael Murray, N.D., coautor de *Encyclopedia of Natural Medicine* (La enciclopedia de la medicina natural) y varios otros libros académicos sobre la curación nutricional y naturopática, recomienda tomar de 250 a 300 miligramos de extracto de *khella* diariamente que están estandarizados por el contenido de *khellin* (típicamente, el 12 por ciento). Si usted compra *khella* en forma de extracto estandarizado, esa información estará indicada en la etiqueta.

 Kudzu (*Pueraria lobata*). Los estudios clínicos en la China corroboran los beneficios del *kudzu* para el tratamiento de la angina. En un estudio realizado, 71 personas tomaron de 10 a 15 gramos de un extracto de raíz al día en un período de 4 a 22 semanas. Durante este tiempo, 29 alcanzaron mucha mejoría, 20 mostraron alguna mejoría y 22 tuvieron muy poca o ninguna mejoría.

El extracto de *kudzu* dilata las arterias coronarias, incrementando el flujo de sangre y disminuyendo la presión arterial. También ayuda a estabilizar el ritmo del corazón. Los preparados de raíces de *kudzu* no han producido efectos secundarios adversos en experimentos con humanos.

 Verdolaga (*Portulaca oleracea*). Los antioxidantes son sustancias que protegen las células de los daños que causan los radicales libres, moléculas de oxígeno altamente reactivas en el cuerpo. Y ellos aparecen para jugar un papel central en la prevención de las enfermedades del corazón. Recomiendo la verdolaga por sus extremadamente buenas dotes como antioxidante, y además, porque es nuestra más frondosa fuente de los ácidos grasos omega-3, aceites beneficiosos que también ayudan a prevenir las enfermedades del corazón.

 Sauce (*Salix*, varias especias). Los estudios han demostrado que pequeñas dosis de aspirina, entre 30 miligramos hasta una tableta estándar de 325 miligramos al día, ayudan a prevenir los ataques al corazón porque previenen la formación de coágulos de sangre. Esta es la mayor preocupación para los que padecen de angina.

La corteza de sauce es una aspirina a base de hierbas. Una o dos tazas diarias de té de corteza de sauce le proporcionaría posiblemente el equivalente a la pequeña dosis de aspirina recomendada para la prevención de los ataques al corazón. (Una incidental: los últimos estudios demuestran que la aspirina, y supongamos la corteza de sauce también, ayudan a prevenir el cáncer del colon. Entonces, hay más de una razón para adoptarlo.) Recuerde que si es alérgico a la aspirina tampoco probablemente no debería tomar aspirina a base de hierbas.

 Prímula/Primavera nocturna (*Oenothera biennis*). La prímula nocturna es una excelente fuente de ácido gammalinolénico (*GLA* por sus siglas en inglés), un compuesto que disminuye tanto el colesterol como la presión arterial. El GLA también tiene un efecto anticoagulante. Mi amigo C. Leigh Broadhurst, Ph.D., un geoquímico con especialización en medicina nutricional, sugiere que la prímula nocturna y la semilla de lino, que se analiza más abajo, podrían tomarse juntos.

➘ **Lino (*Linum usitatissimum*).** Las semillas de lino contienen una abundante cantidad de ácido alfalinolénico, un compuesto que muchos afirman que tiene capacidades protectoras del corazón.

➘ **Lovaja sichiana (*Ligusticum chuanxiong*).** Esta hierba asiática ayuda a prevenir la formación de coágulos de sangre que provocan ataques al corazón, de acuerdo al farmacognosista (farmacéutico de productos naturales) Albert Leung, Ph.D., y el herbolario y fotógrafo renombrado de Arkansas, Steven Foster. En su libro, *The Encyclopedia of Common Natural Ingredients* (La enciclopedia de los ingredientes naturales comunes), ellos afirman que esta hierba contiene compuestos similares a los de la angélica. Esos compuestos dilatan las arterias coronarias, incrementando el flujo sanguíneo al corazón. No en balde en la China se usa la lovaja sichiana para tratar la angina y otras afecciones del corazón.

Arritmia cardíaca

Un padre muy asustado me llamó para pedirme ayuda. A su hija de seis años se le había diagnosticado una seria irregularidad en los latidos del corazón (arritmia cardíaca).

Las arritmias son mucho peores que las más comunes palpitaciones del corazón, una afección en la cual el corazón parece en ocasiones saltarse uno o dos latidos. Las palpitaciones del corazón son afecciones menores y se sanan por sí solas, pero las arritmias cardíacas no son así. Por lo general, las arritmias cardíacas no se normalizan por su propia cuenta y pueden conducir a un ataque al corazón potencialmente fatal. Las arritmias son diagnosticadas por lo común a personas por encima de los 50 años, pero allí estaba aquel padre diciéndome que su pequeña hija tenía este problema.

Me comentó que su hija había estado tomando un bloqueador de los canales de calcio, un tipo estándar de medicina para el corazón, pero que no había mejorado. "Oh, no", pensé, "ahora él quiere cambiar de repente para usar las medicinas a base de hierbas y quiere que yo le diga qué hierba y qué cantidad debería tomar su hija". Entonces suspiré y estaba a punto de dirigirle mi habitual perorata: "Yo no receto medicinas y mucho menos para algo tan potencialmente serio como la arritmia cardíaca. Vea a su doctor."

Pero resultó ser que cuando el bloqueador de canales de calcio no funcionó, el propio médico de la niña le sugirió añadir algunas alternativas naturales a su tratamiento: el espino, la coenzima Q_{10} y el magnesio.

Remedios naturales

El espino es una hierba tradicionalmente usada como tónico para el corazón. Y la coenzima Q_{10} y el magnesio han demostrado ser de utilidad para el corazón en muchos estudios realizados. El padre siguió los consejos del médico y dijo que el método natural estaba dando mejor resultado que los bloqueadores de los canales de calcio. Pero ahora que la niña estaba tomando espino regularmente, el padre estaba preocupado por la toxicidad que podría tener el uso prolongado de esta hierba.

Consulté mi base de datos, así como los libros de referencia y le pasé un fax con lo que pude encontrar. El espino parece ser seguro para un uso prolongado pero supe que la mayoría de la gente que lo usa para problemas del corazón (principalmente europeos) son adultos mayores, no niños. Curiosamente, ninguna de mis fuentes a mano me confirmó que el espino ayudaba en el tratamiento de las arritmias. De hecho, una fuente me decía que el espino podía *causar* esta afección. Pero no encontré ningún caso reportado de ataque al corazón resultante de la utilización de esta hierba y le dije al padre preocupado que si estuviera en su misma situación, yo le daría a mi hija el espino antes que el bloqueador de canales de calcio.

Unos meses después, el padre de la niña me llamó de nuevo, muy con-

Régimen del buen ritmo

Además de las hierbas, un estilo de vida saludable lo ayudará a prevenir y tratar la arritmia. Aquí están los elementos básicos.

- Haga ejercicios regularmente.
- No fume.
- Controle su estrés.
- Lleve una dieta baja en grasas.
- Controle su presión arterial y sus niveles de colesterol.

A menos que tenga algunos motivos médicos para evitar el alcohol, tómese uno o dos tragos al día. Alrededor de 30 estudios sugieren que este nivel de consumo de alcohol reduce los riesgos de ataque al corazón de un 25 a un 40 por ciento. Pero no se exceda del límite de dos tragos: tomar mucho alcohol puede aumentar su riesgo de padecer de una enfermedad cardíaca.

tento, para contarme las buenas noticias: justamente en los días de Navidad, su hija había dejado completamente el bloqueador de canales de calcio gracias al espino, a la coenzima Q_{10} y al magnesio. En su último chequeo médico, su doctor no detectó arritmia alguna.

Fuera de ritmo

La arritmia cardíaca significa simplemente que el ritmo del corazón es irregular, sea más lento o más rápido. Cuando su corazón late muy rápido, a más de 100 latidos por minuto, la afección es conocida como taquicardia. Cuando los latidos son muy lentos, menos de 60 latidos por minuto, usted tiene bradicardia.

Las arritmias también son nombradas de acuerdo a la parte del corazón que estén afectando. Las arritmias auriculares obstruyen la capacidad del corazón para bombear sangre de sus cámaras superiores, lo que trae como resultado una acumulación de sangre. Esta acumulación de sangre puede formar coágulos y provocar un ataque al corazón o un derrame cerebral. Las arritmias ventriculares, que afectan a las cámaras bajas de los corazones de mayor tamaño, pueden conducir a una afección llamada fibrilación ventricular, una afección en la cual las cámaras laten débilmente en vez de contraerse vigorosamente. La fibrilación ventricular es una de las principales causas de una proporción sustancial de las muertes por ataque al corazón.

Remediándolo con La farmacia natural

La arritmia cardíaca es una afección seria que debe ser tratada por un médico. Si yo la padeciera, al seguro tomaría las medicinas que el médico me recetara. Pero consultaría con mi médico —y muchos de ellos están cada día más abiertos al uso de remedios a base de hierbas— para utilizar algunas hierbas medicinales.

✒✒✒ **Angélica (*Angelica archangelica*).** Esta hierba posee al menos 14 compuestos 'antiarritmia', uno de los cuales es considerado tan activo como el *verapamil* (*Calan, Isoptin*), un popular bloqueador de canales de calcio. Sugiero tomar la angélica en forma de mi "Angelada". Para hacer este sabroso cóctel, coloque angélica, zanahoria, apio, hinojo, ajo y chivirías (pastinacas) en su exprimidor de jugos (juguera). Puede añadir un poco de agua y especias para que resulte más agradable de tomar. Si lo carga de zanahorias y ajo, puede resultar muy sabroso. Sugiero tomar de uno a dos vasos de 8 onzas (240 ml).

El apio contiene bloqueadores de calcio y otras sustancias químicas (fitoquímicos) tales como apigenina, *apiin*, magnesio y potasio que ayudan a prevenir y a tratar la arritmia, y otros compuestos que ayudan a bajar la presión arterial y el colesterol. El ajo también parece ser un potente agente contra la arritmia. En varios estudios, los animales de laboratorio que ingirieron polvo de ajo mostraron menos taquicardia y fibrilación.

❧❧❧ **Cinchona (*Cinchona*, varias especies).** Esta es la fuente de la quinina, que es famosa como tratamiento para la malaria. La quinina comenzó a ser considerada como un remedio para problemas del corazón hace alrededor de un siglo. La leyenda nos dice que un comerciante alemán con fibrilación auricular consultó a muchos médicos quienes le dijeron que esa enfermedad no tenía remedio. Él se procuró su propio remedio y tomó un gramo de quinina. Cuando volvió a ver a sus doctores al día siguiente, su pulso era regular.

El compuesto clave es la quinidina, considerada actualmente como un medicamento estándar para la arritmia. La quinidina no es el único compuesto útil de esta hierba; ésta tiene más de una docena. Ya que cuando se toma agua tónica se ingieren algunos de estos compuestos, yo tomaría bastante agua tónica si tuviera arritmia.

❧❧❧ **Espino (*Crataegus*, varias especies).** El espino es un tónico para el corazón que tiene siglos de antigüedad, y las investigaciones modernas han confirmado su uso tradicional. Muchos estudios indican que ayuda a prevenir los problemas del corazón, fortaleciendo sus músculos, mejorando la circulación sanguínea a través del corazón y reduciendo sus necesidades de oxígeno. También ayuda a que la sangre circule por el corazón con menos esfuerzo.

Los médicos naturópatas recomiendan tomar extractos estandarizados. El tipo de extracto es importante y yo incluiré estos detalles para que usted pueda discutirlos con su médico y para que se asegure de tomar la correcta medicina a base de hierba, en caso de que su doctor le dé luz verde para tomarla. (Le hago notar que los naturópatas no recomiendan comer el espino crudo. También tome nota de que en algunos estados los naturópatas no requieren tener licencia. Si tiene alguna evidencia de una afección cardíaca usted debe averiguar acerca de las credenciales y el entrenamiento de su naturópata. Si no está seguro de cómo proceder, consulte a su médico.)

Los extractos recomendados contienen 1.8 por ciento de vitexin-4-rhamnoside o 10 por ciento de procianidinas oligoméricas (*OPC* por sus siglas en inglés) en dosis de 120 a 240 miligramos tres veces al día. Si los extractos están estandarizados al 18 por ciento de OPC, la dosis recomendada es de 240 a 480 miligramos una vez al día. Para obtener esos extractos debe consultar un naturópata.

Ha habido informes dispersos de que el espino puede incrementar en algunos casos las arritmias cardíacas. Yo no le he puesto mucha atención a esos informes, pero es mejor estar seguro que tener que lamentarse. Si va a tratarse con esta hierba, necesita tener seguimiento médico.

❧❧ **Canola (*Brassica*, varias especies).** Los cardiólogos australianos han demostrado que una dieta a base de aceite de *canola* ayuda a prevenir las arritmias cardíacas en animales de laboratorio. Apuesto a que esta planta podría ayudar también a las personas.

❧❧ **Khella (*Ammi majus*).** La *khella* es la fuente de la amiodarona (*Cordarona*), uno de los medicamentos claves en el tratamiento contra la arritmia. El Dr. Arthur Hollman, un cardiólogo de Londres, cuenta la historia del desarrollo de este fármaco en su libro *Cardiology from Nature* (La cardiología de la naturaleza), que es un tributo a los poderes de la medicina natural.

En 1946, un técnico en el laboratorio de investigaciones médicas del doctor G. V. Anrepin tuvo un problema en los riñones y se trató él mismo con un remedio a base de una hierba llamada *khella* procedente del Medio Oriente.

Como si fuera algo predestinado, el técnico también tenía angina, la cual se le mejoró notablemente mientras estuvo tomando la hierba. Intrigado por ese beneficio inesperado, el doctor Anrepin estudió la planta y aisló su ingrediente activo: el *khellin*. Después de eso, todos los trabajos condujeron al desarrollo de la amiodarona derivada del *khellin*, que fue utilizada originalmente para el tratamiento de la angina. En 1974, fue descubierto su efecto único para la arritmia cardíaca.

Es posible obtener algunos beneficios tomando la hierba misma cuando se está tratando la arritmia cardíaca. Pero la recomendación usual es agregar en agua hirviendo media cucharadita de fruta de *khella* en polvo, esperar cinco minutos y tomarse el té colado.

❧ **Astrálago (*Astragalus*, varias especies).** También conocido como *huang qi*, el astrálago se usa principalmente como un estimulante inmunológico. Según la herbolaria californiana Kathi Keville, autora de *The Illustrated Herb Encyclopedia* (La enciclopedia ilustrada de hierbas) y *Herbs for Health and Healing* (Cómo usar las hierbas para la salud y la curación), esta hierba es también un tónico para el corazón que previene y trata la arritmia. Puede probar un té hecho con una o dos cucharaditas de hierba seca dejada en infusión en agua hirviendo.

❧ **Agracejo/Berberis (*Berberis vulgaris*).** El agracejo es más conocido como un antibiótico a base de hierbas porque contiene berberina, un compuesto que también se encuentra en el hidraste (sello dorado, acónito americano). La berberina también ayuda a prevenir y a tratar las arritmias ventriculares, según el Dr. Melvyn Werbach, profesor clínico auxiliar de psiquiatría en la Escuela de Medicina de la Universidad de California en Los Ángeles y autor de *Nutritional Influences on Illness* (Influencias nutricionales en la enfermedad).

En un estudio realizado en China, la berberina redujo las arritmias ventriculares en más de un 50 por ciento en más de la mitad de los pacientes que la usaron. Además del hidraste, otras hierbas con la berberina son la mahonia (*Oregon grape*) y el coptis.

La mejor manera de tomar esta hierba es comprando un extracto estandarizado a base de hierbas en una tienda de productos naturales o en una tienda de hierbas y seguir las instrucciones del envase. Es posible hacer un té utilizando una cucharadita o dos de hierba seca puesta en una taza de agua hirviendo.

✒ ***Ginkgo*/Biznaga (*Ginkgo biloba*).** El *ginkgo* es el tónico cardíaco preferido por los chinos. No conozco estudios que muestren que el *ginkgo* tiene efectos contra la arritmia, pero al igual que el espino, el *ginkgo* mejora el flujo sanguíneo al corazón y disminuye las demandas coronarias de oxígeno, reduciendo también la falta de aire y el dolor del pecho. Si yo tuviera una arritmia, incluiría el *ginkgo* entre mis tratamientos a base de hierba.

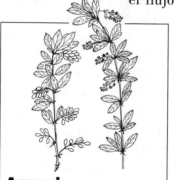

Agracejo

Al igual que la mahonia, su pariente cercano, el agracejo puede estimular el sistema inmunológico y ayudar a combatir los daños que provocan los radicales libres.

Puede comprar extracto de *ginkgo* en muchas tiendas de productos naturales y debe seguir las direcciones del envase. Puede usar una dosis de 60 a 240 miligramos diarios, pero no mucho más. En grandes dosis, el *ginkgo* puede producir diarreas, irritabilidad e insomnio.

✒ **Marrubio (*Marrubium vulgare*).** Marrubio es bien conocido como un tratamiento para la tos y los resfriados (catarros) debido a dos tipos de compuestos que tiene: el marrubiin y el ácido marrúbico, los cuales son buenos expectorantes. Pero además de ser expectorantes, esos compuestos tienen un efecto normalizador sobre el ritmo cardíaco. Puede hacer un té usando dos o tres cucharaditas de la hierba y tomando una taza después de la comida y de la cena.

✒ **Agripalma (*Leonurus cardiaca*).** Con la palabra *cardiaca* en su nombre científico, esta hierba debería ayudar en los problemas cardíacos, y la ciencia lo confirma. Estudios realizados en China demuestran que esta planta aminora los latidos cardíacos acelerados, mejorando en general el funcionamiento del corazón. También ayuda como tranquilizante para el sistema nervioso, reduciendo la ansiedad, la tensión nerviosa y el estrés que suelen acompañar o producir los problemas cardíacos.

Según dicen, los chinos consumen alrededor de 9 onzas (252 gramos) al día. Eso me suena algo exagerado y sugeriría un tratamiento con ½ onza en tres copas de agua hirviendo por dos o tres días para ver si lo ayuda.

❧ Verdolaga (*Portulaca oleracea*) y otras plantas que contienen magnesio. Según los estimados que he visto, más del 70 por ciento de los estadounidenses tienen insuficiencia de magnesio. Quizás esto explique la gran cantidad de casos de arritmia. Los científicos informan que el magnesio, en dosis de 250 miligramos diarios, ayuda a prevenir la arritmia cardíaca.

La verdolaga es muy rica en magnesio (cerca del 2 por ciento en base a su peso seco). Las habichuelas verdes (ejotes, *green beans*), las semillas de amapola (adormidera), el avena, los *cowpeas* y la espinaca son también buenas fuentes de magnesio. En la época de estación, cocino verdolaga al igual que espinaca y como varias onzas a la vez.

❧ *Reishi (Ganoderma lucidum).* Los textos de la Dinastía Ming, en el siglo XVII, dicen que este maravilloso musgo medicinal chino "cura al corazón". Y mi buen amigo, el farmacognosista (farmacéutico de productos naturales) Albert Leung, Ph.D., dice en su libro *Better Health with (Mostly) Chinese Herbs and Food* (Mejor salud principalmente a base de las hierbas y los alimentos chinos) que el *reishi* tiene un considerable valor en la prevención y tratamiento de la arritmia.

El *reishi* es un tónico del corazón, al igual que el espino y el *ginkgo*; mejora el flujo sanguíneo al corazón, reduce las demandas coronarias de oxígeno y ayuda a aliviar el dolor de pecho y la angina. Yo hago té de *reishi* usando de tres a seis cucharaditas de hierba seca por taza de agua hirviendo.

❧ Retama escocesa (*Cytisus scoparius*). Esta hierba es útil como tónico del corazón, de acuerdo a la Comisión E, el comité de expertos alemanes que evalúan la seguridad y la eficacia de las medicinas a base de hierbas. El principal constituyente activo es un compuesto contra la arritmia llamado *sparteine*.

Puede hacer un té usando una cucharadita de hierba seca por taza de agua hirviendo. Tome hasta dos tazas al día. Un aviso de precaución: La retama escocesa también contiene tirámida lo que significa que no debe ser usada con el tipo de antidepresivos conocidos como inhibidores de MAO. Si toma un antidepresivo, fíjese si es un inhibidor de MAO y, en ese caso, no use esta hierba.

❧ Valeriana (*Valeriana officinalis*). La valeriana es bien conocida como una hierba que ayuda a dormir, y por muy buenas razones. Pero el farmacólogo de hierbas Daniel Mowrey, Ph.D., autor de *The Scientific Validation of Herbal Medicine* (La validación científica de la medicina a base de hierbas) y *Herbal Tonic Therapies* (Terapias de tónicos de hierbas), dice que la valeriana también contiene compuestos antiarritmia comprobados. De hecho, esta hierba se usó para las arritmias y las palpitaciones en los tiempos de la antigua Roma.

La valeriana aporta también otros beneficios para el corazón: disminuye la presión arterial, aumenta el flujo de sangre hacia el corazón y mejora la capacidad de bombeo del corazón.

Esta hierba tiene un olor muy chocante, pero a pesar de esto, yo probaría un té preparado con una o dos cucharaditas de hierba seca por taza de agua hirviendo. Tome dos o tres tazas al día. Si no puede soportar el sabor, pruébela en forma de cápsulas o en una tintura. Tanto la hierba seca como la tintura están disponibles en las tiendas de productos naturales o tiendas de hierbas. Siga las instrucciones de la etiqueta.

Arrugas

Cuando fue abierta la tumba del Rey Tutankhamen, hijo del Faraón de Egipto, los arqueólogos pudieron ver un gran tesoro de objetos artesanales. Pero los investigadores interesados en el proceso de envejecimiento encontraron algo más: un papiro que contenía la fórmula antiarrugas que usaba el rey y que consistía en aceite de coco y bálsamo de hierbas y valeriana, mezclados con grasa animal.

La fórmula antiarrugas del faraón no era muy diferente de muchas otras que han sido comercializadas a través de los siglos, y que se han preparado con los más diversos ingredientes: desde grasa de oso y de ganso hasta alquitrán y trementina. Sin duda, la gran pregunta es, ¿alguna de ellas funciona realmente como un eficaz tratamiento contra las arrugas?

¿Cómo causa el colágeno caritas colgantes?

Para responder la pregunta anterior necesitamos, en primer lugar, echar una mirada sobre los motivos por los cuales se producen las arrugas en la piel. Las arrugas son el resultado de los cambios en el colágeno que es la proteína que conforma la parte fibrosa de la piel. El colágeno es el elemento que mantiene la piel como una unidad, que no puede desmembrarse y constituye una tercera parte de la proteína total del cuerpo humano y un 70 por ciento de los tejidos conectivos.

La piel y los tejidos conectivos jóvenes poseen una mayor elasticidad o colágeno soluble, y como resultado, pueden absorber más humedad y poner la piel tan tensa como una cuerda de plomada. Este proceso progresivo de humectación y crecimiento mantiene joven y elástica la piel y le brinda una apariencia lisa y suave. Pero con las largas exposiciones al sol, el hábito de fumar cigarrillos y el proceso normal de envejecimiento, van apareciendo las lesiones que provocan la oxidación en la piel. Estas lesiones son resultado de algo muy parecido a lo que le ocurre al hierro cuando se oxida. En el cuerpo, este proceso provoca la formación de colágeno insoluble que no tiene elasticidad y que es incapaz de absorber bien el agua, por lo que no puede mantener lisa la piel.

Con la pérdida de elasticidad y de humedad, se comienzan a producir las líneas y las arrugas, particularmente en las áreas más expuestas a la luz solar: la cara, el cuello y el dorso de las manos.

Muchos humectantes comerciales se venden con la promesa de que ellos restauran el colágeno soluble y rejuvenecen la piel, permitiendo que las células absorban más fluidos y hagan posible que las arrugas se desvanezcan. Honestamente, yo no sé si esto funciona así en realidad, pero antes de gastarse una fortuna en alguno de esos productos, le sugiero que pruebe con alguno de los recursos naturales.

Remediándolo con La farmacia natural

La mayoría de los tratamientos naturales contra las arrugas se basan en la utilización de los antioxidantes y de los emolientes. Los antioxidantes son sustancias que combaten a los radicales libres, que sólo son moléculas de oxígeno altamente reactivas, responsables del proceso de oxidación que es el que provoca los daños en la piel. Los emolientes ayudan a prevenir la sequedad en la piel debido a que la humedecen y la suavizan. Aquí le voy a mostrar algunos tratamientos naturales para la piel que usted podría probar.

❧❧❧ **Castaño de la India (*Aesculus hippocastanum*) y hamamelis (*Hamamelis virginiana*).** Los científicos japoneses realizaron una prueba con 65 extractos de hierbas y encontraron que siete de ellos poseían suficiente capacidad antioxidante como para ser utilizados en el combate contra las arrugas. Los cuatro que probablemente podría usted tener al alcance de la mano son los siguientes: el castaño de la India, el hamamelis (hamamélide de Virginia), el romero y la salvia, pero los investigadores destacaron al castaño de la India y al hamamelis como los más eficaces. Estas dos hierbas son potentes antioxidantes. En las tiendas de productos naturales es posible encontrar suaves y astringentes pomadas elaboradas a base de estas hierbas, pero yo prefiero mezclarlas en mi casa.

Zanahoria (*Daucus carota*). Las zanahorias son ricas en vitamina A y la deficiencia de esta vitamina produce sequedad en la piel y arrugas. Las zanahorias también contienen el antioxidante betacaroteno. Yo le sugiero comer una o dos zanahorias al día, no sólo para prevenir las arrugas, sino también por todas las sustancias químicas que forman parte de este vegetal y que ayudan a prevenir el cáncer.

Usted también podría considerar la utilización del aceite de zanahoria, que ha despertado un gran interés actualmente. Los altos niveles de vitamina A que posee esta planta la convierten en una buena loción antisolar, de acuerdo al criterio de Aubrey Hampton, autor de *Natural Organic Hair and Skin Care* (Cuidado natural y orgánico del cabello y el cutis). Les confieso que yo nunca había probado el aceite de esta planta, pero en una ocasión en que había triturado unas cuantas zanahorias en mi mezcladora, me las apliqué experimentalmente en la cara en forma de una máscara facial. No les voy a decir que me convertí en un Enrique Iglesias, pero sí me dijeron que era un viejito guapo, así que ¿quién sabe? Tal vez este aceite le pueda dar suficientes resultados como para que lo halaguen a usted también. (Nota: recuerde que debe lavarse la máscara de zanahoria después de 15 ó 30 minutos de habérsela aplicado).

Cacao (*Theobroma cacao*). El cacao (cocoa) es un importante emoliente que se usa en las lociones para la piel y en los cosméticos. La mantequilla de cacao es la sugerencia más avanzada contra las arrugas que ha hecho el farmacognosista (farmacéutico de productos naturales) Albert Leung, Ph.D. Este producto se funde a la temperatura del cuerpo y rehumedece la piel seca, particularmente alrededor de los ojos (en las patas de gallina), en las comisuras de los labios y en el cuello (en el "cuello de pavo"). Me gusta mucho porque sé que viene del Amazonas. El aceite de coco es también un emoliente tropical muy utilizado.

Pepino (*Cucumis sativus*). El pepino frío y húmedo tiene una larga historia como remedio para aliviar quemaduras, incluyendo las quemaduras del sol, así como para prevenir las arrugas. Los pepinos son baratos y probablemente tan útiles como muchos humectantes comerciales. Puede cortarlo en rebanadas bien delgadas, formando secciones como si fueran discos y aplicárselo en la piel. También puede batirlos en su mezcladora y aplicarse una máscara facial. La máscara se la debe quitar a los 15 ó 30 minutos.

❧❧ **Verdolaga (*Portulaca oleracea*).** Esta planta es uno de mis antioxidantes favoritos. Si tiene acceso a la verdolaga fresca, úsela como ingrediente de la ensalada o conviértala en una refrescante máscara facial. Coloque la hierba en una licuadora (batidora) o un exprimidor de jugos (juguera), apliquese unos leves toques en la cara y quítese la máscara después de 15 ó 30 minutos.

❧❧ **Romero (*Rosmarinus officinalis*).** El romero es otro potente antioxidante, que fue calificado por los investigadores japoneses como prometedora en la prevención y el tratamiento de las arrugas. Puede usarlo como una especia culinaria o prepararse un té con una o dos cucharaditas de hojas secas machacadas por cada taza de agua hirviendo.

❧❧ **Salvia (*Salvia officinalis*).** Junto con el Castaño de la India, el hamamelis (hamamélide de Virginia) y el romero, la salvia fue otra de las hierbas comunes identificadas por unos investigadores japoneses como una medida preventiva y tratamiento para arrugas. Debo aclarar que la salvia resulta algo menos efectiva que las otras. Usted puede usarla como una especia culinaria o en forma de té, utilizando una o dos cucharaditas de hojas machacadas y secas en agua hirviendo. Es una buena idea ser cauteloso con esta hierba ya que contiene una cierta cantidad de tujón que es un compuesto que, en dosis excesivas, puede causar convulsiones.

❧❧ *Lac-Hydrin.* Este producto farmacéutico no es precisamente una hierba, pero sí es un producto natural. El *Lac-Hydrin* es un ácido alfahidróxido (*AHA* por sus siglas en inglés) que se encuentra en las frutas, en la leche cortada y en la caña de azúcar. Los AHA, a menudo llamados "ácidos de las frutas", ayudan a limpiar la piel de células muertas disolviendo las cerámidas, que son sustancias que mantienen unidas a las células. Al limpiar la superficie de la piel de células muertas, las células lisas y vivientes que están debajo de esa superficie ocupan el lugar de aquellas y contribuyen a que la piel adquiera una apariencia juvenil. Los dermatólogos usan fuertes concentraciones de los AHA para las limpiezas profundas de la cara.

El *Lac-Hydrin* también aumenta el espesor de la capa externa de células vivas de la piel (la epidermis), aumentando su capacidad para mantener la humedad y suavizar las líneas finas y las arrugas.

A diferencia de algunos tratamientos contra el envejecimiento, como el *Retin-A*, el *Lac-Hydrin* no provoca hipersensibilidad a la luz solar. En un estudio que se realizó para probar la eficacia del *Lac-Hydrin*, se le aplicó a un grupo de personas dos veces al día, durante seis meses. El resultado fue que al 90 por ciento de las personas que lo usaron, se le disminuyeron notablemente las arrugas.

❧ **Almendra (*Prunus dulcis*).** El aceite de almendra, mencionado en la Biblia y usado para ungir a los reyes y las princesas, ha incrementado su importancia en el mundo de los cosméticos y los perfumes. Puede usarlo como un emoliente y darle un masaje lento a las partes de su piel que tengan arrugas.

❧ **Áloe vera/Acíbar/Sábila (*Aloe vera*).** Es difícil separar el mito de la realidad cuando se trata del áloe vera. Dicen que Cleopatra se daba masajes diarios en la cara con gel de áloe vera. Josefina, la esposa de Napoleón, agregaba este gel a la leche para elaborar una loción facial. El áloe vera es un ingrediente que forma parte de muchos productos modernos dirigidos al cuidado de la piel. Pero, ¿ayuda realmente a prevenir las arrugas? Lo más probable es que si no logra prevenir las arrugas, al menos, no le va a ocasionar ningún daño.

❧ **Aguacate/Palta (*Persea americana*).** El aceite de aguacate, con su agradable fragancia, es un emoliente particularmente beneficioso para las personas que tienen la piel reseca. Puede aplicárselo directamente en la cara.

❧ **Ricino/Castor (*Ricinus communis*).** El aceite de ricino se usa desde los tiempos bíblicos como un aceite facial y un ingrediente para los cosméticos. Sin duda, es un emoliente y yo supongo que si no hubiera sido eficaz en el tratamiento de la piel, hace muchas generaciones que ya se habría descartado.

❧ **Uva (*Vitis vinifera*).** Las uvas contienen los AHA, que como ya comentamos, son sustancias que ayudan a limpiar las células muertas de la piel, en la cara. Los AHA aparecen por docenas en lociones para la piel que se venden sin receta, incluyendo aquellas que prometen eliminar las líneas finas y las arrugas. Sin embargo, en vez de optar por esas lociones, ¿por qué no prueba alguna de sus fuentes naturales? Usted tiene la opción de procesar las uvas, incluyendo las variedades con semillas, poniéndolas en un exprimidor de jugos (juguera) hasta obtener un puré que después se puede aplicar como máscara facial. Debe enjuagarse para retirar la máscara después de 15 ó 30 minutos.

❧ **Olivo (*Olea europea*).** El profeta Josué dijo: "La belleza debe ser como los árboles de olivo". Sin embargo, él no dijo: "Las arrugas se eliminan con el aceite de oliva". No obstante, desde los tiempos bíblicos, el aceite de oliva ha sido utilizado para suavizar y embellecer la piel. El aceite de oliva, como emoliente, ayuda a hacer más lento el proceso de aparición de las arrugas. Muchas mujeres se aplican con cuidado un poco de vapor en la cara antes de ponerse el aceite.

❧ **Piña/Ananá (*Ananas comosus*).** Si como he leído, los AHA en la cáscara de la piña ayudan a quitar los juanetes y los callos, no dudaría en licuar la cáscara y el centro de la piña en mi licuadora (batidora) y aplicar esa mezcla como un tratamiento que ayuda a eliminar la capa de células muertas de la piel. Recuerde enjuagarse para retirar la máscara después de 15 ó 30 minutos. (Para que la piña le ayude a eliminar los callos, deberá mantenerla aplicada por mucho más tiempo.)

Artritis

Yo toco el contrabajo en una banda de cinco músicos llamada Durham Station. Durante los últimos años, tres de los miembros de nuestra banda o sus familiares han utilizando una hierba llamada ortiga para aliviar los dolores producidos por la artritis. Aunque la ortiga es un vegetal de sabor agradable después de cocinada, estos músicos no la ingieren. Por el contrario, se provocan una especie de urticaria al coger la planta con la mano enguantada y pinchar con ella sus rígidas e inflamadas articulaciones.

Esta costumbre, llamada urticación —a partir del nombre botánico de la ortiga, *Urtica dioica*— se remonta unos 2,000 años atrás, a los tiempos bíblicos. Aunque parezca una costumbre extraña, no hay que olvidar que se utiliza desde hace tanto tiempo precisamente porque alivia a muchas personas.

El músico que toca guitarra en nuestra banda tiene siempre una planta en su cocina para provocarse urticaria cuando su artritis se agudiza, y tanto él como los otros miembros de la banda que padecen de artritis se esfuerzan por convencer a otras personas para que prueben este remedio. La suegra del guitarrista no podía escribir debido a la artritis de sus manos y mejoró gracias a la urticaria provocada por la ortiga. La madre del violinista tiene casi todo su jardín sembrado de ortigas ahora y dice que su artritis "ha mejorado mucho".

Y para que usted no piense que la urticación es algo que sólo hacen los músicos medio locos como nosotros, mi ex secretaria en el Departamento de Agricultura de los Estados Unidos (*USDA* por sus siglas en inglés), tenía una planta en la oficina. Ella cogía las ortigas y se pinchaba discretamente las manos con ella cuando la artritis le empezaba a poner sus dedos rígidos.

La urticación a menudo produce un alivio considerable. A veces el efecto es muy rápido; he visto disminuir la inflamación artrítica pocos minutos después de provocarse la urticaria.

¿Por qué picarse produce alivio artrítico?

Admito que la acción antiartrítica de la ortiga se pueda basar en la distracción; es decir, la irritación producida por la urticaria puede hacer que una persona desvíe la atención del dolor causado por la artritis. Es una explicación que le podría dar un médico. Pero, como botánico, pienso que lo que ocurre es un proceso más bien químico que psicológico.

Las pequeñas espinas de la ortiga actúan como microinyecciones que inoculan varias sustancias químicas que producen la sensación de urticaria que provoca la planta. Un médico me dijo que muchas de estas sustancias químicas podrían originar una acción antiinflamatoria y aliviar la artritis.

Y hay evidencias populares fuertes sobre algunas propiedades antiartríticas específicas que posee la ortiga. En todos los continentes donde crece esta planta, la ortiga se ha ganado una sólida reputación en el tratamiento de la artritis. Tal vez sea una coincidencia, pero yo no lo creo así.

Si usted desea probar la urticación, no le será difícil encontrar una planta, pues crece de forma salvaje en casi todo el país. (Vea la ilustración de la página 98.) Si usted no está seguro de poder identificarla, pregúntele a algún entendido; alguien que trabaje en un vivero o el delegado local del Departamento de Agricultura del condado podrá ayudarlo.

Tortura para las coyunturas

Artritis significa literalmente "inflamación de las articulaciones". Según la Fundación de la Artritis, hay más de 100 enfermedades diferentes que producen dolor e inflamación de las articulaciones: desde la gripe hasta varios tipos de cáncer. Pero cuando las personas hablan de "artritis", por lo general se refieren a la osteoartritis.

También conocida como enfermedad degenerativa de las articulaciones, la osteoartritis es la más común entre más de una docena de diferentes tipos de artritis. Unos 16 millones de estadounidenses la padecen. Las caderas, las rodillas, la columna y las articulaciones menores de las manos y los pies son las partes más frecuentemente afectadas. La osteoartritis usualmente se desarrolla de un modo gradual; comienza con ligeros malestares y poco a poco el dolor se va intensificando, acompañado de rigidez, inflamación y limitación de los movimientos. Los síntomas algunas veces se alivian con ligeros ejercicios físicos, pero no siempre es así.

Otra forma común de artritis es la variedad reumatoide. La artritis reumatoide (*RA* por sus siglas en inglés) tiene una terrible reputación porque puede

El remedio de la ginebra y las pasas

Hace algunos años, el periodista Paul Harvey recomendó ingerir siete pasas remojadas en ginebra para todo tipo de dolores y malestares, incluyendo la artritis. Aquí tengo una carta que recibí sobre el tema de un corresponsal en Mesa, Arizona: "Después de leer un comentario de Paul Harvey sobre las pasas remojadas en ginebra, un grupo de amigos y yo decidimos probar el remedio. Realmente funciona. Todos hemos sentido un gran alivio de los dolores y malestares ocasionados por la artritis. He tomado pastillas analgésicas durante años con poco éxito. Entre los dolores que se han aliviado o desaparecido después de tomar el remedio de las pasas remojadas en ginebra, se encuentran las migrañas, la gota y los dolores artríticos en las articulaciones. ¿Ha descubierto en sus investigaciones por qué este remedio da tan buen resultado?"

Le respondí: "No, pero me voy para la casa a tomarme un trago con ginebra y jugo de uvas, porque prefiero las uvas a las pasas."

Si usted obtiene buenos resultados con pasas remojadas en ginebra, probablemente las pasas le hacen más efecto que la ginebra. Las uvas y las pasas contienen muchas sustancias químicas con propiedades analgésicas, antiartríticas y antiinflamatorias. Al revisar la larga lista de compuestos que las uvas contienen naturalmente, encuentro analgésicos como el ácido ferúlico, ácido gentísico, kaempferol-glucósidos y ácidos salicílicos que son como la aspirina. Las uvas y pasas también contienen varios compuestos antiinflamatorios: ácido ascórbico, ácido cinámico, cumarina, miricetín, quercetina y quercitrín. Y en 1997, el resveratrol, otro compuesto antiinflamatorio cuya fuente principal son las uvas, despertó un gran interés. Por onza, las pasas contienen mayor cantidad de estos compuestos que las uvas debido a que contienen menos agua.

Todos estos compuestos analgésicos están presentes en las pasas a niveles bajos, por tanto, dudo que la poca cantidad de pasas remojadas en ginebra que tanto alababa Harvey contengan dosis significativas. Mi corresponsal puede haberse beneficiado por un efecto de placebo: tener fe en un remedio puede ayudar a obtener buenos resultados. No obstante, las pasas pudieran dar buenos resultados como analgésico y antiinflamatorio si se consumen en grandes cantidades. Personalmente, preferiría probar las pasas antes que depender de fármacos antiinflamatorios no esteroides.

Desde luego, es mucho menos probable que las pasas le hagan más daño que la ginebra en las que se remojen, especialmente si usted es propenso a padecer de gota. El alcohol es un importante factor desencadenante de agudas crisis de gota. Le puedo asegurar que mi dedo gordo del pie se hincharía si bebiera seis cervezas sin tomar mi allopurinol. Pero si usted no padece de gota (y no es alcohólico), un consumo moderado de alcohol podría ayudarlo a aliviar sus dolores artríticos.

ocasionar invalidez por la deformidad de las articulaciones. Pero la mayoría de los 2.1 millones de estadounidenses que padecen de la RA —aproximadamente el 75 por ciento son mujeres— son casos más ligeros, no lisiantes, que se agudizan y ceden misteriosamente.

Con frecuencia, ambas manos se afectan, pero la RA también puede atacar otras articulaciones. Además del dolor en las articulaciones, la inflamación y el calor, pueden aparecer otros síntomas como fatiga, fiebre, pérdida de apetito, agrandamiento de los nódulos linfáticos, abultamientos debajo de la piel y rigidez muscular después del sueño o del reposo. Por lo general, la rigidez cede con un poquito de actividad.

Remediándolo con La farmacia natural

Afortunadamente, además de la ortiga, hay varias otras hierbas que pueden ayudar.

✎✎✎ **Jengibre (*Zingiber officinale*) y cúrcuma/azafrán de las Indias (*Curcuma longa*).** En un estudio realizado por investigadores indios, se les administraron de tres a siete gramos (½ a 3½ cucharaditas) de jengibre al día a 18 personas con osteoartritis y a 28 con artritis reumatoide. Más del 75 por ciento de los participantes en el estudio informaron que, por lo menos, se les había aliviado el dolor y la inflamación. Incluso después de tomar estas altas dosis de jengibre durante dos años, ninguno de ellos informó que hubiese sufrido efectos secundarios. Este estudio motivó en parte que Jean Carper, autor de *Food: Your Miracle Medicine* (La comida: su medicina milagrosa), tome té de jengibre para aliviar la osteoartritis que padece.

La cúrcuma contiene un agente químico llamado curcumina, similar a algunos de los compuestos que se encuentran en el jengibre; de ahí que no me sorprenda que esta hierba también tenga una gran reputación en el tratamiento de la artritis.

Usted puede disfrutar de estas dos hierbas en una gran variedad de deliciosos platos, así como utilizarlas para hacer infusiones.

✎✎✎ **Piña/Ananá (*Ananas comosus*).** Una interesante investigación indica que la bromelina, sustancia química que se encuentra en la piña, ayuda a prevenir la inflamación. Desde hace algún tiempo, los entrenadores de deportes les recomiendan la piña a los atletas para prevenir y tratar las lesiones deportivas. Creo que también es una buena opción para las personas que padecen de artritis. La bromelina ayuda al cuerpo a eliminar complejos de antígenos inmunológicos, los cuales son compuestos que están relacionados con algunas enfermedades artríticas. También ayuda a digerir la fibrina, otro compuesto que se sospecha que actúa en algunos tipos de artritis. Si tenía ganas de deleitarse con una piña fresca madura, ya dispone de una excelente excusa.

Sopa para la artritis

Aquí tenemos una receta para aquellas personas a las que les gustan las recetas con medidas exactas. Usted no necesita incluir todos estos ingredientes, así es que puede jugar con las proporciones y los sabores si lo prefiere. Si alguno de los ingredientes no le gusta o no dispone de él, simplemente no lo incluya.

3–4   *cuartos (5.7 a 7.6 l) de agua*
2   *tazas de col picada (repollo)*
1   *taza de habichuelas verdes/tiernas (ejotes) cortadas*
    (pedazos de 1 pulgada/2.5 cm)
1   *taza de apio picado*
1   *taza de hojas de ortiga*
½   *taza de zanahorias cortadas en cuadritos*
½   *taza de espárragos picados*
½   *taza de hojas de diente de león*
½   *taza de raíz de diente de león bien picada*
¼   *taza de espinaca picada*
¼   *taza de berenjena cortada en trocitos*
¼   *taza de achicoria picada*
2   *cucharadas de ajo picado finamente*
2   *cucharadas de cúrcuma*
2   *cucharadas de regaliz*
2   *cucharadas de semillas de prímula nocturna*
    Pimienta roja molida
    Pimienta negra molida
    Mostaza blanca
    Semilla de lino
    Zarzaparrilla
    Fenogreco (alholva)
    Jugo de limón

Coloque el agua en una olla grande de sopa. Añada la col, las habichuelas verdes, el apio, la ortiga, las zanahorias, el espárrago, las hojas raíz de diente de león, la espinaca, la berenjena, la achicoria, el ajo, la cúrcuma, el regaliz y las semillas de prímula nocturna. Sazónela con la pimienta roja, la pimienta negra, la mostaza, las semillas de lino, la zarzaparrilla, el fenogreco y el jugo de limón. Póngala a hervir a una temperatura bien alta. Baje la temperatura, tápela y cocínela a fuego lento de 20 a 30 minutos, o hasta que los vegetales se ablanden.

PARA 4 PORCIONES

Ají/Chile/Pimiento picante (*Capsicum*, varias especies). El pimiento picante causa molestias en la lengua, pero irónicamente, interfiere con la percepción del dolor en las demás partes del cuerpo. La capsaicina, sustancia química en el pimiento picante que alivia el dolor, libera endorfinas en el cuerpo, que actúan como narcóticos naturales. El pimiento picante también contiene compuestos llamados salicilatos que tienen una acción parecida a la de la aspirina.

Usted puede prepararse un té mezclando pimiento picante en agua, pero sería mucho más agradable ingerir el pimiento picante en una variedad de deliciosos platos. Pero si desea probarlo sin mucha complicación, ponga un poco de salsa de pimiento picante en su jugo de tomate.

Los compuestos del pimiento picante también pueden aliviarle la artritis si se los aplica directamente en la piel. Los investigadores han descubierto que el dolor se puede aliviar de modo considerable si se aplica cuatro veces al día crema de capsaicina directamente en las articulaciones artríticas adoloridas. Un estudio sobre este tratamiento indicó que la crema de capsaicina redujo el dolor de la AR en más de la mitad. El dolor de la osteoartritis se redujo en una tercera parte.

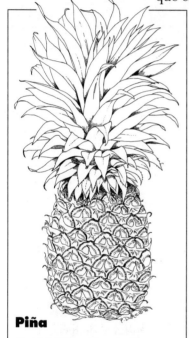

Piña

Esta deliciosa fruta es muy rica en vitamina C y en minerales que fortalecen el sistema inmunológico.

Se considera que las cremas de capsaicina son por lo general seguras y eficaces para tratar las artritis. Verifique si la capsaicina es uno de los ingredientes de las cremas analgésicas que se venden sin receta, como *Zostrix* o *Capzasin-P*, o pídale a su médico que le recete un producto que la tenga. Si usted usa una crema de capsaicina, asegúrese de lavarse bien las manos después de aplicarla; debe evitar que le caiga en los ojos. Además, como algunas personas son bastante sensibles a este compuesto, debe probarlo en un área pequeña de la piel para asegurarse de que puede aplicarla sin problema en un área mayor. Si parece irritarle la piel, deje de usarlo.

Ortiga (*Urtica dioica*). Además de pinchar sus articulaciones dolorosas, hay otro método para utilizar esta hierba en el tratamiento de la artritis: puede cocinar al vapor las hojas frescas de la ortiga y saborearlas como un vegetal. Se sentirá más tranquilo al saber que aunque tenga que usar guantes para recoger las hojas, esta planta de ortigas que pican pierde su "picapica" cuando se cocina.

La Fundación de la Enfermedad Reumatoide plantea que una dosis diaria de tres miligramos de boro es eficaz para combatir la osteoartritis y la AR. Un análisis de la ortiga que me proporcionó un grupo de científicos de la USDA muestra que esta hierba contiene boro en una proporción de 47 partes por millón, calculado como peso seco. Esto significa que una ración de 100 gramos de ortiga —que se prepara fácilmente cocinando al vapor varias onzas de hojas frescas y tiernas— podría contener más de la dosis recomendada de tres miligramos de boro. (Usted también puede ingerir una buena cantidad de ortiga en mi Caldo para la artritis; vea la página 79.)

Según la Fundación de la Enfermedad Reumatoide, el boro es eficaz porque ayuda a la retención del calcio en los huesos. También tiene una beneficiosa influencia en el sistema endocrino (hormonal) del cuerpo, y las hormonas desempeñan un importante papel para ayudar al cuerpo a mantener saludables los huesos y articulaciones.

Orégano (*Origanum vulgare*). Se incrementan los estudios que plantean que la "hierba de la pizza", el orégano, es un potente antioxidante. Como otros antioxidantes contenidos en frutas y vegetales, los compuestos del orégano pueden ayudar a prevenir el daño celular que ocasionan los radicales libres —moléculas de oxígeno muy inestables que les roban los electrones a las otras moléculas con que se encuentran. Las reacciones de los radicales libres posiblemente están relacionadas con las inflamaciones, las artritis degenerativas y el proceso de envejecimiento en general. Continúan apareciendo más

Té antiartrítico con multimentas antioxidantes

Tanto el romero como el orégano son mentas antioxidantes. Al añadir algunas otras hierbas antioxidantes, yo inventé mi Té antiartrítico. Las mentas son: ajedrea, albahaca, hisopo, marrubio, menta, menta verde, mejorana, monarda escarlatina, orégano, romero, salvia, tomillo y toronjil. Para darle un toque final, se debe poner también un poco de jengibre y cúrcuma.

Revisé mi base de datos para ver si además de su valor como antioxidante, alguna de estas hierbas contenía algunos compuestos antiartríticos comprobados. En efecto, la albahaca posee cinco, y la mejorana, el orégano y el romero también contienen unos cuantos.

¿Qué cantidad de cada hierba se debe poner para preparar el té? La gente siempre me pregunta eso, y nunca sé qué responderles. Mis tés nunca son iguales: les pongo un poquito de esto y un poquito de aquello. Sin embargo, para satisfacer a aquellos que necesitan una receta, les diría que pongan dos partes de los ingredientes que más les gusten y una parte de aquellos que les gusten menos. Vierta agua hirviendo sobre las hierbas y déjelas en infusión de 10 a 20 minutos antes de tomar el té.

pruebas de que los antioxidantes pueden ayudar a combatir la osteoartritis y la AR.

En una prueba realizada con casi 100 plantas de la familia de las mentas, a la cual pertenece el orégano, la hierba de la pizza demostró poseer una mayor acción antioxidante total. Las investigaciones han evidenciado que la actividad antioxidante del orégano y otras mentas medicinales se debe en gran parte al ácido rosmarínico, un compuesto con propiedades antibacterianas, antiinflamatorias, antioxidantes y antivirales. Teniendo en cuenta la protección significativa que ofrece esta hierba, sin duda vale la pena añadir orégano a su pizza o a cualquier otro alimento, si usted padece de artritis. También puede probar mi "Té multimenta para aliviarla con antioxidantes".

Sauce (*Salix*, varias especies), ajo (*Allium sativum*) y regaliz/orozuz (*Glycyrrhiza glabra*). La corteza del sauce fue la aspirina original en forma de hierba. Esta corteza contiene una sustancia química llamada salicina, que la compañía Bayer eventualmente transformó en unas pequeñas tabletas blancas de ácido acetil salicílico, el eficaz analgésico llamado aspirina que tantas personas que padecen de artritis consumen a diario.

El té de corteza de sauce tiene efectos analgésicos y antiinflamatorios similares a los de la aspirina. Sin embargo, ya que el ingrediente que produce irritación contenido en las tabletas de aspirina se diluye en el té, usted tendrá menos riesgo de sufrir de molestias estomacales y úlceras, y de incurrir en sobredosis si toma el té en lugar de las pastillas.

No obstante, la corteza del sauce puede ocasionarle malestares estomacales. Es por ello que he incluido el regaliz en esta receta. El regaliz no solamente posee propiedades antiinflamatorias, sino que también puede aliviar cualquier trastorno gastrointestinal ocasionado por el sauce.

Pero la receta no está completa sin el ajo. Como el uso o ingestión a largo plazo de grandes cantidades de regaliz (orozuz) puede subir la presión arterial en algunas personas y provocar otros trastornos (dolor de cabeza, somnolencia, retención de sodio y líquido, excesiva pérdida de potasio), se añade el ajo para ayudar a disminuir la presión arterial. He aquí la receta para un "Té antiartritis" bien balanceado: aproximadamente tres partes de corteza de sauce seca, dos partes de raíz seca de regaliz y una parte de ajo picado. Vierta agua hirviendo sobre la mezcla y déjela en infusión durante unos 15 minutos. Si no le agrada el sabor, añádale limón y/o miel, además de jengibre y cúrcuma, a gusto.

Nuez de Brasil (*Bertholettia excelsa*) y girasol (*Helianthus annuus*). SAM es la abreviatura de S-adenosyl-metionina, una sustancia química que ha demostrado poseer propiedades analgésicas y antiinflamatorias similares al ibuprofén, medicamento que se obtiene sin receta médica.

El SAM se encuentra en semillas y nueces con un alto contenido de metionina, sobre todo en las semillas de girasol y en las nueces del Brasil. Se necesitarían 250 gramos de semillas de girasol (unas 9 onzas) o 500 gramos de nueces del Brasil (18 onzas) para obtener una dosis de SAM más potente que la dosis estándar de ibuprofén. No es factible ingerir esa cantidad de nueces y semillas, pero creo que cada poquito contribuye, especialmente si usted utiliza los demás métodos naturales que se recomiendan en este capítulo.

Por tanto, le sugiero que ponga algunas semillas de girasol en su ensalada. Y cuando esté saboreando diferentes tipos de nueces en compañía de otras personas, disfrute las nueces del Brasil sin pena alguna.

✎ **Brócoli (*Brassica oleracea*) y otras hierbas que contienen glutatione.** Los estudios indican que las personas que tienen bajos niveles del compuesto antioxidante de glutatione son más propensas a padecer de artritis que aquellas que tienen niveles más altos.

Entre los vegetales ricos en glutatione se incluyen el espárrago, la col (repollo), la coliflor, la papa, el tomate y la verdolaga. Las frutas que contienen cantidades adecuadas de este compuesto incluyen el aguacate (palta), la toronja (pomelo), la naranja (china), el melocotón (durazno) y la sandía (melón de agua).

✎ **Romero (*Rosmarinus officinalis*).** El romero se conocía en la antigüedad como la hierba de la memoria. Pienso que su fama estaba justificada, ya que el romero contiene antioxidantes que ayudan a evitar el envejecimiento de las células, y este proceso está ciertamente asociado con la pérdida de la memoria. Un cultivador de hierbas griego-estadounidense cuenta cómo sus parientes que se dedican a la pesca se hacen a la mar con platos de pescado cubiertos con grandes

Caldo para la artritis

Para preparar este caldo, comience con un par de tazas de agua y añádale pimiento picante, bardana, pimienta negra, semillas de apio, diente de león, ajo, jengibre, rábano picante, enebro, limoncillo, orégano, perejil, zarzaparrilla, tomillo, cúrcuma, valeriana, berro, mostaza blanca y corteza de sauce. Cuando el agua hierva, baje el calor y cocínelo a fuego lento durante varios minutos.

Confieso que nunca he hecho este caldo con todos sus ingredientes. Simplemente utilizo cualquiera de los ingredientes que tenga a mano. Si me presionan para que dé la receta, diría que cuatro poquitos de bardana, diente de león, perejil, cúrcuma y berro; dos poquitos de semilla de apio, ajo, jengibre y orégano, y un poquito de cada uno de los ingredientes restantes, si dispone de ellos. Quizás este té le resulte demasiado condimentado, pero si es así, usted tiene mi permiso para cambiar la receta a su gusto.

cantidades de romero. Incluso sin refrigeración, estos alimentos se mantuvieron en buen estado durante varios días, gracias en parte a la actividad antioxidante del romero.

¿Puede una hierba que evita que el pescado fresco se eche a perder ayudarlo a preservar su juventud? Aunque aún no hay una respuesta clara para esa pregunta, sin duda el romero tiene propiedades de conservación comparables a los preservativos comerciales BHA y BHT. Y como sabemos que los antioxidantes ayudan en el tratamiento de la artritis, resulta lógico pensar que esta hierba rica en antioxidantes pueda ayudar a detener el proceso de esta enfermedad.

✎ **La vitamina C.** La vitamina C inhibe el avance de la osteoartritis en los conejillos de Indias. ¿Será también eficaz en los seres humanos? Aún no hay ninguna prueba que lo confirme, pero lo que sí es cierto es que tomar más vitamina C no le va a hacer ningún daño. El pimiento picante y muchas de las otras hierbas y vegetales mencionados en este capítulo contienen grandes cantidades de vitamina C.

Asma

Marta era una de mis amistades preferidas. Una mujer alta, bonita, independiente y de treinta y tantos años de edad, ella trabajaba conmigo como técnica en el Laboratorio de Investigación de Plantas Medicinales del Departamento de Agricultura de los Estados Unidos (*USDA* por sus siglas en inglés). Los dos estábamos participando en un programa patrocinado por el USDA y el Instituto Nacional del Cáncer en el que revisábamos las plantas con potencial anticáncer.

Marta era una gran amante de las excursiones por el bosque, y con frecuencia yo la acompañaba. Puedo verla en este momento, trabajando muy contenta en mi parcela de *ginseng* con sus botas de vaquero altas y grandes. Nunca me habría imaginado que ella se convertiría en uno de los miles de estadounidenses que mueren cada año a causa del asma.

Nos deja sin aliento —de mala manera

El asma es un padecimiento respiratorio crónico que produce jadeos, tos, congestión del pecho, falta de aire, y a menudo una gran ansiedad ante la posibilidad de no poder respirar bien. Más de 4,000 personas mueren cada año por complicaciones provocadas por serios ataques de asma. Desde 1980, el número de muertes por esta causa ha aumentado en más de un 30 por ciento. Por motivos que aún no tienen explicación, los niños son más propensos a morir en verano, mientras que las personas con más de 65 años de edad mueren por esta misma causa en el invierno.

Muchas personas consideran el asma como una enfermedad de la niñez y en realidad hay bastantes niños con esta enfermedad. En 1995, unos 3.7 millones de niños y adolescentes la padecían en los E.E.U.U., a diferencia de los 2.4 millones que había en 1980. Sin embargo, el asma puede producirse a cualquier edad y de hecho la mayoría de las personas que padecen de asma son adultos. En la actualidad, alrededor de 14 millones de estadounidenses sufren esta enfermedad. El asma nos cuesta más de 6 mil millones de dólares al año en cuidados médicos y en pérdidas de productividad laboral.

Los médicos afirman que ellos no conocen las verdaderas causas del asma o el porqué del aumento continuo del número de personas que la padecen. Tampoco yo lo sé. Pero parece que mientras más cerca estamos de la contaminación química y más nos alejamos de las comidas naturales, más vemos surgir casos de asma. Yo pienso que la contaminación externa del aire y los edificios malsanos con su contaminación interna del aire forman una parte principal del problema creciente del asma.

Los síntomas del asma son causados por los espasmos bronquiales (broncoespasmos), que provocan un súbito estrechamiento de los conductos bronquiales que conducen al interior de los pulmones. Aunque el asma y las alergias parecidas a la fiebre del heno son afecciones distintas, ellas por lo general se superponen, particularmente entre aquellos pacientes menores de 15 años. El 90 por ciento de los niños con asma también son alérgicos y esas alergias pueden conducir a los ataques de asma.

La razón por la cual las alergias pueden provocar a su vez los broncoespasmos es que la histamina, que es la sustancia química más vinculada a los síntomas de la alergia, parece jugar también un importante papel en los ataques de asma.

Sin embargo, además de la histamina, hay muchas otras cosas que también pueden provocar un ataque de asma: los ejercicios extenuantes, el humo de los cigarrillos, las infecciones respiratorias, las sustancias químicas industriales, la aspirina, la caspa de las mascotas, la "contaminación interna" y los sulfitos que se le añaden a muchas comidas.

El estrés también juega su papel en el asma. Los estados de ansiedad intensa pueden provocar ataques de asma y por lo general pueden agravar también sus síntomas.

Remediándolo con La farmacia natural

Los médicos tratan el asma con toda una variedad de fármacos, entre las que se encuentra teofilina (*Aerolate, Theodur*) que abren los conductos bronquiales. Esos fármacos, conocidas como broncodilatadores, a menudo se usan con un inhalador.

Si yo tuviera asma, seguiría rigurosamente las recomendaciones del médico. Esta es una enfermedad potencialmente fatal y hay que tomar todas las precauciones. Sin embargo, si mi médico me recomendara un tratamiento a base de teofilina, yo preferiría obtenerla de algunas fuentes naturales, empezando por las plantas que contienen cafeína.

Café, té, bebidas de cola con cafeína, cacao y chocolate. Todas estas bebidas populares, así como los dulces de chocolate, se derivan de plantas y por tanto se consideran que son productos a base de hierbas. Además, todas estos productos contienen cafeína y otros compuestos que pueden ayudar a controlar el asma.

Joe Graedon, el farmacéutico y columnista publicado nacionalmente, escribió una vez en su columna que en una situación de aprieto en que no tuvieran encima su medicamento, las personas que padecen de asma podrían tomarse algunas tazas de café, el cual es un potente broncodilatador. Unos meses después de que se publicó la columna, Graedon recibió una nota de agradecimiento de una mujer recién casada que olvidó llevar las medicinas en su viaje de luna de miel a Hawai. Inmediatamente que le comenzó el resuello, ella se dio cuenta de que había olvidado sus medicinas y le entró pánico. Entonces se acordó de la columna que recomendaba el café como un eficiente sustituto de las medicinas para el asma. Sin pensarlo dos veces, se tomó tres tazas. Se detuvo su resuello y se salvó su luna de miel y muy probablemente su propia vida.

En realidad, el café, el té, las bebidas de cola con cafeína, el cacao y el chocolate tienen algo más que cafeína. Todos los informes indican que estos productos poseen dos importantes compuestos antiasmáticos: la teobromina y la teofilina que, junto con la cafeína, pertenecen a la familia de unas sustancias químicas llamadas *xanthines*. Esas sustancias químicas ayudan a detener los broncoespasmos y abren los estrechos canales bronquiales.

Los niveles de esos compuestos antiasmáticos varían en dependencia del grado de concentración con que se preparen las bebidas, así como de otros factores. Pero, en general, una taza de café posee el más alto nivel de esos compuestos (alrededor de 100 miligramos de cafeína por taza) mientras que una taza de té o de cacao o de 12 onzas (360 ml) de cola pueden tener alrededor de la mitad de esa cantidad. Una onza y media (42 g) de chocolate tiene un poco menos que una lata de cola.

La controversia sobre la fárfara (tusílago)

La fárfara (*Tussilago farfara*) ha sido durante siglos una opción tradicional preferida como remedio para el asma y la tos. Su nombre genérico *Tussilago* viene de la palabra en latín "tos" y, en realidad, es cierto que esta hierba posee varios compuestos eficaces para el alivio de la tos y del asma.

La fárfara tiene efectos expectorantes. En otras palabras, estimula los pelos microscópicos que mueven la mucosidad fuera de los conductos de aire. Tal como el ajo y el *ginkgo* (biznaga), la fárfara suprime en el cuerpo la producción del factor activador de las plaquetas, que es una proteína de la sangre que juega un papel importante en la aparición de los broncoespasmos que, al estrechar los conductos de aire, provoca los síntomas del asma.

Pero en años recientes, la fárfara se ha convertido en objeto de controversias. Esta hierba contiene alcaloides pirrolizidina (los *PA* por sus siglas en inglés), que son sustancias químicas que resultan tóxicas y/o cancerígenas para el hígado. Muchos herbolarios, y la mayoría de los botánicos, quieren ser precavidos y por eso recomiendan que no se consuman hierbas que contengan los PA. Las hierbas principales por las cuales hay que preocuparse son la fárfara y la consuelda.

Pero, por otro lado, los datos publicados en la revista *Science* (Ciencia) por el destacado bioquímico Bruce Ames, Ph.D., de la Universidad de California en Berkeley, indican que el té de hoja de consuelda es menos cancerígeno que una cantidad equivalente de cerveza. Oficialmente, tengo que decir que no debe ingerir ni fárfara ni consuelda. Pero en privado, les confieso que yo me tomo mi taza de té de consuelda o de fárfara ocasionalmente, igual como me tomo una cerveza de vez en cuando.

Por supuesto, el uso de la cafeína y de los demás *xanthines* antiasmáticos no están totalmente libres de riesgo. Como sabe cualquier persona que no puede vivir sin su cafecito por la mañana, la cafeína puede causar insomnio y alteraciones nerviosas. Pero en su estado natural, los compuestos antiasmáticos tienen menos efectos secundarios que la teofilina, que es un producto farmacéutico.

En una encuesta que se realizó, el 81 por ciento de los pediatras informaron que los padres han expresado preocupación por los efectos secundarios que pueden provocar en sus hijos los medicamentos para el asma, y en particular, la agitación y las dificultades para concentrarse que muchos niños experimentan. En altas dosis, los productos farmacéuticos para el asma pueden también provocar dolores de cabeza, insomnio, irritabilidad, náuseas, pérdida de apetito, dolor de estómago y hasta convulsiones.

Sin embargo, en este momento, yo quiero aclarar una cosa: si yo tuviera un asma que me amenazara la vida, escucharía a mi médico y tomaría los productos farmacéuticos que me recetara y solamente usara las medicinas naturales como un tratamiento complementario.

❧❧❧ Efedra/Belcho (*Ephedra sinica*). Muchos botánicos médicos dicen que la efedra es una de las más antiguas medicinas del mundo. En la China, donde se le conoce como *ma huang*, esta hierba ha sido usada durante miles de años para el tratamiento del asma y de otras afecciones respiratorias.

En 1887, los científicos lograron aislar los constituyentes químicamente activos de la efedra: la efedrina y la pseudoefedrina. Pero no fue hasta después de la Primera Guerra Mundial que los médicos estadounidenses comenzaron a recetar estas sustancias. En aquel tiempo, los médicos se dieron cuenta de los efectos químicos de esta planta como broncodilatador, descongestionante nasal y estimulante del sistema nervioso central. Desde entonces, la pseudoefedrina se ha convertido en un descongestionante común que se obtiene sin receta médica. Esta sustancia química fue la que inspiró el nombre de la marca *Sudafed*.

Tanto la efedra natural como sus componentes químicos efedrina y pseudoefedrina tienen efectos secundarios tales como el insomnio, la ansiedad y la intranquilidad y posiblemente pueden agravar la alta presión arterial. Por lo tanto, debe tener cuidado con esta hierba. De hecho, si toma dosis altas, pueden pasar cosas muy raras. La literatura médica nos muestra los informes de 20 casos con psicosis de efedrina y la Dirección de Alimentación y Fármacos ha tomado medidas para controlar la distribución y venta de los suplementos de efedrina.

Sin embargo, si usted es cuidadoso, esta hierba le puede resultar de mucha utilidad para el asma. Usted podría considerar hacer un té con la hierba seca en vez de tomar los fármacos sin receta que contienen los compuestos activos. Para hacer un té, use una cucharadita rasa de efedra. También puede usar entre media cucharadita y una cucharadita de tintura de efedra de una tienda de productos naturales o de una farmacia.

Debido a los efectos estimulantes de la efedra, algunos productos *de efedra* son vendidos como *"energy formulas"* (fórmulas de energía). De hecho, en los últimos años, varias personas han muerto por el abuso de esta hierba. Precisamente, por esos efectos estimulantes es que yo advierto contra el uso de la efedra en el tratamiento del asma en los niños, a menos que se discuta anteriormente con el pediatra.

❧❧❧ Ortiga (*Urtica dioica*). Hace 400 años, el herbolario británico Nicholas Culpeper afirmó que las hojas y las raíces de la ortiga, usadas en té o en jugo, eran: ". . . medicinas seguras y eficaces para abrir los tubos y los conductos de los pulmones".

Durante muchos años, los australianos han visto la ortiga como un buen tratamiento para el asma. Los australianos se toman el jugo de las raíces y de las hojas mezclado con miel o con azúcar, y creen firmemente que esto alivia los problemas bronquiales. Pero los estadounidenses no se dieron cuenta del poder de esta hierba para el asma hasta 1992, cuando se publicó un estudio científico que demostraba que la ortiga es un potente antihistamínico. Ahora la ortiga es cada vez más recomendada para la fiebre del heno y el asma. Mis amigos que padecen de alergia y de asma visitan mi jardín regularmente y extraen esta planta de mi parcela de ortiga. (Usted necesitará usar guantes cuando vaya a recoger las hojas de la ortiga porque tienen pelos que pican, pero dejan de picar cuando se cocinan las hojas).

◈◈ **Anís (*Pinpinella anisum*) y el hinojo (*Foeniculum vulgare*).** Los griegos usan el té hecho de estas hierbas para el tratamiento del asma y de otras afecciones respiratorias. Ambas contienen sustancias químicas útiles —el creosol y el *alpha-pinene*— que ayudan a que las secreciones bronquiales se aflojen. Las semillas de hinojo (que realmente son frutas) pueden contener tanto como 8,800 partes por cada millón (ppm) de *alpha-pinene*. Irónicamente, a pesar de que tradicionalmente se ha usado para problemas respiratorios, en comparación con el hinojo, el anís no es una gran cosa, ya que posee tan sólo 360 ppm de *alpha-pinene*.

Muchas otras plantas son buenas fuentes de estas sustancias y podría esperarse que también ofrezcan algún tipo de alivio para el asma. En orden descendente de importancia podríamos mencionar a las siguientes: las semillas de perejil, el cilantro, moras (bayas) de enebro, *sweet Annie (Artesmesia annua)*, el cardamomo, el azafrán, el *horsebalm (Monarda puntata)*, el jengibre, la angélica de China (también conocida como *dang-quai*), el eneldo, el estragón, y el milenrama (alcaina, real de oro). Podría hacer una buena mezcla entre varias de ellas y obtener un buen "Té para el asma", especialmente si le añade un poquito de regaliz (orozuz).

◈◈ **Regaliz/Orozuz (*Glycyrrhiza glabra*).** El té de regaliz alivia la garganta y a menudo es recomendado para el dolor de garganta, la tos y el asma. El regaliz y sus extractos son seguros para un uso normal, en cantidades moderadas, es decir, alrededor de tres tazas al día. Sin embargo, el uso continuado de esta hierba o el consumo de cantidades exageradas puede producir dolor de cabeza, letargo, retención de sodio y agua, excesiva pérdida de potasio y alta presión arterial.

Si decide usar el regaliz para el tratamiento del asma, puede optar por los extractos de regaliz desglicirrizinados (*DGLE* por sus siglas en inglés), que causan menos problemas. Existen algunos preparados de DGLE que se pueden obtener sin receta, especialmente fuera del país. Sin embargo, también puede encontrarlos en los Estados Unidos. Yo uso el regaliz con moderación, en particular durante etapas con un fuerte estrés, utilizando pedazos de raíces secas para preparar mis tés de hierbas.

➤ **Ginkgo/Biznaga (*Gingko biloba*).** Los curanderos asiáticos han usado los extractos de hoja de *ginkgo* durante miles de años para tratar el asma, las alergias, las bronquitis y la tos. El *ginkgo* se ha popularizado en Occidente debido a los beneficios que ofrece a los ancianos: mejora el flujo de sangre al cerebro y sirve para el tratamiento de los derrames cerebrales así como para otros achaques propios de la edad. Pero en la China, todavía se utiliza como un remedio común para el tratamiento del asma.

El *ginkgo* funciona debido a la interferencia que le hace al factor activador de las plaquetas, que es una proteína de la sangre que tiene un papel importante en la aparición de los broncoespasmos.

Lamentablemente, los constituyentes activos del *ginkgo* —los *ginkgolides*— están presentes en muy poca concentración en las hojas de este árbol. Para obtener una dosis medicinal razonable, una persona con asma tendría que consumir alrededor de 50 hojas frescas. Yo consumo una gran cantidad de plantas que la mayoría de las personas ni tocarían, pero ni yo consumiría tantas hojas de esta hierba.

La mejor manera de conseguir esta hierba es comprando un extracto 50:1 (50 libras/22 kg. de hierbas producen 1 libra/.45 kg. de extracto). Las tiendas de productos naturales y algunas farmacias tienen extractos de *ginkgo*. En todos los casos, siga las instrucciones del paquete. Usted puede probar con dosis diarias de 60 a 240 miligramos de extracto estandarizado, pero no vaya a ingerir una cantidad mayor. En dosis excesivas, el *ginkgo* puede causar diarreas, irritabilidad e insomnio.

➤ **Tomate (*Lycopersicon lycopersicum*), frutas cítricas y otros alimentos que contienen vitamina C.** Una revisión de cerca de 40 estudios excelentes sobre el tema, reveló que la vitamina C, en dosis aproximadas a 1,000 miligramos al día, ayuda a prevenir los ataques de asma, los broncoespasmos, el jadeo (ahogo), las infecciones respiratorias, la congestión nasal, el lagrimeo y otros síntomas de la alergia. ¿Por qué ? Simplemente, porque la vitamina C inhibe la liberación de histamina.

Mi consejo es que ingiera la mayor cantidad de plantas con un alto contenido de vitamina C, no sólo los cítricos y los tomates sino también pimientos (ajíes) verdes y fresas. Usted también puede tomar la vitamina C en forma de suplemento. Sin embargo, el beneficio de comerse los cítricos es que, además de la vitamina C, contienen también flavonoides. Estas son sustancias que bloquean la liberación de histamina evitando los síntomas de la alergia o las alergias relacionadas con el asma.

➤ **Hierbas surtidas.** Revisé mi base de datos para ver los compuestos antiasmáticos y encontré que podía mencionarles bastantes hierbas. En esa búsqueda, encontré al menos seis sustancias antiasmáticas en el té, el hinojo y en la pimienta de Cayena. La cebolla, el cilantro y el pimiento (ají) verde contenían cinco sustancias antiasmáticas y otro grupo grande contenía cuatro: el repollo (col), el cacao, la zanahoria, el arándano agrio, la pasa de Corinto, la berenjena, la toronja (pomelo), la naranja, el orégano, la salvia y el tomate.

Al buscar cuáles hierbas poseen mayor cantidad de compuestos antiasmáticos, encontré que los campeones fueron el regaliz (orozuz) y el té. El cacao, el cardamomo, el café, la cola, la cebolla y la verdolaga también aparecieron como relativamente ricos en este aspecto.

Usted podría preparar algunos platos interesantes con estas hierbas. ¿Qué le parece una ensalada de frutas con naranja, toronja y arándano a la que le se le añada algo de hinojo? ¿O una ensalada de berenjena con cebolla, tomate y salvia?

Finalmente, el *wasabi* japonés se merece una atención especial. Los japoneses disfrutan el *wasabi* del mismo modo que los estadounidenses y los europeos disfrutan el rábano picante. El *wasabi* sin dudas ayuda a destupir los senos nasales. Hay algunas investigaciones que sugieren que una cucharadita al día puede aliviar las alergias, particularmente en el caso de la fiebre del heno. Esto me hace pensar que también podría ser bueno para tratar el asma.

Hinojo

También conocido como finocchio, esta hierba es de la misma familia de plantas que las zanahorias y el perejil.

Si yo padeciera de asma, probaría el *wasabi*. Este producto lo puede comprar en cualquier tienda que se especialice en productos orientales. Puede usarlo del mismo modo en que se utiliza el rábano picante: lo unta sobre unas galletitas o lo mezcla en una salsa para bocaditos o, si lo prefiere, lo consume con el *sushi* como lo hacen los japoneses.

Debe tomar en cuenta también que el *wasabi* es *sumamente* picante y si no le gustan las comidas picantes no lo use para el tratamiento del asma.

➤ **La vitamina B$_6$.** El Dr. Melvyn Werbach, profesor clínico auxiliar de psiquiatría en la Escuela de Medicina de la Universidad de California en Los Ángeles y autor de varios libros sobre la medicina alternativa, cita casos de niños con asma que redujeron sus dosis de medicamentos antiasmáticos —broncodilatadores y esteroides— tomando una dosis diaria de 200 miligramos de vitamina B$_6$ adicional a su tratamiento con los medicamentos mencionados. Los adultos experimentaron una disminución en la frecuencia y en la intensidad de los ataques de asma tomando 50 miligramos de vitamina B$_6$ dos veces al día. El Valor Diario para la vitamina B$_6$ es solamente 2 miligramos, y las dosis sumamente grandes pueden dañar el sistema nervioso. Si yo padeciera de asma, posiblemente probaría el tratamiento con vitamina B$_6$, pero si usted quiere tomar suplementos de esta vitamina o dárselos a sus hijos, primero consulte con su médico.

Aumento del seno

Hace unos años escribí un artículo para *HerbalGram*, la excelente publicación del American Botanical Council (El Consejo Botánico de los Estados Unidos), con sede en Austin, Texas. Mi amigo Mark Blumenthal es director ejecutivo. Hice un resumen de las investigaciones que muestran que el fenogreco (alholva), una hierba deliciosa que tiene un ligero sabor a arce (*maple*), ayuda a controlar el azúcar en la sangre de las personas que padecen de la diabetes y cuyos retoños pueden aumentar los senos en las mujeres.

Algún tiempo después me invitaron a una reunión de herbolarios en Arkansas. La señora que me recogió en el aeropuerto de Little Rock para llevarme a la conferencia me contó esta historia: unos meses atrás, ella y algunos amigos habían sembrado variadas semillas para cuando germinaran los retoños, probar sus distintos sabores en una fiesta de comidas a base de hierbas. Uno de los retoños que probaron fue el del fenogreco.

Después de comer varias porciones abundantes de retoños de fenogreco durante unos cuantos días, una de las mujeres notó que sus senos parecían haber aumentado de tamaño. Esto se llama un efecto "mastogénico". La mujer no comprendió lo que le estaba pasando hasta que otra señora del grupo le mostró una copia de mi artículo.

Remediándolo con La farmacia natural

No voy a tomar partido en el tema del aumento del seno. Todo lo que sé es que hay bastantes mujeres que sueñan con tener senos más grandes, y algunas optan por implantes de silicona. Si usted lee los periódicos sabrá que el uso de estos implantes es muy polémico y hay muchas mujeres y algunos científicos que lo consideran peligroso, mientras otras mujeres y otros científicos afirman que los implantes no causan verdaderos problemas.

Aunque no puedo determinar si los implantes de senos de silicona son peligrosos, estoy seguro de que si mi hija quisiera aumentar sus senos, le insistiría en que probara primero las alternativas naturales. A continuación le presentamos varias hierbas que posiblemente le ayudarán en obtener un modesto aumento de tamaño.

Fenogreco/Alholva (*Trigonella foenum-graecum*). Tradicionalmente siempre se ha dicho que las semillas y los retoños de esta hierba aumentan el tamaño de los senos. En realidad, hace cien años esta hierba era un ingrediente clave en la fórmula original del *Lydia Pinkham's Vegetable Compound*, un famoso remedio popular para "los trastornos femeninos" —abarcando desde los dolores menstruales hasta la resequedad vaginal posmenopáusica.

Como aprendí en Arkansas, también hay testimonios actuales sobre los efectos del fenogreco en los senos y que hay buenas razones para creer que esta hierba realmente funciona.

Las semillas de fenogreco contienen una buena cantidad de diosgenina, un compuesto químico que a menudo se utiliza para crear formas semisintéticas del estrógeno, la hormona sexual femenina.

Aunque el estrógeno produce variados efectos en el cuerpo, hay dos de estos que se relacionan principalmente con el aumento del

---

Té aumentaseno

Si desea tener un busto más grande, puede probar este Té aumentaseno. Aquí tiene una receta para preparar un té que le proporcionará una cantidad abundante de hierbas que posiblemente le den realce a los senos.

Vierta en una cacerola dos tazas de agua sobre una taza de retoños de fenogreco. Añada uno o dos poquitos de anís, albahaca, alcaravea, eneldo, hinojo, regaliz (orozuz), mejorana y toronjil. Hágalo hervir, entonces apáguelo y déjelo enfriar. Añádale jugo de limón y miel a gusto. Tome una o dos tazas al día.

El hinojo contiene fitoestrógenos, sustancias químicas vegetales similares a la hormona femenina estrógeno. La tradición popular sostiene que las demás hierbas usadas en este té también pueden ayudar a aumentar el seno.

seno. La hormona provoca el crecimiento de las células del seno y contribuye a la retención de líquido. De hecho, muchas mujeres que toman píldoras anticonceptivas —que contienen estrógeno— a menudo experimentan como efecto secundario una sensación de que su seno se siente "llenito" a causa de la retención de líquido.

El estrógeno de las plantas (el fitoestrógeno) obtenido de fuentes como el fenogreco no causa la sensación incómoda de senos "llenitos". Si mi hija quisiera tomar el fenogreco, le sugeriría que tomara una fórmula que yo desarrollé expresamente para el aumento del seno a la cual le di el nombre de "Té aumentaseno".

También se podrían probar los masajes de los senos con fenogreco en polvo, ya que el tejido de los senos aparentemente puede absorber una cierta cantidad de las sustancias químicas de la planta. No hace mucho tiempo, dos distinguidos farmacognosistas (farmacéutico de productos naturales) publicaron un artículo titulado *"Higher Plants as Potential Sources of Galactagogues"* (Plantas Superiores como Fuentes Potenciales de Galactagogos). (Los galactagogos son sustancias que fomentan la secreción y el flujo de la leche materna.) Estos dos científicos parecieron sorprenderse al encontrar que 68 de las 255 plantas utilizadas como galactagogos tradicionales se aplicaban y aún se aplican de forma tópica.

Ñame silvestre

Esta es una perenne que se enrosca y que antes fue usada por los indios norteamericanos para aliviar los dolores de parto.

Para obtener fenogreco en polvo, muela semillas o retoños de la planta en una licuadora (batidora), añada un poco de aceite vegetal y aplique la mezcla como un ungüento (pomada).

🌿 Hinojo (*Foeniculum vulgare*). El hinojo es otra hierba estrogénica que se ha utilizado durante siglos para estimular la producción de leche. Usted podría incluirlo en la fórmula del Té aumentaseno como complemento del fenogreco, pero no debe utilizar el aceite de hinojo. En las mujeres embarazadas, puede provocar el aborto espontáneo. Y en dosis superiores a más o menos una cucharadita, puede ser tóxico.

🌿 Palmera enana/Palmito de juncia (*Serenoa repens*). Hoy en día esta planta se conoce principalmente por su capacidad para disminuir la hipertrofia de la glándula prostática en los hombres. Pero hace 100 años, esta hierba era muy popular para aumentar el tamaño del seno. Los médicos naturópatas continúan recomendándola con este fin. La mayoría de las personas utilizan las cápsulas estándar es que se venden en el mercado (uno o dos gramos) o extractos de alcohol. Para utilizar esta hierba, siga las instrucciones que aparecen en el paquete.

Ñame silvestre (*Dioscorea villosa*). He aquí otra hierba que tiene reputación como causante de efectos estrogénicos. Personalmente, el ñame silvestre nunca me ha impresionado mucho porque, según mi base de datos, contiene mucho menos diosgenina que el fenogreco. Pero respeto la opinión de algunos herbolarios activos como Susun Weed, autora de *Breast Cancer? Breast Health!* (¿Cáncer de mama? ¡Senos saludables!) que afirman que han preparado ungüentos con el ñame silvestre. Estos herbolarios aseguran que las mujeres que utilizan este ungüento obtienen los resultados deseados. Para preparar el ungüento, se debe pelar bien la corteza exterior de la raíz, y macerar la corteza interior de la raíz en una licuadora (batidora) hasta convertirla en una pasta.

Comino (*Cuminum cyminum*). Tanto el comino común como el comino negro (*Nigella sativa*) han demostrado aumentar el número de las células mamarias en animales de laboratorio. Los efectos de la hierba en el seno humano aún no se conocen, pero los mamíferos tienden a reaccionar de modo similar con los compuestos que influyen sobre las glándulas mamarias. Usted podría condimentar un poco más su Té aumentaseno al añadirle una poco de comino molido. Usted también puede usar bastante de esta especia cuando cocine.

Boca reseca

Los indios Tupi Guarani de Brasil tienen una planta llamada *jaborandi* que produce salivación. De hecho, en el lenguaje Tupi, *jaborandi* significa "lo que produce baboseo".

Cuando los investigadores del Instituto Nacional de Investigaciones Dentales (*NIDR* por sus siglas en inglés) se enteraron del *jaborandi* a través de algunos etnobotánicos, en seguida se entusiasmaron. (Un etnobotánico es un especialista que estudia los usos medicinales de las plantas en otras culturas.) Muchas personas sufren del síndrome de resequedad en la boca, conocido en términos médicos como xerostoma, y la gente en el NIDR siempre anda buscando nuevas sustancias que puedan estimular la salivación. Sin duda, el *jaborandi* paracía que era prometedor.

El ingrediente del *jaborandi* (*Policarpus*, varias especies) que provoca la salivación es un compuesto llamado pilocarpina. Varios estudios fidedignos han demostrado que la pilocarpina causa que la producción de saliva se multiplique por hasta diez veces, aliviando fácilmente esa sensación incómoda de resequedad en la boca. Sin duda, el *jaborandi* requiere todavía de muchos más estudios.

Pararon mi remedio en seco

En realidad, cuando supe del *jaborandi*, yo también me entusiasmé bastante. Soñaba con fabricar un chicle con este producto que podría aliviar la resequedad en la boca, proporcionando una fácil curación para millones de personas.

Pero en todo esto había una sorpresa tanto para mí como para el NIDR. Brasil tiene prácticamente un monopolio sobre el suministro de pilocarpina, que también es usada para el tratamiento de algunos tipos de glaucoma y ellos no quieren que su preciosa fuente de recursos salga del país. Si ellos controlan el suministro, controlan también el precio. Con mucho gusto exportarían la pilocarpina que extraen de la planta, pero el gobierno prohíbe la exportación de plantas vivas para asegurarse de que nadie más vaya a extraer de ellas la pilocarpina y venderla más barata. Por lo tanto, no pude sacar ningún *jaborandi* fuera de Brasil.

Y Dios sabe que traté. Me uní a un oftalmólogo del hospital Johns Hopkins y algunos de sus amigos quienes tenían un gran interés por los efectos antiglaucoma del *jaborandi* y fuimos en busca de esta preciosa planta por los campos de Brasil. Pero nuestros esfuerzos fracasaron cuando fuimos bloqueados por las autoridades.

Después de un tiempo, pude conseguir una variedad de *Pilocarpus* de Paraguay. Pero de nuevo hubo una sorpresa. Varios de mis colegas en el Departamento de Agricultura de los Estados Unidos (*USDA* por sus siglas en inglés) estaban preocupados de que mi variedad cítrica del *jaborandi* pudiera tener algún virus que destrozaría la industria cítrica de los EE.UU. Me destruyeron la planta.

Sin embargo, un año más tarde logré entrar a los Estados Unidos una planta de *jaborandi* con propósitos investigativos. Y de nuevo, el USDA se puso nervioso con lo del virus, aunque esta vez pude convencerles que no destruyeran la preciosa planta. En cambio, han colocado a la planta bajo cuarentena en la Estación de Investigaciones de Beltsville, donde yo trabajaba. Mi *jaborandi* se quedó allí por bastante tiempo, y perdí la esperanza de poder recuperarla.

Después de mi retiro, me enteré que la cuarentena había sido levantada. Entonces, recogí mi *jaborandi* y lo transplanté a mi patio. Es una buena planta.

Mientras tanto, la empresa MGI Pharma de Minneapolis desarrolló un fármaco humectante para la boca basada en la pilocarpina que espera llamar *Salagem*; todavía están esperando la aprobación de la Dirección de Alimentación y Fármacos (*FDA* por sus siglas en inglés) de los Estados Unidos. Todo parece indicar que ellos se enriquecerán, mientras que una solución que no es un producto farmacéutico pero que sí es totalmente eficaz, se queda casi en el olvido en el patio de mi casa y en los campos de Brasil.

La sequedad y su salud

Tener la boca reseca no sólo es incómodo, sino que tampoco es bueno para su salud. La saliva ayuda al control de las colonias de bacterias en la boca, y de este modo contribuye a prevenir las caries en los dientes, la enfermedad de las encías y las infecciones bucales.

Se calcula que un 25 por ciento de los estadounidenses mayores tienen resequedad en la boca. Esta afección es muy común entre las personas que se dedican a hablar en público, como yo, y por eso tenemos el inevitable vaso de agua en el podio del orador. La boca reseca también está relacionada con el proceso de envejecimiento y es un efecto secundario de más de 400 medicamentos ampliamente utilizados, incluyendo a muchos de los que se recetan para la alta presión arterial y la depresión.

Por otra parte, la boca reseca es un síntoma del síndrome de Sjögren, una afección que con frecuencia es asociada a la artritis reumática que también produce resequedad en los ojos.

Remediándolo con La farmacia natural

Si a usted le da esta afección en Brasil, podría tratarla masticando un poco de *jaborandi*. Aquí en los Estados Unidos, hasta que el medicamento de la pilocarpina no reciba la aprobación de la FDA, tome agua con frecuencia y, en particular, cuando coma o cuando esté hablando. Evite las bebidas con café y con azúcar, porque ambos pueden empeorar los efectos de la boca reseca. También debe evitar el alcohol, el tabaco y las comidas saladas. Adicionalmente, pruebe las hierbas a continuación.

✎ **Equinacia/Equiseto (*Echinacea*, varias especies).** La equinaceína, un compuesto en la equinacia, es un productor de saliva comprobado. Le recomiendo tomar unas gotas de tintura en el jugo. Si tiene acceso a la planta fresca, también puede masticar la raíz. Como algo adicional para estimular la salivación, la equinacia tiende a entumecer la boca pero este es un efecto temporal e inofensivo.

Prímula/Primavera nocturna (*Oenothera biennis*). El aceite de prímula nocturna (*EPO* por sus siglas en inglés) es una rica fuente de un compuesto conocido como ácido gammalinolénico (*GLA* por sus siglas en inglés). Pocos que han revisado la literatura médica pueden dudar que el GLA es realmente un potente tratamiento para los desórdenes autoinmunológicos. Estos desórdenes son causados cuando el sistema inmunológico se confunde y se ataca a sí mismo. Se piensa que el síndrome de Sjögren es un desorden autoinmunológico.

Si yo tuviera boca reseca provocada por este síndrome, la trataría con el EPO. Puede comprar cápsulas de EPO en las tiendas de productos naturales. Simplemente siga las instrucciones del paquete.

Rosa multiflora (*Rosa multiflora*). En la China, las personas hierven a fuego lento de dos a cuatro cucharaditas de la flor seca de esta hierba por cada taza de agua hirviendo para preparar un té para la boca reseca.

Ají/Chile/Pimiento picante (*Capsicum*, varias especies). La capsaicina, que es el compuesto picante de los pimientos picantes, estimula no sólo la salivación sino también otros tipos de secreciones de líquidos como el sudor y las lágrimas. Mientras más picante el pimiento, más capsaicina contiene. Usted puede añadir pimiento picante a las comidas o al jugo o al té.

Yohimbe (*Pausinystalia yohimbe*). Esta hierba es un afrodisíaco tradicional en Africa que estimula tanto la erección como la salivación. Hoy en día, muchos hombres estadounidenses están tomando yohimbina, un extracto del yohimbe, para el tratamiento de los problemas de erección, por lo tanto está disponible en muchos lugares. Si usted quiere tratar la boca reseca con esta hierba, le recomiendo que consulte a su médico para que le recete yohimbina. Usar la hierba misma, la cual es una corteza seca, puede ser peligroso.

Bronquitis

No conozco personalmente a Walter Cronkite, el ex-presentador de noticias en la cadena CBS, pero él y yo tenemos algo en común. Hace más de una década, en viajes separados a China, nuestros anfitriones nos brindaron un té de madreselva a los dos. Yo me estaba tomando el té para la gripe y él se lo tomó para la bronquitis, que es una inflamación en los conductos bronquiales que provoca una tos persistente, congestión en el pecho, y que con frecuencia produce mucha flema espesa y pegajosa.

Ambos nos recuperamos muy rápidamente, y yo me inclino a creer que ese antiguo remedio a base de hierbas fue lo que nos ayudó.

Los médicos tienden a burlarse de afirmaciones como estas. Para ellos, estos dos casos de recuperación con hierbas son meramente lo que los científicos muchas veces descartan como "evidencia anecdótica".

Curas tradicionales confirmadas

Está bien, supongamos que nuestros casos no prueben nada. Pero hay más evidencias que anécdotas sobre la eficacia de la madreselva y otras hierbas. Y hoy en día, hay un montón de estudios científicos que lo demuestran. En 1993, por ejemplo, unos investigadores chinos dividieron un grupo de 96 niños con bronquiolitis, una variante infantil de la bronquitis, en tres grupos más pequeños para hacer un estudio.

Al primer grupo de niños se le administró la fórmula a base de hierbas llamada *shuang huang lian*, que consistía de la madreselva, forsitia y escutolaria. A otro grupo se le trató solamente con antibióticos y al último se le dio una combinación de hierbas y de antibióticos.

Los niños que fueron tratados sólo con hierbas mostraron mejorías en los síntomas relacionados con el pecho, en la tos, en la fiebre y en las dificultades respiratorias. Comparado con el grupo que sólo tomó antibióticos, el que fue tratado con las hierbas presentó mejores resultados en varios sentidos: pasaron menos días con fiebre y tuvieron menos dificultades respiratorias y menos tos que el otro. No se notaron reacciones negativas a las hierbas.

Esta es la buena noticia. La mala, según mi modo de ver las cosas, es que la infusión a base de hierbas les fue suministrada a los niños por vía intravenosa durante siete días. Yo nunca recomiendo que se inyecten los remedios a base de hierbas. Para el tratamiento de la bronquitis, preparar las hierbas en forma de té o de tintura es seguro y con frecuencia resulta ser bastante eficaz.

De paso le puede decir a su doctor que guarde los antibióticos para las emergencias. La otra cara de los antibióticos es que ellos pueden hacer que cualquier tipo de virus se haga más resistente a los tratamientos.

Este estudio de los científicos chinos es suficientemente bueno como para darme confianza para recomendar la madreselva y la forsitia como tratamientos para los problemas respiratorios porque afirma siglos de uso tradicional de esta hierba. Pero, aparentemente, esto no tiene importancia para la Dirección de Alimentación y Fármacos (*FDA* por sus siglas en inglés) de los Estados Unidos, que no tiene ni a la madreselva ni a la forsitia en el registro de las hierbas que por lo general son consideradas seguras (*GRAS* por sus siglas en inglés), y mucho menos como un tratamiento para la bronquitis. La forma de actuar de la FDA siempre ha sido un misterio para mí. Considero a la madreselva y a la forsitia como hierbas seguras y eficaces, y no dudaría en usarlas para la bronquitis o para la congestión en el pecho provocada por los resfriados (catarros) y la gripe. Pero debido a que ellas no están en la lista GRAS, tan sólo puedo decirle que si quiere tratarse con estas hierbas, usted debe hacerlo bajo su propio riesgo.

La bronquitis tiene varias causas posibles. Puede surgir por los virus o bacterias, o ser provocada por algún irritante crónico como el fumar cigarrillos o la exposición a ciertas sustancias químicas. Los niños son más propensos a contraer bronquitis (y asma) si los padres fuman o si están expuestos a altos niveles de formaldehído que es una de las sustancias químicas que se le aplican a los autos y a la casa para darle ese olor a "nuevo".

Algunas veces, los gérmenes y los irritantes trabajan juntos: un fumador se pesca un resfriado y la tos se le convierte en bronquitis.

Remediándolo con *La farmacia natural*

La bronquitis puede curarse sola, sin ningún tratamiento, pero puede también agravarse y convertirse en una enfermedad crónica. Por eso, yo pienso que hay que tratarla. La madreselva (*Lonicera japonica*) y la forsitia (*Forsythia suspensa*) son dos de mis remedios naturales preferidos para la bronquitis, pero hay muchos otros. Aquí hay algunos que usted puede probar.

Eucalipto (*Eucaliptus globulus*). El aceite de eucalipto es un buen expectorante (una sustancia que ayuda a aflojar la flema). La Comisión E, el grupo de expertos en medicina natural que hace las recomendaciones sobre las hierbas medicinales al gobierno alemán, ha recomendado la inhalación de vapores de eucalipto para tratar la bronquitis y la tos.

Si se ingiere, el té de hojas de eucalipto puede brindar los mismos beneficios. Yo digo esto porque después que usted ingiere el eucalipto y su cuerpo lo absorbe, una parte del aceite esencial de esta hierba se segrega por sus pulmones. De esta forma, usted recibe los beneficios antisépticos, calmantes y expectorantes del eucalipto directamente en el lugar donde los necesita.

Ajo (*Allium sativum*). Comer mucho ajo puede prevenir la bronquitis. Esta planta contiene una gran cantidad de sustancias químicas que son antivirales y antibacteriales.

El ajo lo protege también contra los resfriados (catarros) y las gripes porque "el aliento a ajo" mantiene a las personas lejos de usted. ¡Esto es sólo una broma! Pero en realidad, hay un lado muy serio en el aliento a ajo que sirve para demostrar justamente lo útil que es esta hierba para el tratamiento de los problemas respiratorios. En el cuerpo, el ajo libera sustancias químicas aromáticas, incluyendo la alicina, que es uno de los más potentes antisépticos naturales de amplio espectro. Esos compuestos aromáticos son expulsados a través de los pulmones, resultando en el aliento a ajo. La presencia de estos compuestos en los pulmones es buena. Eso significa que, como sucede con el eucalipto, usted obtiene los compuestos activos del ajo justamente donde los necesita.

Para hacer que su aliento sea más fresco después de masticar ajo, puede masticar algunas ramitas de perejil.

Gordolobo/Verbasco (*Verbascum thapsus*). El gordolobo ha sido aprobado por la Comisión E para el tratamiento de los problemas respiratorios debido a sus propiedades expectorantes. Esta hierba puede ayudarlo a expulsar las flemas pegajosas. De hecho, el gordolobo ha sido un remedio a base de hierbas utilizado durante miles de años. Además de sus efectos expectorantes, ayuda a aliviar el dolor de garganta, tiene efectos bactericidas y ayuda a detener los espasmos musculares que causan la tos.

Ortiga (*Urtica dioica*). En años recientes, la ortiga ha ido adquiriendo cada vez más importancia en el tratamiento de la bronquitis, el asma y la fiebre del heno, y con razón. El jugo de las raíces y de las hojas de esta planta, mezclados con miel o azúcar, alivia tanto la bronquitis como el asma. Pruebe con dos cucharaditas de hierba seca por cada taza de agua hirviendo y espere a que se enfríe antes de tomarla.

Grama (*Agropyron repens* o *Elymus repens*). Durante mucho tiempo, esta hierba se ha usado para el tratamiento de los problemas respiratorios. La Comisión E reconoce a la grama como un tratamiento efectivo para las inflamaciones respiratorias, incluyendo la bronquitis.

Plátano inglés (*Plantago lanceolata*). Esta hierba y sus variedades tienen una reputación mundial como plantas que ayudan a suprimir la tos. La Comisión E la recomienda como segura y eficaz para las afecciones bronquiales. Como un bono adicional, esta hierba posee propiedades antibacteriales. Usted puede usar una cucharadita de hierba seca por taza de agua hirviendo y esperar a que se enfríe antes de tomarla.

Marrubio (*Murrubium vulgare*). La Comisión E recomendó el marrubio para el tratamiento de los padecimientos bronquiales. Pero entonces, ¿por qué la FDA la declaró como no eficaz contra la tos? Esto no lo acabo de entender.

Personalmente, en lo que respecta a medicina a base de hierbas, yo creo más en la Comisión E que en la FDA. La medicina herbaria se usa mucho más comúnmente en Alemania que en los Estados Unidos, y la Comisión E basa todas sus recomendaciones en investigaciones científicas serias. Para la bronquitis, yo sugiero preparar un té fuerte de marrubio con limón y manzanilla. Pruebe dos cucharaditas de marrubio por cada taza de agua hirviendo.

❧ **Hiedra (*Hedera helix*).** De acuerdo a la Comisión E, la hiedra también es útil para tratar la bronquitis y otros problemas respiratorios.

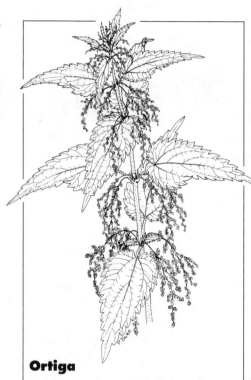

Ortiga

Esta planta sí pica, pero sus hojas, raíces y hasta sus ortigas (pelos) individuales (cuando se ablandan al hervirse) tienen poderes curativas.

❧ **Centinodia (*Polygonum aviculare*).** Esta es otra hierba recomendada por la Comisión E. La Comisión recomienda la centinodia para dolores en la garganta y para problemas respiratorios, incluyendo la bronquitis.

❧ **Malvavisco (*Althea officinalis*) y otras malvas.** Las malvas son buenas para aliviar las vías respiratorias (o sea, buenas como demulcentes), de acuerdo a la Comisión E. El malvavisco es particularmente eficaz debido a que sus raíces emolientes tienen también un efecto antiinflamatorio. Esto probablemente explique los motivos por los que esta hierba ha sido usada durante siglos para el tratamiento de la bronquitis, los resfriados, la tos y el dolor de garganta.

❧ **Prímula/Primavera (*Primula veris*).** Aquí tenemos otra hierba aprobada por la Comisión E. Sé que yo menciono mucho las recomendaciones de la Comisión para algunas enfermedades, pero creo que una recomendación de este grupo de científicos debe considerarse con respeto. Sus investigaciones sugieren usar una cucharadita de flor seca de prímula o media cucharadita de su raíz en un té como un expectorante para el tratamiento de la bronquitis, los resfriados (catarros) y la tos. También debo señalar que esta recomendación en particular es para la prímula y no para la prímula (primavera) *nocturna* (*Oenothera biennis*), la cual mencionamos en otras secciones de este libro.

❧ *Soapwort (Saponaria officinalis)*. La raíz de esta hierba es un buen expectorante para el tratamiento de las afecciones respiratorias, incluyendo la bronquitis, de acuerdo con la Comisión E. Según se informa, las saponinas, que son sustancias químicas en esta planta, tienen acciones analgésicas y antiinflamatorias, y además, ellas ayudan a funcionar a los otros compuestos en la planta. Para hacer un té, utilice una cucharadita de hierba seca por taza de agua hirviendo y déjala en infusión hasta que esté tibia y se pueda tomar.

❧ **Fórmulas a base de hierbas.** Usted puede usar cualquiera de las hierbas mencionadas en este capítulo solas según prefiera, pero la mayoría de los herbolarios recomiendan usarlas de manera combinada. Un herbolario británico renombrado llamado David Hoffmann, a quien respeto mucho y quien es el autor de *The Herbal Handbook* (El manual de las hierbas), sugiere utilizar partes iguales de marrubio, de gordolobo (verbasco) y de enula campana (ala, hierba del moro, astabaca). (La enula campana tiene una larga historia de uso como antiséptico y expectorante).

Otra fórmula que yo utilizaría para la bronquitis contiene marrubio, gordolobo, plátano, pimienta de Cayena, hierba de pollito (pasajera, hierba riquera), *kelp* (que es un tipo de alga), manzanilla, raíz de pleuresía, moras (bayas) de palmera enana, corteza de olmo y corteza de cereza silvestre. Los indios norteamericanos usaban esas hierbas para los problemas respiratorios.

Además de recomendar el uso de estas hierbas para la bronquitis, le sugiero también utilizar la equinacia porque contribuye a fortalecer el sistema inmunológico.

Si quiere preparar una merienda con la fórmula a base de hierbas que seleccione, puede preparar un poco de mi "Pasta abrecamino". Para hacerlo, mezcle un poco de ajo, jengibre, mostaza, cúrcuma (azafrán de las Indias), pimientos (ajíes, chiles) picantes y rábano picante o *wasabi*. Empiece con sólo un poquito de cada una y experimente hasta encontrar la combinación de su preferencia. Sin embargo, debo advertirle que esta fórmula a base de hierbas es *muy* picante. Le abrirá los senos nasales y los conductos bronquiales.

Si puede soportar el picante, un poquito de esta mezcla en las galletas (*crackers*) o en el pan realmente lo ayudarán. Puede hacer también un té picante con algunos o con todos estos ingredientes.

❧ **Plantas que contienen vitamina C.** En estudios realizados, los pacientes con bronquitis en un hospital se recuperaron más rápidamente cuando tomaron suplementos de la vitamina C. También se ha demostrado que suplementos diarios de 500 miligramos de vitamina C ayudan con las alergias y el asma. Por lo tanto, claramente hay una conexión entre el uso de esta vitamina y la disminución de las infecciones respiratorias, de la congestión nasal y los ojos llorosos.

Recomiendo con confianza los suplementos de vitamina C, pero con aún más confianza, recomiendo las plantas comestibles que tienen un alto contenido de esta importante vitamina, tal como los pimientos (ajíes) rojos y verdes y las frutas cítricas.

➤ **Granos enteros, nueces y otros alimentos que contienen magnesio.** A propósito de vitaminas y minerales, el riesgo de enfermedades respiratorias como la bronquitis se aumenta a medida que los niveles de magnesio disminuyen. Mientras más magnesio hay en el cuerpo, hay menos resuello y otros problemas respiratorios. Por lo general, los naturópatas recomiendan tomar de 300 a 600 miligramos de magnesio al día como medida preventiva, y esto me parece una buena idea. Podría también comer más alimentos ricos en magnesio como los granos, la soya, las nueces, el pescado, los productos lácteos y comidas sin grasa.

Bursitis y tendonitis

Hace algunos años, el *New York Times* publicó un artículo sobre mi larga carrera trabajando con las plantas medicinales. Un tiempo después, recibí una llamada de un empleado del *Times*, que me dijo que alrededor del 20 por ciento de los empleados del periódico que trabajaban diariamente en los teclados de las computadoras estaban enfrentando problemas con las articulaciones inflamadas, incluyendo la tendonitis en las muñecas y los hombros o la bursitis en los hombros.

Me contó que estuvo buscando información sobre los tratamientos médicos alternativos y le apareció mi nombre en los archivos del *Times* y que por eso me llamó. Le mandé lo que tenía junto con un saludo cordial. Yo mismo había padecido de bursitis y pude confirmar el dolor y la incapacidad que causaba. Al igual que el hombre del *Times*, yo también paso muchas horas trabajando en la computadora. Además, me divierto tocando guitarra y bajo y dedico una buena cantidad de tiempo a manejar y a cortar el césped. Todo esto puede agravar la bursitis y la tendonitis.

Con frecuencia, estos dos desórdenes vienen juntos, pero ellos son en realidad dos afecciones distintas. La bursitis es una inflamación de las bolsas, los sacos llenos de líquido que ayudan a lubricar las articulaciones en los lugares en donde los músculos y los tendones se unen a los huesos. La tendonitis, por su parte, es una inflamación de los tendones, los cuales son los tejidos fuertes, elásticos y fibrosos que unen los músculos a los huesos.

Los dos términos son a menudo intercambiables debido a que las bolsas están localizadas cerca de la conexión entre el hueso y el tendón, y a que ambas afecciones causan dolor en y alrededor de las articulaciones. La bursitis y la tendonitis tienen también la misma causa: el uso excesivo de una articulación en particular. Esos tipos de problemas aparecen como resultado de jugar algunos deportes como el tenis, y en hacer trabajos que requieren un movimiento repetitivo, tales como la carpintería y la carnicería. De cualquier modo que se les llame, la bursitis y la tendonitis realmente molestan. Y curiosamente, ambos responden a los mismos tipos de tratamientos.

Los médicos por lo general tratan los problemas relacionados con la bursitis y la tendonitis con descanso y medicamentos que alivian el dolor y reducen la inflamación, como la aspirina y otras medicinas antiinflamatorias sin esteroides y corticoesteroides.

Remediándolo con La farmacia natural

Creo que es una idea excelente reposar una articulación que ha sido afectada por la bursitis o la tendonitis. Las compresas de hielo también posiblemente pueden ayudar a controlar el dolor y la inflamación. Pero no se puede sólo contar con la compresa de hielo para obtener un alivio completo. Y aunque es bueno tomar aspirina y medicinas para el dolor, usted debe saber que hay también varias alternativas naturales.

➤➤➤ **Sauce (*Salix*, varias especies) y otros remedios naturales para el dolor.** La corteza de sauce es la aspirina a base de hierbas. En esta misma categoría están la ulmaria y la gaulteria. Todas ellas contienen salicilatos, precursores naturales de la aspirina. Para hacer un té, le sugiero usar una o dos cucharaditas de hierba seca por cada taza de agua y hervirla durante 20 minutos. Tómese una taza dos o tres veces al día. O puede también probar con una cucharadita de tintura de cualquiera de estas hierbas tres veces al día. Sin embargo, recuerde que si es alérgico a la aspirina, lo más probable es que tampoco debería tomar estas hierbas.

➤➤ **Jengibre (*Zingiber officinale*).** En Asia, el jengibre tiene una larga historia como tratamiento tradicional para la bursitis. Dado que me gusta el jengibre, le sugiero que lo pruebe mezclado con piña (ananá) y un poquito de regaliz (orozuz) para la bursitis recurrente.

➤ **Equinacia/Equiseto (*Echinacea*, varias especies).** Esta hierba es buena para el tratamiento de las lesiones en los tejidos conectivos como los que se pueden producir al jugar tenis, esquiar, o trotar, de acuerdo a Michael Moore, autor de *Medicinal Plants* (Plantas medicinales) y *Canyon West* (Cañón del oeste), uno de los líderes herbolarios de los Estados Unidos. Todas esas lesiones son, de hecho, tipos de tendonitis. Moore recomienda tomar hasta ½ onza (15 ml) de tintura de equinacia diariamente hasta que la molestia y el dolor disminuyan. En realidad, esta dosis sería mucha cantidad de tintura, pero la equinacia no es peligrosa (aunque podría causarle entumecimiento u hormigueo en la lengua), así que probablemente valga la pena que la pruebe en esas dosis.

➤ **Cola de caballo (*Equisetum arvense*).** Esta hierba es una de las fuentes naturales más ricas en el elemento silicio y algunos dicen que éste está presente en la hierba en una forma que es especialmente fácil para el cuerpo usarlo. Varios estudios muestran que el silicio desempeña un papel importante en la salud y en la resistencia de tanto los tejidos conectivos como los tejidos cartílagos, como por ejemplo los tendones. (Los cartílagos forman una parte significativa de las articulaciones.)

No les puedo decir que estoy completamente convencido del valor de las hierbas que son altas en silicio para tratar la bursitis y la tendonitis, pero dos científicos que yo respeto mucho, el farmacólogo de hierbas Daniel Mowrey, Ph.D., autor de *The Scientific Validation of Herbal Medicine* (La validación científica de la medicina a base de hierbas) y *Herbal Tonic Therapies* (Terapias de tónicos de hierbas), y el Dr. Forrest Nielsen, director del Centro de Investigación de la Nutrición Humana en Grand Forks del Departamento de Agricultura de los Estados Unidos (*USDA* por sus siglas en inglés) en North Dakota, apoyan totalmente el uso del silicio. Por lo tanto, pienso que vale la pena probarlo aunque usted no debería usar esta hierba sin la orientación de un especialista holístico.

Si va a tomar esta hierba, puede preparar un té colocando en un recipiente cinco cucharaditas de cola de caballo seco, una cucharadita de azúcar y ¼ de galón (1.9 l) de agua. (El azúcar ayuda a sacar más silicio de la planta.) Póngalo a hervir, luego cocínelo a fuego lento por aproximadamente tres horas. Cuele el té y déjelo enfriar antes de tomarlo.

Otras plantas con alto contenido de silicio son la cebada, la hierba de pollito (pajarera, hierba riquera), el pepino, el perejil, la ortiga, la nuez, la nuez de Brasil, los anacardos (castañas de cajú) los pistachos, las habichuelas verdes (habichuelas tiernas, ejotes) y el nabo.

➤ **Regaliz/Orozuz (*Glycyrrhiza glabra*).** El regaliz puede ser casi tan eficaz en el tratamiento de la bursitis y la tendonitis como la cortisona hídrica, que es el fármaco más comúnmente recetado para estas afecciones, asegura el doctor Mowrey. Además, la hierba no tiene ninguno de los efectos secundarios asociados a la cortisona y la cortisona hídrica, como el aumento de peso, la indigestión, el insomnio y la disminución de la resistencia a la infección. Según lo que conozco de los efectos antiinflamatorios del regaliz, creo que vale la pena probar esta hierba. (Aunque el regaliz y sus extractos son seguros para un uso normal en cantidades moderadas, que sería alrededor de tres tazas al día, usarlo por mucho tiempo o ingerirlo en dosis más grandes puede provocar dolores de cabeza, letargo, retención de sodio y líquidos, excesiva pérdida de potasio y alta presión arterial.)

➤ **Piña/Ananá (*Ananas comosus*).** Esta fruta sabrosa contiene enzimas que descomponen las proteínas. Una de esas enzimas, la bromelina, es particularmente importante debido a sus propiedades antiinflamatorias. La piña reduce las inflamaciones, los cardenales y el dolor y acelera la curación de las lesiones en las articulaciones y de los tendones.

Muchos atletas creen que la piña ayuda a curar las torceduras y las tendonitis. Algunos de ellos comen mucha piña antes y después de los entrenamientos fuertes para ayudar a proteger a sus tendones, ya que la tendonitis es un problema importante para ellos.

¿Funciona bien la piña ? Yo no tengo una respuesta definitiva para esto, pero mi colega, el Dr. James Gordon, presidente y director del Centro para la Medicina Mente-Cuerpo en Washington, D.C., me comentó lo asombrado que quedó al ver cómo la piña le había aliviado una afección crónica en la espalda que le provocaba dolor e inflamación.

La bromelina que contiene la piña no es muy alta, pero si yo tuviera bursitis o tendonitis, yo probaría esta posibilidad. Probablemente no haría daño añadir a su menú la piña fresca o el jugo de piña cuando esté padeciendo de tendonitis y bursitis. La papaya (lechosa, fruta bomba) contiene unas enzimas similares a las de la piña, de modo que también le podría añadir a su menú un poco de esta fruta fresca también.

➤ **Verdolaga (*Portulaca oleracea*) y otros alimentos que contienen magnesio.** El magnesio es un importante mineral para los músculos, los huesos y los tejidos conectivos. Y debido a que los vegetales de hojas verdes son una buena fuente de magnesio, yo he creado mi "Ensalada magnífica de magnesio". Para prepararla, incluya cualquiera de los siguientes ingredientes a los que tenga acceso, en las cantidades que desee: verdolaga fresca, habichuelas verdes (ejotes, *green beans*), espinaca y lechuga. Puede colocar también algunas semillas de amapola en el aliño (aderezo) porque ellas contienen magnesio.

➤ **Ortiga (*Urtica dioica*).** Esta hierba rica en silicio tiene un apoyo fuerte en la tradición popular como un tratamiento para la gota y el reumatismo, lo que significa que ha sido usada durante mucho tiempo para las dolencias inflamatorias que afectan las articulaciones. Por lo tanto, parece ser muy prometedora también para el tratamiento de la bursitis y la tendonitis.

❧ Cúrcuma/Azafrán de las Indias (*Curcuma longa*). Joseph Pizzorno, N.D., el presidente de la Universidad Bastyr en Seattle, y Michael Murray, N.D., quienes son los coautores de *A Textbook of Natural Medicine* (Un libro de texto de la medicina natural), son sólo dos de los académicos que estudian las hierbas, que dicen que la curcumina, un compuesto abundante en la cúrcuma, ha probado ser tan eficaz como la cortisona en el tratamiento de algunos tipos de inflamación. Ellos sugieren tomar de 250 a 500 miligramos de curcumina y 250 miligramos de bromelina tres veces al día, entre las comidas.

Usted puede comprar esos compuestos aislados en las tiendas de productos naturales pero yo tengo una sugerencia para que pueda disfrutarlos mejor. Prepare la piña (ananá) madura (para obtener bromelina) sazonada con cúrcuma (para una abundante cantidad de curcumina). Pensándolo bien, un cóctel de frutas hecho con piña y papaya (lechosa, fruta bomba) aderezada con jengibre y cúrcuma sabría bastante bien.

Yo trato de comer alimentos integrales en su estado natural siempre que sea posible. Yo pienso que generalmente, los alimentos integrales tienen más poder curativo que los ingredientes químicos individuales que se han aislado de ellos.

Cálculos biliares y cálculos renales

Mi padre padecía de cálculos renales, pero yo nunca he tenido ninguno, lo cual es sorprendente, porque este problema tiende a ser hereditario. Me siento muy feliz de no haber tenido cálculos renales hasta la fecha. Dicen que el dolor que produce la expulsión de un cálculo renal, también conocido como cálculo y arenilla de la vejiga, es lo más parecido al dolor de parto que pueden experimentar los hombres.

También he tenido la suerte de no haber padecido nunca de cálculos biliares, lo cual es notable porque también estoy en el grupo de riesgo con respecto a esta enfermedad: un factor de riesgo clave es tener sobrepeso, y confieso que tengo más libras de la cuenta.

Entonces, ¿qué es lo que me ha protegido hasta ahora? Bueno, me inclino a pensar que mi dieta casi vegetariana, abundante en hierbas y líquidos, me ha ayudado a evitar ambos tipos de cálculos.

Despedida dolorosa

Los cálculos renales se forman cuando ciertas sustancias —oxalato de calcio, fosfato de calcio, fosfato de magnesio y amonio, ácido úrico o cistina— se concentran tanto en la orina que se precipitan como terrones duros y sólidos. El principal síntoma de cálculos renales es dolor en el lado izquierdo o derecho de la parte baja de la espalda o zona pélvica, el cual se vuelve agonizante cuando el cálculo trata de salir del riñón por uno de los conductos estrechos llamados uréteres. Otros síntomas incluyen sangre en la orina y un persistente deseo de orinar.

Los cálculos renales afectan principalmente a los hombres de edad madura y avanzada. Usted aumenta el riesgo si su dieta es baja en fosfatos o proteínas y si come una gran cantidad de alimentos con altos contenidos de sustancias conocidas como oxalatos. Entre los alimentos que contienen oxalatos se encuentran el café, el té negro, el ruibarbo, la acedera (hierba salada), la espinaca, el quenopodio y la verdolaga. Las fórmulas a base de hierbas con ruibarbo o acetosa pueden contener más oxalatos de lo que resultaría beneficioso.

Por lo general, los médicos no ponen tratamientos para los cálculos renales; se limitan a recetar algo para el dolor hasta que el cálculo salga por sí solo. Hasta hace muy poco tiempo, si un cálculo no salía solo, era necesario extraerlo quirúrgicamente. En la actualidad, un procedimiento no quirúrgico llamado litotripsía rompe los cálculos en pedazos pequeños que pueden eliminarse (echarse) más fácilmente. Con la litotripsía, que se realiza bajo anestesia, el cálculo se pulveriza mediante ondas de *shock* dirigidas directamente sobre este.

Ataques "calculados"

Los cálculos biliares se forman cuando el colesterol y los pigmentos de bilis se concentran de modo tal que se convierten en terrones alojados en la vesícula. Estos terrones pueden ser tan pequeños como una cabeza de alfiler o tan grandes como una pelota de golf. Los cálculos biliares que permanecen en la vesícula raramente producen síntomas. Pero usted tendrá problemas más serios si un cálculo obstruye el conducto cístico (el tubo que va de la vesícula al conducto biliar), o el conducto biliar (tubo que va desde el hígado y la vesícula hasta el intestino).

Los síntomas del cálculo biliar incluyen dolor intenso súbito, por lo general en la parte superior derecha del abdomen, acompañado de fiebre, náuseas y vómitos en algunas ocasiones. Después que cede el ataque, que normalmente dura entre treinta minutos y cuatro horas, queda un malestar durante un día más o menos.

Alrededor del 20 por ciento de las mujeres y del 8 por ciento de los hombres mayores de 40 años padecen de cálculos biliares, y estas cifras aumentan con la edad.

Los médicos tratan los cálculos biliares fundamentalmente mediante la cirugía, extirpando la vesícula biliar para eliminar la fuente del problema. Sin embargo, en los últimos años los médicos han obtenido resultados prometedores con un procedimiento quirúrgico menos agresivo llamado laparoscopía (*laparoscopy*), el cual consiste en insertar un dispositivo de visualización y pequeños instrumentos a través de una minúscula incisión. Además, algunos cálculos de colesterol se pueden disolver mediante el uso de medicamentos de ácidos de bilis como es el ácido ursodeoxicólico *Actigall*, que se ingiere en forma de tabletas.

Remediándolo con La farmacia natural

La mejor forma de prevenir los cálculos renales es tomar de seis a ocho vasos de agua al día. De este modo la orina se mantiene muy diluida, lo cual impide que se formen cálculos. Una dieta vegetariana también ayuda porque es alta en magnesio y tomar suplementos de magnesio ha demostrado que reduce la probabilidad de que se formen cálculos renales recurrentes.

Para prevenir la formación de cálculos biliares, siga una dieta baja en grasas y colesterol, o sea, una dieta vegetariana o casi vegetariana.

Si usted tiene la mala suerte de padecer de cálculos biliares o renales le insistiría en que siguiera el consejo de su médico. Pero también le sugeriría algunas hierbas que pueden ayudar.

Pega-pega (*Desmodium styracifolium*). Esta viña toma su nombre de sus pequeñas frutillas que se desprenden fácilmente y se pegan en la ropa. Desde hace mucho tiempo, los chinos la han utilizado para tratar los cálculos renales y los investigadores japoneses han descubierto cómo funciona. La planta posee un compuesto que disminuye la cantidad de calcio excretada en la orina y aumenta la cantidad de citrato excretado, reduciendo en gran medida la probabilidad de formación de cálculos renales.

Celidonia (*Chelidonium majus*). La celidonia se ha empleado tradicionalmente para tratar el hígado, y con razón. Durante un estudio con

60 personas que presentaban síntomas de cálculos biliares, los investigadores les administraron durante seis semanas tabletas de chelidonina, un compuesto activo de la celidonia. Los médicos informaron que hubo una disminución significativa de los síntomas.

La chelidonina y otros compuestos de la celidonia supuestamente alivian los músculos lisos del tracto biliar, mejorando el flujo biliar y previniendo el malestar de la parte superior del abdomen.

Grama (*Agropyron repens* o *Elymus repens*). La Comisión E, el panel de expertos que determina la seguridad y eficacia de las medicinas a base de hierbas para el gobierno alemán, apoya la utilización de esta hierba, también conocida como bermuda, para prevenir los cálculos renales y los trastornos inflamatorios de las vías urinarias.

Yo probaría un té hecho de las partes subterráneas de la hierba (de dos a diez cucharaditas). Córtelas bien y déjelas en infusión entre cinco y diez minutos en una o dos tazas de agua hirviendo. Los europeos toman hasta cuatro tazas al día.

Jengibre (*Zingiber officinale*). Las compresas calientes de té concentrado de jengibre parecen ayudar a aliviar el dolor de los ataques de cálculos renales. Las compresas actúan como contrairritantes porque causan una irritación superficial de la piel que distrae la atención del intenso dolor del riñón.

Cola de caballo (*Equisetum arvense*). La Comisión E aprueba la utilización de la cola de caballo como tratamiento para

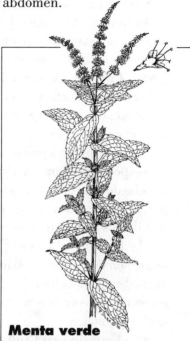

Menta verde

Una de las numerosas plantas de la familia de las mentas, la menta verde puede ayudar a tratar tanto la tos y la congestión del pecho como los cálculos biliares.

los cálculos renales y para la salud en general de las vías urinarias. Esta hierba aumenta la producción de orina. (Solamente debe utilizar esta hierba después de haber consultado a un especialista de medicina holística y bajo su asesoramiento.)

Menta/Hierbabuena (*Mentha piperita*), menta verde (*M. spicata*) y otras mentas. Tradicionalmente las mentas se han utilizado para el tratamiento de los cálculos biliares. Uno de los preparados para aliviar el dolor producido por los cálculos, un té británico para tratar los cálculos biliares vendido sin receta médica llamado *Rowachol*, contiene ingredientes químicos de varias plantas de la familia de las mentas. En un estudio realizado por los británicos, resultó que este producto ayudó a la cuarta parte de las personas que lo utilizaron.

Si yo no tuviera acceso a cuidados médicos durante un ataque de cálculos biliares, yo haría una infusión a la que he llamado "Té vencecálculos", preparada con todos los tipos de menta que pudiera encontrar en el jardín o en la tienda, en especial menta y menta verde, que ha sido una de mis hierbas favoritas por mucho tiempo. Le añadiría también un poco de cardamomo, la fuente más rica de borneol, que es otro compuesto muy eficaz.

Cúrcuma/Azafrán de las Indias (*Curcuma longa*). Según la Comisión E, la cúrcuma es eficaz para prevenir y tratar los cálculos biliares. Esta opinión no me sorprende, ya que la cúrcuma contiene curcumina, un compuesto con probada eficacia en el tratamiento de los cálculos biliares. En un estudio, ratones con cálculos biliares provocados experimentalmente fueron sometidos a un régimen especial de alimentación que contenía una cantidad pequeña de curcumina. Al cabo de cinco semanas, el volumen de los cálculos había disminuido en un 45 por ciento. Después de diez semanas, los ratones tenían un 80 por ciento menos de cálculos renales que los ratones que no recibieron tratamiento.

La curcumina aumenta la solubilidad de la bilis, lo que ayuda a evitar la formación de cálculos biliares y a eliminar cualquier cálculo que se haya formado. Si yo padeciera de cálculos biliares, haría un gran número de comidas confeccionadas con *curries* (una comida picante de la India) —y consumiría bastante cúrcuma.

Vara de oro (*Solidago virgaurea*). La vara de oro contiene el compuesto *leiocarposide*, un potente diurético que ayuda al cuerpo a eliminar el exceso de líquido. He visto buenas evidencias clínicas como para afirmar que la vara de oro es eficaz en el tratamiento de la inflamación crónica del riñón (nefritis). Por estas dos razones no me sorprendió que la Comisión E recomendara la vara de oro para evitar y tratar los cálculos renales.

La Comisión recomienda que se utilicen cinco cucharaditas de botones secos de estas flores, bien picados, por cada taza de agua hirviendo para preparar el té. Recomiendan tomar de tres a cuatro tazas al día entre las comidas.

Lo que sí me sorprendió fue que la Comisión E recomendara también esta planta para los cálculos biliares. Yo recomendaría que la pruebe durante un mes si no tiene un dolor agudo. Como medida preventiva, prepare un té utilizando menos cantidad de la hierba.

Té de Java (*Orthosiphon aristatus*). Las hojas de esta hierba han sido aprobadas por la Comisión E para tratar los cálculos renales. Prepare un té utilizando de tres a seis cucharaditas de las hojas por taza de agua hirviendo y tómelo una vez al día. Aunque no se sabe exactamente cómo funciona el té de Java, se supone que es porque ayuda a abrir los uréteres (los conductos que van de los riñones a la vejiga) y permiten el paso de los pequeños cálculos.

➤ **Apio de monte (*Levisticum officinale*).** Para tratar los cálculos renales, la Comisión E sugiere que se haga un té utilizando de dos a cuatro cucharaditas de esta hierba seca por cada taza de agua hirviendo y tomarla una vez al día. El apio de monte es un potente diurético.

➤ **Cardo de leche/Cardo de María (*Silybum marianum*).** Rico en el compuesto de la silimarina, el cardo de leche tiene una gran reputación por la protección que le brinda al hígado. Los estudios muestran que la silimarina también aumenta la solubilidad de la bilis, por lo que ayuda a prevenir o aliviar los cálculos biliares.

➤ **Perejil (*Petroselinum crispum*).** El perejil es un diurético que ayuda a prevenir y tratar los cálculos renales. La Comisión E aprueba que se prepare un té utilizando una cucharadita de la raíz seca del perejil y sugiere que se tomen de dos a tres tazas al día. Mantenga la hierba en infusión entre 10 y 15 minutos y cuélela después.

➤ **Ortiga (*Urtica dioica*).** Finalmente, la Comisión E también recomienda tomar varias tazas de té de ortiga al día para prevenir y tratar los cálculos renales. Haga una infusión con una cucharadita de la hierba seca bien picada en una taza de agua hirviendo. O hierva algunas hojas frescas de ortiga, échele un poquito de vinagre y saboree este plato una vez al día. Necesitará usar guantes para recoger las hojas, pero los pequeños pelitos pierden su "picapica" al cocinar la planta, y las hojas son deliciosas.

Callos

La verdad es que la herencia genética es algo curioso. Mi padre siempre se quejaba de tener callos, pero yo nunca he tenido ninguno. Quizás también en este caso la diferencia radique en el estilo de vida. Papá nunca andaba descalzo; yo siempre lo hice.

Los callos son áreas de tejido abultado y endurecido que crecen en la piel de los dedos de los pies. Los callos de tejido duro se desarrollan en los dedos de los pies, mientras que los callos de tejido suave se forman entre los dedos de los pies.

Quitacallos de celidonia

Aquí tiene un sencillo remedio de hierbas que usted mismo puede preparar para suavizar y quitar los callos. La celidonia es mundialmente conocida por su eficacia para quitar los callos.

- 6 *tazas de agua*
- 1 *cucharadita de cloruro de potasio*
- 4 *onzas (112 g) de celidonia fresca picada*
- 1 *taza de glicerina*

Vierta el agua en una cacerola mediana y añada el cloruro de potasio. Póngala a calentar y revuélvala constantemente hasta que el cloruro de potasio se disuelva. Quítela del calor, añada la celidonia y déjela reposar durante 2 horas.

Vuelva a calentar la cacerola y haga hervir la mezcla. Baje la temperatura y cocínela a fuego lento durante 20 minutos.

Utilizando un colador, cuélela en un tazón mediano. Descarte los residuos de la planta.

Vuelva a poner el líquido en la cacerola y cocínelo a fuego lento hasta que se reduzca a 1½ tazas. Añada la glicerina y continúe cocinando a fuego lento el líquido hasta que se reduzca a 2 tazas. Cuele el líquido, póngalo en un pomo y guárdelo en un lugar fresco. Aplíquelo sobre los callos dos veces al día; por ejemplo, antes de salir para el trabajo y antes de acostarse.

NOTA: *El cloruro de potasio se vende en los supermercados como sustituto comercial de la sal.*

La mejor manera de tratar los callos es evitar que se formen. Casi siempre se producen por zapatos que calzan demasiado ajustado y que oprimen los dedos de los pies e irrita la piel. Muchas personas, en especial las mujeres, usan zapatos demasiado pequeños para ellas porque creen que los pies pequeños son más elegantes. Pero, en mi opinión, no vale la pena pasar ese dolor por la apariencia. (Personalmente, prefiero andar con una mujer feliz y saludable con zapatos que le calcen bien en vez de estar con una mujer que se tortura en nombre de la elegancia).

Remediándolo con La farmacia natural

Si no puede evitar que se le formen callos, entonces le voy a sugerir algunos tratamientos que le deben ayudar.

🍃 **Celidonia (*Chelidonium majus*).** Por dondequiera que he ido, desde Connecticut hasta China, todos los herbolarios a quienes respeto me han hablado de la eficacia de la celidonia para tratar los callos. Debo confesar que aún no la he probado, pero si algún día me sale un callo, lo haré. De hecho, ya he preparado la fórmula llamada "Quitacallos de celidonia".

🍃 **Higo (*Ficus carica*), papaya/lechosa/fruta bomba (*Carica papaya*) y piña/ananá (*Ananas comosus*).** Cuando al rey Salomón le salían forúnculos, sus médicos le ponían higos; esta es una de las pocas descripciones del uso de hierbas medicinales que aparecen en la Biblia. Los higos contienen enzimas capaces de disolver las proteínas que ayudan a eliminar los crecimientos de tejidos indeseables, incluyendo los callos. La papaya y la piña contienen enzimas similares y estas tres frutas se han usado tradicionalmente por años para el tratamiento de callos y verrugas.

He aquí una receta obtenida de mi base de datos, la cual usaría si alguna vez abandonara mi costumbre de caminar descalzo y me saliera un callo. Corte un higo fresco y, al acostarse, pegue la pulpa al callo con una cinta adhesiva (*tape*). O corte un cuadrito de piña y, después de pelarlo, pegue la parte interior al callo con una cinta adhesiva y manténgalo así durante toda la noche. A la mañana siguiente, quítese la hierba y remoje el pie en agua caliente. Después de una hora más o menos, trate de quitar el callo. Lo más probable es que salga con bastante facilidad, pero, si es necesario, también puede frotarlo suavemente con una piedra pómez.

"No obstante, hay casos difíciles que requieren hasta cuatro o cinco noches de tratamiento", nos advierte el antropólogo médico John Heinerman, Ph.D., autor de *Heinerman's Encyclopedia of Fruits, Vegetables and Herbs* (La enciclopedia de Heinerman de las frutas, vegetales y hierbas). La tradición popular da fe de algunos procedimientos similares utilizando la papaya (lechosa, fruta bomba).

➤ **Sauce (*Salix*, varias especies).** El sauce contiene compuestos del tipo de la aspirina, conocidos como salicilatos, que alivian el dolor. Además, los salicilatos son también ácidos potentes que pueden ayudar a disolver los callos y las verrugas. Pero debe utilizar esta hierba con cuidado; lo mejor es colocar una cataplasma (emplaste) de corteza de sauce directamente sobre el callo; no deje que la hierba toque el tejido alrededor del callo, porque el ácido de los salicilatos puede provocar inflamación de la piel.

➤ **Gaulteria (*Gaultheria procumbens*).** Esta es otra buena fuente de salicilatos. Algunos herbolarios recomiendan que se aplique aceite de gaulteria para eliminar callosidades, callos, quistes y verrugas. Yo probablemente lo utilizaría para los callos, tanto para disolver el tejido endurecido como para aliviar el dolor. Insistimos en que para asegurarse de que no le cause irritación, aplique el aceite solamente sobre el callo y no en el tejido a su alrededor.

Recuerde mantener el aceite de gaulteria (o cualquier producto que lo contenga) fuera del alcance de los niños. Su olor a menta puede resultar muy tentador, pero ingerirlo, incluso en pequeñas cantidades, puede ser fatal en niños pequeños.

Calvicie

Otra llamada telefónica, otra voz desesperada, esta vez de California. Yo siempre estoy recibiendo llamadas de personas que están buscando ayuda y consejos sobre cómo tratar sus problemas de salud con hierbas. Aunque creo que yo nunca descubrí cómo este hombre me localizó, todavía recuerdo lo alterado que él estaba por el hecho de estar perdiendo su cabello.

Nosotros conversamos y yo lo traté de tranquilizar lo enviándole por fax alguna información sobre las propiedades de la palmera enana (palmito de juncia). Esta hierba funciona previniendo la conversión de la testosterona, que es una hormona sexual masculina, en dihidrotestosterona (*DHT* por sus siglas en inglés) que a su vez es una sustancia que juega un importante papel en el agrandamiento de la próstata. La DHT es también una hormona que puede matar los folículos del cabello conduciendo a la calvicie típica masculina. Le sugerí la palmera enana a la persona que me llamó diciéndole que esta planta podía ayudar a que la caída de su cabello se hiciera más lenta.

La pérdida de cabello está influenciada genéticamente pero es difícil de prever. Algunas veces todos los hombres de una familia son calvos y, otras veces, sólo algunos lo son. Pero más de la mitad de los hombres estadounidenses sufren de una significativa pérdida de cabello a partir de los 45 años de edad. También muchas mujeres sufren de la pérdida del cabello, pero casi siempre esa pérdida es mucho menos severa.

Remediándolo con La farmacia natural

Aunque yo no puedo prometer que mi propuesta a base de hierbas le cubrirá la cabeza con un cabello grueso y abundante, estas alternativas naturales puede que valga la pena probarlas.

❧❧❧ **Palmera enana/Palmito de juncia (*Serenoa repens*).** Esta hierba es mi mejor recomendación, aunque a usted posiblemente le convendría probar una combinación de tratamientos que incluya algún medicamento anticalvicie como el minoxidil (*Rogaine*) o el finasteride (*Proscar*). Lo que sí es cierto es que la bioquímica apoya el uso de la palmera enana. Sabemos que la DHT mata los folículos del cabello, y que esta hierba bloquea la formación de la DHT. Si resulta que la palmera enana ayuda a prevenir la pérdida del cabello, entonces esta sería una de las hierbas más importantes para los hombres, ya que las investigaciones han demostrado que también ayuda a prevenir el agrandamiento de la próstata.

❧❧ **Regaliz/Orozuz (*Glycyrrhiza glabra*).** El regaliz contiene un compuesto que evita la conversión de la testosterona en DHT. Usted podría preparar un champú para la prevención de la calvicie añadiendo regaliz a su champú preferido cuando vaya a bañarse.

❧❧ **Romero (*Rosmarinus officinalis*).** Durante siglos, o quizás durante milenios, los hombres y las mujeres se han dado masajes en el cuero cabelludo con romero en aceite de oliva para mantener su cabello brilloso y saludable. ¿Hay algún fundamento real para recomendar esta costumbre, aparte de las ilusiones de la gente? Los masajes en el cuero cabelludo ayudan sin duda a estimular la circulación y fomentan el crecimiento del cabello, de acuerdo con la Dra. Wilma F. Bergfeld, de la Fundación Clínica de Cleveland en Ohio. Los naturópatas sugieren con frecuencia masajes nocturnos en el cuero cabelludo con una parte de aceite de romero y dos partes de aceite de almendra.

❧ **Salvia roja asiática (*Salvia miltiorrhiza*) y salvia (*Salvia offinalis*).** Según la tradición popular, ambas salvias tienen una reputación establecida durante mucho tiempo como conservadoras del cabello.

En los E.E.U.U., las personas usan con frecuencia extractos de salvia en los enjuagues del cabello y en los champús. La hierba, según se dice, tiene la capacidad de prevenir la caída del cabello y mantener su color. Este uso popular de las hierbas probablemente no hará ningún daño, por lo tanto le sugiero que pruebe a agregar algunas cucharaditas de tintura de salvia a su champú.

❧ **Cola de caballo (*Equisetum*, varias especies).** El selenio y el silicio son minerales que ayudan a estimular la circulación en el cuero cabelludo y como resultado ayudan a mantener el cabello, según las indicaciones de los médicos naturópatas. Ambos minerales abundan en la cola de caballo. Yo probaría agregándole aproximadamente una cucharadita de cola de caballo seco a mis tés a base de hierbas, pero usted debería consultar con un profesional holístico antes de usar esta hierba.

❧ **Alazor/Cártamo (*Carthamus tinctorius*).** En la medicina china a base de hierbas, el alazor es considerado un vasodilatador, que es una sustancia que provoca que los vasos sanguíneos se dilaten. Aparentemente, esto también ayuda a que se abran los vasos sanguíneos del cuero cabelludo, y los médicos chinos creen que el alazor ayuda a obtener nutrientes para los folículos del cabello. Usted puede darse un masaje en el cuero cabelludo con aceite de alazor o puede machacar algunas cucharadas de semillas y añadirlas en polvo a un champú a base de hierbas.

❧ **Sésamo/Ajonjolí (*Sesamum indicum*).** El uso de las semillas de sésamo para el tratamiento de la calvicie es también un método chino, de acuerdo con el farmacognosista (farmacéutico de productos naturales) Albert

Leung, Ph.D. Solamente por su buen sabor, usted puede añadir semillas de sésamo tostadas a todo tipo de platos, pero si además le ayuda a mantener su cabello, entonces será mucho mejor.

➤ **Ortiga (*Urtica dioica*).** La tintura de hojas de ortiga puede ayudar a prevenir la calvicie en aquellas personas con el cabello ralo, de acuerdo con el Dr. Rudolf Fritz Weiss, el más renombrado de los médicos alemanes que usan hierbas y el autor de *Herbal Medicine* (La medicina a base de las hierbas). Yo no conozco los estudios que apoyan esta tesis pero respeto al doctor Weiss.

Quizás su apoyo a la ortiga proceda de la *Doctrine of Signatures* cuya idea era que la apariencia de las plantas indicaba sus valores medicinales. La ortiga es una "planta peluda", por lo que esta doctrina podría apoyar su uso para problemas de caída del pelo.

Por otro lado, quizás haya algunas otras evidencias para recomendar esta planta para la calvicie. Mientras más los investigadores estudian la ortiga, más usos parecen encontrarle. Tomarse una o dos cucharaditas al día —o una o dos tazas de té de ortiga— seguramente no le hará daño.

Cardenales (moretones, magulladuras, morados)

Probablemente usted haya oído hablar del uso de un bistec para el tratamiento de los "ojos morados" y otros cardenales desagradables. Pero, ¿ha considerado alguna vez la piña (ananá)? Si esta fruta tropical funciona bien para los cardenales de los boxeadores, ¿se interesaría usted?

Dos médicos que yo respeto, el Dr. Melvyn Werbach, profesor clínico auxiliar de psiquiatría en la Escuela de Medicina de la Universidad de California en Los Ángeles y el naturópata Michael Murray, N.D., los coautores de *Botanical Influences on Illness* (Influencias botánicas sobre la enfermedad), parecen estar impresionados por un viejo estudio sobre la bromelina para tratar los cardenales. La bromelina, que aparece en la piña (ananá), es una enzima proteolítica, o sea, es una enzima que digiere proteínas.

En este estudio, los investigadores les dieron bromelina a 74 boxeadores con numerosos cardenales, mientras que otros 72 boxeadores, quienes también estaban magullados, recibieron un sustituto inactivo (un placebo). Entre los que recibieron el placebo, el 14 por ciento se curó en cuatro días pero entre los que tomaron bromelina, el 78 por ciento sanó en cuatro días.

¿Cómo funciona esto? La bromelina parece inhibir la formación de prostaglandina E_2, una sustancia química en el cuerpo que está vinculada a las inflamaciones. Al mismo tiempo, estimula la producción de prostaglandina E_1, que es una sustancia química antiinflamatoria.

La piña no es una panacea

Esas marcas de color entre negro y azul llamadas cardenales (y también moretones, magulladuras, y morados, dependiendo de su país de origen), son realmente causadas cuando la sangre sale de los capilares justamente debajo de la piel, y esto normalmente pasa después que sufrimos algún golpe. Los ojos morados (ojos moros) son más comunes en los hombres que en las mujeres, mientras que los puntos azules ocurren más a menudo en las piernas de las mujeres mayores.

Si yo fuera un charlatán, podría promover el jugo de piña (ananá) o el concentrado de piña como un tratamiento para esta afección. Sería divertido escribir los comunicados de prensa para esto: "Un nuevo estudio confirma la sabiduría popular: La piña pone bien las pupilas púrpuras de pugilistas."

Sin embargo, no estoy muy a favor de la bromelina. De hecho, no pienso que la piña y la bromelina representen la mejor opción natural tanto para la prevención como para el tratamiento de los cardenales. La bromelina está presente en niveles muy bajos en la piña, y sólo alrededor de un 40 por ciento pasa a las otras partes del cuerpo desde las vías digestivas. Esto quiere decir que si uno se come una piña, la mayoría de la bromelina probablemente se quedará en el estómago sin llegar a la piel magullada donde se necesita que llegue para curar el cardenal.

Bien, ¿y qué resultados tenemos con la bromelina pura? Después de todo, usted puede comprarla en cualquier tienda de productos naturales. Los naturópatas, quienes creen mucho en la bromelina, sugieren tomar de 150 a 450 miligramos tres veces al día con el estómago vacío para tratar los cardenales, muchas de las heridas deportivas, y también las hinchazones e inflamaciones.

Quizás esto sea tan eficaz como dicen los naturópatas, pero personalmente yo recomiendo frutas que son ricas en vitamina C y en los bioflavenoides, tales como las naranjas y otras frutas cítricas. Los bioflavenoides son nutrientes beneficiosos que a menudo se encuentran en comidas ricas en vitamina C, y juntos, estos nutrientes ayudan a fortalecer las paredes capilares, haciéndolas más resistentes a la filtración de sangre que producen los cardenales. Cuando se produce un cardenal, la vitamina C y los bioflavenoides ayudan a las paredes capilares —y a las marcas negras y azules— a curarse más rápidamente.

Remediándolo con La farmacia natural

Mientras que esté disfrutando piña y las frutas cítricas podría, sin embargo, también probar algunos otros tratamientos tradicionales a base de hierbas que poseen un mérito científico.

➤ **Árnica (*Arnica montana*).** Esta hierba es útil para tratar los cardenales, de acuerdo con la Comisión E, el grupo de expertos que aconseja al gobierno alemán acerca del uso de las hierbas.

El árnica, que tiene propiedades calmantes, antisépticas y antiinflamatorias, es mejor cuando se usa para tratar la piel. Aunque no debe ingerirla para tratar los cardenales, usted puede hacer una solución utilizando una cucharadita de hierba seca por una taza de agua hirviendo. Debe esperar a que se enfríe y entonces aplicarla con un trapo limpio. También puede hacer una solución usando tintura de árnica; sólo hay que agregar unas cuantas gotas de la tintura por taza de agua. Ungüentos (pomadas) comerciales de árnica, en su mayoría productos homeopáticos, también están disponibles. Busque un producto que contenga hasta un 15 por ciento de aceite de árnica y siga las instrucciones del paquete.

➤ **Consuelda (*Symphytum officinale*).** La consuelda está entre los más viejos remedios para problemas de la piel, remontándose a los griegos antiguos. Los investigadores modernos han descubierto que contiene alantoína, una sustancia química que fomenta la regeneración de la piel. La alantoína es un ingrediente presente en muchas de las cremas comerciales para la piel.

Cuando la Comisión E revisó la literatura científica sobre la consuelda, se descubrió que esta es también un antiinflamatorio. Por eso la Comisión recomendó la aplicación de la consuelda a la piel para tratar los cardenales, manchas y torceduras.

Para tratar los cardenales, el antropólogo médico y experto en hierbas John Heinerman, Ph.D., recomienda una aplicación de primeros auxilios de una compresa de hielo y después un vendaje remojado en té de consuelda. La acción rápida puede prevenir posibles manchas. Sin embargo, probablemente sería mejor no ingerir la consuelda porque ésta contiene alcaloides pirolidizina, que son compuestos tóxicos para el hígado y hay algunas controversias sobre su seguridad.

➤ **Uva (*Vitis vinifera*).** En años recientes, una sustancia química encontrada en las semillas de la uva y en la corteza de pino ha empezado a hacerse popular como un suplemento a pesar de que es bastante cara. Se vende bajo el nombre de marca *Pycnogenol*. Según algunos naturópatas, el *Pycnogenol* aumenta los niveles de la vitamina C en las células del cuerpo y fortalece a los capilares contra los tipos de heridas traumáticas que causan los cardenales. No estoy completamente convencido del *Pycnogenol*, pero si usted mezcla algunas semillas de uva en el jugo de uva, podría obtener este suplemento gratis.

➤ **Perejil (*Petroselinum crispum*).** Aplicaciones repetidas de hojas de perejil machacadas normalmente quitan cualquier marca morada en un día o dos. Yo pienso probar el perejil la próxima vez que tenga un cardenal.

➤ **Papa (*Solanum tuberosum*).** Muchos viejos aseguran que la papa cruda es mejor que el bistec (biftec) para el ojo morado (ojo moro). Bueno, este viejo que está aquí también lo asegura. Y siendo un viejo semivegeteriano y medio tacaño, yo seguramente me aplicaría una papa, junto con otras de las hierbas que se mencionaron en este capítulo, antes de ponerme un bistec.

➤ **Corazoncillo/Hipérico (*Hypericum perforatum*).** Esta hierba tiene un aceite rojizo que puede salir cuando se toca la planta, lo que hace parecer que la planta está "sangrando".

Según la tradición, se empezó a usar esta hierba para la piel porque la piel también sangra. Aunque tales razones parecen tontas hoy en día, ha habido varias comprobaciones científicas de que esta hierba es útil para tratar los cardenales, las quemaduras, las cortadas y otras heridas. La Comisión E la ha recomendado para esos usos. Pruebe a dejar en remojo de una a dos cucharaditas de la hierba seca en un aceite vegetal por unos cuantos días. Entonces use el aceite para tratar los cardenales.

➤ **Hamamelis/Hamamélide de Virginia (*Hammamelis virginiana*).** La astringencia de las hojas y la corteza de esta planta la convirtió en un remedio popular antiguo en los Estados Unidos para todo tipo de afecciones de la piel, desde los cardenales hasta las venas varicosas (várices). El agua de hamamelis está disponible en las farmacias.

Cardiopatía

El Dr. Dean Ornish es un médico de California que hace unos años asombró al mundo de la medicina convirtiéndose en el primer investigador hasta el día de hoy que verdaderamente curó la cardiopatía. Y lo más sorprendente del caso fue que lo hizo con una combinación de métodos naturales de "baja tecnología" como los ejercicios, el yoga, la meditación, el apoyo de grupo y una dieta vegetariana baja en grasas (con el 10 por ciento de las calorías provenientes de la grasa).

A mí siempre me ha gustado una historia que el Dr. Ornish cuenta sobre un grupo de conejos, porque ésta realmente agregó un aspecto interesante en las investigaciones de la cardiopatía. Estos conejos eran genéticamente iguales y fueron mantenidos en el laboratorio bajo condiciones de investigación, recibiendo la misma alimentación y realizando la misma cantidad de ejercicios. A pesar de esto, un grupo de ellos tuvo un 60 por ciento menos de ataques al corazón que los otros. ¿Cuál fue la diferencia? Pues resultó que los conejos más saludables fueron aquellos que estaban situados en las jaulas de la parte inferior. La persona que les daba comida a los conejos no era alta, y pudo alcanzar más directamente a los conejos de las jaulas inferiores y acariciarlos mientras les daba comida, lo cual no pudo hacer con los conejos de las jaulas en la parte de arriba. Según esto, parece que el amor es un salvavidas; por mi parte, yo siempre he pensado así.

Prevenir para no tener que destupir

Con las cardiopatías, o sea, para ser más preciso, con la enfermedad de las arterias coronarias, las arterias que nutren el corazón se obstruyen. Esta enfermedad es la causa principal de muerte en el mundo entero y afecta aproximadamente a siete millones de estadounidenses, provocando alrededor de 1.5 millones de ataques al corazón y 500,000 muertes al año en este país.

La medicina convencional todavía no ha adoptado el método seguro, suave y natural del Dr. Ornish. En cambio, nuestros impuestos y premios de seguros de salud van a financiar aproximadamente 300,000 operaciones de derivación (*bypass*) de las arterias coronarias cada año, a un costo de alrededor de $30,000 por cada una, para un total de $9 mil millones de dólares.

La cirugía de derivación cardíaca es sólo un remedio temporal. Las mismas derivaciones normalmente se obstruyen después de algunos meses o años. Si los $9 mil millones de dólares gastados en las derivaciones fueran invertidos en las terapias naturales y medidas preventivas, el sistema de salud de los Estados Unidos estaría mejor.

Las terapias preventivas incluyen el tratamiento de la alta presión arterial y del colesterol elevado y hacer todo lo posible para convencer a los estadounidenses de que dejen de fumar, que pierdan peso, que hagan más ejercicios, que controlen más eficazmente el estrés y que cultiven más el apoyo social.

Los Institutos Nacionales de Salud (*NIH* por sus siglas en inglés) de los Estados Unidos reconocen el valor de la prevención. En un informe de 1994, los

NIH indicaron: "Para que las reformas del sistema de los cuidados de la salud tengan éxito en la reducción de los gastos . . . la prevención de la enfermedad debe ser el enfoque *principal* del sistema de cuidados primarios, en vez del tratamiento de las enfermedades." Ojalá que los médicos apoyaran esta idea.

El poder de los vegetales

Uno de mis métodos favoritos para prevenir —y recuperarse de— un ataque al corazón es uno que no encontrará en ningún texto médico. Este método es la sopa vegetal. La mayoría de las personas la llaman "minestrón", pero yo la llamo "Mediestrón" debido a que es tanto una medicina como una comida.

No hay una receta para esta sopa. Simplemente, tome los ingredientes apropiados, los cuales le voy a describir, y combínelos para hacer una gran cantidad de sopa deliciosa. La clave es concentrarse en los vegetales en estación y hacerla un poco diferente cada vez para que no llegue a cansarse de este plato saludable. Muy pronto se le va a convertir en un hábito que disfrutará por el resto de su vida.

Algunos de los vegetales y hierbas que yo uso en la sopa de vegetales, particularmente el ajo, la cebolla, el jengibre y pimiento (ají, chile) picante, hacen que sea menos probable que se formen coágulos en la sangre, previniendo así un posible ataque al corazón provocado por estos coágulos. El ajo y la cebolla también ayudan a reducir el colesterol y la presión arterial.

Otros vegetales, en particular el tomate, contienen un compuesto llamado ácido gamma aminobutírico (*GABA* por sus siglas en inglés). Últimamente, he quedado fascinado con este compuesto. Según algunos estudios realizados, el GABA en el tomate y en muchos otros vegetales que se usan en sopas parece reducir la presión arterial y ayudar a fortalecer los músculos del corazón. A la base de tomate del Mediestrón le agregamos otras hierbas, especias y vegetales que ayudan a reducir la presión arterial, entre ellos la cebolla y el ajo ya mencionados, más el arroz, el apio y el azafrán.

Otros vegetales adicionales que usted podría añadir al Mediestrón que ayudan a bajar el colesterol son la alcachofa, la cebada, los frijoles (habichuelas), la zanahoria, la berenjena y la espinaca.

Además, mi Mediestrón lleva vegetales con alto contenido de glutatión, que es un poderoso antioxidante. Los antioxidantes ayudan a prevenir que la placa (ateroma) que obstruye las arterias se deposite en las paredes de las arterias coronarias. Usted puede encontrar cantidades saludables en el espárrago, el brócoli, el repollo (col), la coliflor, las papas, la verdolaga y los tomates. (También puede encontrarse esta sustancia en los aguacates (paltas), las uvas, las naranjas, los melocotones (duraznos) y la sandía, pero yo no usaría estos ingredientes en mi sopa.)

Todos los vegetales que usted puede usar en el Mediestrón son bajos en grasa y tienen poco o ningún colesterol, por lo tanto ellos pueden ayudar a controlar el peso, la presión arterial y el colesterol. Los vegetales hasta pueden proporcionarle la oportunidad de ejercitarse un poco si usted mismo los cultiva.

Por lo tanto, si está preocupado por un posible ataque cardíaco, no deje de tomar el Mediestrón una o dos veces a la semana —o más si lo desea. Puede hacer una taza grande de la sopa a principios de semana, y luego congelarla por porciones y tenerla a su disposición para cuando lo desee. Creo que simplemente al reemplazar algunos alimentos de carne o queso por el Mediestrón podría reducirle el riesgo de ataque al corazón en aproximadamente un 20 por ciento.

Más razones para comer vegetales

Ahora, no se quede sólo con el Mediestrón. Hay tantas evidencias científicas a favor del poder de las frutas y los vegetales para prevenir la cardiopatía que usted debería incluirlos como parte de cada comida.

Las frutas y los vegetales son nuestra principal fuente de estos potentes antioxidantes: las vitaminas C y E, los carotenoides que son similares a la vitamina A, y el folato, una vitamina B. Muchos estudios muestran que a medida que el consumo dietética de estos nutrientes se aumenta, el riesgo de ataque al corazón disminuye en un 40 por ciento. (Y el riesgo de cáncer baja también en un 50 por ciento.)

No en balde el Consejo Nacional de Investigaciones, el Instituto Nacional del Cáncer y la mayoría de las autoridades de salud nutricional alientan a los estadounidenses a que se coman al menos cinco porciones de frutas y vegetales al día, un programa cuyo nombre (y eslogan) es *"strive for five"* (trate de llegar a cinco).

Tenga presente, sin embargo, que cinco es solamente el mínimo saludable. Muchos nutricionistas recomiendan ocho o nueve porciones diarias. Ahora bien, eso sí que es difícil, especialmente teniendo en cuenta que sólo el 10 por ciento de los estadounidenses come las cinco porciones recomendadas, según afirma Gladys Block, Ph.D., una epidemióloga nutricional en la Universidad de California en Berkeley. Sin embargo, tal parece que mejor sería cambiar el eslogan a *"tend towards ten"*, o "trate de llegar a diez". En 1997, yo empecé mi propia campaña llamada "Strive for Five Times Five" (Luche para cinco multiplicado por cinco), para referirme a los cinco tipos de alimentos más recomendables (frutas, hierbas, legumbres y granos, más nueces y vegetales).

No tengo duda de que si los $9 mil millones de dólares que se gastan en las derivaciones cardíacas se emplearan en financiar una gran campaña de publicidad dirigida a que los estadounidenses coman más frutas y vegetales, habrían muchos menos ataques al corazón.

Remediándolo con La farmacia natural

He mencionado ya que el ajo, la cebolla, el jengibre y el pimiento (ají, chile) picante ayudan a prevenir las cardiopatías reduciendo la presión arterial y que el ajo y la cebolla también reducen el colesterol y trabajan para que no se formen coágulos en la sangre. Si usted sabe mucho acerca de las hierbas, probablemente esta información no sea nada nuevo para usted. Pero posiblemente no sepa de muchas otras hierbas que pueden ayudar a prevenir y tratar las cardiopatías.

Bledo/Amaranto (*Amaranthus*, varias especies) y otras plantas que contienen calcio. Las hojas de bledo son una de nuestras mejores fuentes a base de plantas para obtener calcio (alrededor de un 5.3 por ciento en base al peso seco). Los estudios indican que el calcio añade densidad mineral a los huesos, lo cual puede prevenir la osteoporosis. Pero hay más: el mineral también disminuye significativamente el riesgo de ataque al corazón.

Otras plantas con alto contenido de calcio son el quenopodio, la ortiga, los *broadbeans*, el berro, el regaliz (orozuz), la mejorana, la ajedrea, los tallos de trébol rojo y el tomillo.

Además del calcio, el bledo es alto en fibra. Un estudio en Harvard que se realizó durante seis años a más de 40,000 hombres demostró que, comparados con aquellos que consumieron la menor cantidad de fibra, los que comieron la mayor cantidad tenían solamente una tercera parte del riesgo de sufrir un ataque cardíaco. Usted puede añadir el bledo a las ensaladas, platos de vegetales mixtos y Mediestrón.

Sauce (*Salix*, varias especies). La corteza de sauce contiene salicina, que es el precursor de hierbas de la aspirina. Una gran cantidad de investigaciones demuestran que las dosis bajas de aspirina —de media a una tableta estándar al día— puede reducir el riesgo de ataque al corazón bastante al prevenir que se formen los coágulos de sangre que provocan los ataques al corazón.

El cuerpo convierte la aspirina en ácido salicílico y también convierte la salicina de la corteza de sauce en ácido salicílico. Por tanto, si una aspirina farmacéutica ayuda a prevenir los ataques cardíacos, la aspirina a base de hierbas también lo debe hacer. Si usted es alérgico a la aspirina, probablemente tampoco debería tomar la aspirina a base de hierbas.

Típicamente, las personas usan la corteza de sauce blanco (*S.alba*), pero algunas otras especies son más ricas en salicina, incluyendo el *crack willow* (*S. fragilis*) y la mimbrera púrpura (*S. purpurea*). Pero si resulta que el sauce blanco es el único tipo que usted puede encontrar en su tienda de productos naturales o tienda de hierbas, eso está bien.

Se considera que de media a una cucharadita de corteza de sauce blanco contiene aproximadamente 100,000 partes por millón de salicina, o 100 miligramos. Después que se convierte en ácido salicílico es que esta hierba podría proporcionar el suficiente efecto protector para el corazón que tiene la aspirina.

Yo recomendaría preparar un té con aproximadamente una cucharadita de la corteza para una taza de agua. Déjela en infusión por 15 minutos y cuélelo. Puede probar tomarse una taza al día o una taza cada dos días.

Angélica (*Angelica archangelica*). Los médicos rutinariamente recetan los bloqueadores de canales de calcio tales como el *verapamil* (*Calan*, *Isoptin*) para prevenir los ataques cardíacos. Esta es una clase de fármaco que funciona al ayudar a reducir la presión arterial.

La angélica contiene 15 compuestos distintos que son bloqueadores de los canales de calcio. Si está tomando un bloqueador de canales de calcio recetado, no le aconsejaría abandonar su tratamiento en favor de la angélica, pero sospecho que añadir esta hierba a su régimen mejoraría el efecto total de su medicamento. Debe consultar con su médico sobre el posible uso de esta hierba si desea probarla.

Yo preparo una bebida llamada "Angelada" que consiste en colocar en un exprimidor de jugos (juguera) el jugo de angélica, de zanahoria, de apio, de hinojo, de ajo, de verdolaga y de chivería (pastinaca), con un poco de agua y especias para hacerla más agradable al paladar. Es muy sabrosa, y todos sus ingredientes contienen bloqueadores de canales de calcio o si no, contienen antioxidantes o compuestos que bajan el colesterol o la presión arterial, y por lo tanto, ayudan a prevenir la cardiopatía de una manera u otra.

Uva (*Vitis vinifera*). Unos 30 estudios a largo plazo concluyen en que los que beben bebidas alcohólicas con moderación —es decir, uno o dos tragos al día— reducen sus riesgos de ataque al corazón entre un 25 y un 40 por ciento. Hay un debate apasionado sobre el porqué de estas conclusiones.

Algunos investigadores aseguran que el alcohol mismo tiene un efecto protector sobre el corazón, presuntamente porque disminuye el colesterol LDL (el colesterol "malo"). Ellos dicen que cualquier tipo de alcohol ayuda, sea la cerveza, el vino o los licores destilados (*distilled spirits*).

Otros insisten en que hay algo adicional en el vino rojo, y yo me inclino a pensar igual. Ciertas sustancias químicas llamadas compuestos fenólicos que se encuentran en la piel de la uva le dan al vino su color rojo. También protegen al cuerpo del colesterol LDL con aún más fuerza que la poderosa vitamina E.

Sin embargo, usted no necesita tomar vino rojo para obtener esos compuestos. Ellos también se encuentran en la uva roja, en el jugo de la uva roja y en muchas otras frutas y vegetales, incluyendo los mirtillos (*bilberries*), las zarzamoras, los arándanos azules, el ajo y la cebolla.

Si usted decide obtener los beneficios de esos compuestos tomando un par de vasos de vino al día, está bien. Solamente recuerde que tomar más de dos tragos al día puede dañar el corazón.

Espino (*Crataegus*, varias especies). El espino tiene una reputación bien establecida y merecida como un tónico suave para el corazón. Resulta especialmente útil en el tratamiento de la fatiga cardíaca conocida como falla cardíaca congestiva. Pero las investigaciones demuestran que esta hierba también ayuda a prevenir los ataques al corazón. El espino mejora la circulación de la sangre al corazón abriendo (es decir, dilatando) las arterias coronarias. También aumenta la capacidad del corazón para enfrentar la pérdida de oxígeno, que es lo que sucede cuando las arterias coronarias obstruidas reducen el suministro de sangre al corazón.

El espino también ayuda a mantener al corazón latiendo en un ritmo normal y disminuye lo que se conoce como resistencia vascular periférica. Esto significa que ayuda a que la sangre fluya más fácilmente, aliviando la tensión sobre el corazón y ayudando a reducir la presión arterial.

En un estudio realizado, las personas con cardiopatía que tomaron de 600 a 900 miligramos de espino al día durante dos meses informaron que habían sentido mejorías significativas.

El espino es una medicina potente para el corazón. Si usted quiere probar el espino para prevenir los ataques cardíacos, debe consultarlo con su médico y ver a un naturópata para obtener un extracto estandarizado. Los naturópatas no recomiendan tomar la hierba cruda para el tratamiento de la cardiopatía.

Verdolaga (*Portulaca oleracea*). En cada oportunidad que tengo, y esta es una de ellas, yo celebro la sabrosa verdolaga, que es muy parecida a la espinaca. Este vegetal de jardín, fácil de cultivar, es nuestra mejor fuente "verde" de los compuestos beneficiosos conocidos como ácidos grasos omega-3. Los omega-3 ayudan a prevenir los coágulos de sangre que provocan los ataques al corazón. Ellos son la razón por la cual las personas que comen mucho pescado de agua dulce como el salmón, que es la fuente más importante de esos aceites, tienen bajos niveles de cardiopatías.

Además, la verdolaga está llena de antioxidantes, los cuales también ayudan a prevenir tanto los ataques cardíacos como el cáncer.

123

Finalmente, esa hierba contiene calcio y magnesio en una proporción de uno a uno. Ya he mencionado que el calcio es bueno para el corazón, pero el calcio protege más cuando se toma en una combinación de uno a uno con el magnesio. Esta es una buena razón para comer muchas hojas frescas de verdolaga. Yo me las como crudas en las ensaladas o las cocino al vapor, igual que la espinaca.

Romero (*Rosmarinus officinalis*). El romero es una de las más ricas fuentes a base de hierbas de los antioxidantes, y por eso funciona muy bien como conservante de alimentos. Sus antioxidantes ayudan a prevenir que las grasas en la carne se vuelvan rancias. En cierto sentido, hacen lo mismo para su corazón.

El romero sirve para hacer unos sabrosos tés. También puede usar cantidades abundantes de esta hierba para cocinar.

Endivia (*Chichorium intybus*). Según la herbolaria californiana Kathi Keville, autora de *The Illustrated Herb Encylcopedia* (La enciclopedia ilustrada de hierbas) y *Herbs for Health and Healing* (Cómo usar las hierbas para la salud y la curación), los investigadores egipcios han descubierto que la raíz de la endivia tiene dos beneficios para el corazón: disminuye un ritmo cardíaco acelerado y también tiene un efecto estimulante en el corazón que no es muy fuerte y que es parecido al efecto que produce el *digitalis*, una medicina recetada frecuentemente por los médicos. La endivia también es suficientemente suave para ser segura.

Algunos sustitutos del café comercial tienen endivia tostada. En Francia y en Italia las raíces no son consumidas sólo como una bebida sino que también son consideradas como vegetales. Pruebe algún sustituto de café con endibia a ver si le gusta. Siga las instrucciones del paquete.

Oliva (*Olea europea*). Cuando se toma diariamente, el aceite de oliva puede tener un efecto significativamente protector contra la cardiopatía. Y ciertamente es clave en la dieta mediterránea, la cual es saludable para el corazón. En las poblaciones del mediterráneo donde la fuente principal de grasa es el aceite de oliva monoinsaturado, los ataques al corazón son relativamente bajos aun cuando el consumo total de grasa es bastante alto.

Si no lo ha hecho todavía, usted debería considerar hacer que el aceite de oliva sea el aceite principal que use en la cocina.

Cacahuate/Maní (*Arachis hypogaea*). Déjeles las cáscaras rojas a sus cacahuates, ya que es allí donde se encuentran los compuestos que protegen al corazón, es decir, procianidina oligomérica (*OPC* por sus siglas en inglés). La OPC es un potente antioxidante que ayuda a prevenir no sólo los ataques cardíacos sino también el cáncer y el derrame cerebral.

Debido a que los contenidos de OPC en las plantas todavía no han sido bien calculados, yo no puedo decirle cuáles plantas tienen la mayor cantidad. A mí me gusta obtener la OPC de la cáscara del cacahuate (maní), de la uva roja y del vino rojo.

Caries

Se calcula que un 98 por ciento de los estadounidenses tiene caries; y la mayoría de ellos las tienen entre los 5 y los 15 años de edad. Los investigadores piensan que cuando tenemos aproximadamente 15 años de edad, la formación de las caries disminuye, debido a que el cuerpo desarrolla una inmunidad a las bacterias que las causan, las cuales son principalmente varios tipos de estreptococos.

Remediándolo con La farmacia natural

Las caries fueron un problema aún más grande antes de la fluorización del agua en este siglo. Desde los tiempos antiguos hasta el siglo XIX, los herbolarios hicieron un gran esfuerzo para estudiar las plantas que ayudaban a conservar los dientes. Ellos descubrieron bastantes plantas que resultaron muy efectivas.

Té negro (*Camellia sinensis*). Además de tener una gran cantidad de varios compuestos que trabajan juntos para prevenir las caries, el té también tiene una cantidad abundante del flúor, el cual es un conservante de los dientes.

El té verde puede que contenga aún más flúor que el té negro. Para obtener una acción preventiva más potente del flúor contenido en el té, usted tendría que tomarse de tres a diez tazas al día. Pero en realidad, usted necesitaría menos porque el té tiene muchos otros compuestos anticaries. (Hay también muy buenas probabilidades de que el agua que usted use para hacer el té contenga flúor.) Si usted endulza su té, pruebe a echarle regaliz (orozuz) en vez del azúcar, el cual produce caries. Para hacer esto, simplemente prepare su té regular con un poquito de raíz de regaliz seca.

Laurel (*Laurus nobilis*). El aceite aromático del laurel contiene una poderosa sustancia química (*1,8-cineole*), que mata las bacterias y que es usada en algunas pastas dentífricas. Revise las etiquetas de las pastas dentífricas a ver si contienen laurel si quiere aprovechar el potencial de prevención para las caries que tiene esta hierba. Si no encuentra en su farmacia una pasta dental que contenga este ingrediente, quizás podría tener más suerte en una tienda de productos naturales en su área.

Sanguinaria (*Sanguinaria officinalis*). Muchos estudios han demostrado que los productos para el cuidado dental que contienen sanguinaria ayudan a reducir la cantidad de placas dentales depositadas sobre los dientes en sólo ocho días. La sanguinaria contiene un compuesto conocido como sanguinarina, que parece ser el responsable del efecto que reduce las placas.

La sanguinarina se adhiere químicamente a las placas dentales ayudando a prevenir que estas se adhieran a su vez sobre los dientes. Y dado que la placa dental es responsable tanto de la enfermedad de las encías como de las caries dentales, la sanguinaria es también una buena opción para los adultos que están luchando contra la enfermedad de las encías.

Usted puede aprovechar el potencial antiplaca de la sanguinaria al buscar pastas dentales y enjuagues bucales que contengan esta hierba. Una marca popular de este tipo es el *Viadent*.

Regaliz/Orozuz (*Glycyrrhiza glabra*). Además de contener glicirrizina, un edulcorante sin azúcar que mata las bacterias, el regaliz también contiene *indole*, un compuesto que previene las caries.

Cacahuate/Maní (*Arachis hypogaea*). Antes de que yo me retirara de mi puesto de experto en plantas medicinales del Departamento de Agricultura de los Estados Unidos, las personas bromeaban conmigo por mi costumbre de siempre tener cacahuates (maníes) en mi oficina. Yo lo hacía porque a mí me gustan los cacahuates. Pero yo me he enterado de que investigadores del Centro Dental Eastman, en Rochester, New York, han demostrado que los cacahuates son menos propensos a provocar caries que los *pretzels*. Los *pretzels*, por su parte, son menos propensos a provocar caries que las frutas secas, las papitas fritas, las galletas saladas (*saltine crackers*), las galletas *graham*, las frutas, el chocolate y cualquier alimento que contenga azúcar.

Sin embargo, muchas veces yo mezclo mis cacahuates anticaries con las pasas, que tienen mucho

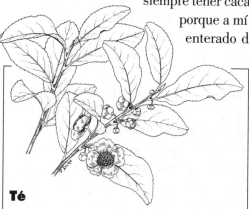

Té

El té, que es oriundo de la China, fue usado originalmente para darle sabor al agua que había sido hervida para purificarla.

azúcar y sí causan caries. Si estuviera más preocupado con las caries, supongo que me limitaría a los cacahuates nada más.

✥✥ **Estevia/Hierba dulce del Paraguay (*Stevia rebaudiana*).** Esta hierba dulce es otro sabroso edulcorante sin azúcar. Simplemente compre una caja de té y use una pizca de esta hierba para endulzar su bebida. Usted la encontrará extremadamente dulce. (Pensándolo bien, usar esta hierba también le convendría a cualquier persona que quiera cortar calorías.)

✥✥ **Árbol de dolor de muelas *(Zanthoxylum americanum)*.** Esta hierba se conoce principalmente por sus propiedades para disminuir el terrible dolor de muelas, pero también contiene una sustancia química que mata las bacterias y que puede prevenir las caries. El difunto herbolario de Alabama, Tommie Bass, recomendaba masticar ramitas de este árbol. Usted podría preparar un té bien concentrado para usarlo como un enjuague bucal. Probablemente usted sólo encontrará esta planta en tiendas especializadas en hierbas medicinales.

✥✥ **Bergamota silvestre (*Monarda fistulosa*).** Esta hierba puede contener hasta 30,000 partes por millón del compuesto geraniol que previene las caries. La bergamota tiene aproximadamente 20 veces más geraniol que el té.

La bergamota silvestre también posee una gran cantidad de timol, otro antiséptico poderoso que es un ingrediente activo en el *Listerine*, el popular enjuague bucal. Pero, ¿por qué usar solamente el timol? Mi propia receta para un potente enjuague bucal contiene varios antisépticos orales que pueden ayudar a prevenir las caries.

✥ **Chaparro/Gobernadora (*Larrea divaricata*).** Un estudio científico, iniciado por unos investigadores que sabían que el chaparro había sido usado como un remedio tradicional para el dolor de muelas, demostró que el en-

---

Enjuague bucal antiséptico a base de hierbas

Use este enjuague bucal después de la cena. Enjuáguese bien la boca, y si le gustan los licores a base de hierbas, pues trágueselo; usted encontrará que es delicioso. Esta mezcla contiene más de 20 compuestos antisépticos y podría ayudarlo a prevenir las caries.

1	pinta (473 ml) de vodka
2	cucharadas de eucalipto
2	cucharadas de cardamomo
2	cucharadas de romero o menta de montaña
1	cucharada de abedul cereza o de gaulteria
1	cucharada de menta de caballo
1	cucharada de tomillo
1	cucharada de bergamota silvestre

En un recipiente de cristal, mezcle estas hierbas con el vodka. Cierre el recipiente y guárdelo durante un mes.

---

juague bucal hecho de esta planta redujo las caries en un 75 por ciento. Y los científicos han descubierto que un compuesto en esta hierba, el ácido nor-dihidroguariético, es un antiséptico potente. Prepare un té con chaparro para usarlo como enjuague bucal, pero asegúrese de que lo escupa totalmente sin tragarse nada.

◥ **Mirra (*Commiphora, varias especies*).** El uso de la mirra como antiséptico se remonta a los tiempos bíblicos. La tintura de mirra tiene propiedades desodorantes y desinfectantes y puede ser usada como lavado dental, para hacer gárgaras o como enjuague bucal.

Caspa

Yo he sufrido muy pocas veces las molestias de la caspa. Y aunque no puedo estar completamente seguro, creo que se debe a toda la cantidad de biotina que yo como.

La biotina es un importante nutriente parecido a las vitaminas que el cuerpo utiliza de muchas maneras, y aparece en mi base de datos como un compuesto anticaspa principal. Los naturópatas recomiendan tomar seis miligramos diarios para la prevención y el tratamiento tanto de la caspa como de la afección relacionada con ella que se llama seborrea.

Mi base de datos me informa que la soya tiene un alto contenido de biotina (750 partes por cada millón). Esto significa que yo necesito solamente un puñado de soya para obtener los seis miligramos necesarios para proteger mi cuero cabelludo de la caspa y de la seborrea. He comido esa cantidad de soya muchas veces mientras recorría los campos de soya en la Estación de Investigaciones Agrícolas del Departamento de Agricultura de los E.E.U.U. en Beltsville, Maryland, donde me he pasado los últimos treinta años tratando de informar a la gente sobre los poderes curativos de las plantas.

Pero pensándolo bien, quizás yo he estado libre de caspa no sólo por la cantidad de biotina que he comido sino también por el tipo de desayuno que me preparo. Acostumbro a comenzar mis mañanas con comidas como un sándwich (emparedado) hecho de mantequilla de nueces del Brasil y una ensalada de repollo, zanahoria, y cebolla con mayonesa (en inglés, *coleslaw*) a la que le añado tomates, todo acompañado con jugo de vegetales. Mi desayuno contiene una gran cantidad de otros ingredientes anticaspa: selenio, sulfuro, lecitina y cinc en la mantequilla de nueces del Brasil, así como ácido cítrico en el jugo de vegetales y pimiento rojo en la ensalada.

Remediándolo con *La farmacia natural*

La caspa es una afección muy común que provoca unas feas escamas blancas en el cuero cabelludo y en el cabello. Las escamas blancas son la piel muerta del cuero cabelludo. Con frecuencia, la caspa es provocada por la seborrea, que es una inflamación (dermatitis) del cuero cabelludo. Aquí les muestro algunas hierbas que usted podría probar para la prevención y el tratamiento de la caspa.

Soya (*Glycine max*) y otros alimentos que contienen biotina. Aunque parece ser que hay algo de biotina en casi todas las plantas, mi base de datos me revela que hay algunas hierbas que sobresalen por su contenido de biotina. La soya es la que contiene más, seguida por el ajo, el *ginseng* americano, la avena, la cebada, el *ginseng* asiático, el aguacate (palta), la semilla de algodón, la alfalfa, el sésamo (ajonjolí), el maíz, los frijoles (habichuelas) *fava* y las moras (bayas) de saúco.

Lamentablemente, mi base de datos no me puede proporcionar una historia completa acerca de este tema debido a que la ciencia no conoce todo lo que debe saberse sobre el contenido de biotina en las plantas. Esto se debe al hecho asombroso de que todavía a ningún investigador se le ha otorgado fondos para hacer análisis detallados de los compuestos de todas estas frutas, nueces y vegetales que el gobierno nos alienta a que debemos consumir. (Si lo desea, usted podría comunicarse con su representante del Congreso para pedirle que se otorguen fondos para estudios nutricionales más detallados.)

Bardana/Cadillo (*Arctium lappa*). La seborrea responde bien a un tratamiento que consiste en aplicar masajes de aceite de raíz de bardana al cuero cabelludo, según el Dr. Rudolf Fritz Weiss, el más renombrado de los médicos alemanes que usan hierbas y el autor de *Herbal Medicine* (La medicina a base de las hierbas).

Celidonia (*Chelidonium majus*). Yo aprendí sobre esta planta del libro *Advanced Treatise in Herbology* (Tratado avanzado sobre el estudio de las hierbas) por Edward E. Shook. Shook sostiene que la celidonia no sólo sirve para la caspa sino también para la piel seca, las ronchas, los callos y las verrugas.

Para utilizar la celidonia como tratamiento contra la caspa, debe preparar un enjuague a base de hierbas para el cuero cabelludo. Agregue una cucharadita de cloruro de potasio (disponible en los supermercados como un sustituto de la sal) a seis tazas de agua. Caliéntelo hasta que el cloruro de potasio se disuelva. Entonces añádale 4 onzas (112 g) de celidonia fresca picada finamente (si la celidonia fresca no está disponible, usted puede sustituirla por media taza de la hierba seca). Déjela en infusión por dos horas y luego cocínelo a fuego lento por 20 minutos. Cuele el material de la planta y vuelva a cocinar el líquido a fuego lento hasta que quede reducido a una taza y media. Añádale 8 onzas (240 ml) de glicerina y siga manteniéndolo a fuego lento hasta que haya reducido el líquido a una cantidad de dos tazas. Cuele el resultado de todo este procedimiento, póngalo en una botella y guárdelo en un lugar frío. Puede usar esta solución una o dos veces al día como un enjuague para el cabello.

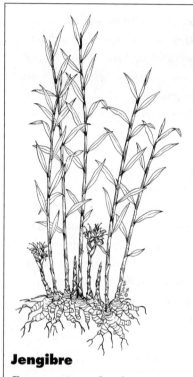

Jengibre

Esta especia, utilizada por los antiguos griegos y romanos para ayudar a la digestión, tiene también muchos otros usos.

Consuelda (*Symphytum officinale*). La alantoína, una sustancia química contenida en esta hierba, tiene propiedades anticaspa, según la *Hunting's Encyclopedia of Shampoo Ingredients* (Enciclopedia de Hunting de ingredientes de champú). Usted posiblemente pueda encontrar un champú que contenga la consuelda en una tienda de productos naturales. Si no, usted puede añadir un par de gotas de tintura de consuelda a su champú a base de hierbas preferido.

Jengibre (*Zingiber officinale*) y sésamo/ajonjolí (*Sesamum indicum*). El antropólogo médico John Heinerman, Ph.D., autor de *Heinerman's Encyclopedia of Fruits, Vegetables and Herbs* (La enciclopedia de Heinerman de las frutas, vegetales y hierbas) nos brinda el siguiente tratamiento egipcio para la caspa y la seborrea: tome de una a dos cucharadas de jugo de jengibre (exprimiendo aproximadamente dos raíces ralladas) y mézclelas con tres cucharadas de aceite de sésamo y media cucharadita de jugo de limón. Frote esa mezcla en su cuero cabelludo tres veces a la semana. Su tratamiento me parece interesante, aunque el aceite de sésamo es bastante caro. Si yo tuviera caspa, posiblemente lo probaría.

Regaliz/Orozuz (*Glycyrrhiza glabra*). El regaliz contiene glicirrizina, que es un compuesto que puede reducir al mínimo la secreción de aceites de la caspa, según el *Lawrence Review of Natural Products* (La Revista *Lawrence* de los Productos Naturales), un boletín informativo respetado. Mantener baja la producción de este aceite puede ayudar a controlar la caspa. Usted puede poner en infusión un par de puñados de la hierba seca en una botella de vinagre y usarlo como un enjuague para el cabello.

❧ **Plátano/Plátano macho (*Plantago*, varias especies).** Al igual que la consuelda, el plátano contiene alantoína. Usted podría preparar un té fuerte y usarlo como un enjuague para el cabello.

❧ **Árbol de té (*Melaleuca*, varias especies).** El aceite de árbol de té es un antiséptico favorecido entre los aromaterapeutas que contiene sustancias conocidas como *terpenes* que penetran hasta las capas más profundas del cuero cabelludo y llevan su actividad desinfectante a un nivel al que no llegan la mayoría de los emolientes. Usted puede mezclar varias gotas con un par de cucharadas de un champú herbario. Recuerde que no debe ingerir el aceite de árbol de té ni ningún otro aceite esencial. Ellos son sumamente concentrados, y aun en pequeñas cantidades muchos de ellos pueden ser venenosos.

❧ **Champú *Scarborough*.** Muchos herbolarios recomiendan el siguiente remedio estadounidense tradicional: 1 onza (28g) de salvia seca y otra onza de romero seco puestas en infusión dentro de dos tazas de agua por 24 horas. Entonces se usa esto diariamente como un enjuague para el cabello. Yo le agregaría también tomillo para que tenga más fuerza antiséptica. Si le añade perejil, tendrá una combinación a base de hierbas que se hizo famosa por la canción tradicional estadounidense "*Scarborough Fair*", que es perejil, salvia, romero y tomillo. También puede crear algo que yo llamo el "Champú *Scarborough*" al añadir varias gotas de tintura de cada una de estas cuatro hierbas a un buen champú comercial a base de hierbas.

❧ **Vinagre y cidra de manzana.** Estos son dos viejos remedios tradicionales para la caspa. Puede calentar uno de ellos o los dos mezclados y ponérselos directamente sobre la caspa y después aplicarse el champú.

Cataratas

Hace un tiempo, publiqué un artículo en una revista bajo el título de "La hierba gatera (nébeda) y las cataratas", el cual exploró la posibilidad de que esta hierba pudiera también ayudar a prevenir esta común —y potencialmente enceguecedora— enfermedad de los ojos. Fue un escrito especulativo y yo me mantuve en esa línea sin hacer ninguna gran promesa.

Para mí, esta es todavía una idea bastante especulativa, pero a través del tiempo, me he ido convenciendo cada vez más de que la hierba gatera es una hierba de primera para la prevención de las cataratas. Y creo que algunas otras hierbas pueden ayudar también.

Debo de aclarar inmediatamente que las hierbas no pueden curar las cataratas. Esta es una afección seria, y cualquier persona con el más mínimo síntoma de cataratas debe ponerse bajo cuidado médico. Sin embargo, creo que las hierbas pueden ayudar a prevenir las cataratas.

Visión nublada

Las cataratas son áreas nubladas que se producen en el cristalino de los ojos, que normalmente es claro. Aproximadamente un 20 por ciento de la población mundial, principalmente los ancianos, tiene cataratas. Alrededor de cuatro millones de estadounidenses tienen cataratas que obstaculizan la vista, y por lo menos 40,000 se han quedado legalmente ciegos antes de recibir un tratamiento quirúrgico.

En los EE.UU., las cataratas afectan aproximadamente a un 5 por ciento de las personas entre los 52 y los 64 años de edad, a un 18 por ciento de los que están entre los 64 y los 74 años, y a la mitad de los que tienen más de 75 años de edad. Pero los síntomas iniciales de esta afección se pueden detectar en casi tres cuartos de los estadounidenses.

La medicina avanzada trata las cataratas con cirugía. El cristalino nublado es extraído del ojo, y se le inserta un cristalino artificial. Más de 500,000 operaciones de cataratas son realizadas cada año. Normalmente, la cirugía restablece una visión razonablemente buena aunque esto le cuesta una fortuna a la nación: más de $3.5 mil millones de dólares al año.

Causas de cataratas

Los científicos pensaban que las cataratas eran causadas por el envejecimiento, junto a la mala suerte de ser propenso a tener esa enfermedad. Entonces, los investigadores notaron que hay ciertos grupos que son excepcionalmente propensos a padecer de cataratas. Los fumadores enfrentan un riesgo mucho más de lo normal de padecer de cataratas. Los que tienen diabetes, los que han sido intoxicados por vapores de metales pesados y los que han estado usando esteroides durante mucho tiempo también tienen un riesgo aumentado de tener cataratas.

Ahora sabemos por qué. Las nubes en el cristalino del ojo son lesiones provocadas por la oxidación, lo cual es un proceso bioquímico que se activa cuando una forma altamente reactiva del oxígeno cambia dentro de nuestras células. El hábito de fumar y todos los factores de riesgo aumentan los daños de la oxidación. De acuerdo con un estudio realizado, por ejemplo, un grupo de mujeres que fumaban 30 cigarrillos al día mostraron un 60 por ciento de aumento en sus riesgos de tener cataratas.

¿Habrá algo que pueda prevenir las cataratas? Seguro que sí —los antioxidantes.

Los antioxidantes son sustancias químicas que evitan los daños de la oxidación al neutralizar a los radicales libres, las moléculas de oxígeno renegadas que le hacen tanto daño al cuerpo. Entre los mejores antioxidantes está la vitamina A, la cual obtenemos de las comidas en forma de los carotenoides como el betacaroteno. Otros antioxidantes incluyen las vitaminas C y E, los flavonoides, que son similares a las vitaminas, y el mineral selenio.

Varios estudios han demostrado que las dietas ricas en vitaminas C y E ayudan a prevenir las cataratas. Por ejemplo, un estudio demostró que tomar 1,000 miligramos al día de la vitamina C puede demorar la formación de las cataratas. Todo esto me lleva de nuevo al artículo sobre la hierba gatera (nébeda) que les había mencionado. Las hojas de esta planta, y las hojas de muchas variedades de la menta, como el romero, tienen abundantes cantidades de vitaminas C y E, algunas de las cuales se

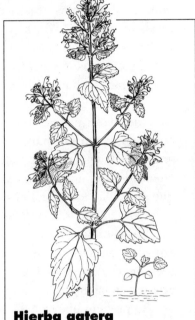

Hierba gatera

La hierba gatera, una variedad de la familia de las mentas, libera un olor distintivo cuando se prepara en forma de té.

pueden extraer en un té de hierba gatera o en un té de mentas combinadas como mi "Té anticataratas".

Además de los antioxidantes, los minerales como el magnesio y el manganeso parecen jugar un papel en la prevención de las cataratas. Las enzimas que contienen estos minerales ayudan a eliminar las proteínas dañadas por la oxidación que contribuyen a que la vista se nuble. La hierba gatera y las otras variedades de la menta contienen ambos de estos minerales esenciales.

Finalmente, la hierba gatera y otras mentas son también ricas en flavonoides, y varios estudios han demostrado lo importantes que son estas sustancias.

Aunque sólo ha sido en los últimos años que los flavonoides han sido celebrados por sus propiedades curativas, hace décadas que fueron identificados. Albert Szent-Gyorgyi, el investigador que descubrió la vitamina C en 1928, era también un defensor de los flavonoides: él los llamó vitamina P.

Remediándolo con La farmacia natural

Hay varias hierbas que pueden ayudar a prevenir las cataratas.

✹✹✹ Mirtillo/*Bilberry* (*Vaccinium myrtillus*). Durante la Primera Guerra Mundial, los pilotos británicos masticaban estas moras (bayas) para agudizar su visión antes de salir a cumplir sus misiones. El mirtillo tiene muchas variedades botánicas entre las que se encuentran el arándano azul, el arándano agrio, y el ráspano (*huckleberry*). Además, sustancias químicas parecidas se encuentran también en otras frutas como la zarzamora, la frambuesa, la uva, la ciruela y la cereza silvestre. Todos ellos tienen fama de ayudar a la visión.

Las investigaciones modernas indican que esas frutas contienen compuestos conocidos como antocianósidos que sirven para ayudar a la agudeza visual. Un grupo de investigadores italianos demostraron que una mezcla de los antocianósidos del mirtillo con la vitamina E detiene la progresión del proceso en que se nublan los cristalinos en un 97 por ciento de las personas que están en la fase inicial de las cataratas.

Los naturópatas recomiendan tomar extracto de mirtillo estandarizado (que contiene un 25 por ciento de antocianósidos), en una dosis de 80 a 160 miligramos tres veces al día. Este extracto debe estar disponible dondequiera que se vendan fórmulas de hierbas de alta calidad.

Yo prefiero una taza de arándanos azules, porque estos son más fáciles de adquirir que los mirtillos. Los herbolarios alemanes sugieren tomar un té que contenga de dos a cuatro cucharadas de arándano azul machacado.

✹✹✹ Hierba gatera/Nébeda (*Nepeta cataria*). No estoy listo todavía para decir que el té de hierba gatera está garantizado para prevenir las cataratas. Pero creo que dos tazas al día de té de hierba gatera (o de menta) podría reducir significativamente las posibilidades de contraer esta enfermedad.

Un té picante de hierba gatera en invierno o un té helado de esta planta en verano es algo muy sabroso. Además de ayudar a prevenir las cataratas, la hierba gatera es un suave tranquilizante. Por lo tanto, no solamente lo ayudará con sus temores ante el riesgo de cataratas, sino que también reducirá sus preocupaciones en general.

✹✹✹ Romero (*Rosmarinus officinalis*). El romero es una variante de la menta como la hierba gatera (nébeda), que contiene más de una docena de antioxidantes y al menos cuatro conocidos compuestos que combaten las cataratas. Esta es la razón por la cual la incluyo en mi "Té anticataratas". También

Dulce conquistacataratas

Si usted anda buscando una manera espectacular de disfrutar de muchos de los vegetales amarillos que protegen los ojos, aquí la tiene con esta receta. De hecho, puede prepararla para su familia como uno de los platos del Día de Acción de Gracias. Cualquiera de sus familiares de mayor edad que haya comenzado a padecer de cataratas estará particularmente interesado en esta receta.

2	*tazas de calabaza en lata*
2	*tazas de secciones de naranjas cortadas muy finas*
1½	*tazas de jugo de toronja (pomelo) rosada*
1	*taza de zanahoria cortada*
1	*taza de batatas dulces (camotes, sweet potatoes) cortadas*
2	*cucharaditas de cáscara de naranja rallada*
	Una pizca de sal
	Un pizca de paprika
	(pimentón)
	Una pizca de cúrcuma (azafrán de las Indias).
	Azúcar (opcional)
	1 cucharadita de coco rallado

En una cacerola grande, combine la calabaza, las naranjas, el jugo de toronja, las zanahorias, la batata, la cáscara de naranja, la sal, la paprika, y la cúrcuma. Cocínelo a fuego mediano. Luego tápelo y cocínelo durante 20 minutos, o hasta que los vegetales estén tiernos.

Trabajando por tandas, transfiera la mezcla a una licuadora y hágalo puré. Vierta la mezcla en la cacerola de nuevo. Pruébelo y añádale algo de azúcar si es necesario. Si la sopa está poco espesa, cocínela a fuego lento hasta que alcance la consistencia deseada. Sírvalo con el coco espolvoreado por encima.

PARA 6 PORCIONES

recomiendo usar el romero abundantemente en la cocina: es especialmente bueno para las papas asadas y se usa con frecuencia en platos de pollo.

☙ **Nuez de Brasil (*Bertholettia excelsa*).** Estas nueces contienen abundantes cantidades de vitamina E, además el mineral esencial selenio, que aumenta los beneficios antioxidantes de la vitamina E. Los niveles de selenio en los cristalinos de los ojos de las personas que padecen de cataratas son sólo un 15 por ciento del nivel normal, lo cual implica que tomar suplementos de selenio o el selenio contenido en la nuez de Brasil puede ayudar a prevenir las cataratas. Al menos, podría hacer más lenta su progresión. La nuez de Brasil común contiene el Valor Diario para el selenio.

Zanahoria (*Daucus carota*). Hay una gran cantidad de creencias populares que afirman que la zanahoria es buena para la vista, pero a fin de cuentas, ha resultado que no es meramente un mito. Un investigador de la firma farmacéutica Hoffmann-La Roche cita más de 30 estudios que proporcionan evidencias de que los carotenoides ayudan a prevenir lo que él llama las tres "c": el cáncer, la cardiopatía y las cataratas. Los carotenoides, incluyendo el betacaroteno, son los compuestos que le dan a la zanahoria su color naranja.

Esta conclusión está respaldada por un estudio en Harvard de diez años que indica que al consumir 50 miligramos de carotenoides cada dos días, usted puede reducir significativamente sus riesgos de cáncer, de cardiopatía y de cataratas.

Para obtener esos 50 miligramos de carotenoides, debería comerse siete zanahorias de buen tamaño. Pero si a usted no le gusta masticar las zanahorias, puede preparar un poco de mi "Dulce conquistacataratas". O simplemente, coma más naranjas, más frutas y más vegetales de color amarillo o verde oscuro porque todos ellos poseen un alto contenido de carotenoides.

Cebolla (*Allium cepa*). La cebolla es una de nuestras mejores fuentes para la quercetina, un compuesto que ha demostrado que ayuda a prevenir las cataratas en personas que padecen de diabetes. Aunque yo sospecho que funciona para todos los tipos de cataratas, ninguna investigación lo ha confirmado todavía.

En cualquier caso, es una buena idea usar más cebollas. Cuando usted prepara los estofados (guisos) y las sopas, déjele la piel a las cebollas mientras se están cocinando para permitir que la mayor cantidad de quercetina pase a la comida. Descarte la piel de la cebolla antes de servir el estofado.

Verdolaga (*Portulaca olacerea*). La verdolaga es alta en todos los compuestos nutritivos que pueden ayudar con las cataratas: la

---

Té anticataratas

Si le interesa protegerse la vista a medida que envejece, le aconsejo que aprenda a disfrutar de este té diariamente, y hay una buena probabilidad de que lo ayude en eso precisamente.

Para preparar el té ponga a hervir 2 cuartos de galón (3.8 l) de agua. Después que hierva, quítelo de la candela y añádale un puñado de hierba gatera, otro de romero y otro de toronjil. Agréguele varias cucharaditas de jengibre rallado y una pizca o dos de cúrcuma. Déjelo en infusión por 20 minutos y tómelo tibio o frío con jugo de limón y miel.

vitamina C, la vitamina E, los carotenoides y otros potentes antioxidantes, entre los que se destaca el conocido como glutatión. Tan sólo media taza de verdolaga fresca contiene dosis altamente saludables de betacaroteno y de las vitaminas C y E.

La verdolaga fresca puede ser sumamente difícil de conseguir si no la cultiva usted mismo. Sin embargo, si tiene su propio jardín podría incluir la verdolaga entre sus próximas siembras. Recientemente yo transplanté un lecho lleno de semillas de verdolaga a la parte principal de mi jardín. Me los comeré en lo que queda de año en sopas o en ensaladas o de la misma manera que me como la espinaca.

Cúrcuma/Azafrán de las Indias (*Curcuma longa*). Además de tener buenas cantidades de vitamina C y E más otros carotenoides, la cúrcuma también contiene muchos otros antioxidantes. La cúrcuma es un ingrediente clave en muchas mezclas de especias de *curry* indio. Experimente con ella en la cocina.

Alcaparra (*Capparis spinosa*). Mis propias investigaciones en el Departamento de Agricultura de los Estados Unidos con el biólogo molecular Stephen Beckstrom-Sternberg, Ph.D., demuestran que las alcaparras son una rica fuente de compuestos que previenen las cataratas, conocidos como inhibidores de reductores de aldosa. Use la alcaparra cuando al cocinar usted desee agregar un toque fuera de serie.

Jengibre (*Zingiber officinale*). El jengibre es otra buena fuente de antioxidantes y también aporta su sabor a mi "Té anticataratas".

Ciática

Nunca había utilizado técnicas de visualización como método de curación hasta oír una anécdota que me contó uno de los pocos médicos que realmente admiro y que me hizo reconsiderar el tema. Esta anécdota me la hizo el Dr. Andrew Weil, profesor en el Colegio de Medicina de la Universidad de Arizona en Tucson y el autor del libro *Natural Health, Natural Medicine* (Salud natural, medicina natural), quien se ha convertido en uno de los expertos principales de la medicina natural alternativa.

El doctor Weil me contó la historia de una mujer que había sufrido dolores terribles de ciática durante dos años; pese a que había consultado a unos 20 médicos durante ese tiempo, el dolor continuaba sin ninguna mejoría.

La ciática es una afección que provoca dolor de la parte inferior de la espalda a las asentaderas y/o la porción posterior externa de la pierna. Se irradia a lo largo del nervio ciático y de ahí su nombre. Algunas veces las fibras del nervio ciático también se inflaman.

Quizás usted se pueda imaginar cómo se sentía esta mujer. Yo sí puedo imaginarlo: sufrí uno de los dolores más fuertes de mi vida cuando se me dislocó un disco en la espalda, que es una dolencia parecida a la ciática.

Después de soportar dos años de dolores, esta mujer experimentó un gran cambio en su vida cuando su nieta fue a visitarla. Se obligó a sí misma a levantarse de la cama para atender a la niña. Para sorpresa suya, se dio cuenta de que al actuar como si no tuviera ningún dolor, realmente se sintió mejor.

Dejó de consultar a los médicos, que aparentemente no le habían servido de nada de todos modos, y comenzó a hacer lo que *quería*, en lugar de lo que le *recetaban*. Buscó un tratamiento de acupuntura para aliviar el dolor, comenzó a tomar vitaminas y a escuchar cassettes de ejercicios de visualización dirigidos a aliviar su dolor de espalda.

Parece que todos estos tratamientos le ayudaron. Se sintió más aliviada y continuó mejorándose. Llegó a la conclusión de que el elemento más importante del programa que había creado por sí sola eran las visualizaciones. La técnica fundamental era imaginarse que un mayor flujo de sangre irrigaba su espalda.

Finalmente, el dolor desapareció por completo. El Dr. Weil se comunicó con ella siete años después y seguía bien, sin ningún dolor de ciática.

Remediándolo con La farmacia natural

Además de los variados tratamientos naturales que probó la mujer de esta historia del doctor Weil, hay muchas hierbas que son eficaces para aliviar este tipo de dolor.

➤➤➤ **Tamo (una mezcla de semillas de hierba, especialmente *Anthoxanthon odoratum*).** Hace muchos años, el naturópata Parson Kneipp descubrió el uso que los habitantes de los Alpes les daban a las semillas de varios tipos de hierbas que almacenaban como heno para alimentar a los animales durante el invierno. Ellos recogían el tamo (*hayseed*) y lo añadían a su baño, porque se dieron cuenta de que esta semilla tenía la propiedad de aliviar el dolor de la espalda, articulaciones y músculos. Kneipp popularizó el uso del tamo con este propósito, y actualmente muchos europeos siguen la terapia de Kneipp y utilizan tamo empacado en bolsas para el baño o preparados en forma de cataplasmas (emplastos) calientes.

Las cataplasmas calientes de tamo utilizadas en la terapia de Kneipp cuentan con la aprobación de la Comisión E, el grupo de expertos de hierbas medicinales designado por el gobierno alemán, que tiene la misión de evaluar la seguridad y eficacia de la terapia con hierbas medicinales y es el homólogo alemán de la Dirección de Alimentación y Fármacos de los Estados Unidos. Según la Comisión E, las cataplasmas son eficaces para tratar toda una gama de problemas reumáticos así como la ciática.

Pero, ¿cómo actúa el tamo? Esta semilla contiene una buena cantidad de un compuesto llamado cumarina, una sustancia parecida al alcanfor que aumenta el flujo local de sangre cuando se aplica externamente, según el Dr. Rudolph Fritz Weiss, que en toda Alemania es el más renombrado de todos los médicos que usan tratamientos de hierbas. El libro del Dr. Weiss, titulado *Herbal Medicine* (La medicina a base de las hierbas), se usa en los colegios de medicina en Alemania. He escuchado testimonios asombrosos que elogian los baños y las cataplasmas de tamo para aliviar el dolor de la ciática. Si yo padeciera de este problema, probablemente probaría este tratamiento. Solicite la terapia de Kneipp en tiendas especializadas en productos para baños o tiendas de hierbas.

Ortiga (*Urtica dioica*). La gente ha estado azotando sus espaldas adoloridas con ortiga desde la época de los romanos. Este método consiste en tomar ramas de la planta fresca y golpear con ellas el área donde se tiene el dolor.

Sin embargo, debo advertirle que esta costumbre pica como loco. Pero eso forma parte del tratamiento. La sensación urticante funciona como un contrairritante, algo que causa un dolor menor y que, en efecto, desvía la atención del sistema nervioso del dolor más intenso. Ese no es el único efecto de la ortiga. Las sustancias químicas en los pelitos punzantes que causan la urticaria parecen provocar la liberación de las sustancias químicas antiinflamatorias naturales del propio cuerpo. Por tanto, la medicina que genera el propio cuerpo ayuda a bajar la inflamación causada por la ciática.

Las cataplasmas de ortiga también son buenas para tratar la ciática, afirma el doctor Weiss. (Recuerde que debe usar guantes siempre que vaya a manipular esta planta para proteger las palmas de sus manos de los pelos urticantes.)

Sauce (*Salix*, varias especies). La corteza del sauce contiene salicina, el equivalente de hierbas de la aspirina. Esta corteza puede ayudar a aliviar el dolor de la ciática y la Comisión E la reconoce como un calmante eficaz para aliviar cualquier afección, desde el dolor de cabeza hasta la artritis.

El contenido de salicina del sauce varía según las especies. Le sugiero que comience con un té elaborado con una dosis baja, hecha de media cucharadita de la hierba seca, y auméntela poco a poco hasta llegar a una dosis que le alivie eficazmente el dolor.

Al igual que sucede con la aspirina, el uso a largo plazo de la corteza del sauce puede ocasionar malestar estomacal y hasta úlceras, por lo tanto sugiero que endulce el té de corteza de sauce con un poco de regaliz (orozuz), una hierba que tiene propiedades que previenen las úlceras. Y si usted es alérgico a la aspirina, probablemente tampoco deba tomar su equivalente a base de hierbas.

Gaulteria (*Gaultheria procumbens*). La gaulteria contiene salicilato metílico, una sustancia similar a la salicina presente en la corteza del sauce y que es igualmente eficaz para aliviar el dolor. Por muchos años se ha usado tanto en forma interna en té como en aplicaciones externas en baños y ungüentos (pomadas) para aliviar enfermedades dolorosas, entre ellas la ciática y la gota. Yo la utilizo tanto en forma interna como en aplicaciones externas.

En realidad, la absorción a través de la piel puede ser más rápida que a través del estómago. En los estantes de las farmacias de Estados Unidos, hay más de 40 productos que contienen salicilato metílico como ingrediente activo. Todos son para uso externo, y la mayoría se utilizan para tratar diversos tipos de dolor, entre los cuales los más frecuentes son los dolores artríticos, reumáticos y ciáticos.

Advertencia: Debe mantener todos los productos que contengan aceite de gaulteria o cualquier producto que contenga salicilato metílico fuera del alcance de los niños. Su olor a menta puede ser muy tentador, pero hasta en cantidades pequeñas su ingestión puede ser fatal en niños pequeños. En los Estados Unidos, los preparados líquidos que contengan cantidades significativas de salicilato metílico (más de cinco mililitros) tienen que ser empacados de modo que no puedan ser abiertos por niños pequeños. No tiene que preocuparse por el té de gaulteria, pero sí debe tener precaución con los productos comerciales calmantes para uso externo.

Angélica china (*Angelica sinensis*). También conocida como *dang-quai*, la angélica china se venera en la medicina tradicional china como el tratamiento principal de trastornos ginecológicos. A menudo se le llama el *ginseng* femenino. La angélica china también tiene propiedades moderadas como sedante, calmante, antiinflamatorio y antiespasmódico, lo que hace que resulte eficaz para tratar la ciática.

En China, los médicos les inyectan a sus pacientes extracto de angélica china para tratar el dolor de la ciática. He revisado los datos de las pruebas clínicas chinas que muestran que cuando este extracto se inyecta en los puntos de acupuntura para tratar la ciática, cerca del 90 por ciento de las personas que reciben este tratamiento dicen haber tenido una mejoría significativa.

No recomendaría su uso en forma de inyecciones, pero podría ser eficaz preparada como un té o tintura. Yo sugiero que la añada al té de gaulteria. (No debe tomar esta hierba si está embarazada.)

N ***Country mallow (Sida cordifolia).*** Los médicos tradicionales indios que ejercen la Ayurveda han usado esta hierba durante mucho tiempo para tratar la ciática y otras dolencias musculares y del sistema nervioso. La razón parece ser su alta concentración de efedrina: contiene unas 850 partes por un millón. El compuesto efedrina es más conocido como un descongestionante bronquial y como un estimulante, pero en cierta forma es un tónico para los músculos, y esta es supuestamente la razón por la cual la efedrina ayuda a aliviar la ciática.

N **Mostaza (*Brassica nigra, Sinapis alba* y otras).** ¿Ha oído alguna vez hablar de una cataplasma de mostaza? Este remedio casero se ha usado tradicionalmente para tratar problemas respiratorios y reumáticos como la ciática.

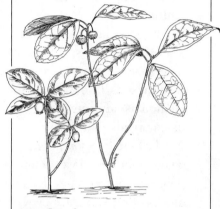

La mostaza es una planta aromática, lo que explica en parte su utilización como un descongestionante bronquial. Pero hay otra razón por la cual se utiliza para tratar la ciática, la artritis, el lumbago, la neuralgia y el reumatismo. La mostaza es un contrairritante rubefaciente; es decir, causa una sensación de alivio en la piel mientras que sus propiedades contrairritantes causan una irritación ligera, distrayendo al cuerpo del dolor más profundo de la ciática. La combinación del calor y la contrairritación tiene un efecto calmante.

Gaulteria

La gaulteria es un arbusto siempre verde que crece a poca altura y produce moras rojas comestibles.

N **Mastuerzo/Panalillo (*Lepidium,* varias especies).** Los herbolarios recomiendan la aplicación externa del mastuerzo fresco para aliviar el dolor. Al igual que la mostaza, esta hierba es también un contrairritante rubefaciente, y contiene los mismos compuestos picantes (isotiocianatos) que la mostaza.

N **Jengibre (*Zingiber officinale*) y sésamo/ajonjolí (*Sesamum indicum*).** El antropólogo médico John Heinerman, Ph.D., autor de *Heinerman's Encyclopedia of Fruits, Vegetables and Herbs* (La enciclopedia de Heinerman de las frutas, vegetales y hierbas), recomienda este tratamiento egipcio para la ciática: mezcle dos cucharadas de jengibre rallado con tres cucharadas de aceite de sésamo y una cucharadita de jugo de limón. Frote la zona afectada con esta mezcla. Supongo que esto ayuda porque el jengibre también es un rubefaciente.

Claudicación intermitente

Después de haber pasado la edad madura de 67 años, sé que tengo que tener cuidado con muchas de las manifestaciones de las enfermedades cardiovasculares. Me gusta mantenerme activo, por lo tanto, lo último que deseo es que un dolor en el pecho o en las piernas me hagan más lento.

Cuando las placas cargadas de colesterol estrechan sustancialmente las arterias coronarias, el resultado es la angina —dolor del pecho producido por un esfuerzo. Cuando el mismo proceso ocurre en las arterias de las piernas, el resultado es la claudicación intermitente, que causa dolor en las piernas cuando usted hace ejercicios. Este dolor tiende a aparecer después de que se ha caminado una corta distancia.

La claudicación intermitente es el síntoma más común de lo que se conoce como enfermedad vascular periférica. El dolor es resultado de la oxigenación pobre de los músculos de las piernas debido al flujo de sangre reducido en las arterias de las piernas estrechadas.

Entre las enfermedades cardiovasculares, sobre las que más oímos hablar están el ataque al corazón, el derrame cerebral, la angina y el fallo cardíaco por congestión. La claudicación intermitente no tiene mucha publicidad, pero es uno de los motivos principales de dolor y de pérdida de movilidad entre las personas mayores. Alrededor de 750,000 estadounidenses la desarrollan anualmente.

Remediándolo con La farmacia natural

Si usted padece de claudicación intermitente, debe estar bajo los cuidados de un médico, quien normalmente le receta medicamentos para tratar esa afección. Estoy convencido de que mucha gente podría dejar los productos farmacéuticos y sentirse mejor si conocieran algo acerca de las alternativas herbarias. Debería hablar sobre esa posibilidad con su médico, pero no deje de tomar los medicamentos por su propia cuenta. Aquí están las hierbas que pueden ayudar.

✸✸✸ **Ajo (*Allium sativum*).** En un estudio riguroso de 12 semanas, se le dio a un gran número de personas con claudicación intermitente una dosis de 800 miligramos de ajo al día. Por lo general, estas personas caminaron notablemente mejor después de cinco semanas de estar tomando la hierba. También tenían la presión arterial y los niveles de colesterol más bajos.

El ajo es una hierba excelente para el tratamiento de cualquier síntoma de enfermedad cardiovascular. Para la prevención o la terapia de la claudicación intermitente cómase por lo menos un diente de ajo crudo al día. Existen todo tipo de formas deliciosas para disfrutar del ajo crudo. Le sugiero que pique en trocitos pequeños un diente y ponerlo en la ensalada o en un plato de pasta.

Ginkgo/Biznaga (*Ginkgo biloba*). El *ginkgo* es la planta medicinal más importante para el tratamiento de la claudicación intermitente. El *ginkgo* mejora el flujo sanguíneo en las piernas igual que lo hace con el flujo sanguíneo del corazón y el cerebro al abrir (dilatar) las arterias.

Nueve estudios excelentes que he revisado revelan que 40 miligramos de extracto de *ginkgo* dos veces al día proporcionan más alivio que la pentoxifilina (*Trental*), la medicina estándar recetada para la claudicación intermitente. Las personas que sufrían de claudicación intermitente encontraron que podían ir de un 75 a un 110 por ciento más lejos sin sentir dolor en las piernas si tomaban el extracto a base de hierbas. Por otro lado, las personas que estaban usando el *Trental* aumentaron la distancia caminando sin dolor sólo en un 65 por ciento.

Y no sólo eso, el *ginkgo* es también más barato —alrededor de $20 al mes comparado con los $50 mensuales que cuesta el *Trental*. Y los efectos secundarios del *ginkgo* son mínimos, consistiendo en malestar estomacal ocasional, dolor de cabeza y mareos.

Si usted va a usar el *ginkgo*, debe usar los extractos en vez de la hoja. Los compuestos activos en el *ginkgo* están presentes en las hojas pero con muy baja concentración, demasiado baja para ofrecer algún beneficio significativo. Cuando usted adquiere un extracto estándar de *ginkgo*, este es un preparado de 50:1, lo cual significa que 50 libras (22 kg) de hojas son procesadas para obtener 1 libra (.45 kg) de extracto. Puede comprar los extractos estandarizados en muchas tiendas de productos naturales y en farmacias.

Jengibre (*Zingiber officinale*). En varios estudios, el jengibre ha demostrado ser casi o tan eficaz como la aspirina y el ajo en la prevención de los coágulos de sangre que provocan ataques al corazón. Una coagulación similar en las piernas puede provocar el dolor de la claudicación intermitente. Si yo padeciera de esta afección, yo tomaría mucho jengibre.

Espino (*Crataegus*, varias especies). En estudios realizados, las personas con claudicación intermitente mostraron mejor circulación y mejor desempeño al caminar después de haber sido inyectadas con extracto de es-

143

pino. Personalmente, no pienso que haya que inyectar el espino para obtener sus beneficios.

Los naturópatas recomiendan tomar de 120 a 240 miligramos de extracto estandarizado que contenga 1.8 por ciento de *vitexin-4-rhamnoside* o 10 por ciento de procianidinas oligoméricas (*oligomeric procyanidins*), tres veces al día.

El espino es una medicina potente para el corazón. Si desea usarla, consúltelo con su médico.

Verdolaga (*Portulaca oleracea*). La grasa saturada es uno de los "culpables principales" de la aparición de cualquier forma de enfermedad cardiovascular, incluyendo la claudicación intermitente. Los aceites beneficiosos conocidos como ácidos grasos omega-3 ayudan a prevenir las enfermedades cardiovasculares y la verdolaga es la mejor fuente de hojas para el omega-3. También está sumamente dotada de antioxidantes, que son sustancias que eliminan los radicales libres o moléculas de oxígeno altamente reactivas que dañan las células del cuerpo y contribuyen a las enfermedades cardíacas.

La verdolaga es un vegetal delicioso. Yo preparo las hojas al vapor y me las como igual que las espinacas, o las añado crudas a las ensaladas y a las sopas.

Colesterol alto

La historia del colesterol comenzó en 1951, cuando el Pentágono envió algunos patólogos a Corea para estudiar los cuerpos de los soldados muertos allá durante la guerra. Los patólogos le hicieron autopsias a aproximadamente 2,000 soldados.

Aunque casi nadie que tiene menos de 35 años de edad muere de la cardiopatía coronaria, más del 75 por ciento de los soldados, que en promedio tenían 21 años, tenía depósitos amarillos de placas de arterioesclerosis en las paredes de sus arterias. Los médicos habían pensado —erróneamente— que esos depósitos que obstruyen las arterias se formaban sólo en hombres mucho mayores. Los informes de los patólogos del ejército estadounidense asombraron a la comunidad médica. Antes de las autopsias de Corea, los médicos no sabían lo temprano que comenzaba el proceso de las cardiopatías.

No mucho después, una sustancia cerosa en la sangre, el colesterol, fue identificado como el factor más importante en la formación de placas y del riesgo de padecer de alguna cardiopatía. Más recientemente, los científicos han descubierto que por cada 1 por ciento que bajen los niveles de colesterol, hay un 2 por ciento de disminución en el riesgo de ataque cardíaco.

Niveles ideales

El nivel de colesterol total en el estadounidense común es mayor de 200 miligramos por decilitro(mg/dl) de sangre. Debido a que el riesgo de ataque cardíaco se eleva significativamente por encima de ese nivel, la Asociación del Corazón de los Estados Unidos urge a todo el mundo a que tome medidas para reducir su nivel de colesterol si está alrededor de esa cifra.

¿A cuánto más por debajo de 200 debe usted tener el nivel de colesterol para que pueda sentir que su riesgo es significativamente menor? Esto no está completamente claro, pero las investigaciones indican que los niveles de colesterol muy bajos, es decir, por debajo de 150 o menos, aumentan el riesgo de muerte por otras causas, incluyendo el cáncer del hígado, las enfermedades del pulmón y ciertos tipos de derrames cerebrales. Mi posición es que la gente debería tratar de tener sus niveles de colesterol total de entre 170 y 190.

Para mayor complicación aún, hay dos tipos de colesterol: las lipoproteínas de baja densidad (*LDL* por sus siglas en inglés), que aumentan el riesgo de ataque al corazón, y las lipoproteínas de alta densidad (*HDL* por sus siglas en inglés), que en realidad reducen los riesgos. Usted debe bajar sus niveles de colesterol a menos de 190. Pero si usted tiene el colesterol alto, su médico puede concentrarse específicamente en sus niveles de LDL y hacer que usted reduzca esos niveles, dado que el colesterol "malo" es el tipo de colesterol que está más claramente vinculado a la cardiopatía.

Se calcula que el 25 por ciento de los estadounidenses tiene niveles de colesterol lo suficientemente altos como para hacerlos correr el riesgo de sufrir un ataque al corazón. Por otra parte, el 10 por ciento de los estadounidenses tiene niveles tan altos que los médicos rápidamente les recetan fuertes tratamientos de fármacos para reducir el colesterol. Sin embargo, los doctores son mucho menos propensos a hablarle de las formas en que la farmacia natural puede reducir su riesgo de sufrir un ataque al corazón.

El factor de la fibra

Cualquiera de —y probablemente todas— las fibras de plantas pueden bajar el colesterol. Esto significa que se debe seguir una dieta que incluya muchas frutas, vegetales y granos enteros, y esperamos que sea también baja en grasa.

En un estudio realizado, un suplemento alto en fibras (*Fibercel*) fue añadido a la dieta de los hámsters de laboratorio en una cantidad suficiente como para abarcar el 5 por ciento de sus calorías diarias. El *Fibercel* redujo su colesterol total en un 42 por ciento y su colesterol LDL "malo" en un 69 por ciento. Sus niveles de HDL beneficioso aumentaron en un 16 por ciento.

El salvado de trigo ha recibido mucha publicidad como un reductor del colesterol, pero es solamente uno entre muchos otros alimentos altos en fibra. Las frutas, los vegetales y los granos tienen efectos similares. De hecho, el salvado de trigo dista mucho de ser la mejor fibra para bajar el colesterol. A los hámsters a los que se les administró una dieta con un 5 por ciento de salvado de trigo mostraron reducciones en los niveles totales de colesterol y en el LDL de sólo el 19 y el 29 por ciento, respectivamente, lo cual es un resultado pobre si se compara con el obtenido del *Fibercel*.

Los componentes del salvado de trigo que disminuyen el colesterol son *beta-glucans*. Pero repito, el salvado de trigo no es la fuente más rica en esto. La cebada contiene tres veces más *beta-glucans* que el trigo, y los frijoles (habichuelas) son también fuentes significativas de ese componente.

La buena noticia es que con frecuencia no es necesario recurrir a las medicinas farmacéuticas. Hay muchos alimentos y hierbas que pueden ayudar a bajar los niveles de colesterol.

Remediándolo con La farmacia natural

Además de obtener una cantidad adecuada de fibras a través de los alimentos que come, hay bastantes alimentos y hierbas individuales que pueden resultar útiles.

᭥᭥᭥ **Zanahoria (*Daucus carota*) y otros alimentos que contienen la pectina.** Estudios realizados por escoceses mostraron que en un período de tres semanas, un bocadillo (botana, merienda, tentempié) al día de dos zanahorias redujo los niveles de colesterol de un 10 a un 20 por ciento en los participantes en el experimento. Las zanahorias tienen un alto contenido de una fibra conocida como pectina. Otras buenas fuentes de pectina son las manzanas y la piel blanca interior de las cáscaras de las frutas cítricas. Disfrute de estas comidas diariamente. (Sí, esto quiere decir que si se está comiendo una naranja, métale el diente un poco a la parte blanca.)

Yo sé que hacer jugos es algo muy popular hoy en día, por lo tanto, quiero ofrecerles este consejo. Si quiere ingerir esas frutas y vegetales en forma de bebida, está bien. Pero no use un exprimidor de jugos (juguera) si quiere obtener todos los beneficios de su contenido de pectina. En cambio, dele unas cuantas vueltas en la licuadora (batidora). Si usted usa un exprimidor de jugos, le extraerá a la fruta o vegetal la mayor parte de la fibra, y sólo le quedará alrededor de un 10 por ciento de la pectina que reduce el colesterol.

Podría también tomarse unos suplementos de fibra. Los científicos de la Universidad de la Florida informaron que tres cucharadas diarias de la pectina de la toronja (pomelo), tomada en cápsulas o como aditivos a los alimentos, pueden bajar el colesterol en un 8 por ciento. Sin embargo, si usted decide usar los suplementos, debe saber que este tipo de fibra interfiere en la asimilación de ciertos nutrientes importantes, incluyendo el betacaroteno, el boro, el calcio, el cobre, el hierro y el cinc. Esto no es un problema cuando usted consume la planta entera, porque la planta misma aporta nutrientes adicionales. Pero si usted toma cápsulas de pectina, acuérdese de comer algunas frutas y vegetales en una comida más tarde, para estar seguro de que no vaya a causar ninguna deficiencia.

Aguacate/Palta (*Persea americana*). El aguacate es una de las frutas más altas en grasa, por lo que las personas con cardiopatía lo evitan. Pero de acuerdo a un informe en *Lawrence Review of Natural Products* (La Revista *Lawrence* de los Productos Naturales), un boletín informativo respetado, el aguacate puede ayudar a reducir el colesterol. En un estudio, se les dio a elegir a un grupo de mujeres entre una dieta alta en grasas monoinsaturadas (aceite de oliva) con el aguacate o una dieta rica en carbohidratos complejos (almidones y azúcares). Después de seis semanas, las que eligieron la dieta de aceite de oliva y aguacate mostraron una reducción en el colesterol de un 8.2 por ciento.

Ahora bien, no le estoy recomendando que usted reduzca su consumo de carbohidratos complejos, los cuales son importantes para una dieta saludable, pero sí le estoy recomendando que de vez en cuando se coma un aguacate. Este contiene varias sustancias químicas singulares que tal vez usted no pueda obtener de otras fuentes.

Frijoles/Habichuelas (*Phaseolus*, varias especies). Los frijoles son altos en fibras y bajos en grasa, es decir, justamente una puerta abierta para disminuir el colesterol. Los frijoles contienen lecitina, un nutriente que también ayuda a bajar el colesterol. Un estudio realizado demostró que una taza y media de lentejas secas o de frijoles colorados (*kidney beans*) al día, que es aproximadamente la cantidad de frijoles en una taza de sopa de frijoles, puede reducir los niveles de colesterol total en un 19 por ciento.

Apio (*Apium graveolens*). En un estudio realizado con animales de laboratorio, los investigadores les administraron una dieta alta en grasa durante ocho semanas para aumentar sus niveles de colesterol. Entonces, a algunos se les dio jugo de apio. El jugo disminuyó significativamente el colesterol total y los niveles de LDL en los animales. No está totalmente claro si consumir apio podría ayudar a reducir los niveles de colesterol en seres humanos, pero de seguro que no le hará ningún daño incluir más de este vegetal delicioso en su dieta.

Ajo (*Allium sativum*) y cebolla (*A. cepa*). Muchos estudios demuestran que el equivalente de un diente de ajo al día (o de media cebolla) disminuye los niveles de colesterol total entre un 10 y un 15 por ciento en la mayoría de las personas. En un estudio realizado, las personas a quienes se les administró 800 miligramos (aproximadamente un diente) de ajo diariamente experimentaron una disminución tanto en los niveles de colesterol como en la presión arterial. El ajo es un remedio aprobado en Europa para las afecciones cardiovasculares, y especialmente para el colesterol alto.

En otro estudio, de dos a tres cucharadas de aceite de cebolla al día ayudaron a reducir el colesterol en la mitad de las personas con un nivel de colesterol medianamente alto. Sus niveles de colesterol en la sangre cayeron entre el 7 y el 33 por ciento mientras estuvieron tomando el aceite de cebolla.

Me parece que sería una buena idea incluir en su dieta diaria cantidades abundantes de ambas de estas hierbas sabrosas y saludables.

Jengibre (*Zingiber officinale*). Muchos estudios demuestran que el jengibre ayuda a disminuir el colesterol. ¿Por qué no le añadimos un poco de jengibre para darle sazón a los otros alimentos que disminuyen el colesterol?

Fenogreco/Alholva (*Trigonella foenum-graecum*). Esta hierba es rica en una fibra balsámica llamada mucílago. Se ha demostrado su capacidad para reducir el colesterol en experimentos con animales y también se ha demostrado con humanos.

Nueces. Tal vez usted piense que las personas con el colesterol alto debían de evitar las nueces altas en grasa, pero un estudio con más de 25,000 estadounidenses demostró que los que comían más nueces eran los menos propensos a ser obesos. Todas esas personas eran saludables, por lo tanto, yo no recomendaría las nueces a los que padecen de cardiopatía o de alta presión arterial, pero para los que estén bastante bien de salud, las nueces no parecen hacer mucho daño y son mejores que comer demasiada carne.

Es posible que las nueces ayuden a crear una sensación de saciedad. Las nueces, por ejemplo, contienen el neurotransmisor serotonina, que se relaciona con la sensación de saciedad.

Y por cierto, un alto consumo de nueces también fue asociado con la incidencia más baja de ataques al corazón mortales y no mortales. Esto debe interesar a quien presente este riesgo debido a los niveles altos de colesterol.

Alazor/Cártamo (*Carthamus tinctorius*). Un estudio realizado demostró que consumir durante ocho semanas aceite de alazor en lugar de

Cómo conquistar el colesterol con comidas

Hay muchas, pero muchas, comidas y hierbas que bajan el colesterol. ¿Por qué no mezclarlas todas ellas para crear una dieta sabrosa y saludable que reduzca esos niveles de colesterol a donde usted quiere que estén? Aquí hay algunas sugerencias.

Para el desayuno

- Naranja, uva, manzana y zanahoria combinados en una licuadora en vez de jugo de naranja nada más
- *Muffins* integrales
- Las frutas frescas que tenga a su disposición
- Avena con un toque de aceite de alazor (no usar ni mantequilla ni margarina)

Para el almuerzo

- Una sopa que baje el colesterol con frijoles (habichuelas), cebada, cebolla, zanahoria y ajo, más otras especias al gusto.
- Pan integral con cualquier tipo de mantequilla de nueces —hasta con mantequilla de cacahuate/maní (no usar ni mantequilla ni margarina)
- Ensalada alta en fibras
- Cóctel de frutas
- Una galletita (*cookie*) de avena o un *muffin* de salvado.

Para la cena

- Un burrito de frijoles refritos, arroz y salsa, envueltos en una tortilla integral

O

- Chile vegetal hecho con tofu; *muffins* de harina de maíz untados con mantequilla de nueces.

O

- "Perritos" picantes: Panecillos para perros calientes llenos de repollo (col), salsa para barbacoa, mostaza y cebolla (si usted simplemente no puede estar sin los perros calientes hágalos estilo vegetariano); lentejas o sopa de frijoles negros y arroz silvestre

O

- Cena hervida: Una taza de cada uno de los siguientes vegetales cortados en cubitos: lechuga, zanahoria, cebolla, apio, y papas, con una pizca de hierbas

Y

- Una ensalada verde bien grande
- Un cóctel de frutas

Después de una semana o dos siguiendo una dieta como ésta, apuesto que habrá una reducción de un 10 a un 20 por ciento en el colesterol de la mayoría de las personas que tienen niveles elevados.

aceites de otros tipos redujo el colesterol sérico total de un 9 a un 15 por ciento y el colesterol LDL de un 12 a un 20 por ciento.

✎ **Sésamo/Ajonjolí (*Sesamum indicum*).** Todas las plantas contienen fitoesteroles, compuestos que pueden ser absorbidos dentro del torrente sanguíneo, desplazando algo del colesterol que se aloja allí. En mi base de datos aparecen las semillas de sésamo como el alimento más alto en contenido de fitoesteroles (basado en su peso seco).

Otros alimentos que contienen altas cantidades de fitoesteroles, en orden descendente de potencia, incluyen la lechuga, las semillas de girasol (maravilla), las avellanas, el pepino, el espárrago, el quimbombó (quingombó, calalú), la coliflor, la espinaca, los higos, la cebolla, las fresas, la calabaza (zapallo, ahuyama) o el *squash*, los rábanos, los albaricoques (chabacanos, damascos), los tomates, el apio y el jengibre.

Usted fácilmente podría usar esta información para preparar ensaladas y sopas que reducen el colesterol, en sustitución de las carnes que aumentan el colesterol. Una ensalada de frutas alta en fitotoesterol, por ejemplo, incluiría higos, fresas y albaricoques con jengibre.

✎ **Shiitake (*Lentinus edodes*).** Esos deliciosos champiñones contienen el compuesto lentinan. Según el *Lawrence Review of Natural Products* (La Revista *Lawrence* de los Productos Naturales), el lentinan tiene una acción que disminuye el colesterol, junto con sus efectos antitumores, antivirales y estimulantes del sistema inmunológico. En los animales de laboratorio a los que se les administró una dosis baja de un compuesto relacionado con el lentinan, los niveles de colesterol les disminuyeron en un 25 por ciento.

Cortadas, rasguños y abscesos

Espero que usted nunca sufra de un absceso como el que tuve en la pierna izquierda hace 30 años, cuando estaba en un bosque tropical en Panamá. En la selva, parece que las cortadas menores se convierten en serias infecciones casi de un día para otro. Empezó con una pequeña cortada por encima del tobillo izquierdo. Pero de pronto, mi cortada se convirtió en un absceso y empezó a supurar, un término médico para cuando las cortadas liberan pus por estar infectadas.

La pierna izquierda me dolía terriblemente, el pus seguía saliendo, el resultado de la lucha entre las bacterias y mi sistema inmunológico. En la tranquila provincia panameña de Darién, cerca de la frontera con Colombia, mis amigos revisaron mi absceso con los ojos de la experiencia. Decían que mi infección era resultado del contacto con el oto de lagarto tropical (*Dieffenbachia seguine*), que es lo mismo que la familiar planta casera en forma de palma conocida como *Dieffenbachia*. Mis amigos suponían que un poco de la resina cáustica de los tallos cortados de oto de lagarto me habían penetrado por esa cortada menor. Esto parecía lógico, especialmente porque solía andar descalzo por las laderas resbalosas de los ríos para no caerme. Pero nunca sabré la causa a ciencia cierta. Lo que sí sabía era que a medida que la úlcera aumentaba de tamaño, empecé a ponerme febril... y asustado.

Traté de hacerme el valiente, pero las infecciones de la piel en los trópicos pueden convertirse de pronto en algo muy serio. Hace tres décadas, yo no confiaba tanto en la farmacia natural como confío hoy. Pensé que debía verme con un médico estadounidense en un hospital de la Zona del Canal.

El médico confirmó mis peores temores. Después de revisar mi absceso, me dijo que si no recibía antibióticos intravenosos inmediatamente, podría perder la pierna. Me dio algunos antibióticos, pero ni eso era suficiente a su modo de ver, y me dijo que si yo quería salvar la pierna, tendría que regresar a los Estados Unidos para recibir un tratamiento continuado.

Para complicar aún más mi decisión, este era justamente el momento en que los militares estadounidenses me habían ofrecido un paquetón de billetes para volver a la selva como asesor botánico. ¿Ahora qué iba hacer? Yo quería ese trabajo más que ninguna otra cosa. Pero también quería mi pierna.

Medicinas del monte

Llamé a mi amigo Narciso "Chicho" Bristán, un afropanameño que me había acompañado en varios viajes a la selva. Él también iba a ganar un montón de dinero si me acompañara en la expedición que me estaban ofreciendo los militares.

Entonces Chicho me llevó cojeando a ver a su hermana Carmen, una enfermera de Darién que tenía muchísimo conocimiento de la llamada "medicina del monte". Antes, ella había visto abscesos como el mío. Me dijo que sí, que yo necesitaba tratamiento inmediato, pero que no, que no necesitaba estar en el hospital o tomar un montón de antibióticos intravenosos.

Carmen me dijo que yo podía tratar mi absceso con "flores", pero no las flores botánicas. Ella se estaba refiriendo a las flores (el polvo purificado) de azufre. Me recomendó que me limpiara las llagas, que estaban conectadas entre sí, con peróxido de hidrógeno, que es un buen desinfectante, y que después secara las llagas al sol y finalmente les pusiera las flores de azufre.

Yo decidí jugármela con la medicina del monte. Un poco después de esta visita, regresé cojeando a la selva, apoyado de Chicho. Pero yo no tuve que estar apoyándome en él por mucho tiempo. El programa de Carmen y sus flores de azufre rápidamente curaron ese absceso. Al cabo de un mes, todo lo que yo tenía en la pierna era una cicatriz que conservo hasta el día de hoy como testimonio de mi primer encuentro peligroso con las infecciones de la selva.

Actualmente, Chicho es un vigilante en el Bosque Nacional Cerro Pirre de Darién, que es mi reserva natural favorita de Centroamérica. Y gracias, en parte, a mi experiencia en tratar ese absceso con la medicina del monte, pude trabajar por 30 años como el experto en las medicinas a base de hierbas del Departamento de Agricultura de los Estados Unidos.

Yo he pasado 5 de los últimos 30 años caminando por los trópicos en busca de hierbas medicinales. Y aunque he encontrado muchas, también he aprendido que uno no tiene que ir a las selvas panameñas para encontrar hierbas medicinales eficaces. Algunas están mucho más cerca. Muchas de nuestras mejores medicinas están en el patio de la casa, tanto el suyo como el mío.

Remediándolo con La farmacia natural

Todo el mundo padece en algún momento de su vida de algún tipo de infección en la piel. Lo más probable es que sus infecciones no lleguen a ser tan graves como fue la mía, pero si una cortada se vuelve roja, tierna o dolorosa y después de un día o dos empieza a supurar un líquido, eso significa que usted tiene una infección que debe ser tratada por un médico. He aquí varias hierbas que pueden ser muy eficaces para tratar las cortadas menores. Si usted quisiera probarlas en cortadas y abscesos más graves (ellas sí funcionan), por favor consulte con su médico antes de hacerlo.

Árbol de Té (*Melaleuca*, varias especies). El aceite de árbol de té fue usado por los aborígenes y los primeros pobladores de Australia para el tratamiento de los rasguños, el pie de atleta, las picadas de insectos, las quemaduras y las cortadas. Su uso como tratamiento para las heridas se ha expandido por el mundo entero. Y hay una buena razón para esto, porque el árbol de té contiene un potente compuesto antiséptico se llama *terpinen-4-ol*.

Varro Tyler, Ph.D., decano y profesor emérito de la farmacognosis (los estudios farmacéuticos de los productos naturales) en la Universidad Purdue en West Lafayette, Indiana, recomienda el aceite de árbol de té como tratamiento para las heridas.

Yo he usado personalmente el aceite de árbol de té como un antiséptico de aplicación externa para los abscesos, y puedo atestiguar sobre su valor. Está comprobado que es un antiséptico contra las bacterias y los hongos. En realidad, el aceite de árbol de té es tan bueno como cualquiera de aquellos antisépticos convencionales que siempre hemos usado, como el iodo y el mercurocromo.

Las personas particularmente sensibles a este aceite, pudiera ser que encuentren que en su estado puro les irrite la piel. En ese caso, le sugiero que diluya el aceite al añadir algunas gotas en un par de cucharadas de cualquier aceite vegetal. Si encuentra que aún así el aceite le irrita la piel, dilúyalo más o deje de usarlo. Y no ingiera el aceite de árbol de té, ni ningún otro tipo de aceite esencial, porque están extremadamente concentrados y aun en pequeñas dosis muchos de ellos pueden ser tóxicos.

Caléndula (*Calendula officinalis*). La Comisión E, que es el comité de expertos alemanes en hierbas medicinales que asesora al gobierno alemán, recomienda el uso de la caléndula para reducir la inflamación y fomentar la curación de las heridas. Esta hierba hace ambas cosas.

Para hacer una solución para tratar las cortadas, vierta una taza de agua hirviendo sobre una cucharadita de pétalos secos y déjelos en infusión por diez minutos. Luego remoje un paño limpio en el líquido y apliquéselo como una compresa sobre la herida.

La caléndula puede ser aún más eficaz en forma de crema. Usted puede comprar productos comerciales para la piel que contengan caléndula en muchas tiendas de productos naturales.

Consuelda (*Symphytum officinale*). Esta hierba contiene un compuesto llamado alantoína, una que ayuda en la curación de las heridas. Sus ácidos tánicos astringentes también pueden contribuir a la curación de las heridas.

La consuelda ha recibido una mala publicidad recientemente debido a que contiene también unas sustancias químicas llamadas alcaloides de pirrolizidina, que pueden dañar el hígado. Muchas autoridades advierten que no se debe ingerir. Pero existe muy poco riesgo, si es que existe alguno, en aplicar la consuelda externamente. La consuelda todavía es mi primera línea de defensa contra las llagas que demoran en sanar. Para usarla, usted puede tomar algunas hojas frescas y frotarlas directamente sobre el área afectada. También puede encontrar productos comerciales para el cuidado de la piel que contienen la consuelda en muchas tiendas de productos naturales.

✿✿ **Equinacia/Equiseto (*Echinacea*, varias especies).** La equinacia tiene propiedades potentes que estimulan el sistema inmunológico que ayudan a curar heridas externas en el cuerpo. La Comisión E aprueba la aplicación externa de preparados de la equinacia para tratar heridas superficiales.

Yo considero esta hierba tan sólo como un antiséptico leve cuando se aplica en forma externa. Si yo tuviera una cortada infectada, tomaría un poco de tintura o té de equinacia para fortalecer mi sistema inmunológico para que mi cuerpo pueda sanar la infección. (A pesar de que la equinacia puede provocar que se adormezca la lengua o que sienta un hormigueo temporal en ella, este efecto es inofensivo.)

✿✿ **Hidraste/Sello de oro/Acónito americano (*Hydrastis canadensis*).** Al igual que varias otras especies de raíces amarillas —el agracejo (berberis), el coptis, la mahonia (*toronja de Oregón*) y la raíz amarilla— el hidraste contiene varios compuestos antisépticos, notablemente la berberina y la hidrastina. Yo no tendría dudas en aplicar una cataplasma (emplaste) de raíz de hidraste machacado si me cortara en la selva y no tuviera ningún otro antiséptico a mano.

✿✿ ***Gotu kola (Centella asiatica).*** El *gotu kola* contiene ácido asiático, que es un compuesto que fomenta el desarrollo de los tejidos conectivos que deben formarse para

---

El antiséptico de hierbas

Yo he usado este antiséptico de hierbas para prevenir y tratar infecciones en las ampollas reventadas. Si quiere, usted le puede llamar "Mejor que *Listerine*", (el famoso antiséptico comercial), porque yo realmente creo que lo es.

Para prepararlo, yo empiezo con un puñado de tomillo o *horsebalm* fresco porque contiene el compuesto timol, el mismo ingrediente activo que se encuentra en el *Listerine*. Entonces le agrego puñados de otras plantas que contienen antisépticos potentes de hierbas: eucalipto o romero, los cuales contienen *cineole*; una entre la gran cantidad de mentas que contienen mentol; y abedul dulce o gaulteria, que contienen el compuesto metilsalicato, que es como la aspirina. (Estos son sólo las sustancias químicas principales. En realidad, cada planta que mencioné tiene más de 20.)

Machaque las hierbas, póngalas todas en un jarro de vidrio y cúbralas con vodka. Después de algunos días, cuele el material de plantas y mantenga el líquido en su botiquín de medicinas o de primeros auxilios para usarlo en cortadas y rasguños. Si por casualidad usted confunde este líquido con su brandy habitual que se toma después de la cena, no tenga miedo. No sólo no le causará daño, sino que sabe bastante bien. (Sin embargo, tome todo, incluyendo los licores a base de hierbas, con moderación.)

que las heridas se curen. En una prueba clínica, aplicaciones externas del extracto de *gotu kola* han resultado útiles para tratar las heridas, en los injertos cutáneos, en las incisiones quirúrgicas y hasta la gangrena.

Horsebalm (*Monarda punctata*). Dado que yo tengo *horsebalm* creciendo en el patio de mi casa de Maryland, simplemente preparo una tintura que cura las heridas al llenar un vaso con las hojas machacadas y cubriéndolas con un poco de vodka barata. Parece que el alcohol frío capta mejor los compuestos antisépticos de esta planta que el alcohol tibio. Yo dejo esta tintura en infusión por unos cuantos días y después el líquido se puede aplicar a las cortadas como un enjuague antiséptico.

Si usted decide probar esta hierba, puede remojar unas vendas en la tintura y ponerlas húmedas directamente sobre las heridas infectadas. Luego cubra la venda húmeda con una venda seca y limpia. Cambie el vendaje cada ciertas horas en la medida en que la venda húmeda se seque. Usted también puede aplicar vendajes remojados en tinturas a las cortadas que no están infectadas para mantenerlas libres de infección y ayudar a acelerar su curación.

Puede usar también esta misma receta general para tinturas de las otras hierbas mencionadas en este capítulo.

Áloe vera/Acíbar/Sábila (*Aloe vera*). Aunque yo soy rápido para usar el áloe vera para las quemaduras, no estoy muy seguro de que la quisiera usar para heridas más serias que un rasguñito o un arañazo. Los estudios demuestran que el áloe vera proporciona pocos beneficios en el tratamiento de heridas profundas que son como incisiones. Sin embargo, se ha probado su eficacia para tratar cortadas superficiales.

Árnica (*Arnica montana*). Esta hierba es útil para tratar y desinfectar cortadas y otros tipos de heridas, de acuerdo a Norman G. Bisset, Ph.D., profesor de química farmacéutica en el Colegio King's en la Universidad de Londres y autor del excelente libro *Herbal Drugs and Phytopharmaceuticals* (Fármacos a base de hierbas y productos fitofarmacéuticos.)

La Comisión E está de acuerdo y aprueba la aplicación externa de las flores de árnica como una solución inmediata para las heridas, los cardenales, las dislocaciones y las torceduras (esguinces). La dosis sugerida para una compresa es la siguiente: utilice una o dos cucharaditas por cada taza de agua hirviendo. Déjela en infusión hasta que se enfríe. Remoje un paño limpio en la solución y aplíquela.

Clavo de olor (*Syzygium aromaticum*). Las flores secas de los capullos de esta flor de un árbol tropical las puede encontrar en el especiero de su cocina, y el aceite de clavo es un elemento básico en los consultorios de los aromaterapeutas y de los dentistas. Esto se debe a que el aceite de clavo es rico en eugenol, una sustancia química que cumple la doble función de ser un antiséptico y, a la vez, un fuerte calmante. Usted puede espolvorear el clavo en polvo encima de la cortada para que no se infecte.

Ajo *(Allium sativum).* Un día, cuando yo tuve una infección en el lóbulo de una oreja y no podía consultar un médico, me puse ajo, pegando un diente picado directamente sobre el área afectada con una cinta adhesiva. Lucía un poco ridículo, pero el tratamiento funcionó. El ajo bajó la infección y la inflamación.

Aplicar el ajo directamente puede causar irritación en la piel de algunas personas, pero el ajo es un excelente antibiótico. Sin embargo, si usted elige este tratamiento y se le irrita la piel, deje de usarlo inmediatamente.

El ajo no es el único antibiótico a base de hierbas. Sus parientes cercanos, la cebolla y las cebolletas (*chives*), también son muy ricos en compuestos antisépticos.

Malvavisco *(Althaea officinalis).* Las cataplasmas (emplastos) de malvavisco se han usado durante miles de años para el tratamiento de las heridas. Las raíces de esta hierba contienen una fibra soluble (mucílago) que se expande en el agua en una suave y esponjosa gelatina. Probablemente valga la pena probarlo.

Melilota *(Melilotus officinalis).* Los experimentos con animales de laboratorio han demostrado que esta hierba acelera la curación de las heridas. Parece que el constituyente activo en la hierba es el compuesto coumarina. En Alemania, la melilota en polvo se mezcla con una cantidad igual de agua para preparar una cataplasma para tratar las hemorroides. A mí me parece razonable probar esta cataplasma para las cortadas y heridas menores.

Miel. Aunque no es exactamente una hierba, la miel está hecha de flores y yo pienso que este tratamiento merece ser mencionado. En muchas tradiciones de la medicina popular en el mundo, se aplican toques de miel sobre las heridas porque cuando se seca, forma un vendaje natural.

En realidad, la ciencia médica ha demostrado que la miel hace aún más. Varios estudios sobre heridas quirúrgicas muestran que la miel acelera la curación. Yo nunca la he usado, pero he visto a los indios de Panamá y de Perú usarla con bastante éxito.

Degeneración macular

Siendo yo un campesinito de Alabama, me crié alimentándome a base de frutas y vegetales. Por eso, con mucho gusto les digo a todos que los antioxidantes y fitoquímicos en estos alimentos ayudan a prevenir la cardiopatía y el cáncer. Desde luego, hoy en día eso probablemente no es una gran revelación para usted. Pero tengo algo que decirle que quizás sí le resulte nuevo: ¿sabía usted que los nutrientes antioxidantes también ayudan a salvar la vista?

Yo no le puedo garantizar que si usted come vegetales, tendrá una visión excelente hasta que sea tan viejo como Matusalén. Sin embargo, si los estudios que he revisado están en lo cierto, usted por seguro tendrá mejor visión que la que hubiera tenido si en vez de vegetales hubiera comido esas comidas congeladas preelaboradas.

¿Por qué? Porque hay algunos indicios de que el daño celular causado por ciertas moléculas de oxígeno que son altamente reactivas (los radicales libres), juegan un papel en una afección de la vista llamada degeneración macular. Los antioxidantes son sustancias que neutralizan estos radicales libres y evitan que estos causen daño. Y las frutas y los vegetales, particularmente los vegetales de hojas, son sencillamente la mejor fuente de esas sustancias beneficiosas.

La mácula es la parte central y más sensible de la retina, que es un área con muchos nervios que está detrás del ojo y que es necesario para la visión. Por razones desconocidas, después de los 60 años, la mácula comienza a degenerarse. En este proceso de degeneración, la visión central y la percepción de los detalles finos también se deterioran. (Sin embargo, la visión periférica no se afecta por esto.)

La degeneración macular afecta a más del 25 por ciento de los estadounidenses mayores de 65 años. Es la causa principal de la ceguera en la vejez. Usted corre un poco más de riesgo de padecer de degeneración macular si es hipermétrope o si fuma cigarrillos. Las personas que tienen los ojos claros y una tradición familiar de padecimiento de esta enfermedad también enfrentan más riesgo.

Remediándolo con La farmacia natural

Las terapias médicas convencionales no ayudan mucho con la degeneración macular, lo cual hace que los enfoques nutricionales sean más atractivos. Hay bastantes alimentos y hierbas que posiblemente pueden ayudar.

Mirtillo/*Bilberry* (*Vaccinium martillas*). Esta fruta y sus variedades como el arándano azul, el arándano agrio, el ráspano, la zarzamora, la uva, la ciruela y la cereza silvestre, se ha usado tradicionalmente para el tratamiento de los problemas de agudeza visual. Y las investigaciones científicas han confirmado la validez de este enfoque tradicional.

Todas esas frutas contienen compuestos conocidos como antocianósidos, que son potentes antioxidantes. En un estudio realizado, el tratamiento diario con 400 miligramos de mirtillo y 20 miligramos del famoso antioxidante beta-caroteno, mejoró la visión nocturna de muchos de los participantes y aumentó sus campos visuales.

Los antocianósidos del mirtillo también fortalecen los capilares de la retina, lo cual ayuda a retrasar la degeneración macular. El farmacólogo de hierbas Daniel Mowrey, Ph.D., autor de *The Scientific Validation of Herbal Medicine* (La validación científica de la medicina a base de hierbas) y *Herbal Tonic Therapies* (Terapias de tónicos de hierbas), recomienda un té de mirtillo, de rusco, de centella y de jengibre para prevenir y tratar varios tipos de degeneración macular. Y yo estoy de acuerdo con él.

Yo le sugiero que use muchos mirtillos y que añada las otras hierbas de acuerdo a las que tenga a mano y al sabor que le guste. Deje las hierbas en infusión en agua hirviendo por 15 minutos. Usted puede tomar una taza de este "Té de la visión" hasta cuatro veces al día.

Mirtillo

Los mirtillos contienen un antioxidante poderoso que antes fue usado por herbolarios del siglo XVIII como un ingrediente en un enjuague bucal.

Berzas/*Collard greens* (*Brassica oleracea*), espinaca (*Spinacia oleracea*) y otros vegetales. En un estudio realizado por la oftalmóloga Dra. Johanna Seddon del Hospital del Oído y el Ojo de Massachusetts, se hizo una encuesta entre más de 900 personas, de quienes 326 padecían de degeneración macular. La Dra. Seddon llegó a la conclusión de que comer vegetales y frutas ricos en antioxidantes al menos cinco veces en la semana, reducía a la mitad los riesgos de padecer de degeneración macular.

Las berzas, uno de los ingredientes del sabroso caldo gallego, y la espinaca, la comida preferida de Popeye, sobresalen en el estudio realizado por la Dra. Seddon. Esos vegetales contienen los compuestos beneficiosos luteina y zeajantina. Los vegetales que poseen estos mismos compuestos que tal vez pueden aportar protección para la vista son, entre otros, el *bok choy*, el brócoli, la col de Bruselas, el repollo (col), la col rizada, el colinabo, las verduras de mostaza (*mustard greens*), el rábano, las verduras de nabo (*turnip greens*) y el berro.

El estudio de la Dra. Seddon también encontró que tomar suplementos de la vitamina C y E no ayudó mucho a prevenir la degeneración macular, aunque ambos son antioxidantes potentes. Estos resultados refuerzan mi argumento constante de que mejor le conviene comer alimentos integrales y ricos en nutrientes y hierbas, que los suplementos que sólo aportan un solo nutriente.

Si yo tuviera la degeneración macular o cualquiera de los factores de riesgo para padecerla, cenaría regularmente con mi "Vegetales para la vista", una mezcla de todos los vegetales crucíferos que se tenga a mano.

 Ginkgo/Biznaga (*Ginkgo biloba*). Los extractos de *ginkgo* ayudan a mantener una adecuada circulación de sangre hacia la retina.

En un estudio realizado durante seis meses, las personas que recibieron dos veces al día un extracto estandarizado de *ginkgo* de 80 miligramos mejoraron significativamente su visión de larga distancia. Otro estudio indica que el extracto de *ginkgo* puede hasta revertir los daños en la retina. Esto a mí me sugiere que usted debería probar una mezcla de *ginkgo* con té de mentas antioxidantes.

En realidad, las hojas de *ginkgo* contienen muy poca cantidad de los compuestos activos. La mejor forma de obtener los beneficios completos de esta hierba es usar un extracto estandarizado —un preparado de 50:1, lo cual significa que se han procesado 50 libras (22 kg) de hojas para obtener 1 libra (.45 g) de extracto. (De todos modos, en ocasiones yo le añado algunas hojas de *ginkgo* a mis jugos de frutas frescas.) La dosis recomendada de extracto estandarizado es de 150 a 300 miligramos diarios. (En cantidades mayores de 240 miligramos, el *ginkgo* puede causar diarrea, irritabilidad e insomnio. Si ha experimentado algunos de estos síntomas, ingiera una dosis menor).

 Cacahuate/Maní (*Arachis hypogaea*). Una buena cantidad de investigaciones demuestran que la soya ayuda a prevenir la degeneración en la retina que les sucede a las personas con diabetes, una afección conocida como retinopatía diabética. Parece que el constituyente activo en la soya es la genisteína. Si la genisteína ayuda a prevenir la retinopatía diabética, tal vez puede ayudar a prevenir la degeneración macular.

Muchas más legumbres contienen abundantes cantidades de genisteína. Desde el punto de vista del sabor, yo opto por los cacahuates, que en definitiva también tienen más cantidad de genisteína que la soya. De hecho, yo disfruto de cacahuates todos los días.

Los cacahuates españoles también tienen muchos compuestos antioxidantes conocidos como procianidinas.

✎ **Clavo de olor (*Syzygium aromaticum*).** El aceite de clavo es un poderoso antioxidante. Los estudios demuestran que este aceite ayuda a prevenir la degeneración en la retina de una sustancia llamada ácido docosaexaenoico. Esta acción ayuda a conservar la visión en la vejez. Yo le sugeriría añadir una o dos gotas de aceite a los tés de menta antioxidantes y disfrutar hasta cuatro tazas al día.

✎ **Licio de China/Alquitria (*Lycium chinese*).** Este es el tratamiento tradicional chino para la visión borrosa y otros problemas de la vista. En un estudio, los participantes consumieron alrededor de 2 onzas (50 gramos) al día de licio de China. Su visión mejoró significativamente. Los licios de China son altos en antioxidantes y en los pigmentos beneficiosos de las plantas conocidos como carotenoides.

Depresión

En mi primer viaje a Macchu Picchu, Perú, uno de mis colegas me confió que había sufrido momentos depresivos. Había tenido todos los síntomas clásicos: tristeza profunda, sentimientos de impotencia (en el sentido emocional), desesperanza y concentración pobre. Sus hábitos alimenticios, de dormir y de ir al baño estaban desajustados y no podía sentir placer al hacer actividades que normalmente eran agradables.

Todas las medicinas modernas le habían fallado. Me preparé para oír la pregunta de siempre: "¿Conoces alguna hierba que me pueda ayudar?" Cuando me lo preguntó, le contesté con mi respuesta habitual (y cautelosa): "Si yo estuviera deprimido, probaría con corazoncillo (hipérico)." Pero también le podría haber dicho regaliz (orozuz) sin ningún problema. Ambas son hierbas campeonas de tres estrellas en la farmacia natural.

Remediándolo con La farmacia natural

Por supuesto, todo el mundo se siente deprimido de vez en cuando. Sin embargo, la depresión que no se le quita es un trastorno serio. Si usted sufre de depresión continua, usted debe ver a su médico para recibir tratamiento. Mientras tanto, hay también varias hierbas que pueden resultar útiles.

Regaliz/Orozuz (*Glycyrrhiza glabra*). Ninguna planta en mi banco de datos tiene más compuestos antidepresivos que el regaliz, aunque esta planta no tiene la tradición histórica del corazoncillo en cuanto a su uso como antidepresivo. Qué raro. Al menos ocho compuestos del regaliz son inhibidores de oxidasa monoamina (*MAO* por sus siglas en inglés), que son compuestos capaces de una acción potente como antidepresivos.

Si quiere probar el regaliz para vencer la depresión, tan sólo añada un poco a cualquiera de los otros tés a base de hierbas mencionados en este capítulo.

(Aunque el regaliz y sus extractos son seguros para un uso normal en cantidades moderadas —hasta tres tazas de té al día—, su uso a largo plazo o el consumo de dosis grandes puede producir dolor de cabeza, letargo, retención de sodio y agua, pérdida excesiva de potasio y alta presión arterial.)

Corazoncillo/Hipérico (*Hypericum perforatum*). Sus flores amarillas en forma de estrella, que se tornan rojas cuando se aprietan con fuerza, son lo suficientemente bellas para hacer que cualquiera que esté deprimido se sienta mejor. Pero esta hierba tiene también una larga historia de uso tradicional para el tratamiento de la ansiedad y la depresión. La ciencia moderna ha comprobado que generaciones de herbolarios tradicionales tenían razón.

Estudios clínicos indican que el tratamiento con uno sólo de los compuestos activos de esta hierba, la hipericina, resulta en una mejoría significativa para la ansiedad, la depresión y los sentimientos de subestimación. Algunos estudios indican que es un antidepresivo más potente que algunos productos farmacéuticos como la amitriptilina (*Elavil*) y la imiprimina (*Tofranil*). Además, el corazoncillo tiene menos efectos secundarios que esos productos farmacéuticos. Algunos investigadores dicen que el corazoncillo no tiene ningún efecto secundario.

Las investigaciones también indican que el corazoncillo mejora la calidad del sueño, que con frecuencia es un problema principal para las personas que están seriamente deprimidas. En un estudio realizado por investigadores alema-

---

Cuida'o con los inhibidores de MAO

Las personas que están tomando los inhibidores de MAO regularmente, o que están usando hierbas que los contienen, deben evitar ciertas comidas y medicamentos. Los alimentos que hay que evitar son las bebidas alcohólicas y cualquier cosa ahumada o en escabeche. Los medicamentos que se deberían evitar son los remedios para el resfriado y la fiebre de heno, más las anfetaminas, los narcóticos, el triptófano y la tirosina.

nes, se les administró el corazoncillo a 105 personas con una depresión moderada. Comparados con un grupo similar que no recibió la hierba, los que tomaron el corazoncillo durmieron mejor y mostraron menos tristeza, impotencia, desesperanza, cansancio y dolor de cabeza. Estas personas también informaron que no tuvieron ningún efecto secundario.

Aunque varios investigadores atribuyen los beneficios de esta hierba a sus inhibidores de MAO, otros estudios ponen menos hincapié en la actividad de esos inhibidores. Jerry Cott, Ph.D., director del Programa para el Desarrollo de Medicación Politerapéutica, un programa en el Instituto Nacional de Salud Mental en Bethseda, Maryland, me dijo que aunque el corazoncillo es uno de los antidepresivos principales, este tiene mucho menos actividad de los inhibidores de MAO que lo que anteriormente habíamos pensado.

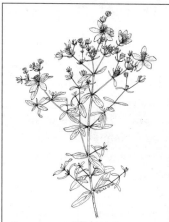

Corazoncillo

Esta hierba, antes usada para espantar a los malos espíritus y tratar las mordeduras de serpiente, ha sido investigada exhaustivamente como un antidepresivo en Alemania y en la antigua Unión Soviética.

La Comisión E, que es el grupo de expertos científicos que aconsejan al gobierno alemán sobre la seguridad y la eficacia de las hierbas, celebra muchísimo al corazoncillo como un tratamiento para la depresión. Si a usted le gustaría probarlo, le sugeriría que dejara en infusión de una a dos cucharaditas de hierba seca en agua hirviendo por diez minutos.

El corazoncillo parece ser más eficaz si usted se toma una o dos tazas de té al día por cuatro a seis semanas, de acuerdo a Varro Tyler, Ph.D., decano y profesor emérito de la farmacognosis (los estudios farmacéuticos de los productos naturales) en la Universidad Purdue en West Lafayette, Indiana. El Dr. Tyler dice que los diferentes compuestos químicos del corazoncillo actúan juntos en varias formas diferentes para aliviar la depresión leve. La ventaja de esta acción combinada es que provoca menos efectos secundarios, porque la respuesta total no se debe a una sola acción fuerte.

Si está embarazada, no tome el corazoncillo. También se deben evitar las exposiciones intensas al sol mientras que se esté tomando esta hierba, porque ella hace que la piel se vuelva más sensible a la luz solar.

Jengibre (*Zingiber officinale*). Además de su sabor que estimula el ánimo, hay otras razones buenas para tomar el jengibre junto a cualquier otra hierba antidepresiva que usted se esté tomando. El jengibre tiene una larga

Alimentos que tal vez puedan levantar el ánimo

¿Será posible usar la nutrición para disipar la depresión?

Bueno, antes de contestar esta pregunta, primero permítanme repasar un poco de bioquímica básica.. El cuerpo convierte los carbohidratos —los azúcares y los almidones de su dieta— en glucosa, un tipo de azúcar comúnmente llamada "azúcar sanguínea". La glucosa hace que el páncreas libere insulina. Entonces la insulina aumenta los niveles del aminoácido triptófano en el cerebro, y esta es la materia prima para la producción de la sustancia química neurotransmisora que se llama serotonina.

Los nervios usan las sustancias químicas neurotransmisoras para comunicarse entre sí y para funcionar adecuadamente. Los altos niveles de serotonina producen un efecto muy particular: los neurotrasmisores elevan el ánimo y aumentan los sentimientos de bienestar y saciedad.

Si se sigue esta lógica un poquito mas allá, aparentemente una dieta alta en carbohidratos ayudaría a aliviar la depresión. Y un estudio realizado indica que esto puede ser así. Después de comer unos *biscuits* altos en carbohidratos, las personas con depresión leve —incluyendo algunas que estaban tratando de dejar de fumar y mujeres con síndrome premenstrual— informaron que se sentían más tranquilos.

Entonces coma más *biscuits*, *bagels* y pasta a ver si lo hace sentirse mejor. Usted podría también consumir más triptófano. Las semillas de girasol, las de calabaza y las de prímula nocturna (*Oenothera biennis*) son todas altas en este aminoácido que hace que uno se sienta bien.

A propósito, aumentar la cantidad de serotonina en el cuerpo es uno de los métodos médicos aceptados para tratar la depresión. La fluoxetina (*Prozac*), la popular medicina antidepresiva, funciona ayudando al cuerpo a mantener su nivel de serotonina.

tradición histórica como tratamiento para la ansiedad y la depresión, y he oído lo suficiente acerca de sus buenos efectos como para creer en ellos.

☙ Verdolaga (*Portulaca oleracea*). Muchas personas se sienten impulsadas a comer cuando están deprimidas. Y tal vez la comida podrá ayudar —si usted come las comidas adecuadas. Las medicinas que contienen los minerales magnesio y potasio han demostrado tener efectos antidepresivos. La verdolaga, que es una hierba muy rica en esos minerales, posee también un alto contenido en otros constituyentes que tienen propiedades antidepresivas, entre los que se encuentran el calcio, el folato (el ácido fólico en forma natural) y el litio. De hecho, la verdolaga contiene hasta un 16 por ciento de compuestos antidepresivos calculado sobre la base de su peso seco, que es una cantidad enorme.

De acuerdo con mi base de datos, está claro que la verdolaga es tan sólo uno de los muchos ingredientes de ensaladas que pueden ayudar a aliviar la depresión. Por lo tanto, aquí les presento mi "Ensalada levantaánimo": lechuga, bledo (amaranto), verdolaga, quenopodio y berro. También me aseguraría de usar un poco de tomillo en el aliño (aderezo), ya que éste es alto en el mineral antidepresivo litio.

Romero (*Rosmarinus officinalis*). El aceite esencial del romero es uno de los preferidos entre los aromaterapeutas para tratar la depresión. Un masaje con algunas gotas de aceite de romero en el aceite vegetal o en aceite para masajes probablemente no le hará daño. El romero contiene el compuesto cineole, que se ha demostrado que estimula el sistema nervioso central.

Otros aceites de hierbas recomendados por los aromaterapeutas para tratar la depresión son los siguientes: bergamota, albahaca, manzanilla, amaro (salvia romana), jazmín, lavanda, *neroli*, nuez moscada y *ylang-ylang*. Recuerde, sin embargo, que esos aceites son solamente para uso externo.

Ginkgo/Biznaga (*Ginkgo biloba*). Estudios realizados han demostrado que el *ginkgo* puede ayudar a aliviar la depresión, especialmente en las personas mayores que sufren de un flujo reducido de sangre al cerebro.

En un estudio realizado por científicos europeos se reclutó a un grupo de 40 personas mayores con depresión y con problemas en los flujos de sangre hacia el cerebro que no respondían a los tratamientos con productos farmacéuticos antidepresivos. Los investigadores les dieron 80 miligramos de extracto de *ginkgo* tres veces al día. Su depresión y sus facultades mentales mejoraron significativamente.

De hecho, los estudios europeos han confirmado el uso del extracto estandarizado de la hoja del *ginkgo* para una gama amplia de afecciones asociadas con el envejecimiento, incluyendo la pérdida de memoria y la circulación pobre.

Un preparado estándar de *ginkgo*, un extracto de 50:1, utiliza 50 partes de hojas para obtener una parte de extracto. Estos extractos de 50:1 están disponibles en las tiendas de productos naturales. Si usted quiere probar el *ginkgo*, esta es la manera de hacerlo. Usted puede probar una dosis entre 60 y 240 miligramos al día, pero no vaya a ingerir una cantidad mayor. En grandes cantidades, el *ginkgo* puede causar diarrea, irritabilidad e insomnio.

Ginseng siberiano (*Eleutherococcus senticosus*). En estudios con animales de laboratorio, el *ginseng* siberiano ha demostrado que actúa como un inhibidor MAO. En personas con depresión, la hierba ayuda a mejorar su sentimiento de bienestar. Podría probar con cápsulas o con extractos estandarizados.

Otras hierbas que contienen inhibidores MAO activos son la alcaravea, el apio, el cilantro, el eneldo, el hinojo y la nuez moscada.

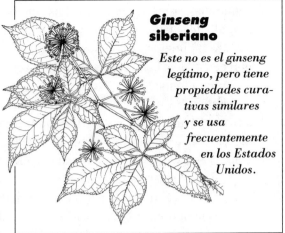

Ginseng siberiano

Este no es el ginseng legítimo, pero tiene propiedades curativas similares y se usa frecuentemente en los Estados Unidos.

✎ **Alimentos ricos en vitaminas B.** Los neurotrasmisores, que son las sustancias químicas que hacen posible que las células nerviosas se comuniquen entre sí y funcionen correctamente, juegan un papel en la depresión. Los nutricionistas sugieren que se debe consumir una cantidad suficiente de ciertas vitaminas B, específicamente el folato y las vitaminas B_6 y B_{12}, para mantener altos los niveles de neurotrasmisores.

Entre las fuentes buenas de folato están los frijoles (habichuelas) pintos, las habas blancas (*navy beans*), el espárrago, la espinaca, el brócoli, el quimbombó (quingombó, calalú) y la col de Bruselas. En cuanto a la vitamina B_6, se encuentran altos niveles de esta en la coliflor, el berro, la espinaca, los plátanos amarillos (guineos), el quimbombó, la cebolla, el brócoli, el *squash*, la col rizada, el *kohlrabi*, la col de Bruselas, los chícharos (guisantes) y los rábanos.

Usted también podría tratar de añadir el aminoácido fenilalanina (*phenylalanine*) a su dieta. De acuerdo a un estudio realizado, más del 75 por ciento de personas con depresión severa dieron muestras de mejoría rápida mientras tomaban suplementos de fenilalanina y de vitamina B_6. Dado que yo generalmente prefiero obtener los nutrientes directamente de los alimentos, le recomendaría las cuatro fuentes alimenticias más ricas: las semillas de girasol, los frijoles negros, el berro y la soya. ¿Qué le parece una sopa de frijoles negros y soya con berros y con una guarnición de semillas de girasol?

Derrame cerebral

Voy a referirme a una cita de una de las miles de cartas que he recibido a través de los años, escritas por personas suficientemente desilusionadas con sus médicos como para buscar una alternativa natural. En esta carta, una señora me dice: "Mi esposo, que tiene 57 años, sufrió un derrame cerebral hace un año. Los doctores aún piensan que él tiene algún coágulo de sangre en alguna parte del cerebro, pero que no se lo pueden eliminar. Actualmente, mi esposo está tomando muchísimas medicinas que no parecen ayudarlo mucho. ¿Me podría recomendar algún remedio herbario que él pudiera tomar?"

Esta es la típica pregunta tendenciosa, la que siempre me hace recordar a todo el mundo que yo soy un botánico, no un médico. Los derrames cerebrales son muy serios —son la tercera causa de muerte en los Estados Unidos— y cualquiera que haya sufrido uno debe estar bajo cuidado médico y seguir los consejos de su doctor.

Sin embargo, dicho esto, en realidad hay bastantes enfoques a base de hierbas para prevenir los derrames cerebrales y su reaparición, al menos aquellos tipos que son provocados por los coágulos de sangre en el cerebro (derrames cerebrales isquémicos).

"Ataques" cerebrales

Aproximadamente 500,000 estadounidenses al año sufren un derrame cerebral. El 80 por ciento de esos derrames son isquémicos: un coágulo de sangre que se aloja en una arteria cerebral, cortando el suministro de oxígeno y la alimentación hacia una parte de ese órgano esencial. En cualquier parte que se formen esos coágulos de sangre, el área alrededor muere o se daña, y la función corporal controlada por esa área se perjudica. Aunque tales derrames cerebrales a menudo provocan la muerte, pueden también llevar a serias incapacidades, como la pérdida del habla o la parálisis de una parte del cuerpo.

Los derrames isquémicos a menudo son precedidos por "mini" derrames cerebrales conocidos como ataques isquémicos transitorios (los *TIA* por sus siglas en inglés). Los TIA duran entre unos cuantos segundos a varias horas y provocan síntomas de derrame cerebral que pueden resolverse por sí solos. Aquellos que sufren de los TIA típicamente se recuperan completamente o casi completamente. Pero los TIA indican un riesgo real de un derrame cerebral catastrófico en el futuro y con frecuencia señalan el comienzo de tratamiento preventivo agresivo.

El otro 20 por ciento de los derrames cerebrales son hemorrágicos. En este tipo de derrame, un vaso sanguíneo del cerebro se revienta, y el resultado es el mismo que el de un derrame cerebral isquémico: problemas en la parte del cuerpo que es controlada por el área dañada.

Sin importar si estamos hablando de la medicina convencional o de la medicina a base de hierbas, la prevención y el tratamiento de los derrames cerebrales son complicados, porque muchos de los enfoques que ayudan a prevenir el derrame isquémico pueden en realidad aumentar el riesgo del menos común derrame hemorrágico, que puede ser igualmente incapacitante o mortal.

Para prevenir el derrame isquémico, que es más común, los médicos tratan de evitar coágulos arteriales recetando medicamentos anticoagulantes. Pero al hacer esto, se aumenta el riesgo de no poder detener cualquier derrame de sangre en el cerebro y, por lo tanto, aumenta el riesgo de un derrame hemorrágico. Por consiguiente, la prevención de los derrames cerebrales es un malabarismo complicado.

Remediándolo con La farmacia natural

Dado que la gran mayoría de los derrames cerebrales son isquémicos, la mayor parte de las sugerencias en este capítulo tienen que ver con la prevención de los coágulos de sangre en el cerebro. Pero quiero repetir que los derrames cerebrales hemorrágicos son también una posibilidad, especialmente para aquellos con una historial personal o familiar de derrames hemorrágicos o aneurismas (una peligrosa dilatación de los vasos sanguíneos).

Si padece de alta presión arterial, que es el más importante factor de riesgo para el derrame cerebral, vea a un doctor y póngase bajo tratamiento médico. (Puede también usar las alternativas a base de hierbas sugeridas en el capítulo sobre la presión arterial alta, en la página 441).

Recuerde, por favor, que es importante seguir cualquier consejo que le dé su médico

Ajo

El ajo es una poderosa hierba curativa que fue utilizada en el tratamiento de las heridas infectadas y de la disentería amebiana durante la Primera Guerra Mundial.

para prevenir el derrame cerebral. De hecho, si usted ya ha tenido un derrame cerebral o sabe que está en riesgo de sufrirlo, sería una idea excelente hablar con su doctor sobre cualquier hierba que usted quisiera probar para prevenir los derrames.

Dicho esto, he aquí varios enfoques a base de hierbas para la prevención y el tratamiento de los derrames cerebrales de los cuales usted debe conocer.

➤➤➤ **Ajo (*Allium sativum*).** El ajo es la mejor hierba anticoagulante. Según mi base de datos, el ajo contiene más compuestos anticoagulantes que cualquier otra hierba, nueve, para ser más exactos. Es una hierba fundamental para la prevención de los ataques cardíacos debido a sus efectos anticoagulantes y su capacidad de controlar la alta presión arterial. Estos mismos efectos también ayudan a prevenir el derrame cerebral isquémico.

Si yo estuviera en riesgo de un derrame cerebral, aumentaría el uso del ajo al cocinar y también tomaría cápsulas de ajo que están disponibles en las tiendas de productos naturales y en muchas farmacias. Las variedades cercanas al ajo como las cebollas, los cebollines, los puerros, los cebollinos (cebolletas) y los chalotes producen iguales beneficios.

Por otra parte, si tuviera razones suficientes para estar preocupado por el derrame hemorrágico, evitaría el ajo y sus otras variedades de hierbas anticoagulantes. (Si usted no está absolutamente seguro en cuál categoría de riesgo está, pregúntele a su doctor para que lo ayude a tomar esta decisión.)

Ginkgo/Biznaga (*Ginkgo biloba*). El *ginkgo* se usa ampliamente en Europa para tratar complicaciones asociadas a los derrames cerebrales, incluyendo problemas de la memoria y del equilibrio, del vértigo y de otros trastornos. Varios estudios indican que esta hierba aumenta el flujo de sangre hacia el cerebro. Varro Tyler, Ph.D., decano y profesor emérito de la farmacognosis (los estudios farmacéuticos de los productos naturales) en la Universidad Purdue en West Lafayette, Indiana, recomienda esta hierba como un tratamiento para el derrame cerebral en su excelente libro llamado *Herbs of Choice* (Las hierbas preferidas).

El *ginkgo* también ayuda a reducir la fragilidad de los capilares, que son los pequeños vasos sanguíneos que corren a través del cuerpo, los cuales pueden ayudar a prevenir los derrames cerebrales hemo-

---

Un plan de seguros natural

Si le interesa un método garantizado para prevenir el derrame cerebral, un informe publicado en *Journal of the American Medical Association* (La Revista de la Asociación Médica de los Estados Unidos), sugiere que el riesgo de derrame cerebral puede ser reducido en un 22 por ciento simplemente si se come más de tres porciones de frutas frescas y vegetales al día.

De todos modos, usted debería estar comiendo esa cantidad, dado que el Instituto Nacional del Cáncer de los Estados Unidos recomienda al menos cinco porciones diarias para ayudar a prevenir el cáncer. Y si usted sigue estas pautas, estará matando a dos pájaros de un tiro, porque las frutas y los vegetales contienen muchas vitaminas y minerales que son útiles también en la prevención del derrame cerebral. Un estudio británico, por ejemplo, indicó que ingerir diariamente la cantidad de vitamina C contenida en no más de una mitad de una naranja, que es entre 100 y 300 miligramos, disminuye significativamente la incidencia del derrame cerebral.

---

rrágicos. En Europa, muchas personas mayores toman *ginkgo* con regularidad. No me sorprendería si esta hierba se hace más popular entre las personas mayores en los Estados Unidos también.

Para tomar esta hierba, debe comprar un extracto estandarizado. Los extractos de *ginkgo* están ampliamente disponibles en las tiendas de productos naturales y en las farmacias. Puede probar con una dosis de 60 a 240 miligramos al día, pero no vaya a tomar una cantidad mayor que esa. En grandes cantidades, el *ginkgo* puede provocar diarreas, irritabilidad e insomnio.

❧❧❧ Bledo/Amaranto (*Amaranthus*, varias especies) y otros alimentos que contienen calcio. En Harvard, un estudio realizado durante seis años con más de 40,000 profesionales de la salud, indicó que comparados con aquellos que consumen la cantidad más pequeña de calcio, los que más consumen tenían sólo la tercera parte del riesgo de sucumbir a un ataque cardíaco. Personalmente, creo que esos resultados también son aplicables a los derrames isquémicos debido a que son biológicamente muy similares a los ataques cardíacos.

El bledo es una fuente vegetal de calcio, y contiene un 5.3 por ciento sobre la base de su peso seco. De acuerdo a mis cálculos, alrededor de ⅓ de una onza (9 g) de hojas frescas de bledo proporcionarían 500 miligramos de calcio (El Valor Diario es 1,000 miligramos). Puede usar las hojas frescas en ensaladas o mezclarlas con hojas más maduras como la espinaca. Podría probar también el pesto de bledo. Para hacer la salsa, prepare su receta favorita de pesto usando bledo en vez de albahaca.

El bledo no es la única fuente buena de calcio. He aquí otras más, en orden descendente de potencia: (sobre la base de su peso seco): el quenopodio, la ortiga, los *broadbeans*, el berro, el regaliz (orozuz), la mejorana, el ajedrea, los retoños de trébol rojo, el tomillo, el repollo (col) de China (*bok choy*), la albahaca, las semillas de apio, el diente de león y la verdolaga.

❧❧❧ Sauce (*Salix*, varias especies). La corteza de sauce es una aspirina a base de hierbas, y una baja dosis de aspirina —la mitad o una tableta estándar al día— ha estado indicando en muchos estudios que reduce el riesgo de un derrame cerebral isquémico en aproximadamente un 18 por ciento. (Las bajas dosis de aspirina también disminuyen los riesgos de un ataque cardíaco en alrededor de un 40 por ciento en los hombres y en un 25 por ciento en las mujeres.)

Usted puede tomar las pastillitas blancas de aspirina si quiere. Personalmente, yo prefiero tomar el camino de las hierbas: tés hechos de corteza de sauce, de ulmaria o de gaulteria. Le agrego una cucharadita o dos de cualquiera de esas hierbas secas a un té caliente a base de hierbas o a una limonada fría, y me tomo dos o tres tazas diariamente. (Debo confesar, sin embargo, que soy un poco vago y muchas veces tomo mis propias pastillas de aspirina de dosis baja.)

Vuelvo y repito, la corteza de sauce y otras hierbas que son como la aspirina sólo deben de usarse para prevenir y tratar el derrame isquémico. Son anticoagulantes poderosos y pueden aumentar el riesgo de hemorragia, incluyendo el derrame cerebral hemorrágico. De hecho, el Physicians Health Study (El estudio de salud por los médicos), demostró un aumento ligero en el riesgo del derrame cerebral hemorrágico a resultado de tomar la aspirina diariamente. El aumento fue pequeño e insignificante en términos estadísticos, pero si usted está en riesgo de este tipo de derrame cerebral, consulte a su doctor antes de tomar la aspirina o cualquier hierba semejante a la aspirina. (También las debería evitar si usted es alérgico a la aspirina).

Zanahoria (*Daucus carota*). En un estudio realizado en Harvard a 87,245 enfermeras, el consumo de zanahorias (y en una medida menor, el de espinacas) redujo significativamente los riesgos de derrame cerebral. Las mujeres que comieron cinco porciones de zanahoria a la semana sufrieron un 68 por ciento menos derrames cerebrales que las que la comieron menos de dos veces al mes.

Las zanahorias son ricas en el betacaroteno y otros carotenoides, todos miembros de la familia de la vitamina A. Otros estudios indican que las personas pueden reducir sus riesgos de derrame cerebral en más de un 54 por ciento si comen muchas frutas y vegetales ricos en betacaroteno y las vitaminas C y E.

El mensaje es claro: coma más zanahorias. Yo disfruto de ellas como bocadillos (botanas, meriendas, tentempiés), y las incluyo en mis sopas de vegetales y también hago jugo de ellas, a veces con ajo.

Chícharo/Guisante inglés (*Pisum sativum*). Resulta que casi todas las legumbres contienen la genisteína, que parece ser un nutriente que previene el cáncer. Los científicos creen actualmente

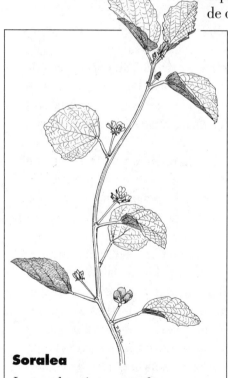

Soralea

Los soraleas tienen una alta concentración de un compuesto que puede ayudar a proteger el cuerpo de las mujeres de los estrógenos dañinos.

que una dieta alta en tofu, un producto de soya rico en genisteína, es una importante razón por la cual las mujeres asiáticas tienen tan bajos índices de cáncer de mama.

Además de contribuir a la prevención del cáncer, la genisteína también parece tener un efecto anticoagulante considerable, lo que significa que también puede ayudar a prevenir el derrame isquémico y el ataque cardíaco. A mí me gustan más los chícharos ingleses que las soyas, por lo tanto, esta información relativamente nueva fue una buena noticia para mí. Yo también como muchos otros tipos de frijoles (habichuelas) y legumbres. Le sugiero que también lo haga.

✒✒ Piña/Ananá (*Ananas comosus*). La piña contiene un compuesto llamado bromelina que es el más conocido por sus capacidades para descomponer las proteínas. Este es un ingrediente clave como "ablandador" de la carne. Pero la bromelina también posee una acción anticoagulante que podría ayudar a prevenir el derrame cerebral isquémico y el ataque cardíaco. En esencia, el más claro mensaje es: coma más piña fresca.

✒✒ Soralea (*Psoralea corylifolia*). Esta variedad de chícharo (guisante) también contiene genisteína. Después de cuatro años largos de investigar y buscar, finalmente tengo un dato que indica que las soraleas, consumidos como alimento (y con la reputación de ser un afrodisíaco) en Asia, contienen mucho más genisteína que la soya. Le agradezco a mi colega, Peter Kaufman, Ph.D., de la Universidad de Michigan en Ann Arbor, por lo que me ayudó para determinar el contenido de genisteína en las soraleas.

✒ Mirtillo/*Bilberry* (*Vaccinium myrtillus*). Los mirtillos y sus parientes más cercanos, el arándano azul y el ráspano (*huckleberry*), tienen compuestos conocidos como antocianidinas. Estudios europeos fidedignos indican que esos compuestos ayudan a prevenir los coágulos en la sangre y que también reducen los depósitos de placas en los revestimientos de las arterias. Adicionalmente, algunas evidencias sugieren que los mirtillos ayudan a mantener los capilares.

Por todas estas razones, los mirtillos y sus variedades pueden ayudar a prevenir el derrame cerebral isquémico sin aumentar el riesgo de un derrame hemorrágico. El antropólogo médico John Heinerman, Ph.D., autor de *Heinerman's Encyclopedia of Fruits, Vegetables and Herbs* (La enciclopedia de Heinerman de las frutas, vegetales y hierbas), afirma que tomarse un vaso de jugo de ráspano dos veces a la semana puede ayudar a prevenir el derrame cerebral. Yo no estoy tan convencido como él parece estar, pero estas moras (bayas) son tan deliciosas, que si previenen el derrame cerebral, pues es mucho mejor.

❧ **Prímula/Primavera nocturna (*Oenothera biennis*).** El aceite de esta hierba es rico en ácido gammalinolénico (*GLA* por sus siglas en inglés), que tiene un potente efecto anticoagulante y una acción que disminuye la presión arterial. Pienso que esta hierba probablemente es bastante útil en la prevención del derrame cerebral y de la cardiopatía. El aceite de borraja también es rico en GLA. Usted puede comprar ambos aceites en las tiendas de productos naturales. Para usarlos, siga las instrucciones del paquete.

❧ **Jengibre (*Zingiber officinale*).** Esta es otra hierba que posee propiedades anticoagulantes. En un estudio realizado en la India, se observó que tomar alrededor de dos cucharaditas de jengibre al día por una semana neutralizó el efecto coagulante de 100 gramos de mantequilla. (Pero, por favor, no piense que puede seguir comiendo mantequilla si aumenta su consumo de jengibre. La mantequilla es muy alta en colesterol, lo cual contribuye a los derrames cerebrales.)

Puede probar a usar más jengibre al cocinar, o podría preparar un té de jengibre usando de dos a tres cucharaditas de raíces frescas ralladas por cada taza de agua hirviendo. Déjelo en infusión hasta que se enfríe.

❧ **Espinaca (*Spinacia oleracea*) y otros alimentos que contienen folato.** Una buena cantidad de evidencias indican que los enfoques nutricionales pueden ayudar a prevenir el derrame cerebral. Estudios realizados en la Universidad de Tufts en Boston y en la Universidad de Alabama en Birmingham, por ejemplo, han demostrado que el folato puede ayudar a prevenir tanto la cardiopatía como el derrame cerebral. Comparadas con las personas que ingirieron poco folato, aquellas que ingirieron más tenían la mitad de probabilidad de mostrar un estrechamiento de la arteria carótida, la cual es la arteria que va hasta el cerebro.

El folato no es abundante en las plantas, pero según mi base de datos, la espinaca, la col (repollo), la endibia, el espárrago, el perejil, el quimbombó (quingombó, calalú) y el bledo (amaranto) todos contienen este nutriente importante. Por lo tanto, mientras más de estos vegetales usted incorpore en su dieta, mejor.

❧ **Cúrcuma/Azafrán de las Indias (*Cucurma longa*).** Muchos estudios indican que el compuesto curcumina, que se encuentra en esta hierba, ayuda a prevenir la formación de coágulos de sangre.

La cúrcuma es un ingrediente clave en la mayoría de las mezclas de especias picantes de *curry*. Debería considerar comer más platos de *curry* o hasta preparar sus propias cápsulas de cúrcuma. Muchas tiendas de alimentos naturales venden cápsulas de gelatina vacías.

Deseo sexual
inhibido en la mujer

Cierta doctora, a quien no quiero nombrar, ha escrito un libro sobre una gran cantidad de hierbas que supuestamente son afrodisíacas. Esta mujer es una gran admiradora de la damiana, una hierba que se da en México y en el sudoeste de Estados Unidos que tiene una historia tan larga y continua de uso tradicional, que uno de los nombres latinos que se usa para esta hierba es *Turnera aphrodisiaca*.

Permítame referirme a algo de lo que ella afirma sobre esta hierba: "Las mujeres mexicanas toman una buena cantidad de té de damiana un par de horas antes de acostarse para prepararse para sus parejas. También se ha informado que esta planta induce sueños eróticos cuando se toma a la hora de dormir."

El debate sobre la damiana

Esta doctora en particular no es la única autoridad que promociona a la damiana como un estimulante de la libido. Yo he oído a terapeutas sexuales también alabarla, diciendo que la damiana levanta el ánimo levemente y estimula a los amantes a que vayan a la cama.

Afirmaciones como estas deben vender mucha damiana, y eso es parte del problema. Es que la doctora en cuestión probablemente se beneficie de la venta de esta hierba. En casi todos los números de una revista profesional, aparece su fotografía al lado de una foto de un producto hecho de damiana. El anuncio dice: "En mi consulta profesional, yo he encontrado que la damiana es uno de los mejores afrodisíacos disponibles para las mujeres. Yo he tenido mucho éxito con la damiana en bastantes casos. Es segura y efectiva."

Ahora bien, no hay nada intrínsecamente malo en el hecho de vender un producto en el cual uno cree. Pero cuando los doctores promueven un afrodisíaco polémico y también lo venden, esto lo hace a uno pensar.

Y la damiana es muy polémica. Muchos farmacognosistas (farmacéuticos de productos naturales), incluyendo a Varro Tyler, Ph.D., decano y profesor emérito de la farmacognosis (los estudios farmacéuticos de los productos naturales) en la Universidad Purdue en West Lafayette, Indiana, insisten en que, a pesar de su nombre en latín, el valor como estimulante sexual de la damiana es un fraude.

Personalmente, yo estoy indeciso en cuanto a la damiana. No hay investigaciones concretas que respalden su reputación como afrodisíaco, pero hace poco yo hablé con una joven que me dijo que la hierba le había dado buenos resultados. Su pareja también alabó la hierba.

Yo no he conocido ningún informe sobre los efectos tóxicos de la damiana, por lo tanto si usted quiere probarla, adelante. La joven con quien hablé estaba usando un té con aproximadamente una cucharada de hierba seca por taza de agua hirviendo. No debe haber problema con esa dosis.

La pérdida de la pasión

Cualquiera, siendo hombre o mujer, puede perder el interés en el sexo. En la mujer, la afección se conocía como frigidez, pero los terapeutas sexuales han descartado ese término sentencioso a favor de los términos más neutrales *pérdida de la libido* o *deseo sexual inhibido*.

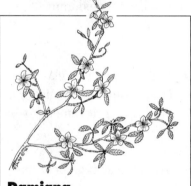

Damiana

Esta hierba polémica, oriunda del sudoeste de los EE.UU., tiene fama como estimulante sexual.

Muchos factores pueden provocar la pérdida del deseo sexual, entre ellos las enfermedades, las lesiones, el estrés emocional (debido particularmente a dificultades en la relación de pareja), el alcohol y muchos medicamentos por receta, especialmente los antidepresivos. Yo le sugiero que antes de ir a un psicoterapeuta o decidir que usted es asexual, que haga una lista de todos los medicamentos que usted toma, tanto los que son por receta como los que no lo son. Entonces lleve la lista a su médico o a su farmacéutico y pregúntele si alguna de ellas tiene efectos secundarios que pueden estar afectando su vida sexual. Si es así, averigüe con su doctor si puede sustituir ese medicamento por otro que tenga menos efectos desagradables.

Remediándolo con La farmacia natural

Una vez que haya eliminado las causas más comunes de la pérdida de la libido, entonces usted puede probar algunos enfoques a base de hierbas.

➤ **Angélica china (*Angelica sinensis*).** Los chinos dicen que esta hierba, también conocida como *dang-quai*, afecta a las mujeres como el *ginseng* afecta a los hombres —que es un tónico sexual y reproductivo multiuso.

Debido a su fama como un estimulante sexual, la angélica china es una de las hierbas más ampliamente usadas en la medicina femenina china. Típicamente, entre tres a seis cucharaditas de la raíz en polvo se agregan a 1 pinta (473 ml) de agua hirviendo.

Las mujeres toman hasta tres tazas de té al día. (Sin embargo, no debe tomar esta hierba si está embarazada.)

☙☙ Ginseng (Panax, varias especies). Aunque el *ginseng* ha sido considerado durante mucho tiempo como un afrodisíaco para hombres, he leído informes de mujeres que han sentido una mayor receptividad sexual después de consumirlo.

Actualmente, varios herbolarios que yo conozco recomiendan el *ginseng* para la pérdida del deseo sexual en las mujeres. Esta hierba es muy cara, por tanto muy pocas personas toman mucho de ella. La dosis típica es aproximadamente media cucharadita de la tintura de *ginseng* en jugo.

☙☙ Quebracho (Aspidosperma quebracho-blanco). Esta hierba es uno de los más famosos afrodisíacos en América del Sur. Contiene yohimbina, que es el compuesto activo de la hierba yohimbe. Yo siempre he considerado tanto el yohimbe como el quebracho como afrodisíacos masculinos, pero el terapeuta sexual Roger Libby, Ph.D., quien vive en Atlanta y es autor de *Sex from Aah to Zipper: A Delighful Glossary of Love, Lust and Laughter* (El sexo desde aah a zipper: Un glosario encantador del amor, el deseo y la risa) dice que él recomienda a las mujeres con poco deseo sexual que exploren ambas de estas dos hierbas.

Las propiedades bioquímicas de estas medicinas de plantas, de acuerdo al doctor Libby, contribuyen a que el clítoris se llene de sangre, lo cual resulta en un aumento del deseo sexual y una excitación más sostenida. Pero no pruebe esta hierba si tiene la presión arterial alta, y si experimenta efectos secundarios, como mareos, no la vuelva a usar.

☙☙ Yohimbe (Pausinystalia yohimbe). Si el Dr. Libby está en lo cierto, esta hierba hace mucho más que simplemente producir erecciones en los hombres. La Dirección de Alimentación y Fármacos de los EE.UU. ha aprobado productos farmacéuticos a base de yohimbe para mejorar la erección.

Si esta hierba aumenta el flujo de sangre en el pene, (y supuestamente lo hace), yo podría imaginar que pudiera hacer lo mismo con el clítoris.

Tomar el yohimbe es problemático porque puede provocar varios efectos secundarios, entre ellos la presión arterial elevada. Este es uno de los pocos casos en el que yo recomiendo tomar el compuesto que se deriva de la hierba (llamado yohimbina o *yohimbine* en inglés) en vez de tomar la hierba misma. Si usted quisiera probar la yohimbina, tendrá que pedirle una receta de ella a su doctor. También tendrá que darle alguna explicación, porque esta hierba normalmente se receta sólo para los hombres. Quizás ayudaría si llevara este libro consigo para pedir la yohimbina.

❧ **Anís (*Pimpinella anisum*).** El anís es alto en anetol (*anethole*), un compuesto que tiene efectos similares a los que produce el estrógeno, la hormona sexual femenina. Esta hierba tiene una reputación tradicional de aumentar la secreción de leche, de fomentar la menstruación, de facilitar el parto y de aumentar la libido en la mujer. Algunos científicos dicen que el estrógeno no tiene nada que ver con el deseo sexual, pero yo pienso que los estrógenos de plantas (fitoestrógenos) aumentan nuestra pasión por la vida, y también la pasión por nuestra pareja.

❧ **Chocolate (*Theobroma cacao*).** El chocolate realmente puede aumentar los niveles de las sustancias químicas de su cuerpo que la hacen sentirse bien, de acuerdo a Debra Waterhouse, autora de *Why Women Crave Chocolate* (El porqué del antojo que las mujeres tienen por el chocolate). Esas sustancias incluyen a la serotonina y la endorfina, que son neurotrasmisores que alivian el dolor y mejoran el ánimo. Según cree ella, el resultado producido es que "todas las sustancias químicas del cerebro se ponen en sus niveles óptimos para el buen humor y una energía renovada". La revista *Chemical and Engineering News* (Noticias de la química y la ingeniería) destaca que "el chocolate puede imitar (los efectos de) la marihuana en el cerebro". No creo que llegara yo a tal extremo con esta idea de los efectos del chocolate en el cerebro, pero no hay nada de malo en comer un poco de chocolate antes de hacer el amor. Tal vez pueda hacer la experiencia aún más rica.

❧ **Cola (*Cola nitida*).** La cola se usa como un afrodisíaco en Jamaica y en las sociedades tradicionales del áfrica Occidental. La hierba contiene los compuestos estimulantes teobromina y colaina así como cafeína. El café, que obviamente es alto en cafeína, ha sido considerado durante siglos como un estimulante sexual en el mundo árabe.

❧ **Epimedium (*Epimedium*, varias especies).** Esta delicada hierba, con sus estrechas hojas en forma de corazón, mejoró la función sexual de los animales machos en muchos experimentos, de acuerdo al farmacognosista (farmacéutico de productos naturales) Albert Leung, Ph.D y el herbolario de Arkansas, Steven Foster. Esta hierba tiene un efecto moderado parecido al del andrógeno. Dado que los andrógenos, que son hormonas sexuales, están involucrados en el deseo sexual tanto de las mujeres como en el de los hombres, esta hierba podría estimular el deseo sexual en las mujeres que tienen deficiencias de andrógeno.

Quizás por esto será que los chinos la llaman *yin-yang*, porque brinda hormonas masculinas a la mujer. Yo probaría a hacer un té con una cantidad de entre una y cinco cucharaditas de la hierba seca y no me tomaría más de una taza al día. Pocos estadounidenses, entre ellos yo mismo, tienen una experiencia de primera mano con esta hierba. Sin embargo, en Asia, sus hojas se comen como alimento.

Aunque esta hierba se importa a los Estados Unidos, todavía no está ampliamente disponible, por tanto usted posiblemente tendrá dificultad en encontrarla. Yo espero que se hará mucho más popular en los próximos años.

❧ **Hinojo (*Foeniculum vulgare*).** El hinojo aumenta la libido de las ratas tanto de los machos como de las hembras, de acuerdo al *Lawrence Review of Natural Products* (La Revista *Lawrence* de los Productos Naturales), un boletín informativo respetado. El hinojo tiene compuestos que actúan de manera semejante al estrógeno (la hormona femenina) y ha sido utilizado durante siglos para estimular el flujo de leche en las mujeres que están amamantando. Usted podría experimentar con esta hierba a ver si aumenta la libido. Sin embargo, no use el aceite de hinojo. En las mujeres embarazadas, este aceite puede causar un aborto. Y en dosis mayores de una cucharadita, puede ser tóxico.

❧ **Fenogreco/Alholva (*Trigonella foenum-graecum*).** Antes, esta hierba se les daba a las mujeres de los harenes árabes para aumentarles el tamaño de sus bustos. El fenogreco tiene una acción semejante al estrógeno (o sea, estrogénica) que puede aumentar el tamaño de los senos y ayudar en la producción de leche en madres que están amamantando. El tónico reproductivo del siglo XIX *Lydia's Pinkham's Compound* contenía semillas de fenogreco, más varias otras hierbas y alcohol.

Los médicos modernos pueden burlarse del tónico de Lydia Pinkham, pero ellos sí recetan estrógeno a las mujeres que están en la menopausia. Una de las cosas que hace el estrógeno es ayudar con la sequedad vaginal, lo cual hace el acto sexual más agradable.

Y la verdad es que si el sexo duele, eso lógicamente va a inhibir el deseo sexual. (Parece que el tónico de Lydia Pinkham se adelantó a la terapia de reposición de hormonas por unas cuantas décadas).

❧ **Jengibre (*Zingiber officinale*).** En un viaje a Perú, encontré mujeres en el mercado vendiendo jengibre "caliente" para calentar a las mujeres "frías". Yo no puedo hacer ningún reclamo científico por esto, pero probablemente el jengibre no hará ningún daño, y como es sabroso, tal vez usted quisiera probarlo a ver qué pasa.

❧ **Perejil (*Petroselinum crispum*).** Al igual que el fenogreco, el perejil es un estrogénico y se ha usado tradicionalmente a través de la historia para estimular la producción de leche, la menstruación, para facilitar el parto y para aumentar la libido femenina.

▶ **Palmera enana/Palmito de juncia (*Serenoa repens*).** Los herbolarios del siglo XIX recomendaban la palmera enana para ayudar a restaurar el deseo sexual en las mujeres. Actualmente, esta hierba se usa principalmente por hombres para disminuir glándulas prostáticas agrandadas.

Algunas investigaciones demuestran que el compuesto betasitosterol, que se encuentra en esta hierba, tiene efectos afrodisíacos, de acuerdo a la fallecida Julia Morton, D.Sc., botánica económica y autora de *The Atlas of Medicinal Plants of Middle America* (El atlas de las plantas medicinales de la región central de América).

Usted puede comprar la tintura o las cápsulas de palmera enana en las tiendas de hierbas o en las tiendas de productos naturales.

▶ **Ñame silvestre (*Dioscorea villosa*).** Susun Weed, autora de *Breast Cancer? Breast Health!* (¿Cáncer de mama? ¡Senos saludables!) prepara un ungüento (pomada) de ñame silvestre y se los brinda a las mujeres que están experimentando una resequedad vaginal posmenopáusica. Ella y otros herbolarios dicen que esto ayuda. El ñame silvestre contiene los precursores del estrógeno. Usted puede hacer un ungüento batiendo en una licuadora (batidora) la parte interior del ñame y añadiéndolo a un lubricante vaginal comercial.

▶ **Aceites esenciales surtidos.** Los aromaterapeutas recomiendan darse masajes por todo el cuerpo con amaro (salvia romana), jazmín, rosa o *ylang-ylang* en una base de aceite vegetal para tratar la pérdida de la libido tanto en las mujeres como en los hombres. Aun sin los aceites naturales aromáticos, el masaje puede ser sexualmente estimulante. Pero yo creo que añadiéndole un poco de aceite aromático a un masaje estimulante puede ser aún más efectivo. (Recuerde, sin embargo, que los aceites esenciales son exclusivamente para uso externo.)

Desmayo

Seguro que al llegar a este capítulo, usted pensará ¿hierbas para el desmayo?

La imagen que surge a la mente es definitivamente de finales del siglo pasado: un pañuelo perfumado que se agita debajo de la nariz de una dama que se había desmayado.

Y es verdad que las mujeres se desmayaban más en la época de la reina

Victoria. Con frecuencia, esto sucedía porque se vestían con un corsé demasiado ajustado.

De hecho, la medicina tradicional ofrece bastantes sales aromáticas, es decir, sustancias de olores fuertes que pueden despertar a los que están durmiendo y sacudirlos hasta que vuelvan en sí.

El desmayo, o el desvanecimiento, es simplemente la pérdida súbita de la conciencia como resultado de una disminución en el flujo de sangre al cerebro. Entre sus causas más comunes están el hambre, el cansancio, agitación emocional severa y el dolor. Un ambiente caluroso sin mucho aire también puede provocar un desmayo.

Si usted siente que se va a desmayar, el consejo estándar de primeros auxilios es recostarse boca arriba y elevar las piernas para hacer que fluya más sangre a su cerebro. O siéntese con la cabeza entre las rodillas para obtener el mismo resultado.

Varias afecciones médicas pueden causar los desmayos, y algunas de ellas son bastante serias. Si usted tiene tendencia a desmayarse fácilmente, o si se desmaya sin razones aparentes, debe consultarse con un médico.

Remediándolo con La farmacia natural

Los herbolarios ya no recomiendan andar siempre con sales aromáticas. Pero si usted tiene tendencia a desmayarse, hay un par de hierbas que pueden actuar como si fueran esas sales que usted pueda tener a mano. Hay también unas cuantas hierbas estimulantes que lo pueden ayudar a prevenir los desmayos.

➤➤ **Escobilla (*Sida rhombifolia*).** Los habitantes de las Islas Canarias preparan las hojas de esta hierba en forma de té. Esto no me sorprende debido a que contienen efedrina, que es un estimulante potente del sistema nervioso central y un descongestionante. Yo probaría un té fuerte hecho con aproximadamente cinco cucharaditas de hierba seca por taza de agua hirviendo. Déjelo en infusión hasta que se enfríe.

➤➤ **Cardamomo (*Elettaria cardamomum*).** Durante siglos, los árabes han añadido cardamomo al café porque creían que era un afrodisíaco. Yo no puedo jurar que el cardamomo estimula la libido, pero lo que sí es cierto es que estimula al sistema nervioso.

De acuerdo a mi base de datos, el cardamomo es la mejor fuente de un compuesto estimulante llamado cineola, que está presente en la mayoría de las hierbas que recomiendan los aromaterapeutas para los desmayos. Como un toque extra, muchas veces le añado una o dos semillas de cardamomo al café o al té. Sabe de lo más bien.

❧❧ **Café (*Coffea*, varias especies) y otras bebidas que contienen la cafeína.** El café contiene ese estimulante famoso, la cafeína. Este es un remedio preferido desde hace tiempo para eliminar la sensación de desmayo.

No obstante, a través de los años, otras bebidas que contienen cafeína también han sido utilizadas para el tratamiento de los desmayos, incluyendo el té, las colas y las bebidas sudamericanas mate, guaraná y cacao. El chocolate caliente también funciona debido a que contiene cafeína.

❧❧ *Country mallow* (*Sida cordifolia*). He aquí una hierba que tiene una cantidad abundante del compuesto estimulante efedrina. Las semillas son parte de la hierba que más efedrina tienen. Debido a su acción estimulante, el *country mallow* hasta se ha utilizado para tratar la narcolepsia, una afección que provoca en las personas un impulso irresistible de dormir sin importar el lugar donde se encuentren.

Pruébelo haciendo un té fuerte con cinco cucharaditas de esta hierba por taza de agua hirviendo. Déjela en infusión hasta que se enfríe.

❧❧ **Efedra/Belcho (*Ephedra sinica*).** También conocida como *ma huang*, esta hierba es la mejor fuente de la efedrina.

El gran problema con la efedra entera, así como con sus compuestos químicos, la efedrina y la pseudoefedrina, es que provocan efectos secundarios como el insomnio, la ansiedad, la intranquilidad y posiblemente el empeoramiento de la presión arterial alta. Por lo tanto, usted tiene que tener mucho cuidado con esta hierba. De hecho, si toma dosis sumamente altas, cosas muy extrañas pueden suceder. La literatura médica ha informado sobre 20 casos de psicosis efedrinal.

En los últimos años, varias personas se han muerto por haber abusado de esta hierba.

Ellos tomaron grandes sobredosis de productos comerciales que contenían efedra para drogarse. Lamentablemente, debido a estos accidentes, la Dirección de Alimentación y Fármacos de los Estados Unidos ha decidido que esta hierba es un estimulante demasiado fuerte y han tomado medidas para eliminar los suplementos de efedrina del mercado.

Cuando yo uso la efedra, preparo un té usando aproximadamente una media cucharadita de hierba seca (o de media cucharadita a una cucharadita de la tintura de efedra) por taza de agua hirviendo. La dejo en infusión hasta que esté lo suficientemente frío para tomármelo. Estas formas de la hierba son seguras para usarlas en las dosis recomendadas.

❧❧ **Eucalipto (*Eucalyptus globulus*).** Esta hierba tiene un marcado aroma acre que es familiar para cualquiera que ha olido el *Vicks Vapo-Rub*. El eucalipto es lo más parecido a las sales aromáticas que tenemos hoy en día. Para reanimar a alguien que se haya desmayado, los aromaterapeutas recomiendan poner una o dos gotas de aceite esencial de eucalipto en un paño y mantenerlo bajo la nariz. (Sin embargo, el aceite de eucalipto nunca se debe ingerir.)

El eucalipto también es alto en el compuesto estimulante cineola, por lo tanto, después de que la persona haya vuelto en sí más o menos, pruebe a darle un té de eucalipto hecho con una a dos cucharaditas de hojas machacadas por taza de agua hirviendo.

Romero (*Rosmarinus officinalis*). El aceite que le da al romero su aroma único es rico en la cineola, que ha demostrado ser activa tanto si se inhala, se ingiere, o si se aplica directamente a la piel.

Use el romero del mismo modo en que usaría el eucalipto. Si alguien se desmaya, coloque una o dos gotas de aceite esencial de romero en un *Kleenex* y manténgalo debajo de la ventana de la nariz de la persona. (Recuerde, sin embargo, que el aceite de esta hierba no debe ser ingerido.)

También puede aplastar un puñado de las hojas de romero, formando una pelota pequeña y luego colocándola debajo de la nariz de la persona. Una vez que la persona ha vuelto en sí, prepárele un té de romero usando de una a dos cucharaditas de hojas machacadas por taza de agua hirviendo. Otras hierbas con buenas cantidades de cineola son el *sweet Annie* (*qing hao*) y el jengibre. Usted puede usar los dos de la misma forma.

Lavanda/Alhucema/Espliego (*Lavandula*, varias especies). Mi buena amiga, la respetada herbolaria californiana Kathi Keville, autora de *The Illustrated Herb Encylcopedia* (La enciclopedia ilustrada de hierbas) y *Herbs for Health and Healing* (Cómo usar las hierbas para la salud y la curación), comenta que las personas de la época Victoriana estaban bien preparadas para los desvanecimientos. Las damas llevaban con ellas unas pequeñas "almohaditas para el desvanecimiento" llenas de las sustancias estimulantes lavanda o alcanfor. Ella ofrece una buena receta para las sales aromáticas: llenar un pequeño frasco con sal de mesa y añadir una docena de gotas de aceite de lavanda, de romero o de eucalipto.

Catoche/Zapote de viejas (*Annona muricata*). Las hojas de esta variedad tropical de la familia de las *pawpaw* contiene compuestos aromáticos. En el Caribe, las personas aplastan las hojas y las usan como sales aromáticas cuando alguien siente que se va a desmayar. En un momento de apuro, yo probaría semillas de cualquiera de los *pawpaw* norteamericanos, pero no deje que le caiga en los ojos los jugos de esta hierba, porque pueden causar problemas en la vista.

Diabetes

En 1989, un médico de la Florida le escribió una carta al Dr. Walter Mertz, en aquel entonces el director del Centro de Investigaciones sobre la Nutrición Humana del Departamento de Agricultura de los EE.UU. (*USDA* por sus siglas en inglés), en Beltsville, Maryland, diciendo: "Adjunto usted encontrará una muestra de una 'mala hierba' que una paciente diabética mía trajo consigo de la isla de Trinidad. Ella tiene diabetes que le apareció cuando ya era adulta y estaba tomando la insulina hasta que empezó a usar esta planta. Ahora informa que ella agrega esta 'hierba mala' al vermut y bebe sorbos pequeños de la mezcla dos veces al día. Esto ha resultado en una normalización de sus niveles de azúcares sanguíneos a través de los últimos seis meses. Yo espero que usted pueda identificar la planta y determinar cuál es su ingrediente efectivo".

Sabiendo de mi interés en la medicina a base de hierbas, el Dr. Mertz me envió la carta y la muestra de la hierba, que yo identifiqué como lobata (*Neurolaena lobata*), una hierba mala perenne y alta que se parece en algo a la ambrosía americana. Su tintura es un tratamiento antiguo criollo-caribeño para la diabetes y varias otras afecciones, entre ellas los resfriados (catarros), la fiebre, la malaria y los dolores menstruales.

No estoy seguro si esta hierba realmente ayuda con todas esas otras dolencias, pero sí hay investigaciones buenas que muestran que la lobata ayuda a regular los niveles de azúcar (glucosa) en la sangre. Por tanto, ella en realidad ayuda a manejar la diabetes.

En algunos estudios utilizando a los animales de laboratorio, una tintura de esta planta fue comprobada como antihiperglicémica, que es el término médico que se usa para cualquier cosa, incluyendo la insulina, que reduzca el nivel de azúcar en la sangre. El alto nivel de azúcar en la sangre es el responsable de las serias complicaciones que sufren las personas que padecen de la diabetes.

Si las dosis que se le dan a los animales de laboratorio pudieran ser aplicadas a los seres humanos, una persona de 150 libras (68 kg) tendría que consumir aproximadamente 1 onza (28 g) de esta hierba para obtener algunos beneficios significativos de sus propiedades antihiperglicémicas. Sin embargo, basado en la carta al Dr. Mertz, aparentemente algunas personas obtienen beneficios concretos tomando mucho menos de esa cantidad. Aunque la hierba es difícil de conseguir en los Estados Unidos, algunas tiendas de productos naturales y las compañías que envían pedidos sí la tienen.

Cuando lo dulce presenta una situación amarga

Hace más de 2,000 años, los antiguos notaron que algunas personas producían grandes cantidades de una orina extraña con un sabor dulce que atraía a las hormigas. (Seguro que usted pensará, '¿y qué hacía esa gente para saber que esa orina tenía un sabor dulce?' Bueno, lo que pasaba era que en muchas culturas, probar la orina era una herramienta común para hacer los diagnósticos. Qué suerte para los médicos que ese sistema ha cambiado, ¿no?) Los antiguos le pusieron el nombre de *diabetes mellitus* a esa afección, combinando la palabra griega por "fuente", *diabetes,* con la palabra latina para "miel", que es *mellitus.*

La diabetes ocurre cuando el páncreas deja de producir la hormona conocida como insulina o cuando el cuerpo es incapaz de usar la insulina producida por el páncreas. La glucosa, el combustible principal del cuerpo, no puede entrar a nuestras células a menos que la insulina esté presente y funcionando. Sin insulina, la glucosa se acumula en el torrente sanguíneo y eventualmente pasa a la orina, provocando ese sabor dulce que notaron los antiguos. El desequilibrio en el azúcar también trae como resultado el aumento de las veces que se necesita orinar, así como de la sed.

La diabetes también provoca un estrechamiento de los pequeños vasos sanguíneos que están por todo el cuerpo. Al parecer, mientras mayor es el nivel de azúcar en la sangre, más estrechos se vuelven esos pequeños vasos. Cuando esto sucede, los vasos sanguíneos dejan pasar menos sangre y se impide la circulación. La mala circulación, por su parte, trae como resultado las complicaciones de una diabetes muy mal controlada: enfermedades renales, dificultades para que se sanen las heridas y afecciones de los pies y en los ojos.

Problemas en las extremidades por la diabetes son la causa de aproximadamente la mitad de todas las amputaciones que se hacen en los EE.UU. que no son provocadas por lesiones o accidentes. La diabetes también cambia el metabolismo de las grasas, aumentando el riesgo de que las placas cargadas de colesterol se depositen en los grandes vasos sanguíneos. Esto significa que las personas que tienen diabetes tienen un riesgo considerable de sufrir cardiopatías.

Dos afecciones, dos tratamientos

Realmente, existen dos tipos de diabetes: el tipo I (dependiente de insulina) y el tipo II (no dependiente de insulina).

Las personas que tienen la diabetes del tipo I deben inyectarse insulina ellos mismos diariamente para controlar su nivel de azúcar en la sangre. Las personas con el tipo II producen su propia insulina, pero sus células no responden a ella de un modo adecuado.

El tipo II es la forma más común de diabetes, abarcando entre un 85 y un 90 por ciento de los casos. Esta forma de diabetes típicamente se asocia con la obesidad. Las personas con la diabetes del tipo II normalmente pueden controlar su nivel de azúcar en la sangre a través de la pérdida de peso y dieta, a veces en combinación con medicamentos orales que aumentan el efecto de su propia insulina.

A menudo las personas que padecen de la diabetes tipo II pueden evitar tomar medicamentos, y yo estoy a favor de este enfoque siempre que sea posible. Mi análisis de la literatura sobre este tema me indica que los enfoques dietéticos son más baratos, más efectivos y más agradables que la gran mayoría de las alternativas con productos farmacéuticos.

Unos seis millones de estadounidenses están bajo tratamiento para la diabetes. Casi la misma cantidad tiene la enfermedad sin saberlo. Al igual que las cardiopatías y muchos tipos de cáncer, la diabetes está considerablemente vinculada con la cultura occidental y su dieta. A medida que las personas de las culturas no occidentales, notablemente los indios norteamericanos y los aborígenes australianos, han cambiado de sus dietas tradicionales a una dieta más occidentalizada, sus índices de diabetes han aumentado muchísimo.

Tácticas naturales para combatir la diabetes

La diabetes es una afección seria. Si usted padece esta enfermedad, definitivamente debería estar bajo tratamiento médico. Pero hay una gran cantidad de cosas que usted puede hacer para ayudar a controlar esta afección.

Debido a que la obesidad está tan fuertemente asociada con la diabetes tipo II, el control del peso es un elemento importante en el autocuidado de la diabetes. Una dieta baja en grasas y ejercicio regular y moderado son unas tácticas excelentes. Yo le sugiero empezar poco a poco hasta que pueda caminar rápidamente por una hora o más todos los días. Ya usted sabe cómo caminar, y para esto no hay que comprar ningún equipo especial ni inscribirse en un gimnasio. Si nunca ha sido una persona activa, no se desespere. Caminar y otros programas de ejercicio moderado producen los beneficios mayores para los que han sido menos activos.

También hay buenas evidencias de que los suplementos pueden ayudar a prevenir algunas de las complicaciones diabéticas. Le sugiero que le pregunte a su médico para que lo refiera a un nutricionista clínico quien pueda ayudarlo a crear el programa de suplementos que le conviene. Los suplementos que pueden ayudar en el tratamiento de esta enfermedad incluyen la vitamina B_6, la C y la E, el picolinato de cromo, el magnesio, el manganeso, el fósforo y el cinc, más los ácidos grasos omega-3 y omega-6.

Remediándolo con La farmacia natural

Además de hacer ejercicios y de tomar los suplementos, usted puede probar muchas hierbas que lo pueden ayudar a normalizar los niveles de azúcar en la sangre. La primera de todas, la lobata, ya se la he descrito. He aquí las otras.

Fenogreco/Alholva (*Trigonella foenum-graecum*). Aproximadamente la mitad de una semilla de fenogreco (por su peso) es una fibra soluble llamada mucílago. El mucílago contiene seis compuestos que ayudan a regular los niveles de azúcar en la sangre.

El fenogreco también aumenta los niveles del colesterol HDL ("el bueno") en la sangre mientras que dis-

Sopa derrotadiabetes

Los frijoles (habichuelas) contienen un tipo de fibra que es particularmente útil para controlar los niveles de azúcar en la sangre, y la piel de cebolla es particularmente rica en un compuesto beneficioso llamado quercetina, que sirve para los mismos propósitos. Dejar la piel de la cebolla mientras la sopa se está cocinando significa que al final más de este compuesto estará en el tazón de sopa, donde usted lo necesita.

2	*tazas de agua.*
1	*cebolla sin pelar, picada en 4 pedazos*
1	*lata (16 onzas/448 g) de frijoles colorados (kidney beans), enjuagados y escurridos*
1	*zanahoria pequeña, cortada en cubitos*
½	*taza de cacahuates (maníes)*
¼	*taza de retoños de fenogreco o*
½	*cucharadita de semillas de esta planta*
2	*hojas de laurel*
4	*dientes de ajo, picados*
	Un poquito de canela molida
	Un poquito de clavo de olor molido
	Un poquito de cúrcuma

Usando una cacerola grande, caliente el agua y las cebollas hasta que rompan a hervir. Añádale los frijoles, las zanahorias, los cacahuates, los retoños o las semillas de fenogreco, las hojas de laurel, el ajo, la canela, los clavos y la cúrcuma.

Baje el fuego hasta que sea lento. Tápelo y cocínelo durante 30 minutos, o hasta que las cebollas estén bien tiernas. Retire los pedazos de cebolla con una cuchara de ranuras: pele las cebollas y tire la piel. Aplaste con cuidado las cebollas con un tenedor y vuélvalas a poner en la cacerola. Retire las hojas de laurel y bótelas.

PARA 4 PORCIONES

minuye el colesterol total. Por lo tanto, puede ayudar a prevenir las cardiopatías, las cuales son un peligro en particular para las personas que padecen de la diabetes.

Cebolla (*Allium cepa*). En Asia, en Europa y en el Medio Oriente, la cebolla tiene una larga tradición histórica como suplemento dietético para el tratamiento de la diabetes. Eso no me sorprende. Las cebollas —y particularmente su piel— son una de las mejores fuentes de quercetina, un compuesto que ha demostrado que es eficaz en el tratamiento de los problemas de la vista que con frecuencia están relacionados con la diabetes, como la retinopatía diabética.

Frijoles/Habichuelas (*Phaseolus*, varias especies). Muchos estudios demuestran que ingerir comidas altas en fibras solubles, particularmente los frijoles, reduce el aumento en los niveles de azúcar en la sangre después de las comidas y demora la caída en niveles que ocurre después. Por tanto, ayuda a mantener los niveles de azúcar en la sangre cerca de los niveles deseados.

Si yo tuviera diabetes, trataría de comer muchos frijoles y sopas de frijoles. (Para recibir los beneficios tanto de los frijoles como de las cebollas, pruebe mi receta de "Sopa derrotadiabetes" en la página 185.)

Bitter gourd (*Momordica charantia*). Esta hierba ha despertado un gran interés por sus capacidades para regular el azúcar en la sangre. La investigación sobre esto fue publicada por primera vez en la India en los años 60, y desde entonces varios estudios han demostrado que la *bitter gourd* puede ayudar a controlar la diabetes.

En una prueba clínica, cinco gramos (aproximadamente dos cucharaditas) de *bitter gourd* en polvo al día disminuyeron el nivel de azúcar en la sangre en un 54 por ciento. En otra prueba, tomar 50 mililitros (alrededor de un cuarto de taza) de

---

Insulinada

Las investigaciones han demostrado que hay varias especies que pueden ayudar al cuerpo a usar la insulina más eficientemente. Entre ellas se encuentran las hojas de laurel, la canela, los clavos de olor y la cúrcuma.

Yo simplemente añadiría una pizca o dos de cada una de estas a una tetera de té negro y lo dejaría en infusión por diez minutos, entonces agregaría un poco de hielo. También tal vez añadiría una pizca de cilantro y otra de comino. Las investigaciones no están tan claras con respecto a estas dos especies, pero en estudios realizados con animales de laboratorio, ambas han demostrado que contribuyen a bajar los niveles de azúcar en la sangre un poco. Aquellos a quienes les gusta el fenogreco podrían añadir una pizca de eso también.

extracto de *bitter gourd* redujo los altos niveles de azúcar en la sangre en aproximadamente un 20 por ciento.

Si usted prefiere no probar los extractos, está bien comer el *bitter gourd* como un entremés, de acuerdo con el Dr. Melvyn Werbach, profesor clínico auxiliar de psiquiatría en la Escuela de Medicina de la Universidad de California en Los Ángeles y el naturópata Michael Murray, N.D., los coautores de *Botanical Influences on Illness* (Influencias botánicas sobre la enfermedad). Podría también probarlo en forma de jugo o preparar una decocción (cocimiento) poniendo a hervir a fuego lento 4 onzas (112 g) de *bitter gourd* fresca picada en 1 pinta (473 ml) de agua hasta que aproximadamente la mitad del líquido se haya evaporado. Tómelo una vez al día.

✹✹ **Ajo (*Allium sativum*).** Al igual que la cebolla, el ajo contiene una capacidad significativa para controlar los niveles de azúcar en la sangre. Coma más ajos, y si es posible, cómaselos crudos, o ligeramente cocinados en los alimentos.

✹✹ **Macadamia (*Macadamia*, varias especies).** Desde 1986, las recomendaciones dietéticas para personas con diabetes del tipo II han requerido de un 15 a un 20 por ciento de calorías en base a las proteínas, menos de un 35 por ciento de grasas y de un 55 a un 60 por ciento de carbohidratos. Estudios más recientes indican que sustituir ciertos aceites naturales —ácidos grasos monoinsaturados (*MUFA* por sus siglas en inglés)— por algunos carbohidratos puede mejorar el control del azúcar en la sangre sin aumentar los niveles de colesterol.

El aceite de oliva es la fuente más notable de los MUFA. Sin embargo, si a usted no le gusta el aceite de oliva o si simplemente quiere probar otras fuentes de MUFA, pruebe las macadamias. Otras fuentes buenas de los MUFA incluyen aguacates (paltas), pistachos, anacardos (castañas de cajú), cacahuates (maníes) y nueces de Brasil.

✹✹ **Malvavisco (*Althaea officinalis*).** Las raíces de malvavisco tienen un gran contenido de pectina (35 por ciento en base al peso seco), que es una fibra de planta soluble. Tomar pectina es una manera efectiva de mantener bajos los niveles de azúcar en la sangre.

Yo dejaría en infusión las raíces bastantes fibrosas de malvavisco de un día para otro. O mejor todavía, compraría un producto comercial de malvavisco. Otras fuentes buenas de pectina incluyen la calabaza (jícaro) de flores blancas (*white-flowered gourd*), las zanahorias, los escaramujos, las manzanas y los higos.

✹✹ **Cacahuate/Maní (*Arachis hypogaea*).** Al igual que los frijoles (habichuelas), los cacahuates contienen la capacidad de mantener bajos los niveles de azúcar en la sangre. Ellos son criticados porque tienen un alto contenido en grasas, pero a mí me gustan mucho, los como con frecuencia y me gusta hablar de su valor medicinal.

⚘ Té (*Camellia sinensis*). Los investigadores indios han demostrado la acción antidiabética del té negro. En sus estudios, los extractos de té negro redujeron significativamente los niveles de azúcar en la sangre en animales de laboratorio. Si yo padeciera de diabetes tomaría mucho té. Usted podría añadirle algunas especias que también bajan el azúcar en la sangre y que le podrían ser una ayuda extra para los efectos del té. De hecho, pruebe mi "Insulinada".

⚘ Laurel (*Laurus nobilis*) y otras especias. Richard Anderson, Ph.D., ex-colega mío en el USDA, ha demostrado que las hojas de laurel ayudan al cuerpo a utilizar la insulina más eficientemente en niveles tan bajos como 500 miligramos (aproximadamente la mitad de una cucharadita). Se ha demostrado que las hojas disminuyen los niveles de azúcar en la sangre en animales de laboratorio. Yo incluyo algunas hojas de laurel en mi "Sopa derrotadiabetes", así como también algo de laurel, de clavo y de cúrcuma (azafrán de las Indias), que son buenos para controlar los niveles de azúcar en la sangre.

⚘ Gurmar (*Gymnema silvestre*). En la India, se han realizado al menos cuatro estudios sobre esta hierba que es una de las tradicionalmente preferidas en ese país para el tratamiento de la diabetes. El té de *gurmar* parece aumentar la producción de insulina. Hay también algunas evidencias intrigantes de que también puede aumentar el número de islotes de Langerhans, que son células del páncreas que producen insulina. Algunos comerciantes de hierbas que están mirando hacia el futuro ya empezaron a comercializar esta hierba en los Estados Unidos.

Diarrea

Años atrás, cuando yo era músico, me pasé un verano tocando el bajo con un trío en el Ocean Forest Hotel, al norte de Myrtle Beach, en South Carolina. Nuestro cantante también tocaba la batería, pero por alguna extraña razón, la unión de músicos no nos permitía tener tres instrumentos. Por lo tanto, el cantante sólo podía usar las escobillas de la batería sobre un periódico doblado puesto encima del piano. Nosotros le dijimos a la unión: "Miren, solamente tenemos dos instrumentos, el bajo y el piano".

¡Qué verano aquél! Mis compañeros de banda y yo trabajábamos pintando carteles por el día, y por la noche, nos dedicábamos a la música. Tomábamos demasiado y no nos alimentábamos suficientemente bien. La vida que llevábamos desequilibró nuestros sistemas y nos dio diarreas fuertes.

El malestar mundial

Todo el mundo conoce qué es la diarrea. Muchas enfermedades serias la pueden provocar y la diarrea infecciosa, producida por virus o bacterias, aún es una de las enfermedades que más niños mata en el Tercer Mundo. Sin embargo, este capítulo estará dedicado a la diarrea común, es decir, a aquella que con frecuencia desaparece a las 48 horas.

Lo más importante que usted debe hacer para la diarrea es tomar mucho líquido, aunque muchas personas hacen lo contrario, toman menos líquidos creyendo erróneamente que si dejan de tomar líquidos, esto ayudará a sus cuerpos a que dejen de producirlos.

Esto me hace recordar muy bien a uno de nuestros ecoturistas en Machu Picchu. Ella estaba tan convencida de que su diarrea era provocada por el agua que no tomaba ninguna. A los médicos que nos acompañaban les costó trabajo hasta para convencerla de que se tomara al menos el agua en botella.

La verdad es que el riesgo principal de la diarrea común es la deshidratación. Por lo tanto, usted debe de seguir obteniendo líquidos a través del agua o de té helado astringente durante todo el día.

Remediándolo con La farmacia natural

Hay varios enfoques a base de hierbas para mejorar la diarrea.

Todas esas hierbas contienen uno o más de los siguientes ingredientes naturales: el tanino, la pectina y el mucílago.

Los taninos son las sustancias químicas que le dan a varias hierbas sus propiedades astringentes, es decir, su capacidad para unir o contraer los tejidos. La acción astringente del tanino reduce la inflamación intestinal. Los taninos se adhieren a la capa de proteínas de las membranas mucosas inflamadas, haciendo que aumenten su grosor, por consiguiente haciendo que se retrase la reabsorción de las sustancias tóxicas y que las secreciones se limiten.

La pectina es una fibra soluble que añade consistencia a las deposiciones y alivia los intestinos. En la medicina antidiarrea *Kaopectate*, que se vende sin receta médica, la *"pectate"* contiene pectina.

El mucílago alivia las vías digestivas y añade consistencia a las deposiciones al absorber el agua e hinchándose considerablemente.

He aquí varias de la gran cantidad de hierbas que pueden resultar útiles.

Agrimonia (*Agrimonia eupatoria*). La Comisión E recomienda la agrimonia para la diarrea común, y esto probablemente se debe a su alto contenido de tanino. Pruebe a usar de dos a tres cucharaditas de hojas para hacer un té.

Manzana (*Malus domestica*). La pulpa de manzana es rica en la pectina. Esta es la razón por la cual la manzana y la compota de manzana son remedios tradicionales para la diarrea. (La pectina de la manzana también ayuda a tratar el estreñimiento porque ayuda como suavizador delicado de la deposición. Al igual que el *psyllium*, la pectina es un anfotérico, que significa que trabaja en dos direcciones: taponeando en el caso de que exista diarrea y "aflojando" si usted está estreñido.)

Mirtillo/*Bilberry* y arándano azul (*Vaccinium*, varias especies). Las frutas frescas (no secas) del mirtillo y el arándano azul ayudan a aliviar la diarrea debido a que son ricas en taninos y en pectina.

Zarzamora y frambuesa (*Rubus*, varias especies). La Comisión E, que es el grupo de científicos que aconseja al gobierno alemán sobre las hierbas medicinales, sugiere que se prepare un té astringente con dos cucharaditas de hojas de zarzamora. Curiosamente, no mencionan la hoja de frambuesa, que es una variedad botánica muy cercana a la zarzamora y que también tiene un alto contenido de tanino. Yo he usado las dos y las he encontrado efectivas.

Algarrobo (*Ceratonia siliqua*). Hace algunos años, en Panamá, tuve un ataque agudo de salmonella, un tipo de intoxicación por alimento, después de haber tocado unas tortugas de agua fresca que tienen las bacterias. Mi médico panameño me recetó algarrobo en polvo para la diarrea y al parecer, funcionó bien. Esto fue aproximadamente hace 30 años.

Entonces, hace unos cuantos meses, revisé un estudio de 41 niños que tenían diarrea viral o bacterial. Los niños a quienes se les administró una sustancia inactiva (un placebo), tuvieron diarrea cerca de cuatro días, mientras que los que ingirieron algarrobo en polvo sólo la tuvieron durante dos días.

Zanahoria (*Daucus carota*). Me gusta la idea de usar las zanahorias cocinadas para tratar la diarrea infantil. Cuando las zanahorias están cocinadas, parece que alivian las vías digestivas y controlan la diarrea mientras que aportan nutrientes que se pierden durante esos ataques.

Fenogreco/Alholva (*Trigonella foenum-graecum*). Las semillas de esta hierba contienen hasta un 50 por ciento de mucílago y por lo que se hinchan en los intestinos y por tanto alivian la diarrea. (Estas semillas también ayudan con el estreñimiento al suavizar la deposición). Pero no use más de dos cucharaditas a la vez, porque una dosis mayor podría causar malestar abdominal.

❧ **Roble (*Quercus*, varias especies).** La Comisión E recomienda usar de una a dos cucharaditas de corteza seca de roble para preparar un té astringente.

❧ **Granada (*Punica granatum*).** La granada, que es una hierba mencionada en la Biblia, se usa a menudo para el tratamiento de la diarrea. A mí no me sorprende debido a que sus semillas poseen propiedades astringentes.

❧ **Psyllium (*Plantago ovata*).** El *psyllium* es útil para aliviar el estreñimiento. Su alto contenido en mucílago también la hace eficaz para el tratamiento de la diarrea. Al absorber una gran cantidad de agua, el *psyllium* añade consistencia a la deposición. (Con el estreñimiento, el *psyllium* acelera el proceso de "transporte" al aumentar el volumen del contenido de los intestinos). Sin embargo, si usted es alérgico, debería vigilar sus reacciones ante esta hierba. Si le produce alguna reacción alérgica después de haberla tomado, deje de usarlo.

❧ **Té (*Camellia sinensis*).** El té negro convencional es una de las plantas más astringentes que hay. De acuerdo a las regulaciones de la Dirección de Alimentación y Fármacos de los Estados Unidos, la marca *Lipton* no puede hacer reclamos medicinales. Pero la próxima vez que usted tenga diarrea, tómese una taza sabrosa de té negro.

Diverticulitis

En 1972, durante un período de trabajo administrativo en el Departamento de Agricultura de los Estados Unidos, tuve una secretaria que trabajaba muy fuerte y que estaba plagada por la diverticulutis. Las manifestaciones eran dolores abdominales y retortijones, normalmente en el lado izquierdo inferior, más fiebres ocasionales y deposiciones sangrantes. Yo lo sentía mucho por ella. Mi hermano menor también había padecido de diverticulutis.

En aquel tiempo, el tratamiento a base de dietas de la diverticulitis era bastante polémico. Los médicos habían estado recomendando una dieta baja en fibras para tratar esta enfermedad por aproximadamente 50 años, y el médico de mi secretaria le dijo que debiera evitar las frutas y los vegetales.

Sin embargo, esto no tenía mucho sentido para lo que era entonces un pequeño grupo de personas que favorecían la medicina natural y los alimentos integrales altos en fibra; en ese grupo también se encontraba su servidor.

Hasta la mirada más superficial a lo que la gente se come por todo el mundo indicaba que las culturas con una dieta alta en fibras tenían muy pocos casos de diverticulitis o sencillamente no tenían ningunos (y muy poco estreñimiento o ninguno). Mientras tanto, en el occidente industrializado, con sus comidas procesadas y sus dietas bajas en fibras, la diverticulitis era muy común. (Y otra cosa: el estreñimiento proliferaba.)

Mi secretaria estaba en el dilema de seguir los consejos de los que le recomendaban una dieta alta en fibras o los que le sugerían lo contrario, y esta indecisión le añadió una buena dosis de estrés a su ya incómoda situación. Bueno, quiso la suerte que ese mismo año el investigador británico Dr. Neil Painter, del Hospital Manor House en Londres, publicara un estudio en la *British Medical Journal* (Revista médica británica) en el cual prácticamente se probó que la diverticulitis era causada por una dieta baja en fibras. Este investigador reunió alrededor de 70 personas con diverticulitis y las sometió a una dieta de pan de trigo integral, cereales altos en salvado y muchas frutas y vegetales. Esta dieta alta en fibras curó o alivió sustancialmente al 89 por ciento de los participantes en el estudio.

Yo le mostré el estudio a mi secretaria, y espero que haya probado la dieta alta en fibras. Lamentablemente, nuestras carreras nos llevaron por diferentes caminos y perdí su rastro, por lo tanto no sé cómo le fue con su enfermedad.

Prevéngala con las fibras

Hoy en día, por supuesto, los médicos saben que una dieta alta en fibras es la forma de atacar este problema. Yo siempre he seguido este tipo de dieta, con muchas frutas, vegetales, panes y hierbas, y esta es la razón por la cual, a diferencia de mi hermano y de mi secretaria, yo nunca he padecido las molestias de la diverticulitis ni del estreñimiento.

Nuestros ancestros comían muchas fibras, y nuestro colon evolucionó para poder procesarlas. Sabemos que sin una cantidad suficiente de fibras, empiezan a pasar algunas cosas extrañas. Los alimentos se mueven más lentamente a través del colon, provocando estreñimiento y unas pequeñas bolsas conocidas como divertículas se desarrollan en las paredes del colon. Algunas veces, las divertículas se obstruyen con pequeños trocitos de alimentos digeridos y con frecuencia con pequeñas semillas. Si las divertículas llegan a inflamarse, provocan el dolor y los otros síntomas de la diverticulitis.

Más de la mitad de las personas mayores de los 60 años de edad tienen divertículas que no están inflamadas ni dan dolor, mientras se calcula que un 10 por ciento de ellos llegan a desarrollar la inflamación de la diverticulitis.

Para reducir los riesgos de contraer esta enfermedad, los dos factores más importantes son una dieta alta en fibra y la práctica de ejercicios físicos, de acuerdo al Dr. Walid Aldoori, profesor en el Departamento de Nutrición en la Escuela de Salud Pública de Harvard. Sin embargo, aunque usted esté comiendo muchos más granos integrales, frutas y vegetales, debe cuidarse con relación a otros factores de la dieta. Debe asegurarse de que está tomando suficientes líquidos no alcohólicos para mantener todo moviéndose a través de la vía digestiva. Y si usted tiene diverticulitis, debe evitar ingerir algunas de esas pequeñas e indigestas semillas —las de amapola, de sésamo (ajonjolí), de frambuesa y de fresa— las cuales pueden obstruir las divertículas y agravarle la enfermedad.

Finalmente, el Dr. Andrew Weil, un experto en la medicina natural y profesor en el Colegio de Medicina de la Universidad de Arizona en Tucson que promueve el uso de las hierbas medicinales y quien escribió el libro *Natural Health, Natural Medicine* (Salud natural, medicina natural), sugiere también dejar el hábito de fumar que es muy buen consejo aun cuando usted no padezca de diverticulitis.

Remediándolo con La farmacia natural

Hay muchas hierbas que lo pueden ayudar. Aquí están mis preferidas.

Lino (*Linum usitatissimum*). La Comisión E, el grupo de expertos alemanes que evalúa la seguridad, la efectividad y las dosis de las hierbas medicinales para el gobierno alemán, aprueba el uso de una a tres cucharadas de semillas de lino machacadas, dos o tres veces al día (con mucha agua), para tratar la diverticulitis.

Psyllium (*Plantago ovata*). Las semillas de *psyllium*, que son altas en fibra y pulverulentas, son el ingrediente principal del laxante *Metamucil* y algunos laxantes comerciales más que ayudan a formar la fibra. Unas cuantas cucharadas al día (con mucha agua) aportan una cantidad saludable de fibras que previenen la diverticulitis. Sin embargo, si usted padece de alergia, vigile sus reacciones a esta hierba. Si le aparecen algunos síntomas de alergia después de haberla ingerido, no la vuelva a usar.

Trigo (*Triticum aestivum*). El doctor Painter, cuyo estudio descubrió que la dieta alta en fibras curaba la diverticulitis, calcula que el salvado de trigo contiene cinco veces más fibras que el pan de trigo integral, haciéndolo el favorito de los que quieren más fibra. Y él no está sólo en su apoyo al salvado de trigo.

"El salvado de trigo es el método más seguro, más barato y más efectivo fisiológicamente para la prevención y el tratamiento del estreñimiento", dice el gastroenterólogo Dr. W. Grant Thompson, profesor en la Universidad de Ottawa. Quiero agregar que si usted está evitando el estreñimiento, también está evitando la diverticulitis.

Olmo/Olmo americano/Olmedo (*Ulmus rubra*). El doctor Weil sugiere usar la corteza de olmo en polvo para el tratamiento de la diverticulitis. Las cortezas fibrosas contienen grandes cantidades de un suave laxante que alivia las vías digestivas mientras que "mantiene las cosas en movimiento".

La Dirección de Alimentación y Fármacos de los Estados Unidos ha declarado al olmo como un calmante digestivo seguro y efectivo. Prepárelo del mismo modo que la avena, agregándole leche caliente o agua para que el polvo de la corteza se convierta en cereal.

Manzanilla (*Matricaria recutita*). El herbolario británico David Hoffmann, autor de *The Herbal Handbook* (El manual de las hierbas) sugiere tomar té de manzanilla durante todo el día. Nos dice Hoffmann que esta hierba es particularmente valiosa en el tratamiento de la diverticulitis debido a que sus efectos antiinflamatorios alivian todo el sistema digestivo. Yo le recomiendo preparar un té con dos cucharaditas de manzanilla seca por taza de agua hirviendo. Déjela en infusión de cinco a diez minutos.

Ciruela seca (*Prunus dulcis*). La ciruela seca combina un alto contenido de fibra con un sabor dulce y delicioso. Desde la antigüedad, la ciruela seca ha sido un remedio popular para el estreñimiento. Si yo tuviera diverticulitis, comería muchas ciruelas secas y tomaría su delicioso jugo.

Ñame silvestre (*Dioscorea villosa*). Según la herbolaria californiana Kathi Keville, autora de *The Illustrated Herb Encylcopedia* (La enciclopedia ilustrada de hierbas) y *Herbs for Health and Healing* (Cómo usar las hierbas para la salud y la curación), una profesional que respeto muchísimo, el ñame silvestre alivia el dolor y la inflamación de la diverticulitis. A mí me gusta su fórmula: dos partes de ñame silvestre (antiinflamatorio y antiespasmódico), una parte de valeriana (suave relajante de las vías digestivas), una parte de viburno (antiespasmódico) y una parte de menta (antiinflamatorio y antiespasmódico). Si yo tuviera diverticulitis, tal vez usaría un par de cucharadas de esta hierba mezcladas y preparadas en aproximadamente un cuarto de galón (1.9 l) de agua.

Dolor

El peor dolor que he experimentado en mi vida fue causado por un disco dislocado. Era igual al dolor que he tenido de tiempo en tiempo con la gota: insoportable. Mi médico hizo lo que suelen hacer los doctores, me dio pastillas para el dolor que, potencialmente, pueden producir adicción, y además unos fármacos antiinflamatorios no esteroides. Yo tomé más medicinas para ese disco dislocado de lo que había tomado en toda mi vida. También tomé más hierbas de las que había tomado nunca, tratando de minimizar los efectos secundarios de los productos farmacéuticos.

Los médicos reconocen dos clases de dolor: agudo y crónico. El dolor agudo aparece de repente, cede típicamente con el tiempo y generalmente se alivia con calmantes comunes. Como ejemplo tendríamos un dolor de cabeza o el dolor de una lesión. El dolor crónico puede comenzar como un dolor agudo, pero dura mucho más tiempo (meses o incluso años) y a menudo no se puede aliviar mediante las terapias convencionales. Los que padecen de un dolor crónico frecuentemente terminan en un infierno personal. El dolor que sienten puede hacer que se depriman, y con la depresión, el dolor puede empeorar y volverse más difícil de tratar.

Si usted tiene un dolor persistente, vaya a ver a un médico para que le haga un diagnóstico. Una vez averiguada la causa, es posible implementar un tratamiento racional. Pero si no le dan un diagnóstico claro y su dolor continúa y continúa, como le sucede a mucha gente que padece de dolor crónico, yo le sugeriría que consultara con una clínica especializada en el tratamiento del dolor. Estas clínicas, que son relativamente nuevas en el campo del cuidado de la salud, hacen uso de una variedad de fármacos y de enfoques alternativos para ayudarlo a controlar el dolor, incluso si no llegan a eliminarlo completamente. Entre los enfoques alternativos que se usan en algunas clínicas especializadas en el tratamiento del dolor, se encuentran el ejercicio, la meditación y la bioretroalimentación (*biofeedback*).

Remediándolo con La farmacia natural

También existe una cantidad de hierbas que pueden ayudar.

᭝᭝᭝ Clavo de olor (*Syzygium aromaticum*). Los dentistas de todo el país recomiendan el aceite de clavo de olor como primer auxilio para el dolor de muelas y, de hecho, es lo que mi madre acostumbraba a darme para el dolor de muelas. Da resultado y su uso está aprobado por la Comisión E, el grupo

Té de alivio

He aquí una mezcla de hierbas calmantes que conviene tener a mano: corteza de sauce, pimiento picante, clavo de olor, jengibre, menta, y poleo de monte. Solamente tiene que mezclar, en proporciones agradables para su gusto, cualquiera de estas hierbas que encuentre a su disposición. Usted puede usar esta mezcla para prepararse un té cada vez que sienta necesidad, o puede hacer una cataplasma y aplicarla directamente a las partes adoloridas.

que asesora al gobierno alemán sobre la medicina a base de hierbas. Este aceite se aplica directamente en la muela adolorida.

⬤⬤⬤ Ají/Chile/Pimiento picante (*Capsicum*, varias especies). El pimiento picante contiene salicilatos que alivian el dolor, sustancias químicas que son similares a la salicina, el equivalente herbario de la aspirina. De hecho, el pimiento picante se clasificó una vez como la mejor fuente de salicilatos proveniente de un alimento, aunque un nuevo estudio lo rebajó considerablemente de categoría. Esta hierba también contiene capsaicina, un compuesto que estimula la liberación de los calmantes naturales del cuerpo, llamados endorfinas.

A algunas personas les gusta el sabor picante del pimiento. Yo sé que a mí sí me gusta. Sugiero que use más de esta maravillosa especia en su cocina.

La capsaicina también hace efecto cuando se la usa en forma externa, pues interfiere con la sustancia P, un transmisor del dolor que se encuentra en la piel. Fueron tantos los estudios que demostraron los beneficios provenientes de la aplicación externa de la capsaicina, que la Dirección de Alimentación y Fármacos aprobó unas cremas para aliviar el dolor que contienen 0.025 por ciento de capsaicina (*Zostrix*, *Capzasin-P*) para el tratamiento de la artritis y el reumatismo. (Si usted usa una crema de capsaicina, asegúrese de lavarse muy bien las manos después de aplicarla para que no le entre en los ojos. También, dado que algunas personas son muy sensibles a este compuesto, usted debería hacer la prueba en un área pequeña de la piel, para asegurarse de que puede usarla, antes de aplicarla en un área más grande. Si parece irritar su piel, deje de usarlo.)

⬤⬤⬤ Sauce (*Salix*, varias especies). La corteza del sauce contiene salicina. De hecho, la mayoría de las plantas contienen algo de salicina o algún salicilato relacionado. Hace apenas 100 años atrás, la aspirina se sacaba de varias plantas que tienen un contenido mayor de este compuesto que la mayoría: el sauce, la ulmaria y la gaulteria. Cuando las medicinas escaseaban durante la guerra, los médicos en algunos países volvieron a recurrir con éxito al uso de la corteza del sauce para aliviar el dolor.

La Comisión E reconoce que la corteza del sauce es un calmante eficaz para todo, desde el dolor de cabeza hasta la artritis.

Para aliviar muchas clases de dolores, yo empezaría con alrededor de media cucharadita de corteza de sauce rica en salicina o hasta cinco cucharaditas de sauce blanco (*S. alba*), el cual tiene una concentración de salicina más baja. Por supuesto, no todo el mundo sabe cuáles son las especies que tienen la salicina y además, el contenido de ésta varía de especie a especie. Por lo tanto, yo sugeriría comenzar con un té con una dosis baja e ir aumentando gradualmente hasta una dosis que proporcione un alivio eficaz para el dolor.

Si usted es alérgico a la aspirina, probablemente tampoco debería tomar hierbas similares a la aspirina. También debe recordar que no debe dar aspirina ni sus alternativas naturales a los niños con dolores cuando tienen infecciones virales tales como los resfriados (catarros) o la gripe. Existe la posibilidad de que puedan desarrollar el síndrome de Reye, una afección potencialmente mortal que daña el hígado y el cerebro.

❧❧ Prímula/Primavera nocturna (*Oenothera biennis*). Esta hierba constituye una de nuestras mejores fuentes del aminoácido triptófano. En estudios realizados, los suplementos de tripotófano redujeron el dolor causado por enfermedades agudas y crónicas y también aumentaron la capacidad de las personas para tolerar el dolor. Los naturópatas recomiendan a menudo que se tome un gramo de aceite de prímula nocturna cuatro veces al día para aliviar el dolor y la lesión a los nervios causados por la neuropatía diabética, la cual es una afección particularmente dolorosa que a veces se presenta en las personas con diabetes. Yo sugeriría que se tomara semillas en polvo en su lugar, porque la prímula nocturna pierde gran parte de su triptófano durante el proceso de extracción del aceite.

❧❧ Jengibre (*Zingiber officinale*). Poca gente piensa en el jengibre como un calmante, pero lo es. En un estudio realizado, los investigadores reclutaron 56 personas —28 con artritis reumatoide, 18 con osteoartritis y 10 con la dolorosa afección muscular conocida como fibromialgia— y les dieron de dos a cuatro cucharaditas de jengibre en polvo por día. Después de tres meses, más del 75 por ciento informó que había experimentado un alivio significativo sin efectos secundarios.

Usted también puede usar el jengibre en forma externa. Las compresas calientes de jengibre parecen ayudar a aliviar los retortijones abdominales, el dolor de cabeza y la rigidez de las articulaciones. Yo sugeriría añadir pimiento picante a estas compresas.

❧❧ *Kava kava* (*Piper methysticum*). Esta hierba tropical contiene dos sustancias químicas que alivian el dolor, la dehidrocavaína y la dehidrometisticina, las cuales tienen una efectividad calmante comparable a la de la aspirina. Aunque la *kava kava* ha sido descrita como un narcótico, no crea hábito. Cuando usted masca la hoja, se le entumece la boca. Como resultado, esta planta podría usarse para aliviar los síntomas dolorosos del dolor de garganta, las encías inflamadas, las úlceras en la boca (aftas) o hasta el dolor de muelas.

ᗽᗽ **Lavanda/Espliego/Alhucema (*Lavandula*, diversas especies).** El aceite de lavanda constituye el tratamiento principal de la aromaterapia para aliviar el dolor y, de hecho, este aceite tomó parte en los inicios de la aromaterapia. Resulta que un día, por casualidad, el fundador de la aromaterapia, un químico francés que se dedicaba a la fabricación de perfumes, René-Maurice Gattefossé, se quemó la mano en un accidente en su laboratorio. Al meter su mano quemada en el aceite de lavanda, el primer líquido frío que podía encontrar, Gattefossé se alivió rápidamente. Desde entonces, los investigadores descubrieron que algunos aceites de esencias aromáticas reducen el flujo de los impulsos nerviosos, incluyendo aquellos que transmiten el dolor. Los elementos claves en el aceite de lavanda parecen ser el linalol y el aldehído linalílico.

Usted puede mezclar unas pocas gotas de aceite de lavanda en una cucharada de aceite vegetal y masajear con esta mezcla la parte adolorida.

ᗽᗽ **Poleo de monte (*Pycnanthemum muticum*).** Esta hierba tiene un alto contenido de pulegona, una sustancia química similar a la capsaicina que también tiene efectos calmantes. Yo sugiero que se prepare un rico té y después aproveche las hojas usadas (o frescas) para hacer una cataplasma (emplaste) y aplicarla en las partes adoloridas (pero no utilice este tratamiento si usted está embarazada).

ᗽᗽ **Menta (*Mentha piperita*).** El mentol, que es el constituyente activo de la menta, tiene efectos anestésicos. En un estudio efectuado, los científicos pidieron a 32 personas que sufrían de dolor de cabeza, que se masajearan con una solución de aceite de menta en las sienes. Esto tuvo un notable efecto calmante. Pero si usted prueba usar el aceite de menta, asegúrese de diluirlo, añadiendo unas pocas gotas a un par de cucharadas de cualquier aceite vegetal. El aceite de menta puro puede ser irritante para la piel. ¡Y nunca trague el aceite! Puede resultar tóxico aun en cantidades muy pequeñas.

ᗽᗽ **Girasol (*Helianthus annuus*).** Las semillas de girasol se encuentran entre las mejores fuentes de fenilalanina, una sustancia química involucrada en el control del dolor. Los estudios efectuados sugieren que la fenilalanina ayuda a reducir el dolor al inhibir la descomposición de las encefalinas, que son sustancias químicas que participan en la percepción del dolor. En estudios realizados tanto en seres humanos como en animales, la fenilalanina hace que la acupuntura sea más efectiva para reducir el dolor. En las ratas de laboratorio, esta sustancia química intensificó el efecto de la morfina e hizo que durara más.

Si yo tuviera dolores, comería un puñado de semillas de girasol —de todos modos, soy un habitual comedor de semillas— y usaría las semillas molidas para hacer una cataplasma que aplicaría a las partes adoloridas.

Cúrcuma/Azafrán de las Indias (*Curcuma longa*). Muchos estudios clínicos están de acuerdo en que la curcumina que se encuentra en la cúrcuma tiene efectos antiinflamatorios. Esto incluye un efecto benéfico significativo en el alivio de la artritis reumatoide. Pero se necesita mucho más que un poco del frasco de especias para obtener este beneficio. La dosis que los naturópatas recomiendan es de 400 miligramos, tres veces al día. Para obtener esa cantidad, usted tendría que consumir por lo menos ⅓ de una onza (9.33 g) de esta hierba. Así, si usted desea probar la cúrcuma para aliviar el dolor, yo le sugeriría que la tomara en cápsulas, aun si tiene que fabricárselas (se pueden comprar cápsulas vacías de gelatina en las tiendas de productos naturales, y éstas se pueden llenar de la hierba.

Eucalipto (*Eucalipto globulus*). Los aromaterapeutas sugieren a menudo que se añada aceite de eucalipto a los aceites de esencias de lavanda y menta que alivian el dolor. El cineol, que es un compuesto que se encuentra en el eucalipto, acelera la absorción a través de la piel de los otros calmantes aromáticos. Sin embargo, recuerde que estos aceites se reservan para uso externo solamente.

Romero (*Rosmarinus officinalis*). La Comisión E recomienda que se usen de dos a tres cucharaditas de romero seco para hacer una taza de té calmante para aliviar el dolor. Para un baño relajante y que le proporcionará alivio para el dolor, llene una bolsita de tela con 2 onzas (60 ml) de romero y échela en el agua de su baño.

Dolor de cabeza

A todo el mundo le da un dolor de cabeza de vez en cuando, pero se calcula que el 15 por ciento de la población —cerca de 40 millones de estadounidenses— lo padece por lo menos una vez por semana. Hay un montón de dolores dando vueltas por ahí.

Se calcula que el 90 por ciento de los dolores de cabeza se deben a la tensión, y comienzan en la parte posterior del cuello o de la cabeza y se extienden hacia afuera con un dolor sordo, no palpitante.

El otro 10 por ciento, que incluye a las migrañas (jaquecas), la cefalea en racimos o por acúmulos (*cluster headaches*) y los dolores de cabeza provocados cuando uno deja de tomar café y sufre el síndrome de abstinencia, tiene su origen en el abrirse y cerrarse (la dilatación y constricción) de los vasos sanguíneos de la cabeza, lo cual pone en acción a los nervios transmisores del dolor. La migraña clásica es un dolor de cabeza fuerte y palpitante, que se localiza generalmente a un lado de la cabeza y que se encuentra precedido a menudo por trastornos visuales. La migraña se ve acompañada a menudo por náuseas y vómitos.

Los dolores de cabeza de la migraña hacen padecer a 25 millones de estadounidenses. Por razones desconocidas, alrededor de tres veces más mujeres que hombres experimentan esta dolorosa afección. A menudo, las mujeres desarrollan las migrañas inmediatamente antes del período menstrual o durante el embarazo. Las migrañas suelen desaparecer después de la menopausia en alrededor del 75 por ciento de las mujeres.

Remediándolo con La farmacia natural

No hay una sola terapia natural ni farmacéutica que funcione para todos los tipos de dolor de cabeza. Sin embargo, sí hay distintas hierbas que pueden ayudar respectivamente a aliviar los distintos tipos de dolor de cabeza.

❦❦❦ **Laurel (*Laurus nobilis*).** El laurel contiene sustancias conocidas como partenolidos, los cuales son sumamente útiles para prevenir la migraña. Aunque no se ha llegado a comprender completamente el mecanismo de estos dolores de cabeza, parece ser que la liberación del neurotransmisor serotonina por parte de las células sanguíneas, conocidos como plaquetas, desempeña un papel causante. Los partenolidos inhiben la liberación de la serotonina por parte de las plaquetas.

Si yo tuviera migrañas frecuentes, añadiría hojas de laurel a la matricaria (margaza), que para mí es la hierba número uno para tratar esta afección.

❦❦❦ **Matricaria/Margaza (*Tanacetum parthenium*).** Hace más de diez años, la matricaria ayudó a mi cuñada a vencer sus migrañas. Esta hierba también ayudó a la hermana de mi secretaria. Considero que la matricaria es una de las hierbas más interesantes de la herbolaria moderna.

De acuerdo a mi propia experiencia, y esto se ve reflejado en la literatura médica, la matricaria da resultado en aproximadamente dos tercios de las personas que la usan regularmente. La experiencia de mi cuñada es típica. Antes de que ella probara la matricaria, tenía como promedio una migraña por semana y gastaba alrededor de $200 dólares al año tratando de calmar el dolor.

Si suponemos que los aproximados 25 millones de estadounidenses que padecen de migrañas regularmente se gastan la cantidad de dinero que se gastaba mi cuñada en medicinas para la migraña, llegaríamos a la increíble suma de 5 mil millones de dólares al año. No creo que los que venden los productos farmacéuticos modernos estarían muy contentos que digamos si vieran a la matricaria reemplazar a los muchos fármacos lucrativos que se recetan ahora para tratar la migraña. En parte, esa es la razón por la cual me interesa tanto promocionar esta alternativa herbaria.

Y no soy el único. Los estudios publicados en el *British Medical Journal* (Revista médica británica) están de acuerdo en que tomar matricaria con regularidad previene los ataques de migraña. Y según el *Harvard Medical School Health Letter* (Boletín de Salud de la Facultad de Medicina de Harvard), "Comer hojas de matricaria se ha convertido en un método popular para prevenir los ataques de migraña en Inglaterra. Algunas personas a las que no les dieron resultado los tratamientos convencionales para la migraña, han acudido a la matricaria con buenos resultados."

Las personas que usan la matricaria a menudo usan las hojas frescas, ingiriendo generalmente de una a cuatro hojas al día para evitar las migrañas. Si usted tiene acceso a la hierba fresca, podría tratar de hacer lo mismo, pero no espere que las hojas tengan un sabor agradable. Además, cerca del 10 al 18 por ciento de las personas que usan la matricaria fresca a menudo desarrollan llagas en la boca y/o inflamación de la boca y la lengua.

La buena noticia es que no necesita comer las hojas para obtener todos los beneficios que ofrece esta hierba. Usted puede evitar los efectos secundarios preparando un té con unas dos a ocho hojas. Déjelas en infusión en agua hirviendo, pero no las hierva, porque al hervirlas se descomponen los partenolidos. También puede tomar esta hierba en cápsulas, lo cual es realmente la manera más fácil de hacerlo. Dependiendo de la potencia de la hierba, las dosis pueden variar desde una cápsula al día (60 miligramos) a seis cápsulas por día (alrededor de 380 miligramos) de hojas frescas en polvo, o dos cápsulas de 25 miligramos de hojas deshidratadas por congelación. Las cápsulas de matricaria se venden en muchas tiendas de hierbas y tiendas de productos naturales. De todas maneras, consulte a su médico sobre el uso de la hierba si tiene dificultad en llegar a una dosis apropiada.

Una advertencia: las mujeres embarazadas no deben tomar matricaria, porque existe una remota posibilidad de que les pueda causar un aborto espontáneo. Además, las mujeres que están lactando no la deberían usar, porque existe la posibilidad de pasar la sustancia de la hierba al bebé en la leche materna. Por último, las personas que la usan por mucho tiempo informan de un leve efecto tranquilizante o sedante, lo cual le puede venir bien o mal, dependiendo de su temperamento.

❧❧❧ **Sauce (*Salix*, diversas especies).** La Comisión E, el grupo de expertos que asesora al gobierno alemán sobre el uso de las hierbas, aprueba la corteza de sauce como un calmante del dolor efectivo para el dolor de cabeza y para cualquier otra enfermedad que se trata con el derivado farmacéutico del sauce, la aspirina.

Cuando los herbolarios hablan de la corteza del sauce como la aspirina herbaria, ellos generalmente mencionan el sauce blanco (*S. alba*). Pero esta especie tiene un contenido bastante bajo de salicina, la sustancia química de la corteza que alivia el dolor. Si usted desea obtener un alivio mayor por cada taza de té, existen otras especies de sauce que son más potentes: *S. daphnoides*, *S. fragilis* y *S. purpurea*.

La Comisión E recomienda tomar de 60 a 120 miligramos de salicina para tratar el dolor de cabeza, lo que viene a ser 1 cucharadita de las cortezas de alto contenido de salicina o 1 a 1½ cucharaditas de sauce blanco. El tubo digestivo absorbe más del 86 por ciento de la salicina del sauce, proporcionando un buen nivel de la sustancia química en la sangre durante varias horas.

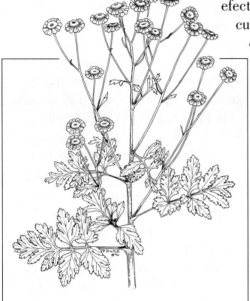

Matricaria

La matricaria, que es pariente del diente de león y de la caléndula, es más famosa por prevenir e incluso curar las migrañas y otros dolores de cabeza.

Si usted es alérgico a la aspirina, probablemente tampoco deba tomar hierbas similares a la aspirina. Además, debe estar consciente de que si la aspirina le descompone el estómago, la corteza del sauce podría hacerlo también. Pero puede que no. León Chaitow, naturópata y osteópata británico, dice: "A diferencia de la aspirina, la cual es una sustancia química aislada y concentrada, la corteza de sauce actúa suavemente y sin el potencial de la aspirina para irritar el estómago." Tampoco administre aspirina o sus alternativas herbarias a los niños que tienen dolor de cabeza con infecciones virales tales como el resfriado (catarro) o la gripe, porque existe la posibilidad de que pudieran desarrollar el síndrome de Reye, una afección potencialmente mortal que daña el hígado y el cerebro.

Prímula/Primavera nocturna (*Oenothera biennis*). Esta es una de las mejores fuentes del compuesto calmante fenilalanina. Para aquellos que sufren de dolor de cabeza crónico, los nutricionistas pueden recomendarles una dosis diaria de seis a ocho cápsulas de aceite de prímula nocturna.

Las semillas de girasol también están bien dotadas de fenilalanina, con 4.8 por ciento en base a su peso seco. Otras buenas fuentes de fenilalanina, en orden de potencia descendente, incluyen el berro (mastuerzo), los brotes de soja, los frijoles (habichuelas) de soya, los gandules, el *swamp cabbage*, las altramuces (lupinos), las verduras de bledo (amaranto), los cacahuates (maníes), las lentejas, los frijoles *yard-long*, la espinaca, el algarrobo y la calabaza amarilla *butternut squash*.

Ajo (*Allium sativum*) y cebolla (*A. cepa*). Las plaquetas toman parte en la coagulación de la sangre y también participan en la provocación de las migrañas. Por supuesto, usted no va a eliminar sus plaquetas por completo, porque si no las tuviera, se desangraría sólo con sufrir una pequeña cortadita. Sin embargo, hacer que las plaquetas sean un poco menos activas aparentemente ayuda a prevenir las migrañas. Los naturópatas sugieren comer mucho ajo y cebolla, porque estas hierbas anticoagulantes interfieren en algo con la actividad plaquetaria. (Es por eso también que se recomiendan para prevenir el ataque al corazón.)

Jengibre (*Zingiber officinale*). Los pueblos del Asia usan a menudo el jengibre para prevenir las migrañas. No sé de ningún buen estudio sobre esto, pero tengo presente una anécdota intrigante: una mujer de 42 años de edad que padecía regularmente de migrañas dejó de tomar todas sus medicinas y en su lugar tomó de 500 a 600 miligramos de jengibre seco mezclado en agua en seguida que empezaba a experimentar los problemas visuales asociados con la migraña. Ella continuó tomando la misma dosis cada cuatro horas durante cuatro días. Después de aproximadamente 30 minutos de haberse tomado el jengibre, sus episodios de migraña se hicieron menos dolorosos y desconcertantes. Más adelante, ella cambió del jengibre seco al fresco. Desde entonces, sus migrañas regresaron de rareza, y cuando lo hicieron, fueron menos frecuentes.

Dado que el jengibre es bueno para usted de tantas maneras diferentes, parece que vale la pena probarlo. Si usted opta por el jengibre en polvo, pruebe 500 miligramos de jengibre seco en cápsulas. Si usted prefiere el jengibre fresco, la cantidad equivalente es cinco gramos (cerca de 2½ cucharaditas) de raíz fresca rallada.

Para obtener un efecto mayor, usted podría también combinar el jengibre con otra hierba. A veces los naturópatas sugieren tomar cúrcuma (azafrán de las Indias), la cual es un antiinflamatorio y comparte muchas de las propiedades medicinales del jengibre. Si yo tuviera una migraña, creo que probaría tomar un par de cucharaditas de cada una, disueltas en un vaso de limonada, según fuera necesario.

Ginkgo/Biznaga (*Ginkgo biloba*). En un estudio realizado se descubrió que los dolores de cabeza muchas veces desaparecen cuando se aumenta la circulación al cerebro. Si yo tuviera frecuentes dolores de cabeza, probablemente probaría esta hierba. Yo sugeriría tomar 30 gotas de un extracto estandarizado que contenga por lo menos 0.5 por ciento de glicósidos flavonoides (*flavonoid glycosides*) tres veces al día por uno o dos días. También podría tomar cápsulas; siga las instrucciones del paquete. Puede probar entre 60 y 240 miligramos al día, pero no tome más de esa última cantidad. En grandes cantidades, el *ginkgo* puede causar diarrea, irritabilidad e intranquilidad.

Ají/Chile/Pimiento picante (*Capsicum*, especies varias). El ingrediente picante del pimiento picante, la capsaicina, es también un maravilloso calmante del dolor. Yo sé de ocho estudios que muestran que las aplicaciones externas de la capsaicina interfieren con la sustancia P, una sustancia química que los científicos creen desempeña un papel clave en la transmisión de los impulsos nerviosos.

Si se ingiere, el pimiento picante parece ser bueno para tratar el dolor de cabeza. Según dicen, es la fuente alimenticia más rica de salicilatos semejantes a la aspirina.

Se ha mostrado en estudios realizados que la capsaicina ayuda a prevenir las neuralgias migrañosas, las cuales son similares a las migrañas. En un pequeño estudio realizado en 12 personas que padecen de este tipo de dolor de cabeza, 6 de ellas (50 por ciento) que habían inhalado un gramo de capsaicina por la nariz, tres veces al día, durante varios días, obtuvieron un alivio completo; 4 personas informaron de un alivio parcial, y solamente 2 personas no experimentaron ningún alivio. Varios otros estudios muestran resultados similares.

Si yo tuviera una migraña o una neuralgia, probaría la pimienta de cayena para aliviarme. Pero usted no debe de inhalarla, sino simplemente puede tomarla en cápsulas.

Toronjil/Melisa (*Melissa officinalis*). Esta hierba puede ser útil para tratar la migraña, de acuerdo a Norman G. Bisset, Ph.D., profesor de química farmacéutica en el Colegio King's en la Universidad de Londres y autor del excelente libro *Herbal Drugs and Phytopharmaceuticals* (Fármacos preparados a base de hierbas y productos fitofarmacéuticos). La Comisión E aprueba el uso de esta hierba.

La dosis recomendada es un té preparado con una a dos cucharaditas de hierba desecada por taza de agua hirviendo que se deja en infusión hasta que enfríe. Si yo tuviera un dolor de cabeza, espolvorearía mi té de toronjil con matricaria, jengibre y cúrcuma (azafrán de las Indias).

❧ **Menta (*Mentha piperita*).** Cuando se mezcla con un poco de alcohol y se frota en las sienes, el aceite de menta ayuda a aliviar el dolor de cabeza. Yo mezclaría mi aceite de menta con lavanda y le añadiría eucalipto y romero si estuvieran a mano. Yo creo que todos estos aceites curativos pueden trabajar juntos armoniosamente. Pero recuerde, estos aceites son para uso externo solamente.

❧ **Verdolaga (*Portulaca oleracea*) y otros alimentos que contienen magnesio.** Los nutricionistas sugieren ingerir 600 miligramos de magnesio al día si usted tiende a tener dolores de cabeza. (El valor diario es de 400 miligramos.) Me encuentro particularmente interesado en la relación que existe entre el magnesio y el dolor de cabeza, porque se ha descubierto que existe una deficiencia de magnesio en las personas que presentan frecuentes dolores de cabeza por tensión o migrañas.

Además, de acuerdo a una encuesta Gallup, se calcula que un 72 por ciento de estadounidenses no ingiere suficiente magnesio, resultando en una deficiencia de este mineral. ¿Podría haber una conexión entre la presencia frecuente de poco magnesio y los dolores de cabeza? Tal vez. Ciertamente, no le perjudicaría incluir en su dieta una mayor cantidad de este importantísimo mineral.

Aparte de las hojas verdes como la verdolaga, también las legumbres y los granos enteros constituyen una buena fuente de magnesio. En mi base de datos, la verdolaga va definitivamente a la cabeza en su contenido de este nutriente, con casi el 2 por ciento de magnesio, en base a su peso seco, pero las habichuelas verdes (ejotes, *green beans*), las semillas de amapola, la avena, los *cowpeas* y la espinaca la siguen muy de cerca.

❧ **Tanaceto/Hierba lombriguera (*Tanacetum vulgare*).** Al igual que la matricaria, el tanaceto contiene partenolidos, los cuales pueden ayudar a prevenir las migrañas. (Sin embargo, las mujeres embarazadas no deben usar el tanaceto, pues puede causar un aborto espontáneo.)

❧ **Tomillo (*Thymus vulgaris*).** El antropólogo médico John Heinerman, Ph.D., autor de *Heinerman's Encyclopedia of Fruits, Vegetables and Herbs* (La enciclopedia de Heinerman de las frutas, vegetales y hierbas), sugiere que se tome té de tomillo. Pruebe con una cucharadita de la hierba seca por taza de agua caliente. También sugiere que se use en compresas para aliviar los músculos adoloridos del cuello, los hombros y la espalda, que pueden contribuir a que se produzcan dolores de cabeza debidos a la tensión.

❧ **Cúrcuma/Azafrán de las Indias (*Curcuma longa*).** Como lo habíamos mencionado, usted podría probar este antiinflamatorio, particularmente en combinación con otra hierba, tal como el jengibre.

❧ **Hierbas surtidas.** Hay una cantidad enorme de alimentos que se usan para el dolor de cabeza, y muchos de ellos han demostrado definitivamente que contienen sustancias que alivian el dolor. Uno de mis tés calmantes favoritos es una mezcla de canela, limoncillo (hierba luisa), menta y romero.

Otras hierbas que posiblemente valen la pena probar, incluyen albahaca, pimienta negra, la alcaravea, cilantro, *ginseng*, lavanda (espliego, alhucema), poleo, llantén, semillas de amapola, romero, ruda, té y milenrama (alcaina, real de oro).

Dolor de espalda

M i esposa y yo compartimos una tendencia a padecer de problemas de espalda. Peggy es un buen ejemplo de cómo los problemas de espalda se dan en las familias. Ella y sus dos hermanas (al igual que su difunta madre) tienen una tortícolis peculiar en la misma región de la espalda que les causa dolor, especialmente después de trabajar por un rato largo en la cocina, doblada sobre el lavaplatos.

Por mi parte, ya que soy un viejo medio gruñón, yo le echo la culpa a la Navidad por el problema de espalda más serio que he tenido. Era el 23 de diciembre de 1991 y mi señora y yo fuimos a una granja donde vendían árboles de Navidad para elegir un árbol vivo. Deseando volver a plantar el árbol, lo arranqué junto con una gran bola de tierra y me las arreglé para ponerlo en la carretilla que el dueño me había prestado. Empujé con éxito la carretilla con su carga de 100 libras (casi 50 kg.), 100 yardas colina arriba, hasta mi carro. Pero cuando intenté levantar el árbol para meterlo en el carro, algo se fastidió.

Me entró una agonía casi insoportable que se empeoró mientras manejábamos a casa. Con el dolor que tenía, no quería saber ni de Santa Claus ni de los Reyes Magos ni de nadie. No podía acostarme, sentarme o estar de pie cómodamente. Para dormir, pasé las de Caín, durmiendo de lado sobre un sofá con tres almohadas debajo de mi costado izquierdo. La única ayuda que pudimos encontrar al día siguiente, dado que era el día antes de Navidad, fue un quiropráctico. Me tomó una radiografía que costó $95 dólares, no quiso hacerme manipulaciones mayores y dijo que debía ver a un especialista en ortopedia.

Una semana después, el ortopédico dijo que debía consultar a un neurocirujano. No nos sorprendió cuando este último nos informó que había que operar. El cirujano insistió en que esa era mi única opción, de acuerdo a lo que revelaban mis radiografías. Así que, a fin de cuentas (dos meses después), me operé, y luego tuve terapia física. También usé hierbas curativas y me dieron un tratamiento de acupuntura. Creo que los tratamientos alternativos me aliviaron más que los médicos.

Un dolor universal

Parece que por dondequiera que uno mire, todo el mundo tiene problemas de espalda. Esto no es nada tan asombroso, porque el dolor de espalda es uno de los problemas de salud más comunes en los Estados Unidos. Los números varían, pero los expertos generalmente están de acuerdo en que al año, entre dos y cinco millones de estadounidenses sufren de dolores de espalda severos.

En algún momento en su vida, aproximadamente cuatro de cada cinco estadounidenses experimentan un dolor de espalda lo suficientemente serio como para requerir la intervención médica, lo cual incluye desde tomarse una aspirina hasta hacerse cirugía mayor. Y, en un momento dado, alrededor de una cuarta parte del país se encuentra lidiando con un problema de espalda anterior con medicinas, ejercicios o con cambios en sus estilos de vida para convalecer y tratar de no volver a lastimarse la espalda.

Además, los dolores de espalda cuestan al país un dineral —$16 mil millones de dólares al año en tratamientos médicos y $80 mil millones en salarios y productividad perdidos.

Piénselo bien antes de operarse

Los médicos acostumbraban a tratar el dolor de espalda con reposo, medicamentos a largo plazo y cirugía. Ahora, por lo general, recomiendan medicamentos a corto plazo, ejercicio y, cada vez más, la quiropráctica, el yoga u otra terapia alternativa anteriormente menospreciada.

Me alegro que la cirugía ya no sea una opción casi mandatoria, como solía ser antes. Mi propia cirugía de espalda no me sirvió para nada. Yo no busqué una segunda opinión, aun cuando mis amigos me aconsejaron que lo hiciera. ¿Por qué? Porque soy un tipo tacaño y vago que sigue los procedimientos de su HMO (un sistema de seguro de cuidado administrado) y también porque estaba loco por eliminar mi dolor de espalda.

Me voy a ir a la tumba sin saber si esa cirugía me hizo algún bien. Después de ello, me enteré que la fusión cervical —la operación a que me sometí— es otra de esas operaciones que se realizan de más. Me enteré que una radiografía mala no siempre significa que la espalda esté mal, y que una radiografía buena no siempre significa que la espalda esté bien. Aprendí que el 80 por ciento de la gente que pasa por el mismo problema que yo se recupera en cuatro meses —*sin* cirugía.

Pero cuando uno tiene un dolor constante, uno se desespera. Los estadounidenses se someten a muchas menos cirugías de espalda que antes, pero todavía hay 20 veces más operaciones de espalda per cápita en los Estados Unidos que en Canadá y en Europa. Por lo tanto, aquí va mi consejo: si un doctor le dice que usted necesita hacerse una cirugía de espalda, obtenga varias otras opiniones antes de pasar por la mesa de operación. Yo tenía que haberlo hecho, pero ahora ya eso es agua pasada.

Entretanto, ¿qué se puede hacer para el dolor? Inmediatamente después de una lesión de espalda o de un estallido de dolor de espalda, los médicos recomiendan medicamentos calmantes y antiinflamatorios, tales como la aspirina y otros fármacos antiinflamatorios no esteroides. Para un dolor de espalda realmente fuerte, pueden hacer falta medicinas más fuertes, incluyendo la codeína y otros narcóticos. Si usted tiene mucho dolor, le sugeriría que tomara lo que su doctor le receta. Últimamente, los médicos se encuentran más inclinados a administrar morfina de efecto retardado, la cual proviene en realidad de una fuente herbaria: la amapola del opio.

Remediándolo con La farmacia natural

Para un dolor menor o prolongado, existe una cantidad de hierbas que pueden resultar útiles.

➤➤➤ Ají/Chile/Pimiento picante (*Capsicum*, varias especies). El pimiento picante contiene una sustancia química maravillosa para aliviar el dolor —la capsaicina— que es tan potente que una cantidad pequeña aporta el ingrediente activo que se encuentra presente en algunos potentes analgésicos farmacéuticos tópicos. Hay un producto llamado *Zostrix* que contiene solamente 0.025 por ciento de capsaicina.

A estas alturas, no sé (ni me importa) si la eficacia del pimiento picante se debe a la capacidad de la capsaicina para interferir con la percepción del dolor, a su capacidad para causar la liberación de las endorfinas calmantes del cuerpo, a sus salicilatos, o a todo lo anterior. Sólo sé que funciona.

Usted puede comprar una crema comercial que contenga capsaicina y usarla. Sin embargo, fuera de los Estados Unidos, la gente simplemente usa el pimiento picante. Usted también puede hacerlo, ahorrándose un montón de dinero. Un pimiento picante cuesta unos pocos centavos, mientras que los fármacos que contienen capsaicina cuestan unos cuantos dólares.

Usted puede aplastar un pimiento picante y frotarlo directamente sobre la superficie de la parte adolorida. Puede también tomar cualquier crema blanca que tenga a mano (la crema de limpieza *cold cream* puede servir) y mezclarla con suficiente pimiento picante hasta que se vuelva rosada.

Ya sea que use una crema o el pimiento picante, asegúrese de lavarse bien las manos después: debe evitar que le entre en los ojos. Además, puesto que algunas personas son bastante sensibles a este compuesto, usted deberá hacer la prueba aplicándosela en una superficie pequeña de la piel para asegurarse de que su piel la tolera bien, antes de usarla en un área más extensa. Si parece irritar su piel, deje de usarlo.

Sauce (*Salix*, varias especies) y otras formas de aspirina natural. Me parece bien tomar aspirina para el dolor de espalda, ya

Mejórelo con moverse

Una de las peores cosas que usted puede hacer para el dolor de espalda es dejar de hacer ejercicio, de acuerdo al Dr. Leon Root, cirujano ortopédico y autor de *Oh, My Aching Back* (¡Ay! ¡Mi espalda me está matando!). De hecho, los expertos en ejercicio sostienen que el 80 al 90 por ciento de los problemas de espalda tienen su origen en músculos débiles. Los médicos también se convencieron y aceptaron este punto de vista y ahora recomiendan ejercicio en lugar de reposo.

Yo puedo dar fe de la eficacia de este enfoque. Yo hago ejercicios para la espalda sin fallar todas las mañanas antes de ducharme y también antes y después de hacer ciertas actividades que sé que pueden causar el dolor de espalda, como por ejemplo cortar el césped de mi propiedad (que es más de un acre), estar de pie en colas o en reuniones sociales y mover objetos pesados. También nado, pedaleo en una bicicleta estacionaria y camino una milla o dos al día.

La YMCA ha desarrollado en todo el país un programa popular de ejercicios para la espalda que combina el entrenamiento fortalecedor, ejercicios de flexibilidad y relajamiento. Alrededor del 80 por ciento de las personas que se inscribieron en este programa informaron haber experimentado mejoría, y un 31 por ciento quedó libre del dolor. Usted puede dirigirse a su Y local y preguntar acerca de este programa. Considere esto: cerca de un tercio de las espaldas que están en malas condiciones se pueden curar sin ninguna medicina.

que originalmente ésta fue derivada de una planta. La aspirina provino de unas sustancias conocidas como salicilatos que se presentan naturalmente en la corteza del sauce, la ulmaria y la gaulteria. Con cualquiera de estas hierbas se puede preparar un té para aliviar el dolor.

Muchas plantas ricas en salicilato también contienen salicilato de metilo, una sustancia similar a la aspirina que tiene un olor particularmente agradable. Una es la gaulteria. Otra es la corteza del abedul, usada en un tiempo por los indios norteamericanos para preparar un té que ellos tomaban o que se aplicaban externamente para tratar el dolor de la parte inferior de la espalda. De vez en cuando, yo he preparado tipos de tés semejantes, añadiendo un puñado de corteza de abedul o de gaulteria en una taza o dos de agua hirviendo y dejándolo en infusión durante unos diez minutos. (Recuerde, sin embargo, que si usted es alérgico a la aspirina, probablemente tampoco deba usar hierbas similares a la aspirina.)

El aceite de gaulteria, que tiene un alto contenido de salicilato de metilo, sirve también como un buen calmante del dolor para uso externo. Se puede aplicar durante un masaje. (Por favor, asegúrese de mantener el aceite de gaulteria fuera del alcance de los niños. Posee un aroma tentador, pero su ingestión, incluso mínima, podría ser mortal.)

Menta (*Mentha piperita*) y otras mentas. Usted encontrará que el mentol y el alcanfor son sustancias que se encuentran en muchas de las medicinas para el dolor de espalda. Estos son compuestos químicos que pueden ayudar a aliviar la tensión muscular que contribuye al malestar de tantas espaldas. El mentol es un constituyente natural de las plantas de la familia de las mentas, particularmente la menta y la menta verde, aunque los aceites aromáticos de todas las otras mentas también lo contienen. El alcanfor se presenta en el espliego (alhucema), el hisopo y el cilantro.

Aceites de esencias varias. El tratamiento con aceites de esencias aromáticas puede ayudar a menudo a aliviar los dolorosos espasmos musculares que contribuyen al dolor de espalda. Muchos de estos aceites —salvia, romero, tomillo, centinodia y *mountain dittany*— son ricos en timol y carvacrol, sustancias que ayudan a la relajación muscular.

Para usar cualquiera de estos aceites, añada unas cuantas gotas a un par de cucharadas de cualquier aceite vegetal y masajee la mezcla de aceites directamente sobre el área afectada. También puede añadir unas cuantas gotas del aceite al agua caliente para el baño y sumergirse en ella por un rato, inhalando los vapores. (Recuerde, sin embargo, que no se debe ingerir jamás un aceite de esencias, ya que, algunos aceites, incluso en pequeñas cantidades, tan poco como una sola cucharadita, pueden resultar mortales.)

Otras sustancias que poseen una potente acción relajante muscular que pueden aliviar las contracciones de la espalda, son el borneol (alcanfor de borneo) y el acetato de borneol. Entre las plantas ricas en estas sustancias químicas se incluyen el cardamomo, la salvia y el romero. Mi base de datos me dice que el borneol es un compuesto antiespasmódico eficaz en una concentración muy diluida, haciendo que éste sea aún más potente que el mentol, el alcanfor, el timol y el carvacrol.

Existen también otros pocos aceites de los cuales debería saber. Los aromaterapeutas sugieren a menudo el uso de los aceites de

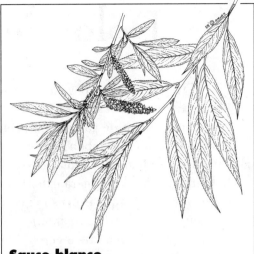

Sauce blanco

La salicina que se encuentra en el sauce constituye la "aspirina herbaria" y se ha usado para aliviar el dolor desde el año 500 a.C.

abedul, lavanda, pimienta negra, amaro (salvia romana), jengibre y mejorana para aliviar el dolor de espalda. Yo no dudaría en usar cualquiera de ellos, pues todos han sido usados tradicionalmente para aliviar los calambres o los dolores de espalda, y todos ellos contienen sustancias calmantes y relajantes musculares.

¿Por qué se usa el aceite de la planta, si se puede obtener el mentol químicamente aislado o algún otro relajante muscular químico? Porque, en mi opinión, es probable que dé mejor resultado el aceite entero de hierbas aromáticas. Estos aceites evolucionaron para proteger a las plantas de las pestes y de otras presiones del medio ambiente. El hecho de que los aceites aromáticos de las hierbas evolucionaran transformándose en una mezcla químicamente compleja sugiere que todas las sustancias químicas que se encuentran en ellos trabajan juntas.

Dolor de garganta

En general, los abogados no me caen muy bien que digamos, pero hay uno que sí estimo mucho —mi yerno. En una ocasión, llegó a mi casa con un dolor de garganta terrible. Las pastillas de venta libre que estaba usando no le estaban sirviendo de nada, de manera que le di algunas cápsulas de olmo (olmo americano, olmedo). Y le hicieron efecto. (Si no lo hubieran hecho, le hubiera exhortado para que tomara también un poco de regaliz/orozuz, porque esto es lo que yo mismo suelo añadir a mi té cada vez que tengo un dolor de garganta.)

Aunque el olmo crece cerca de mi casa, de rareza voy a recolectar la corteza. Me resulta más fácil comprar el material preparado.

El dolor de garganta constituye uno de los primeros síntomas típicos del resfriado (catarro). (Muchas de las sugerencias en el capítulo dedicado a los resfriados y la gripe en la página 485 también se pueden aplicar al dolor de garganta.) Pero el dolor de garganta puede estar causado por la exposición a irritantes químicos o por las bacterias estreptococos (infección de garganta causada por estreptococos). Si le da un dolor de garganta con fiebre y sin otros síntomas, podría deberse a estreptococos y se le recomienda encarecidamente consultar al médico.

Remediándolo con La farmacia natural

La mayoría de los tratamientos comerciales para el dolor de garganta implican chupar tabletas anestésicas que adormecen las células nerviosas de la garganta para que usted no sienta el dolor. Yo prefiero las alternativas de hierbas que en realidad suavizan el tejido inflamado. He aquí las hierbas que pueden ayudar.

Eucalipto (*Eucalipto globulus*). La Comisión E, el grupo de expertos que asesora al gobierno alemán sobre el uso de las hierbas, aprueba el uso del eucalipto para tratar el dolor de garganta.

El eucalipto ayuda de dos maneras. El aceite aromático tiene un efecto refrescante sobre el tejido inflamado, y el tanino que se encuentra en el eucalipto también ejerce una acción astringente suavizante. Yo sugiero que se usen unas pocas cucharaditas de hoja machacada por taza de agua hirviendo para preparar un té suavizante.

Madreselva (*Lonicera japonica*). Los chinos usan las flores de madreselva muchísimo para tratar el dolor de garganta, los resfriados, la gripe, la amigdalitis, la bronquitis y la neumonía. En un estudio realizado con 425 estudiantes chinos que tenían una infección de garganta debida a estreptococos, se obtuvo resultados positivos con un tratamiento que consistía en insuflar en la parte posterior de las gargantas de los estudiantes los siguientes ingredientes: madreselva seca en polvo, raíces de lirio de zarzamora y una pequeña cantidad de borneol. (El borneol es sólo una de las más de 20 sustancias antisépticas que se encuentran en las flores de madreselva.)

No creo que usted tenga que usar madreselva en polvo para beneficiarse de esta hierba. Los extractos de la flor de madreselva son muy activos contra los muchos microorganismos que causan dolor de garganta y afecciones respiratorias.

Personalmente, a mí me gusta usar la madreselva en combinación con las flores de forsitia para tratarme los dolores de garganta y a menudo las tomo en una limonada caliente endulzada con regaliz, especialmente en el invierno.

➤➤➤ Regaliz/Orozuz (*Glycyrrhiza glabra*). El regaliz ha sido reverenciado como un tratamiento para el dolor de garganta durante siglos, tanto en Europa como en la China.

La Comisión E aprueba el regaliz para el tratamiento del dolor de garganta, y su eficacia se encuentra científicamente documentada, de acuerdo al farmacognosista (farmacéutico de productos naturales) Albert Leung, Ph.D.

El Dr. Leung recomienda que se empiece con tres tazas de agua y de cinco a siete cucharaditas de raíz en trozos. Ponga la hierba en el agua y haga que hierva, luego déjela cocinar a fuego lento, hasta que se haya evaporado la mitad del agua.

El regaliz no solamente suaviza el dolor de garganta, sino que tiene también un efecto expectorante que puede ayudar a tratar los resfriados y otras afecciones respiratorias. (Igual que la mayoría de los edulcorantes no nutritivos, el regaliz tiene un sabor un poco raro que a algunas personas no les gusta.)

➤➤➤ Olmo/Olmo americano/Olmedo (*Ulmus rubra*). Este es un suavizante general que ayuda a la garganta, al tracto respiratorio y al tubo digestivo. Y, al igual que la mayoría de las plantas no leñosas, el olmo contiene ciertas sustancias llamadas procianidinas oligoméricas, las cuales tienen una acción antiséptica y antialérgica.

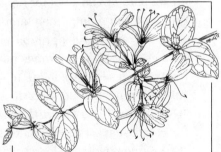

Madreselva

Las flores de esta planta contienen unas dos docenas de sustancias antisépticas y se usan mucho para los problemas respiratorios.

❧❧ Balloonflower (*Platycodon grandiflorum*). Los chinos profesaban un gran respeto a la raíz de esta planta por sus cualidades como remedio para el dolor de garganta y la tos. Incluso hay una estampilla china en su conmemoración. Varias medicinas japonesas patentadas para tratar la bronquitis emplean el extracto de la raíz y los estudios farmacológicos confirman sus cualidades contra la tos y expectorantes. El *balloonflower* es también una atractiva planta ornamental. Tengo una que viene de la China y que ha estado prosperando en mi "Viñedo de hierbas". Usted se la puede tomar como té o en una tintura.

❧❧ Pimpinela blanca (*Pimpinella major*). La Comisión E recomienda la raíz de la pimpinela blanca para tratar el dolor de garganta y las infecciones del tracto respiratorio superior. Pruebe a cocinar a fuego lento de tres a seis cucharaditas por taza de agua hirviendo durante alrededor de 20 minutos; luego deje que se enfríe antes de tomarlo. Yo sugeriría que le añadiera un poco de regaliz.

❧❧ Ajo (*Allium sativum*). El ajo es un remedio naturopático para los problemas del tracto respiratorio superior, porque es un agente antiviral (para resfriados) y antibacteriano (para la infección de la garganta). Pruébelo preparado como un té para hacer gárgaras.

❧❧ Jengibre (*Zingiber officinale*). He aquí otra hierba para hacer gárgaras para el dolor de garganta. Pruebe a añadir jengibre al jugo de limón, al vinagre y a la miel.

❧❧ Malvavisco (*Althaea officinalis*). Esta hierba se ha usado durante miles de años para tratar el dolor de garganta y muchas otras dolencias. Contiene una fibra (mucílago) suavizante y soluble en el agua que es bastante eficaz para aliviar el dolor de garganta. Las investigaciones realizadas muestran que esta planta tiene también una acción antiinflamatoria.

La Comisión E aprueba el uso de la raíz de malvavisco para aliviar la irritación de las membranas mucosas de la boca y la garganta y para ayudar a tratar la tos seca asociada. Yo sugeriría un té hecho con tres cucharaditas de raíz desmenuzada por taza de agua hirviendo.

❧❧ Gaulteria (*Gaultheria procumbens*). La gaulteria tiene un sabor refrescante, suavizante y contiene salicilato de metilo, una forma herbaria de la aspirina, que puede ayudar a tratar el dolor de garganta. Haga la prueba de hacer gárgaras con ella para lograr una frescura rápida del tejido inflamado de la garganta, y úsela como té para aliviar el dolor. Yo sugeriría poner de 15 a 25 hojas en una taza de agua hirviendo, tanto para hacer gárgaras como para hacer un té.

No vaya a darle aspirina o sus alternativas herbarias a los niños con dolor de garganta. Cuando los niños toman fármacos similares a la aspirina para las infecciones virales (especialmente el resfriado, la gripe y la varicela), existe la posibilidad de que les pueda dar el síndrome de Reye, una afección potencialmente mortal que daña al hígado y al cerebro. Además, si usted es alérgico a la aspirina, probablemente tampoco debería tomar hierbas similares a la aspirina.

✒ **Agrimonia (*Agrimonia eupatoria*).** La Comisión E aprueba el uso de la agrimonia para suavizar las membranas mucosas inflamadas de la boca y la garganta. Haga la prueba con un té preparado con unas dos a tres cucharaditas de hierba seca por taza de agua hirviendo.

✒ **Anís (*Pimpinella anisum*).** El anís tiene un sabor parecido al regaliz y se usa como un agente para dar sabor en muchos artículos cuyos paquetes dicen que son hechos de "regaliz". No es tan buen suavizante de la garganta como el verdadero regaliz, pero la Comisión E sugiere que se use para los problemas respiratorios, específicamente si usted tiene una tos que produce flema. El anís ayuda a descongestionar los bronquios. Usted puede preparar un té vertiendo una taza de agua hirviendo en una a dos cucharaditas de anís machacado y dejándolo en infusión durante 10 a 15 minutos. Cuele el té antes de tomarlo. La dosis sugerida es de hasta dos tazas al día.

✒ **Centinodio (*Polygonum aviculare*).** La Comisión E aprueba el uso del té hecho con unas dos a tres cucharaditas de esta hierba desecada por taza de agua hirviendo para tratar el dolor de garganta y afecciones respiratorias leves. El centinodio es astringente.

✒ **Mirra (*Commiphora*, especies varias).** He aquí otra hierba aprobada por la Comisión E como tratamiento para el dolor de garganta. En Europa, se añade esta solución medicinal al agua, y se usa como enjuague bucal y para gárgaras.

✒ **Llantén (*Plantago*, especies varias).** El llantén se usa mucho como un suavizante externo para los problemas de la piel. La Comisión E también lo recomienda para el dolor de garganta y la inflamación de las membranas mucosas de la boca y la garganta. Esta planta tiene un efecto bactericida, mucho del cual puede perderse si se la calienta, de manera que usted podría probar de tres a cuatro cucharaditas de llantén en jugo o en agua fría. El llantén también contiene alantoína, una sustancia química que estimula la curación de las células dañadas de la piel y, creo yo, las células de la garganta.

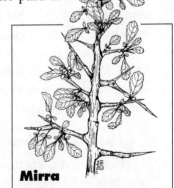

Mirra

Los antiguos egipcios añadían una gomorresina sacada de la mirra a los perfumes y a los repelentes de insectos.

Dolor de muelas

Los indios chocos han vivido probablemente durante miles de años en el este de Panamá y adyacentes a Colombia. Lamentablemente, hoy en día están desapareciendo, víctimas del "desarrollo". Yo trabajé más con ellos que con cualquier otro grupo indígena.

Ya en 1960, mis confidentes chocos me comentaron sobre una planta del género *Piper*, una pariente cercana de la pimienta negra, que ellos usaban como remedio para el dolor de muelas. Ellos me alcanzaron una rama, y cuando la mordí, la boca se me entumeció.

Ciertamente, usted no tendrá acceso a la planta de los chocos. Pero otra hierba tropical para el dolor de muelas probablemente se encuentra en su especiero mientras que usted lee esto. Es el clavo de olor, que son capullos de un árbol tropical. El aceite del clavo de olor contiene una gran cantidad de la sustancia química eugenol, que es un anestésico y antiséptico. El clavo de olor es de 5 a 20 veces más rico en eugenol que otras fuentes de eugenol que aparecen en mi base de datos. De hecho, muchos dentistas lo usan como anestésico dental y como calmante para el dolor, especialmente cuando efectúan un tratamiento de nervio.

No hace falta definir el dolor de muelas; todos sabemos lo que es, y casi todos lo hemos sufrido en algún momento de nuestras vidas. Yo por mi parte he sufrido de dolor de muelas varias veces, y hasta el día de hoy, de estúpido aún dejo para luego mis visitas al dentista. Parece que no soy el único. De acuerdo al Instituto Nacional de Investigación Dental, se calcula que un 98 por ciento de los estadounidenses tienen caries.

Todo esto resulta en millones de dolores de muelas por año. Cualquier dolor de muelas persistente debe ser revisado por un dentista, pero afortunadamente, usted no tiene que sufrir en lo que llega al dentista, gracias a algunas hierbas buenas.

Remediándolo con La farmacia natural

El uso de los aceites de hierbas para el dolor de muelas no es algo nuevo para la odontología científica. Ya en 1946, M.A. Lesser publicó un artículo en la revista *Drug and Cosmetic Industry* (La industria de los fármacos y los cosméticos) llamada *"Preparations for Toothache"* (Preparados para el dolor de muelas). Él señaló que los aceites de esencias de hierbas "son los ingredientes activos de los preparados para el dolor de muelas. De estas, el aceite del clavo de olor y el eugenol son sin duda los más importantes. . . ."

❧❧❧ Clavo de olor (*Syzygium aromaticum*). La Comisión E de Alemania, el grupo de expertos en medicina natural que hace recomendaciones sobre hierbas a los homólogos alemanes de la Dirección de Alimentación y Fármacos de los EE.UU. (*FDA* por sus siglas en inglés), recomienda el aceite de clavo de olor como anestésico local y antiséptico para el dolor de muelas. Inclusive, el comité científico que informa a la FDA comentó que el aceite de clavo de olor era el único ingrediente de los 12 ingredientes que comúnmente se encuentran en los preparados para el dolor de muelas que era "seguro y eficaz para usarse temporalmente en una muela con dolores palpitantes".

Usted puede comprar, sin necesidad de receta, preparaciones de aceite de clavo de olor para entumecer el dolor de muelas. El aceite se coloca directamente en la muela, no se ingiere.

❧❧ Jengibre (*Zingiber officinale*). Una compresa hecha con esta especia picante parece ayudar a aliviar el dolor de muelas. Yo, por mi parte, le añadiría más picante a esa compresa con el pimiento picante. Tanto el jengibre como el pimiento picante parecen trabajar de la misma manera que los antiguos emplastos de mostaza. Estos actúan como contrairritantes, que significa que la irritación superficial del jengibre o del pimiento picante ayuda a disminuir el dolor de muelas que es más profundo.

Para preparar una compresa para su muela, mezcle la especia o especias en polvo con suficiente agua, como para formar una pasta pegajosa. Luego moje en ella una bolita de algodón y exprímala. Aplique el algodón directamente a la muela sin permitir que toque la encía. Si no puede aguantar el picante, enjuáguese la boca y pruebe otro remedio.

❧❧ Ají/Chile/Pimiento picante (*Capsicum*, especies varias). En 1992, mientras el mundo celebraba el viaje de Colón, yo celebré la introducción del pimiento picante a otros países fuera de América. Los indios Caribes le enseñaron este condimento a Colón.

La capsaicina, el ingrediente picante del pimiento picante, arde por un rato cuando se aplica a la piel pero reduce la acción de la sustancia P, la sustancia química del cuerpo que es responsable de la transmisión del dolor. Además, el pimiento picante se encuentra bien dotado de salicilatos, las sustancias químicas similares a la aspirina que pueden aliviar el dolor. No es de extrañar que esta hierba sea un remedio tradicional para el dolor de muelas. Para usar el pimiento picante en un dolor de muelas, utilice la técnica de la compresa de algodón que se describió arriba para el jengibre.

❧❧ Árbol del dolor de muelas (*Zanthoxylum americanum*). Este árbol debe su nombre a que es un antiguo remedio tradicional para el dolor de muelas. El herbolario tradicional de Alabama, el difunto Tommie Bass, lo re-

Sabiduría de la selva

Al principio de este capítulo, mencioné una planta de pimienta que los indios chocos usan para adormecer el dolor de muelas.

Años más tarde, volví a encontrar esta planta en mi primer viaje ecoturístico a Iquitos, Perú. Mi guía indígena apuntó a la planta y reiteró que aliviaba el dolor de muelas. La arrancó de raíz, le sacudió la tierra y me invitó a morderla. Igual que la primera vez, la planta me dejó la boca anestesiada inmediatamente.

Se sabe que las raíces y frutas de algunas especies de plantas de pimienta contienen sustancias anestésicas. Incluso la pimienta negra contiene un poco.

Los pueblos que vivieron durante miles de años en las selvas del mundo tienen remedios para el dolor de muelas que realmente funcionan. Y esa es la razón principal por la cual escribí este libro: para mostrar que la medicina tradicional tiene un valor científico legítimo.

Los críticos científicos plantean que "los cuentos de viejos" no pueden compararse con los experimentos científicos al estilo occidental. Pero la base de la ciencia es la observación cuidadosa, y eso es precisamente lo que los pueblos tradicionales estuvieron haciendo desde tiempos inmemoriales: observar y experimentar con el mundo que los rodeaba.

En general, los pueblos tradicionales se las arreglaron para seleccionar las buenas medicinas y rechazar las malas, llevando a lo que hoy día llamamos la medicina tradicional. Muchas de estas medicinas tradicionales han sido seleccionadas experimentalmente por miles de años, y pocas se encuentran asociadas con reacciones adversas.

Esto es algo que realmente no se puede decir acerca de nuestros productos farmacéuticos modernos; sólo unos cuantos de ellos han estado en este mundo por más de cien años. Muy a menudo, los fármacos sintéticos resultan peligrosos. Esto se demuestra en la cantidad de productos farmacéuticos que la Dirección de Alimentación y Fármacos ordena que se retiren debido a las reacciones adversas.

comendaba directamente hasta que murió en 1996. Él sugería masticar la corteza o preparar un té con la corteza o las moras. Yo sé que las ramas tienen propiedades anestésicas porque las he masticado. Esta hierba puede ser un poco difícil de encontrar, pero tal vez usted podrá hallar la hierba seca en una tienda que se especialice en hierbas. Su nombre en inglés es *toothache tree*.

Sauce (*Salix*, especies varias). Para mis dolores de muela, a veces he recurrido a masticar un pedazo de corteza de sauce y después ponerlo dentro de la muela adolorida para aliviarla temporalmente. La corteza de sauce contiene salicina, una sustancia química pariente de la aspirina que tiene un poder calmante considerable. Usted puede también tomar un té preparado con esta hierba, o tomar una tintura para eliminar el dolor. (Sin embargo, si usted es alérgico a la aspirina, probablemente tampoco deba usar hierbas similares a la aspirina.)

✎ Ruibarbo (*Rheum officinale*). La raíz del ruibarbo se usa en la China para el dolor de muelas; allá lo llaman *da-huang*. Los chinos preparan un remedio para el dolor de muelas friendo la raíz y después dejándola en infusión en alcohol para crear una solución. Después, usando una bola de algodón, aplican la tintura directamente a la muela adolorida durante cinco minutos.

Yo probaría esto si no pudiera encontrar las otras hierbas mejores que mencioné anteriormente. El ruibarbo contiene por lo menos seis sustancias químicas calmantes del dolor.

✎ Sésamo/Ajonjolí (*Sesamum indicum*). El farmacognosista (farmacéutico de productos naturales) Albert Leung, Ph.D., nos brinda este remedio tradicional chino del siglo IV para el dolor de muelas: hierva una parte de semillas de sésamo en dos partes de agua hasta que quede solamente la mitad del líquido. Se dice que aplicar a la muela la decocción (cocimiento) resultante es maravilloso para el dolor de muelas y la enfermedad de las encías. Existe una buena razón para creer que este tratamiento puede dar resultado, dado que el sésamo contiene por lo menos siete compuestos que alivian el dolor.

Dolor de oídos

Un día hermoso de verano, yo me encontraba en la isla de Kelley en el lago Erie dirigiendo un taller sobre hierbas medicinales. A nuestros pies se encontraban plantas de gordolobo (verbasco), un remedio antiguo para el dolor de oídos. Estábamos a principios de junio, y era demasiado temprano para que el gordolobo estuviera florecido. Pero sus vellosas hojas se encontraban en todas partes, y hasta los tallos altos de las flores del año pasado abundaban también.

Al sur de Ohio, hay un herbolario que está produciendo un ungüento para el dolor de oídos basado en las flores del gordolobo y en el hidraste (sello dorado, acónito americano). Más de la mitad de los participantes en mi taller habían probado este ungüento en sus hijos después que los médicos no habían podido curar sus infecciones de los oídos con antibióticos y hasta con cirugía. Muchos juraban que les dio resultado. Basado en lo que yo sé del gordolobo y el hidraste, me inclino a confiar en sus informes.

El dolor de oídos tiene muchas causas posibles. En los niños, la causa más común es una infección que invade el oído medio (lo que los médicos llaman otitis media). Pero el dolor de oídos también puede ser causado por un exceso de cerumen en el oído, por un tímpano perforado y por otras afecciones de la cabeza y el cuello. Existe también una infección auditiva externa que se llama otitis externa.

La infección misma puede ser causada por bacterias, un virus o por hongos. Se calcula que un 80 por ciento de los niños tienen por lo menos una infección del oído medio durante sus primeros cinco años. La lactancia materna ofrece aparentemente alguna protección. Si se los compara con los bebés alimentados con biberón, los infantes que lactan desarrollan menos infecciones del oído y, mientras más tiempo se le dé de lactar al bebé, menor será el riesgo.

A menudo los pediatras han recetado antibióticos para ayudar a detener las infecciones del oído. Pero recientemente, más y más médicos advierten contra la tendencia a lanzarse inmediatamente con los antibióticos.

Problemas con la aspirina

El tratamiento convencional para el dolor de oídos empieza con el alivio para el dolor y luego trata la causa. Los médicos tratan el dolor con acetaminofén (o aspirina para adultos), luego administran antibióticos y descongestionantes para tratar la infección en sí.

Existen también algunas buenas hierbas que pueden ayudar a los adultos a sobrellevarlo, incluso antes de ver al doctor. Para el dolor de oídos de las personas adultas, yo probaría aliviar el dolor con un té hecho de la corteza del sauce y de la gaulteria. Estas hierbas contienen salicina y salicilatos, los cuales son los precursores naturales de la aspirina farmacéutica. (Sin embargo, si usted es alérgico a la aspirina, probablemente tampoco debería tomar aspirina herbaria.)

Pero no administre aspirina ni sus alternativas herbarias naturales a los niños que desarrollan infecciones

Cuidado con las gotas

Advertencia: *Los aceites de esencias de varias de las hierbas descritas en este capítulo pueden verterse dentro del oído para ayudar a curar las infecciones que causan el dolor de oídos. Pero si un médico le dijo que usted tiene el tímpano perforado o que existe alguna razón para suponer eso, no use las gotas de hierbas para el oído.*

de oídos junto con un resfriado (catarro). Cuando los niños toman fármacos similares a la aspirina para las infecciones virales (especialmente resfriados, gripe y varicela), existe la posibilidad de que desarrollen el síndrome de Reye, una afección potencialmente mortal que daña al hígado y al cerebro. Este herbolario que les habla odia admitirlo, pero si mis nietos desarrollaran infecciones de oídos causadas por un resfriado, yo trataría su dolor de oídos con acetaminofén en vez de usar los parientes herbarios de la aspirina.

Una vez que se ha tratado el dolor, es hora de considerar la causa. Un médico puede examinar el oído afectado y decidir si su problema corresponde al oído interno o externo.

Remediándolo con La farmacia natural

Existen varias hierbas que pueden ayudar a aliviar el dolor de oídos o tratar las causas que lo provocan.

❧ **Equinacia/Equiseto (*Echinacea*, varias especies).** La equinacia tiene efectos antibióticos y estimula al sistema inmunológico. Usted puede hacer la prueba de preparar un té usando una cucharadita de la hierba seca, o usar un gotero lleno de la solución medicinal agregada a jugo o té. Tome ya sea uno u otro, tres veces al día. Yo uso la equinacia para tratar toda clase de infecciones y probablemente la probaría si tuviera dolor de oídos. (Aunque la equinacia puede hacer que su lengua empiece a cosquillear y que se adormezca temporalmente, este efecto es inocuo.)

❧ **Efedra/Belcho (*Ephedra sinica*).** Conocida también como *ma huang* o efedra china, esta hierba contiene dos poderosos descongestionantes, la efedrina y la pseudoefedrina. Estos pueden ayudar a drenar el líquido del oído medio que se asocia a las infecciones de esa área. La pseudoefedrina es el ingrediente activo en muchos de los descongestionantes que se venden sin receta. Uno de estos productos, *Sudafed*, incluso debe su nombre a este compuesto. En un estudio realizado en pasajeros de avión que padecían de dolor de oídos recurrente, el 70 por ciento de los que tomaron pseudoefedrina experimentaron alivio.

Fíjese bien en las dosis recomendadas cuando use esta hierba. Las personas adultas no deberían usar más de una cucharadita de la hierba seca para hacer un té. Si toman una tintura de esta hierba, no deben tomar más de una cucharadita. Aunque la hierba se puede tomar hasta tres veces al día, usted debe ser precavido, porque la efedra es un estimulante y podría causarle insomnio o elevar su presión arterial. Algunas personas que se han tomado grandes cantidades de esta hierba para drogarse se han muerto de una sobredosis, y la Dirección de Alimentación y Fármacos de los EE.UU. ha adoptado medidas para detener la venta de los suplementos de efedrina.

La efedra podría ser fantástica para tratar algunos problemas infantiles, pero debido a la controversia que la rodea, usted debería consultar a su pediatra antes de usarla. A los niños se les debe dar menos de la mitad de la cantidad apropiada para adultos.

Ajo (*Allium sativum*). Al igual que la equinacia, el ajo y sus extractos poseen cualidades antibióticas y estimulantes del sistema inmunológico. En los estudios realizados, hacer gotear aceite de ajo directamente en el canal auditivo demostró tratar las infecciones por hongos tan bien o mejor que los productos farmacéuticos.

Si se consume internamente, el ajo puede ayudar a curar la infección del oído medio. Si usted tiene dolor de oídos, yo sugeriría que añadiera más ajo en la preparación de sus alimentos. Usted también puede probar a poner unas cuantas gotas de aceite de ajo en el oído adolorido.

Hidraste/Sello dorado/Acónito americano (*Hydrastis canadensis*). Este es otro potente antibiótico natural. Algunos naturópatas sugieren usar una mezcla de equinacia, hidraste y raíz de regaliz/orozuz (este último sólo para dar sabor). Usted puede preparar un té usando una cucharadita de cada hierba o un gotero lleno de una tintura de cada una de estas hierbas por taza de agua hirviendo. Disfrute de una taza del té tres veces al día.

Aunque no tengo prueba de que esta mezcla sea superior a tomar la equinacia o el hidraste solos, sospecho que la combinación de las hierbas constituye un tratamiento mejor.

Forsitia (*Forsythia suspensa*), genciana (*Gentiana officinalis*) y madreselva (*Lonicera japonica*). Estas tres hierbas producen actividad antibiótica. Los ejercitadores de la medicina china tradicional a menudo las recetan en forma de polvo para que los pacientes las espolvoreen sobre la compota de manzana para tratar las infecciones de oídos en los niños. Yo he tenido tanto éxito con este método para tratar a los resfriados (catarros) y la gripe que lo probaría también para el dolor de oídos. Estas hierbas son fáciles de usar para hacer un té.

Gordolobo/Verbasco (*Verbascum thapsus*). Las flores de gordolobo tienen muchos seguidores y pienso que por algo tiene que ser. Un herbolario británico sugiere poner gotas de aceite de flor de gordolobo en el oído afectado.

Menta (*Mentha piperita*). Una cantidad de herbolarios sugieren usar las mentas, que son antisépticas, para aliviar el dolor de oídos. A mí me parece que la menta (hierbabuena) es la más prometedora, porque esta contiene mentol. Yo sugeriría usarla en un té.

Árbol de té (*Melaleuca*, varias especies). Los aromaterapeutas y muchos herbolarios consideran al aceite de árbol de té un antiséptico importante cuando se aplica a la piel. Pruebe a mezclar unas cuantas gotas en aceite vegetal para fabricar gotas para el oído. Pero no vaya a usar las gotas si hay una posibilidad de que el tímpano esté perforado, y no vaya a beber el aceite de árbol de té, ni tampoco ningún otro aceite de esencias. Los aceites son extremadamente concentrados, e inclusive una pequeña cantidad puede resultar venenosa. Yo también he escuchado una anécdota referente a los problemas que surgen cuando se pone aceite de árbol de té en el oído; por lo tanto, para estar seguro, deje de usarlo si experimenta alguna irritación.

Dolores menstruales (dolor de ijar)

Un día me encontraba con dos investigadores mirando unas hojas de michela, una hierba usada por los indios norteamericanos cuyo nombre en inglés es *squaw vine*. Lo interesante de todo esto era que los tres teníamos alguna relación con los indios. Uno de mis acompañantes era un indio Lumbee de pura cepa; los Lumbee son una tribu que vive en el borde entre Carolina del Norte y Carolina del Sur en los EE.UU. Otro era una mujer escandinava, pero era la madre de un Abenaki honorario (uno que había sido adoptado por una tribu de Massachusetts). Y yo, aunque soy blanco, soy el abuelo orgulloso de tres nietos que son mitad indios Cherokee.

Empezamos a hablar sobre el término *squaw vine* (literalmente, "enredadera de la mujer") mientras considerábamos la planta, una enredadera rastrera de hoja perenne con moras (bayas) de un rojo brillante. Me habían dicho que existían dos interpretaciones posibles para que se incluyera la palabra *squaw* en los nombres comunes de las plantas: uno, tal vez sexista, que se usaba solamente para las dolencias reproductivas de la mujer, y la otra, tal vez racista (porque *squaw* era un término negativo para las mujeres indias), que significaba que era completamente inútil.

El indio Lumbee descartó la posibilidad de que fuera inútil, diciendo que los indios no la hubieran continuado usando para las dificultades menstruales si no hubiera sido eficaz. Él estuvo de acuerdo conmigo en que la palabra *squaw* no era una palabra muy respetuosa para las mujeres indias.

Sin embargo, no le podríamos cambiar el nombre a la planta, porque todos los herbolarios de habla inglesa la conocen como *squaw vine*. Pero estuvimos de acuerdo en que de entonces en adelante, le daríamos a la palabra *squaw* el significado de útil y hermoso. Todavía algo sexista, tal vez, pero mucho más positivo.

Remediándolo con La farmacia natural

Existen en realidad bastantes hierbas, incluyendo la michela, que pueden ayudar a aliviar los dolores mensuales.

Viburno (*Viburnum prunifolium*). Durante el siglo XIX, esta hierba fue reconocida como un tratamiento para los dolores menstruales en la mayor parte de los libros de referencia de farmacología. La corteza contiene por lo menos cuatro sustancias que ayudan al relajamiento del útero. Dos de ellas (la esculetina y la escopoletina) ayudan también a aliviar los espasmos musculares. Con tanta tradición y ciencia recomendándolo, el viburno sería uno de los primeros remedios que yo le sugeriría a mi hija si se quejara de los dolores menstruales.

Angélica china (*Angélica sinensis*). También conocida como *dang-quai*, la angélica china es una de las hierbas más usadas dentro de la medicina tradicional china. Se la considera un tónico femenino, especialmente buena para los dolores menstruales y los expertos en medicina oriental la recomiendan mucho.

Frambuesa (*Rubus idaeus*). Muchas mujeres herbolarias a quienes respeto recomiendan el té de hojas de frambuesa para aliviar los dolores menstruales. Un estudio realizado mostró que esta hierba ayuda a relajar el útero. Es también popular por disminuir la irritabilidad uterina asociada con el embarazo.

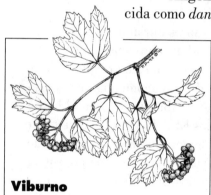

Viburno

El viburno es un arbusto extendido con racimos de flores blancas y es pariente de la madreselva y el saúco.

Los investigadores no saben cuál es el compuesto activo de la frambuesa, pero especulan que pudiera ser el *Pycnogenol* (una procianidina oligomérica u *OPC* por sus siglas en inglés). Me parece que tiene sentido. En un estudio realizado, la ingestión de 200 miligramos de OPC por día, durante dos ciclos, eliminó o alivió en forma significativa los dolores menstruales y/o el síndrome premenstrual en un 50 a 60 por ciento de las mujeres que lo tomaron. Entre las mujeres que tomaron OPC durante cuatro ciclos, la cantidad que se benefició fue aún mayor: del 66 al 80 por ciento.

Se puede comprar la OPC pura en forma de *Pycnogenol*, pero es un complemento caro. En cambio yo le sugeriría probar té de hojas de frambuesa.

❧❧ Mirtillo/*Bilberry* (*Vaccinium myrtillus*). El mirtillo contiene sustancias químicas llamadas antocianidinas, las cuales poseen propiedades relajantes de los múscules, y también contiene la OPC. Para los dolores menstruales, algunos herbolarios sugieren tomar de 20 a 40 miligramos de extracto de arándano concentrado tres veces al día. Si usted no puede encontrar los extractos, pruebe media taza de mirtillos o de arándanos azules, los cuales tienen propiedades similares.

❧❧ *Chasteberry* (*Vitex agnus-castus*). Los pequeños frutos del árbol de *chasteberry* han sido usados para los trastornos menstruales desde las épocas greco-romanas. Yo estoy convencido de que el *chasteberry* es eficaz.

❧❧ Jengibre (*Zingiber officinale*). Los médicos eclécticos —doctores de finales del siglo pasado que combinaban los remedios naturales con la medicina convencional— recetaban el jengibre para tratar las menstruaciones dolorosas.

En una variedad de culturas, desde Venezuela a Vietnam, se usa también esta hierba para inducir la menstruación. Como contiene por lo menos seis sustancias calmantes y otras seis contra los retortijones, el té de jengibre es un remedio seguro para los dolores menstruales.

❧❧ *Kava kava* (*Piper methysticum*). La hierba *kava kava* contiene dos sustancias químicas que alivian el dolor, las cuales son tan eficaces como la aspirina, de acuerdo al farmacognosista (farmacéutico de productos naturales) Albert Leung, Ph.D. y al herbolario de Arkansas Steven Foster, autores del libro *The Encyclopedia of Common Natural Ingredients* (La enciclopedia de los ingredientes naturales comunes). Aunque el *kava kava* ha sido descrito como narcótico e hipnótico, no es ni un alucinógeno ni un estupefaciente. Además, de acuerdo a los doctores Leung y Foster, no crea hábito ni tampoco dependencia.

Algunos europeos usan extractos de *kava kava* por sus efectos relajantes o ansiolíticos. Puesto que la planta ayuda también a relajar el útero, se usa para tratar los dolores menstruales.

❧❧ Trébol de los prados (*Trifolium pratense*). El trébol de los prados es rico en fitoestrógenos, sustancias químicas de las plantas que actúan en el cuerpo de la misma manera que la hormona femenina estrógeno. Los herbolarios creen que los fitoestrógenos ayudan a minimizar los dolores menstruales al equilibrar mejor los niveles hormonales del cuerpo.

Un fitoestrógeno que se encuentra en el trébol de los prados es el compuesto formononetina (*formononetin*). Aunque era sabido que la "enfermedad del trébol" causaba esterilidad en las ovejas que pastaban en él, usted no llegará a tomar trébol en cantidad suficiente para que este efecto llegue a preocuparla, ni siquiera remotamente. Hágase un té con el trébol de los prados, y tal vez este podrá aliviar sus problemas de dolores.

Michela/Fruta de la perdiz (*Mitchella repens*). Las mujeres Cherokee solían tomar habitualmente la michela para los "dolores del período", de acuerdo al Dr. Daniel Moerman, Ph.D., profesor de antropología de la Universidad de Michigan y autor de algunos excelentes libros sobre el uso de las plantas medicinales por los indios norteamericanos. También acostumbraban a aliviar el parto y a tratar los pezones llagados durante la lactancia. Las tribus Oklahoma, Delaware, Iroquesas y Menominee usaban la michela de manera similar. Los herbolarios de hoy la recomiendan generalmente (junto con la frambuesa) para los malestares del embarazo. Usted podria probar a usar la michela como hacían los Cherokees, es decir, para aliviar los dolores menstruales.

Fresa (*Fragaria*, varias especies). Al igual que la frambuesa, las hojas de fresa pueden ayudar a aliviar los dolores mentruales, de acuerdo a la Comisión E de Alemania, el grupo de científicos que asesora al gobierno alemán sobre el uso de las hierbas.

La Comisión también destaca que no se ha verificado este efecto de la planta. Pero yo menciono la fresa porque existen un montón de buenas razones para tomarla, aparte de su reputación para aliviar los dolores menstruales. Sus hojas son ricas en vitaminas y minerales, y además contienen ácido elágico (*ellagic acid*), un preventivo del cáncer altamente aclamado. El té de hojas de fresa puede ser beneficioso para casi todo el que tenga una deficiencia en vitaminas o minerales. Una advertencia, sin embargo: no tome el té de hojas de fresa si es usted alérgico a las fresas.

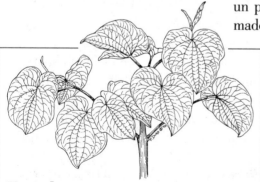

Kava kava

Ingrediente de una bebida tradicional polinesia, el kava kava *tiene efectos antiespasmódicos y puede ayudar a aliviar los dolores menstruales.*

Milenrama/Real de oro/ Alcaina (*Achillea millefolium*). La milenrama es útil para aliviar los dolores menstruales, de acuerdo a la Comisión E. No me sorprende esta aprobación, dado que la milenrama contiene una cantidad de sustancias antiespasmódicas.

Embarazo y parto

Estoy muy orgulloso de mi nieto, John James Duke, nacido el 13 de agosto de 1993. He disfrutado haciéndole conocer los placeres y peligros de mi parcela de frambuesa, una maraña de enredaderas donde tientan las dulces moras (bayas) y amenazan las espinas.

La manera en que trabajamos es que yo primero arranco una rama con frutos con mis manos enguantadas, luego él saca las dulces bayas (moras) maduras. Cada vez que hacemos esto, siempre pienso en la popularidad de la frambuesa entre los herbolarios por sus cualidades para calmar el útero durante el embarazo y para facilitar el parto.

Remediándolo con La farmacia natural

La frambuesa es probablemente la hierba más conocida para el embarazo, pero es solamente una de las muchas que son útiles.

Antes de empezar a hablar de las hierbas individuales, debo mencionar que hoy en día, los obstetras insisten en que sus pacientes les informen acerca de toda medicación de venta libre (que se vende sin receta), vitaminas, suplementos o hierbas que estuvieran tomando. Esta es una buena regla a seguir. Las hierbas que aquí les nombro tienen siglos de ser utilizadas sin riesgo, pero cada mujer —y cada embarazo— es diferente. Por favor, hágale saber a su médico sobre cualquier hierba que quisiera probar.

Y preste mucha atención a las propiedades que tienen esas hierbas. Algunas ayudan a calmar un útero irritable y a hacer que el embarazo sea más cómodo. Otras pueden precipitar el parto.

Michela/Fruta de la perdiz (*Mitchella repens*). Alrededor del año 1860, en una antigua y ya desaparecida revista médica llamada *Botanic Physician* (Médico botánico), un tal Dr. Smith celebraba a la michela: "Esta es una planta inapreciable para las mujeres que dan a luz. Me enteré de esta hierba y de su uso a través de una tribu de indios de la parte occidental de Nueva York. Las mujeres indias la tomaban en forma de decocción (cocimiento) durante dos o tres semanas antes del parto y durante el parto, y era el uso de esta hierba lo que hizo que ese evento generalmente temido fuera tan notablemente seguro y fácil para ellas".

La michela sigue siendo popular hoy en día, particularmente entre las mujeres herbolarias. Jeannine Parvati, autora de un libro fascinante titulado *Hygieia: A Woman's Herbal* (Hygieia: un manual de hierbas para la mujer), dice que la michela es su hierba favorita para el embarazo. Ella la combina a menudo con frambuesa, viburno (*Viburnum prunifolium*), cardo bendito, regaliz (orozuz) o zarzaparrilla. Parvati sugiere usar la hierba inmediatamente antes del parto.

Frambuesa (*Rubus idaeus*). Estoy convencido de la utilidad de la frambuesa para las dolencias del embarazo. En un estudio realizado se identificó una sustancia química en la frambuesa que relaja el útero. Durante siglos, se les ha recomendado a las mujeres que tienden a sufrir abortos espontáneos que tomaran té de hojas de frambuesa durante el embarazo para ayudarlas a llevar a término el embarazo. Según se dice, la hierba es también útil para prevenir muchos de los malestares del embarazo, incluyendo las náuseas matinales.

Probablemente los parientes cercanos de esta hierba, como las moras negras (*blackberries*), las *dewberries* y las *wineberries*, ofrezcan beneficios similares.

Viburno (*Viburnum prunifolium*). Esta hierba estaba reconocida en la mayoría de los libros farmacéuticos de referencia del siglo XIX como un tratamiento para los dolores menstruales y los posibles abortos espontáneos. Hoy en día, los herbolarios continúan recomendándola para esos trastornos, así como para tratar los malestares del embarazo. Esta hierba parece calmar el útero.

Cimifuga azul (*Caulophyllum thalictroides*). Hace varios años, un amigo mío que era químico vino a mi "Viñedo de Hierbas" con su esposa, que era enfermera y quien se encontraba cerca del fin del embarazo y, obviamente, lista para dar a luz. Ella me dijo que ya no podía esperar más, que quería tener el bebé inmediatamente y me preguntó qué le recomendaba. Le dije que como botánico, no podía recomendarle nada, pero que si me encontrara en su lugar y tratando de 'acelerar' el parto, yo probaría la cimifuga azul.

Los indios norteamericanos utilizaban la cimifuga azul para inducir el parto, y con buena razón. Esta planta contiene una sustancia llamada caulosaponina, que es un poderoso estimulante de las contracciones uterinas.

Debo informarles que existen unas cuantas anécdotas que sugieren que si se toma una sobredosis de la cimifuga azul podría ser dañino si se toma antes de dar a luz, y tal vez hasta puede causar la pérdida del bebé. Por lo tanto, yo aconsejaría encarecidamente que no usaran esta hierba hasta que no hayan hablado con su médico sobre ella.

Ahora bien, acuérdese de lo que repito varias veces en este libro. Si existe una anécdota sobre un daño causado por una hierba, el sistema médico se aferra a él como si fuera un hecho. Pero si existen 100 anécdotas sobre los beneficios aportados por una hierba, estas se quedan como "solamente anécdotas".

Lo primordial es que si mi propia hija estuviera desanimada debido a un parto lento y quisiera dar a luz ya, yo le sugeriría que usara una tintura de cimifuga azul.

Una herbolaria de Maine, Deb Soule, fundadora de Avena Botanicals, una empresa de productos botánicos, y autora de *The Roots of Healing* (Las raíces de la curación), un interesante y bien razonado manual de hierbas feminista, sugiere usar de 20 a 30 gotas de cimifuga azul para inducir el parto. Al haber pasado algún tiempo con ella en los Bosques del Norte, tengo un gran respeto por Soule y sus fórmulas de hierbas para la salud de la mujer.

Yute/Cáñamo de las Indias (*Corchorus olitorius*). El yute es una de las mejores fuentes naturales de folato (32 partes por millón, en base a su peso seco). El folato (la forma natural del ácido fólico) es la vitamina B que ayuda a prevenir la deformidad, a menudo mortal, conocida como espina bífida. (Justamente por esta razón, el obstetra recomendará generalmente un suplemento de ácido fólico a las mujeres embarazadas.) Las lentejas contienen también niveles muy altos de folato.

Perejil (*Petroselinum crispum*). El perejil contiene una sustancia llamada *apiole*, que es un estimulante uterino usado alguna vez para inducir el aborto. En Rusia se usa un producto llamado *Supetin*, que contiene principalmente jugo de perejil, para estimular las contracciones uterinas durante el parto.

Esta hierba contiene una cantidad tan pequeña de *apiole*, que no hay por qué preocuparse si usted la usa en cantidades culinarias. Yo hasta aconsejo comer perejil por su folato. Sin embargo, mientras está embarazada, usted debe evitar comer grandes cantidades de perejil, como las que se encuentran en la ensalada *tabbouleh*. Y debe evitar el uso del perejil con propósitos medicinales a menos que se encuentre a

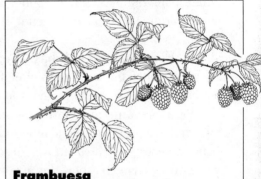

Frambuesa

La frambuesa, un miembro de la familia de las rosas, fue recomendada por los herbolarios del siglo XVII para los malestares del embarazo.

punto de dar a luz y no le preocupe apurar las cosas. Hay un rumor no confirmado, proveniente de Alemania, de que el perejil contiene progesterona.

Corazoncillo/Hipérico (*Hypericum perforatum*). Soule sugiere que el aceite rojo como sangre de esta hierba es "algo que no debe faltar en todos los nacimientos". El aceite es muy suavizante cuando se lo frota en el perineo, el área propensa a rasgarse durante el parto, que se encuentra entre la vagina y el ano. Después del parto, es todavía más valioso. Su acción suavizante y antiinflamatoria calma el ardor y la hinchazón y acelera la curación de las rasgaduras perineales.

❧❧ Bolsa de pastor (*Capsella bursa-pastoris*). Soule sugiere que tomar de 40 a 60 gotas de la solución poco después de dar a luz ayuda a detener la hemorragia. Este consejo tiene mucho sentido, ya que se ha documentado científicamente la capacidad de esta hierba para contraer los vasos sanguíneos.

❧❧ Espinaca (*Spinacia oleracea*). Debido a que es tan rica en folato, la espinaca se clasifica segunda dentro de mi base de datos entre las plantas que podrían ayudar a prevenir la espina bífida y otros defectos relacionados. La espinaca tiene también un contenido relativamente alto de zinc. Cuando una mujer tiene deficiencia en zinc, sobrevienen dificultades para dar a luz y las heridas se les sanan más lentamente. Las personas no vegetarianas obtienen la mayor parte del zinc de la carne, así que si usted es vegetariana, asegúrese de comer espinaca, especialmente si está embarazada.

También puede hacer una sopa que incluya algunos o todos los siguientes ingredientes: espinaca, endibia, espárragos, perejil, quimbombó (quingombó, calalú), amaranto (bledo) y repollo. Y asegúrese de comer pan integral con la sopa, porque usted puede obtener el doble de folato del pan integral que del pan blanco.

❧ Fórmulas de hierbas. A continuación tenemos algunas de las fórmulas sensatas de Soule para el embarazo, todas basadas en sus 12 años de experiencia con la medicina natural en Maine.

Para prevenir un aborto espontáneo, ella recomienda dos partes de viburno, una parte de raíz de unicornio falso (*false-unicorn root*) y una parte de ñame silvestre *Dioscorea villosa*. Mezcle las tinturas de esta hierbas, usando 20 gotas de viburno, 10 gotas de raíz de unicornio falso y 10 de ñame silvestre, sugiere ella. Beba esta mezcla de dos a cuatro veces por día, como un preventivo general. Si hay un problema de 'manchado' con flujo sanguinolento, tome la fórmula cada dos horas, hasta que las manchas se detengan.

Si desea preparar un té para impedir un aborto espontáneo, Soule sugiere utilizar dos cucharadas de toronjil (melisa) y hojas de michela y una cucharada de las hojas de cada una de las siguientes hierbas: ortiga, *oatstraw* y frambuesa, todas dejadas en infusión en ¼ de galón (946 ml) de agua hirviendo. Tome hasta tres tazas por día.

Para el parto, ella recomienda tomar un té hecho con dos partes de albahaca sagrada (*holy basil*), dos partes de lavanda y dos partes de toronjil, y una parte de borraja y una parte de flores de pensamiento. Alterne esto con té de hojas de frambuesa.

Para tener apoyo postparto, especialmente después de una operación cesárea, Soule recomienda una tintura hecha de tres partes de *bupleurum*, dos partes de raíz de diente de león y una parte de cada una de las siguientes hierbas: astralago, cardo bendito y ñame silvestre.

Para ayudar a reparar los desgarramientos perineales, ella sugiere baños de *sitz* herbarios añadiendo hojas de caléndula, milenrama y consuelda al agua.

Dado que yo conozco a Soule y tengo un gran respeto por su sabiduría sobre las hierbas, yo no dudaría en sugerir sus libros y fórmulas a mi hija si ella estuviera embarazada. Estas fórmulas todas me parecen sanas y seguras.

Endometriosis

En las mujeres que padecen de endometriosis, un tejido muy semejante al revestimiento del útero (el endometrio) crece fuera del útero en varias partes de la cavidad pélvica. Este tejido se hincha y sangra al mismo tiempo que sobreviene el ciclo menstrual de la mujer. La endometriosis puede causar dolor, náusea, copioso sangramiento menstrual, dolor durante el coito y, en algunos casos, esterilidad.

Los cálculos varían acerca de la frecuencia de la endometriosis, pero la mayoría de las autoridades sugieren que del 2 al 5 por ciento de las mujeres podrían tener esta afección. Se presenta con mayor probabilidad entre los 25 y los 40 años.

Basado en lo que yo he visto hasta ahora, no me parece que ni los médicos convencionales ni los naturópatas pueden decir que han tenido mucho éxito en tratar la endometriosis. Los doctores convencionales muchas veces recetan estrógeno sintético, generalmente en forma de píldoras anticonceptivas. Por su parte, los naturópatas han favorecido las hierbas y alimentos que contienen hormonas naturales de plantas (fitoestrógenos), que están relacionados con los estrógenos. Los fitoestrógenos son mucho menos potentes que los estrógenos del cuerpo. En realidad, estos bloquean los sitios receptores de estrógeno del cuerpo, reduciendo así el efecto de las propias hormonas de la mujer.

Existen muchas teorías acerca de las posibles causas de la endometriosis. De acuerdo con algunas fuentes, hay evidencias que la vinculan con el daño al sistema inmunológico causado por contaminantes ambientales similares al estrógeno, tales como ciertos pesticidas. Se sospecha igualmente de otros fármacos y toxinas supresoras del sistema inmunológico. Algunos expertos también especulan que el uso de los tampones, los dispositivos intrauterinos o de la tapa anticonceptiva puede contribuir al riesgo de que se desarrolle endometriosis. Aparentemente, nadie está seguro.

Remediándolo con La farmacia natural

Si usted se encuentra batallando contra la endometriosis, varias autoridades sugieren que evite el alcohol, la cafeína, los productos lácteos de leche entera, los huevos, los alimentos fritos, la carne roja, la sal y el azúcar. No puedo jurar que alguno de esos cambios en la dieta ayude, pero tienen mucho sentido incluso si usted no tiene endometriosis.

Y aunque yo no prometo que alguna de las alternativas naturales a base de hierbas curará la endometriosis, creo que las que se describen abajo pueden ayudar. Son seguras, y creo que vale la pena probarlas.

➤➤➤ **Frijol (habichuela) de soya (*Glycine max*) y otros frijoles.** Muchos en el campo de la medicina natural han adoptado los productos de soya para tratar la endometriosis y otras dolencias, particularmente el cáncer de mama, que están relacionadas al estrógeno.

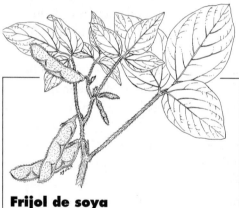

Frijol de soya

El frijol de soya comparte un gran potencial medicinal con otras legumbres comestibles.

Los partidarios de la soya aclaman a los frijoles de soya, porque estos poseen un alto contenido de dos sustancias vegetales similares al estrógeno, la genisteína y daidzeína. Ambos fitoestrógenos impiden que su cuerpo absorba las formas más perjudiciales de estrógeno que circulan en su sangre. Estos toman el lugar de ese estrógeno, ligándolo a los sitios receptores de estrógeno de sus células y previniendo que los estrógenos más perjudiciales se unan a los mismos receptores. Significativamente, ellos protegen también al cuerpo de los contaminantes que imitan químicamente al estrógeno.

Los partidarios de la soya tienen razón. La soya tiene un alto contenido de genisteína y daidzeína pero muchos otros frijoles tienen también un alto contenido de genisteína, la cual parece ser el más activo de los dos fitoestrógenos.

Mi predicción es que en un futuro cercano, los científicos que estuvieron sosteniendo que la soya constituye una fuente única de genisteína, dejarán de hacerlo. También predigo que se hará más énfasis en los brotes de frijoles. A medida que los frijoles germinan, se aumenta su contenido de genisteína (y el contenido total de fitoestrógeno). Y si los brotes tienen hongos (como sucede con muchos brotes cultivados en casa), el contenido de genisteína puede aumentarse por hasta cien veces.

Los frijoles pintos tienen casi tanta genisteína y daidzeína como los frijoles de soya. Además, usted debe tener en cuenta que algunos de los frijoles que no tienen tanta daidzeína como los frijoles de soya sí tienen más de genisteína que los de soya. Estos incluyen los chícharos (guisantes) partidos amarillos, los frijoles negros, las habas blancas (frijoles lima), los frijoles *anasazi*, los frijoles rojos y las lentejas rojas. Entre los otros frijoles que poseen un alto contenido de genisteína se encuentran el frijol de carita, los frijoles *mung*, los frijoles *adzuki* y las habas (frijoles *fava*). Nuestro análisis de las soraleas (*scurfy peas*) mostró que éstas tienen 50 veces más genisteína que los frijoles de soya.

Si usted tiene endometriosis, yo le sugeriría que comiera la mayor cantidad posible de frijoles comestibles lo más frecuente posible. También utilice cantidades abundantes de brotes de frijoles en sus ensaladas y asegúrese de comer muchas sopas de frijoles, frijoles horneados y comidas mexicanas con frijoles, como por ejemplo los burritos. Yo disfruto de estos más que del tofu.

⬥⬥ Lino (*Linum usitatissimum*). La semilla de lino contiene cantidades abundantes de sustancias llamadas *lignans*, las cuales ayudan a controlar el cáncer del endometrio (y tal vez el cáncer de mama). La endometriosis no es lo mismo que el cáncer del endometrio, pero como ambos implican un crecimiento sin control del tejido endometrial, yo sugeriría que probara la semilla del lino para prevenir o tratar la endometriosis.

La semilla de lino puede resultar particularmente útil para cualquiera que no sea vegetariano. Los vegetarianos tienen niveles altos de *lignans* en la sangre y en la orina, mientras que el comer carne suprime substancialmente los *lignans*. Así que si usted está acostumbrado a incluir carne en su dieta, puede necesitar un suplemento extra de *lignans* para compensar este efecto inhibidor.

Algunos panes contienen semilla de lino molida; fíjese en las etiquetas. Yo he molido las semillas alguna vez por mí mismo y las añadí a la masa para hacer pan de maíz. Le sugiero que experimente para encontrar maneras de incluir regularmente la semilla de lino en su dieta.

⬥⬥ Cacahuate/Maní (*Arachis hypogaea*). Me encantan los cacahuates. Como unos cuantos casi todos los días, y estoy siempre a la búsqueda de estudios que muestren que estos brindan ventajas para la salud. Cuando se analiza el cacahuate, resulta que contiene muchas de las mismas sustancias saludables que el frijol de soya y otros frijoles.

Si se dan dos alimentos con un potencial igual de beneficio para la salud, el que usted más disfrute debe ser el mejor para usted. Esto es si damos por hecho, como sostienen los inmunólogos, que el placer es bueno para el sistema inmunológico. Y, seamos sinceros, ¿quién no prefiere los cacahuates a los frijoles de soya?

También hay un beneficio adicional si usted elige el cacahuate español. La piel roja parecida a papel que envuelve a los cacahuates españoles constituye la fuente original de las procianidinas oligoméricas (*OPC* por sus siglas en inglés), que son sustancias que pueden también ayudar a controlar los cánceres dependientes de hormonas y posiblemente la endometriosis.

❧ **Alfalfa (*Medicago sativa*).** Los brotes de alfalfa contienen fitoestrógenos, por tanto use muchos de ellos en las ensaladas. Aun si no aliviaran los síntomas de la endometriosis, son vegetales verdes, y comer más vegetales reduce el riesgo de contraer cáncer. Sin embargo, si usted tiene lupus o el lupus figura en su historia familiar, manténgase alejado de los brotes de alfalfa. Existe alguna evidencia de que podrían desencadenar el lupus en individuos sensibles.

❧ **Prímula/Primavera nocturna (*Oenothera biennis*).** Considero que el aceite de prímula nocturna (*EPO* por sus siglas en inglés) es más un tratamiento para los síntomas del síndrome premenstrual (*PMS* por sus siglas en inglés) que para la endometriosis. (Para mayor información sobre el EPO y PMS, vea la página 504.) Pero las guías de medicina natural en que confío la mencionan con la misma frecuencia que a la semilla de lino y a la soya para tratar esta afección. El EPO contiene ácido gamalinoléico y triptófano, que son sustancias que parecen fomentar la buena salud en la mujer.

Enfermedad de Alzheimer

Hace casi diez años, cuatro personas distintas, una detrás de la otra, vinieron a preguntarme si podía conseguirles licopodio chino. Todas estas personas habían escuchado que la huperzina, un compuesto derivado de esta hierba, podía ayudar a retardar el progreso de la enfermedad de Alzheimer. Cada una de estas personas tenía uno de sus padres padeciendo de esta enfermedad y se encontraban desesperados por hallar cualquier cosa que pudiera ayudar.

Yo nunca había escuchado que se usara licopodio chino (*Huperzia serrata*) para el Alzheimer, de manera que empecé a buscar en mi base de datos. Me enteré de que la *Huperzia* es otro nombre para algunos de los musgos del género *Lycopodium*, incluyendo uno que crece en mi "Viñedo de Hierbas" en Maryland.

Compuestos para el cerebro

Recordaba vagamente que una tribu india comía *Lycopodium*. Poco después descubrí que esta era la tribu Chippewa del este de los Estados Unidos. Probé algunos licopodios que crecían en mi jardín y los encontré poco apetitosos. Pero según fui avanzando en mi investigación, me encontré una información interesante: las dos especies de licopodio que comían los Chippewa contenían la huperzina.

Los investigadores han descubierto que la huperzina inhibe la descomposición de la acetilcolina, una sustancia química del cerebro (una neurotransmisora) que desempeña un papel clave en la percepción y el razonamiento. Muchas veces, las personas que padecen de Alzheimer tienen una deficiencia de acetilcolina. Todavía no está claro si esta deficiencia es lo que causa la enfermedad o es el resultado de ella. Pero los investigadores de la enfermedad de Alzheimer sí están activamente investigando tratamientos que impidan la descomposición química de la acetilcolina o bien añadan la colina a los tejidos cerebrales. La colina es el precursor de la acetilcolina. Parece que cualquier cosa que aumente la cantidad de acetilcolina en el cerebro es nuestra mejor manera de lidiar con esta enfermedad. Hay varias hierbas que precisamente hacen esto.

Tratamientos convencionales

La enfermedad de Alzheimer es la causa principal de deterioro mental cuando la persona envejece. El Instituto Nacional para el Estudio de la Vejez calcula que el Alzheimer afecta a cuatro millones de estadounidenses. Esta enfermedad ataca a cerca del 10 por ciento de las personas de más de 65 años y a más de la mitad de aquellos mayores de 85.

Hasta hace un par de años atrás, no había ninguna manera de tratar el Alzheimer. Entonces, la Dirección de Alimentación y Fármacos (*FDA* por sus siglas en inglés) aprobó el clorhidrato de tacrino (*Cognex*), un medicamento que según dicen retarda el progreso de la enfermedad al preservar la acetilcolina del cerebro. El problema con este fármaco es que es tóxico para el hígado, con un alto potencial para causar daños al hígado.

Hay otros fármacos que se encuentran en camino. Como siempre, son sintéticas. Y como siempre, las compañías farmacéuticas y la FDA parecen estar pasando por alto algunas de las alternativas herbarias prometedoras, particularmente todas las hierbas que contienen sustancias que impiden la descomposición de la acetilcolina.

Remediándolo con La farmacia natural

Afortunadamente, además del licopodio existen varias otras hierbas que parecen ser prometedoras en la prevención y tratamiento de esta devastadora enfermedad.

Horsebalm (Monarda, varias especies). El *horsebalm* contiene la sustancia benéfica carvacrol, cuya capacidad para impedir la descomposición de la acetilcolina fue descubierta por unos científicos australianos. El *horsebalm* contiene también timol, que también impide la descomposición de la acetilcolina.

Aparentemente, algunas sustancias del *horsebalm* pueden atravesar la barrera que existe entre la sangre y el cerebro. Normalmente, la barrera protectora sangre-cerebro ayuda a impedir que las sustancias perjudiciales que se encuentran en la sangre lleguen a los tejidos cerebrales. Pero debido a que esta barrera funciona demasiado bien, también puede impedir que las medicinas útiles lleguen al cerebro. Las sustancias del *horsebalm* parecen cruzar esa gran división, lo que significa que esta hierba puede tener algunos efectos positivos, incluso si usted la usa como champú o loción para la piel.

Siendo así, yo estaría dispuesto a apostar mi cabello, si no mi cerebro, a que el champú de *horsebalm* podría funcionar casi tan bien como el clorhidrato de tacrino. Probablemente implique menos riesgo, sea más liviano para el hígado y muchísimo más barato.

No le será posible comprar un champú que contenga *horsebalm*, pero es fácil fabricárselo uno mismo. Añada simplemente varios goteros llenos de la tintura de *horsebalm* a su champú de hierbas favorito.

Romero (Rosmarinus officinalis). Existe alguna evidencia que sugiere que el daño oxidante causado por las moléculas de oxígeno altamente reactivas (radicales libres) del cuerpo desempeña algún papel en el Alzheimer. Si eso fuera así, el romero debería ayudar. Contiene un par de docenas de antioxidantes, es decir, sustancias que ayudan a liquidar los radicales libres. Entre los antioxidantes se encuentra uno particularmente potente, el ácido rosmarínico.

El romero contiene también una media docena de sustancias que se dice que impiden la descomposición de la acetilcolina. Resulta interesante saber que los aromaterapeutas sugieren que se use el aceite de romero para tratar la enfermedad de Alzheimer. (También recomiendan los aceites de bálsamo, hinojo y salvia.)

El romero tiene una larga historia como hierba que mejora la memoria; tanto es así, que se la conoce como la hierba del recuerdo. Yo creo que el champú de romero, el té de romero y bañarse en agua de romero tendría un efecto antialzheimer similar al del tacrino o la huperzina.

Lo bueno de esta recomendación es que no implica riesgo y es placentero usar el romero en todas estas formas. Si estoy equivocado, no habrá ningún perjuicio, y si estoy en lo cierto, todo será para bien.

De los compuestos del romero que retardan la descomposición de la acetilcolina, varios de ellos, si no todos, pueden ser absorbidos a través de la piel, y algunos probablemente atraviesen la barrera sangre-cerebro. Por lo tanto, al usar el champú de romero regularmente, sería concebible que usted pudiera ayudar a conservar la acetilcolina de su cerebro tal como lo hace el tacrino. Usted puede comprar un champú de hierbas comercial que contenga romero, o puede prepararse su propio champú, añadiendo tintura de romero a su champú de hierbas favorito.

Nuez del Brasil (*Bertholettia excelsa*). Además de investigar tratamientos que se concentran en impedir la descomposición de la acetilcolina, los investigadores también estuvieron estudiando tratamientos posibles que complementarían nuestra provisión de colina, que es un constituyente de la acetilcolina.

La lecitina contiene colina y, de acuerdo a mi base de datos, las nueces del Brasil son las fuentes alimenticias más ricas en lecitina (hasta un 10 por ciento de peso seco). Muchos otros vegetales y hierbas comestibles contienen también generosas cantidades de lecitina. Estos incluyen, en orden descendente de

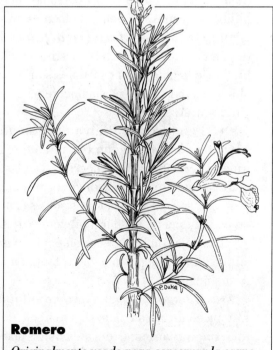

Romero

Originalmente usado para conservar la carne, se dice que el romero mejora la memoria.

potencia, las flores de diente de león, las semillas de amapola, los frijoles (habichuelas) de soja y los frijoles *mung*.

Existe también una cantidad de plantas, incluyendo las hojas de fenogreco (alholva) y la bolsa de pastor, que contienen la colina misma. Otros vegetales y hierbas comestibles que contienen pequeñas cantidades de colina incluyen el marrubio, el *ginseng*, los *cowpeas*, la arveja inglesa (*English pea*), los frijoles *mung*, la *sponge gourd*, las lentejas y la angélica china, también conocida como *dang-quai*.

Los investigadores han tratado de dar alimentos altos en colina y lecitina a las personas con Alzheimer. Los resultados preliminares fueron alentadores, pero estudios más recientes no encontraron ninguna mejoría significativa de la memoria. Por mi parte, mantengo un optimismo prudente respecto a la idea de que comer alimentos que contienen colina y lecitina puedan ayudar.

Diente de león (*Taraxacum officinale*). Estas flores constituyen una de nuestras mejores fuentes de lecitina, y ellas son también una fuente razonable de colina (las dos aparecen a menudo en los mismos alimentos). La lecitina aumenta la concentración de acetilcolina en el cerebro y mejora la memoria en los ratones de laboratorio. No existe prueba todavía de que este tratamiento funcione en las personas, pero soy optimista respecto a esa posibilidad. Además, el diente de león es muy nutritivo.

Haba/Frijol *fava* (*Vicia faba*). Estos frijoles (habichuelas) son muy ricos en lecitina. Las habas constituyen el ingrediente clave de mi "Sopa cerebral". De hecho, muchos frijoles son ricos en lecitina y colina y deberían incluirse en toda dieta, no solamente para las personas preocupadas en prevenir y tratar el Alzheimer.

Fenogreco/Alholva (*Trigonella foenum-graecum*). Cuando me sirvieron *alu methi* en un restaurante indio, no sabía que lo que estaba disfrutando eran hojas de fenogreco cocidas al vapor. Estas hojas se encuentran entre las mejores fuentes dietéticas de colina (hasta un 1.3 por ciento en base a su peso seco). Como hemos visto, es concebible suponer que incluir la colina en la dieta puede ayudar a prevenir y tratar el Alzheimer.

Las hojas de fenogreco son también una buena fuente de betacaroteno, un antioxidante que puede ayudar también a prevenir o retardar el progreso del Alzheimer.

Ginkgo/Biznaga (*Ginkgo biloba*). Cientos de estudios realizados en Europa confirmaron el uso del extracto de hojas de *ginkgo* estandarizado para una amplia variedad de afecciones asociadas con el envejecimiento, incluyendo la pérdida de la memoria y circulación deficiente. No existen muchos datos sobre el uso del *ginkgo* para tratar la enfermedad de Alzheimer, pero no me sorprendería que ayudara. Probablemente, vale la pena probarlo. Se puede tomar de 60 a 240 miligramos de extracto estandarizado al día, pero no más de eso. En grandes cantidades, el *ginkgo* puede causar diarrea, irritabilidad e insomnio.

✒✒ Salvia (*Salvia officinalis*). Un herbolario del siglo XVII, John Gerard, decía que la salvia "ayuda a un cerebro o memoria débil y los restaura . . . en poco tiempo". Los investigadores británicos han confirmado que la salvia inhibe la producción de la enzima que descompone la acetilcolina, conservando así la sustancia que parece ayudar a prevenir y tratar la enfermedad de Alzheimer. Al igual que el romero, la salvia está bien dotada de antioxidantes. Solamente tiene que ser juicioso: la salvia contiene una gran cantidad de tujón, un compuesto que puede causar convulsiones si se toma en dosis muy altas.

✒✒ Ortiga (*Urtica dioica*). Esta hierba contiene cantidades considerables del mineral boro, que puede doblar los niveles de la hormona estrógeno que circula por el cuerpo. Y el estrógeno, que se probó en diversos estudios, ayudó a mejorar la memoria de corto plazo y también a levantar el ánimo de algunas personas con Alzheimer.

✒✒ Sauce (*Salix*, especies varias). Algunos estudios realizados mostraron que las personas que habían tomado un montón de fármacos antiinflamatorios para la artritis presentaban una menor incidencia de Alzheimer. Si estas medicinas ayudan a prevenir el Alzheimer, entonces la corteza del

Sopa cerebral

Esta sopa, hecha completamente de plantas mencionadas en la Biblia, es una buena opción para cualquiera que padezca la enfermedad de Alzheimer. Muchos de los ingredientes son ricos en colina, un compuesto que muchos investigadores creen que es útil para esta afección.

Los ingredientes que se usan en esta sopa son: cebada, camasa, flores y hojas de diente de león, habas (frijoles *fava*), semilla de lino, lentejas, semillas de amapola, ortiga, nueces molidas y trigo partido. (Tendrá que ponerse guantes para cosechar las hojas de ortiga urticante, pero las púas vellosas pierden su "pica" cuando se cocinan las hojas.)

Sazone la sopa con toronjil (melisa), romero, salvia y ajedrea. Estas hierbas ayudarán a que el cerebro conserve su acetilcolina, otro compuesto que los investigadores creen que es útil.

Usted tendrá que experimentar con estos ingredientes para crear una sopa que pueda disfrutar. No hay necesidad de usar todos los ingredientes al mismo tiempo. De hecho, probablemente usted no los consiga todos a la vez. Tan sólo puede mantener a mano la lista y añadir la mayor cantidad posible de estos ingredientes a otras sopas que vaya a preparar.

sauce, la fuente herbaria de la aspirina, también podría ayudar. Recuerde, sin embargo, que si usted es alérgico a la aspirina, probablemente tampoco debería tomar hierbas similares a la aspirina.

✔ **Gotu kola (*Centella asiatica*).** El *gotu kola* tiene una reputación antigua como una hierba para la memoria que ayuda a mantener la agudeza mental. Dudo que hubiera mantenido esa reputación si no hubiera algo de cierto en ello.

✔ **Cultivo de hierbas.** Si usted tiene una historia familiar de Alzheimer o de otro modo se encuentra preocupado por esta enfermedad, podría tratar de considerar empezar a tener un jardín de hierbas. Esto le daría una fuente continua de hierbas prometedoras contra la enfermedad de Alzheimer. Todas ellas se pueden cultivar, por lo menos una vez al año, en los 48 estados más bajos de los Estados Unidos. No sólo eso, sino que además, practicar la jardinería requiere pensamiento, creatividad y actividad física, todo lo cual ayuda —creo yo— a conservar la función cerebral. (Para obtener instrucciones detalladas sobre cómo cultivar hierbas, consulte las páginas 16 y 18).

Enfermedad de Graves (hipertiroidismo)

Tal vez deberíamos comenzar a referirnos a la enfermedad de Graves como la enfermedad de Bush. Tanto el ex-presidente Bush como su esposa, Bárbara, la padecieron durante su período de gestión gubernamental. Se descubrió que tenían esta enfermedad en 1991 y la controlaron con medicinas.

Poco después de que la enfermedad de la tiroides de los Bush se diera a conocer, una joven me dijo que la medicina que tomaba para la enfermedad de Graves le estaba causando algunos efectos secundarios problemáticos y que deseaba dejar de tomarla. Me pidió que verificara en mi base de datos y otras fuentes para encontrar una medicación alternativa a base de hierbas.

Le advertí que su afección no era para andar jugando con ella. Al igual que todos los desequilibrios hormonales, la enfermedad de Graves es una afección compleja que no se presta al autotratamiento con medicinas no estandarizadas, y las hierbas caen generalmente dentro de esta categoría. Ella contestó que iba a dejar de tomar sus medicinas, sin importar lo que yo dijera, de manera que imaginé que lo menos que podía hacer era ver si algunas de las alternativas naturales podían ayudarla.

Revisando en la literatura, encontré que el licipio era una de las alternativas más prometedoras. Unos meses después, la joven me dijo que había dejado de tomar su medicina y que había estado tomando té de menta que contenía mucho licipio. Después de un mes de haber dejado su medicación, ella pasó por mi oficina, radiante. Acababa de hacerse un chequeo médico, y el nivel en la sangre de la hormona estimulante de la tiroides (*TSH* por sus siglas en inglés), una de las cosas que dejan de funcionar correctamente con la enfermedad de Graves, estaba bien. Un mes después, se mantenía igual.

Honestamente, yo no sé por qué se mejoró esta mujer. Tal vez fue el licipio lo que le dio resultado, pero yo no recomendaría que todo el que tenga la enfermedad de Graves tire sus medicinas y empiece a tomar té de licipio.

Como no soy doctor en medicina, no entiendo mucho acerca de trastornos hormonales. Si usted padece de la enfermedad de Graves, yo diría que viera a su médico, no a un botánico o a un herbolario, y siguiera las recomendaciones de su doctor. Pero en este caso, una alternativa natural tuvo éxito en poner bajo control a la enfermedad de Graves, y tenemos las hojas clínicas para verificar la mejoría de la joven.

Huracán de hormonas

Con el hipertiroidismo, los niveles en la sangre de las hormonas de la tiroides que circulan por el cuerpo se presentan anormalmente altos. Estas hormonas las segrega la glándula tiroides, la cual se encuentra ubicada en el cuello, inmediatamente detrás y debajo de la manzana de Adán. La enfermedad debe su nombre a un médico irlandés, Robert James Graves, que vivió a principios del siglo XIX y que fue el primero en identificar el patrón delator de los síntomas: glándula tiroides agrandada, ojos saltones, pulso rápido, transpiración profusa, fatiga, índice metabólico aumentado que lleva a una pérdida de peso sustancial, y síntomas neurológicos tales como la intranquilidad, la irritabilidad y los leves temblores musculares.

Los niveles de las hormonas tiroideas que circulan en la sangre dependen de varias cosas: de la disponibilidad de yodo (un mineral), los niveles de TSH segregado por la glándula pituitaria (ubicada en el centro del cerebro) y de la salud de la glándula tiroides misma. El hipotálamo —otra parte del cerebro— regula aún más los niveles de TSH. Todo esto, en un individuo saludable, se traduce en una fórmula sencilla: cuando aumentan los niveles de TSH, también aumentan los niveles de las hormonas tiroideas hasta alcanzar un equi-

Té de la tiroides

Para preparar un té sabroso de hierbas mixtas que combata la enfermedad de Graves, combine dos cucharaditas de toronjil (melisa) con una cucharadita de licipio y luego añada menta (hierbabuena), romero, *self-heal* y verbena al gusto. Yo creo que tomar este té regularmente tal vez pueda ayudar.

librio. Si la tiroides está funcionando mal, sus intentos para regular los niveles hormonales desbaratará todavía más al sistema.

Las enfermedades de la tiroides afectan a cerca del 2.5 por ciento de los estadounidenses, o sea unas 6.5 millones de personas, la mayoría de las cuales son mujeres. Existen dos tipos de desequilibrio hormonal de la tiroides, el hipertiroidismo (*hiper-* significa "demasiado") y el hipotiroidismo (*hipo-* significa "muy poco"). En este capítulo, voy a tratar el problema de la excesiva cantidad de hormonas de la tiroides. Para obtener mayor información sobre el hipotiroidismo, consulte la página 335.

Las mujeres tienen cuatro veces más probabilidades de padecer la enfermedad de Graves que los hombres. (También son doblemente más propensas que los hombres a desarrollar tumores de la tiroides.) Existen varias clases diferentes de hipertiroidismo, pero la enfermedad de Graves es ampliamente la más común. Es una afección autoinmunológica, que significa que se piensa que está causada por el sistema inmunológico atacando al cuerpo, y afecta a aproximadamente un millón de estadounidenses.

Los médicos tratan la enfermedad de Graves intentando suprimir la producción hormonal de la tiroides. Se pueden recetar varias medicinas y, algunas veces, generalmente en personas mayores sensibles a las medicinas, suele usarse la radiación para inhabilitar una parte de la glándula tiroides misma.

Remediándolo con La farmacia natural

Si usted tiene síntomas de la enfermedad de Graves, consulte un médico y tome las medicinas que le receten. No intente tratarse a sí mismo, aunque esto haya dado resultado en el caso de la joven cuya historia se cuenta al inicio de este capítulo. Además de seguir los consejos de su médico, y con el permiso de este, usted también podría probar estas hierbas.

Licipio (*Lycopus*, especies varias). El licipio tiene una considerable historia dentro de la tradición popular por tratar las afecciones de la tiroides, y la investigación científica moderna apoya su uso. Esta hierba inhibe el metabolismo del yodo y reduce la cantidad de hormona que producen las células de la tiroides.

Los extractos de hojas son más activos que los extractos de las raíces. La preparación oral recomendada es una tintura (extracto de alcohol) en vez de un té. En un estudio en que se usaron animales de laboratorio, la administración de la solución de licipio dio como resultado una disminución significativa en los niveles de la hormona tiroidea.

En Europa se usa ampliamente el licipio como un tratamiento de hierbas para la enfermedad de Graves en su etapa inicial, a menudo en combinación con el toronjil (melisa). Sin embargo, debo advertirle que el licipio —y otros tratamientos de hierbas para la enfermedad de Graves— tienen efectos leves y se usan mejor en las etapas iniciales de la afección o en conjunto con los productos farmacéuticos sintéticos.

Toronjil/Melisa (*Melissa officinalis*). En Europa se recomienda a menudo el toronjil en conjunto con el licipio para tratar la enfermedad de Graves. Los estudios realizados muestran que el toronjil produce una disminución de los niveles sanguíneos y pituitarios del TSH, después de una sola inyección, reduciendo de esa manera la producción de hormona de la tiroides. No está claro si el toronjil tiene un efecto similar cuando se toma oralmente, pero yo creo que las posibilidades son buenas. Probablemente valga la pena probarlo.

Self-heal (*Prunella vulgaris*). Una porción de ¼ libra (112 gramos) de hojas verdes de *self-heal* con tubérculos de licipio, sazonada con albahaca, orégano, romero y menta verde deberá contener cantidades significativas de ácido rosmarínico, el cual ayuda a suprimir la producción de la hormona de la tiroides.

Kelp/Algas marinas (*Laminaria*, varias especies). El farmacólogo de hierbas Daniel Mowrey, Ph.D., autor de *The Scientific Validation of Herbal Medicine* (La validación científica de la medicina a base de hierbas) y *Herbal Tonic Therapies* (Terapias de tónicos de hierbas), destaca que entre los japoneses, quienes consumen grandes cantidades de kelp, la enfermedad de la tiroides es prácticamente desconocida, pero entre los japoneses que se occidentalizaron y comen poco o nada de kelp, la enfermedad de la tiroides se encuentra en aumento.

Puede comprar kelp en polvo en las tiendas de productos naturales y espolvorearlo en su comida como un condimento.

Verbena (*Verbena*, especies varias). La verbena parece tener propiedades similares a las del *self-heal*. Los extractos de esta planta han demostrado que suprimen la producción de la hormona de la tiroides al influir en los niveles del TSH del cuerpo.

Brócoli (*Brassica oleracea*). ¿Recuerdan cómo odiaba George Bush el brócoli? Su aversión hacia ese maravilloso vegetal lo privó de algo que pudo haberlo ayudado a tratar su enfermedad de Graves. El brócoli contiene sustancias que se producen naturalmente, llamadas isotiocianatos, los cuales ayudan a refrenar a la tiroides para que no produzca demasiada hormona. Cuando se le diagnosticó a Bush la enfermedad de Graves, diversas autoridades en el cuidado de la salud por medios alternativos le urgieron a que comiera brócoli. Uno de ellos inclusive publicó un libro titulado *Why George Should Eat Broccoli* (La razón por la cual George debe comer brócoli).

✎ **Rábano (*Raphanus sativus*).** Todos los vegetales crucíferos suprimen de manera natural y delicada la producción de la hormona de la tiroides, pero los rábanos lo hacen mejor que todos, de acuerdo al antropólogo médico John Heinerman, Ph.D., autor de *Heinerman's Encyclopedia of Fruits, Vegetables and Herbs* (La enciclopedia de Heinerman de las frutas, vegetales y hierbas). Los vegetales crucíferos incluyen el brócoli, los repollitos de Bruselas (bretones), el repollo, la coliflor, la col rizada, las hojas verdes de mostaza, los rábanos, las rutabagas y los nabos. En Rusia se usan los rábanos precisamente con este propósito.

Enfermedad de intestino inflamado

Ella era una de las personas más pequeñas en el avión, y claramente la más enferma y la que se veía más débil. Usaba la insignia de la Expedición Internacional, lo que quería decir que estaba yendo a la selva amazónica conmigo y con varios otros instructores para uno de nuestros talleres. Francamente, me asustó pensar qué podría hacer con una persona tan pálida y de apariencia tan frágil en medio del calor tropical de la Amazonia y me pregunté cómo le iría después de haber aguantado un frío invierno en el norte.

Fue una mala señal cuando ella se desmayó en el vuelo de Miami a Iquitos, Perú, desplomándose cuando caminaba por el pasillo hacia el baño. Resultó que esta mujer tenía la enfermedad de Crohn, un tipo grave de la enfermedad de intestino inflamado (*IBD* por sus siglas en inglés), que implica una inflamación crónica de los intestinos. (Otro tipo de IBD es la colitis ulcerativa.)

Esta señora buscaba experiencias fuera de lo común, ver lo que nunca había visto y hacer lo que nunca había hecho. Insegura del futuro, ella pensaba que esta sería su única oportunidad de ver el Amazonas antes de que su enfermedad hiciera que le fuera imposible viajar.

Ella sí llegó a asistir a mi taller, y después que regresamos a los Estados Unidos, me llamó para agradecerme por algunas recomendaciones curativas naturales que yo le había hecho para la enfermedad de Crohn's. Dijo que se sentía mucho mejor. Por cierto, espero que se sienta mejor de lo que se sintió en el vuelo hasta Perú.

Distintas variedades

La colitis ulcerativa y la enfermedad de Crohn tienen síntomas similares, incluyendo la diarrea (posiblemente con sangre), retortijones abdominales, fatiga, pérdida de peso y, algunas veces, fiebre. Pero tienen orígenes algo diferentes. Básicamente, la colitis es la inflamación del colon, mientras que la inflamación que ocurre con la Crohn puede producirse en cualquier parte del tracto intestinal.

Los médicos generalmente tratan toda clase de IBD grave con corticoesteroides, que son medicamentos que suprimen algunas veces la inflamación pero que tienen efectos secundarios que pueden ser difíciles de sobrellevar, entre ellos el acné, la visión borrosa y el aumento de peso. Los corticoesteroides también pueden causar síntomas gastrointestinales que pueden resultar difíciles de distinguir de los del IBD. Seguramente que usted no se sorprenderá al saber que no soy muy amigo de los corticoesteroides. Pero por otra parte, tampoco me he encontrado ninguna terapia natural que pueda asegurar que funciona. Por tanto, simplemente compartiré algunos enfoques alternativos que me parecen lógicos.

En las garras de la IBD

La mayoría de las personas que padecen de IBD se vuelve ansiosa y se deprime por ello. Eso no es de sorprender: es una enfermedad que provoca ansiedad y que deprime. Pero al mismo tiempo, la ansiedad, la depresión y otras tensiones pueden intensificar los síntomas. Yo le recomendaría que se inscribiera en un programa para manejar la tensión que le viniera bien, tal como la meditación, la bioretroalimentación (*biofeedback*) o el yoga, o alguna otra forma de ejercicio moderado. Mi técnica personal para manejar el estrés es hacer jardinería entre las hierbas de mi "Viñedo de Hierbas".

La sensibilidad a los alimentos puede contribuir definitivamente a los problemas intestinales. La incapacidad para digerir la leche y los productos lácteos (intolerancia a la lactosa) está muy difundida, y mucha gente con este problema no sabe que lo tiene. Yo recomendaría evitar todos los alimentos lácteos durante varias semanas para ver si ayuda.

Otras personas padecen de una intolerancia similar al gluten, que es la proteína del trigo que hace que la masa del pan sea esponjosa. La mayoría de los otros granos, menos el arroz y el *teff*, un grano usado en Etiopía, también contienen gluten. No es fácil eliminar los granos de su dieta, pero si el IBD le está haciendo la vida imposible, yo diría que vale la pena hacer un cambio durante unas pocas semanas para ver si usted se siente mejor. Pruebe a sustituir el pan por tortas de arroz y la pasta por fideos de arroz. O vuélvase etíope y disfrute algunos de los estupendos panqueques de *teff*, si es que puede encontrar el grano en una tienda de productos naturales.

Remediándolo con La farmacia natural

Si usted tiene IBD, debería estar recibiendo cuidado médico. Sin embargo, le aliento a que hable con su médico sobre cualquiera de estos enfoques herbarios. He aquí varios que pueden ayudar a aliviar los síntomas.

➤ **Cebolla (*Allium cepa*).** En mi base de datos, la sustancia principal que posee efectos contra IBD es la quercetina, y la mejor fuente de este compuesto es la piel de cebolla. Nosotros no acostumbramos a comer la piel, pero se puede poner la cebolla entera, con piel y todo, en las sopas y guisos (estofados) al cocinar. Solamente tiene que sacar la piel que parece pergamino, en el último momento, antes de servir.

Los naturópatas sugieren tomar 400 miligramos de quercetina aproximadamente 20 minutos antes de cada comida. Se puede comprar quercetina pura en muchas tiendas de productos naturales.

➤ **Psyllium (*Plantago ovata*).** Puede que usted nunca haya oído mencionar las semillas de *psyllium*, pero le apuesto a que usted ha oído hablar del *Metamucil*. El *Metamucil* es un producto comercial a base de fibra, el cual consiste básicamente en semillas y las cáscaras molidas de *psyllium* a las que se les ha añadido algún sabor. El *Metamucil* funciona como laxante porque, en el intestino, el mucílago de las semillas de *psyllium* absorben agua y se hinchan hasta alcanzar varias veces su tamaño original. Esto añade consistencia a la materia fecal y ayuda a estimular las contracciones musculares que experimentamos como la necesidad de ir al baño.

La capacidad del *psyllium* para absorber líquidos lo hace útil también para tratar la diarrea, un síntoma común del IBD. Además, mientras viaja a través del tubo digestivo, el mucílago que contiene el *psyllium* ejerce un efecto suavizante, lo cual puede ayudar a aliviar los retortijones del IBD. Si usted

Jugos para ayudar a la digestión

Las personas que abogan por el uso de los jugos para conservar la salud parecen tener recetas de jugos para prácticamente todo lo que pudiera aquejarles. He aquí algunas sugerencias para jugos que pienso que pueden resultar útiles para tratar la enfermedad de intestino inflamado.

El naturópata Michael Murray, N.D., coautor de *The Complete Book of Juicing* (El libro completo de cómo hacer jugos), sugiere que las personas que padecen de IBD prueben a tomar diariamente una o más de sus bebidas hechas con frutas y vegetales. Estas se pueden preparar en una licuadora (batidora) o con un exprimidor de jugos/juguera. (Yo prefiero usar una licuadora.)

Bebida verde: Dos manzanas, dos hojas de col rizada, un puñado de espinaca y un poco de perejil y grama del norte.

Cóctel para limpiar su sistema: Una manzana, media remolacha (betabel) con la parte superior, cuatro zanahorias, dos tallos de apio y media taza de perejil o de grama del norte.

Bebida de las enzimas: Un plátano amarillo (guineo), medio mango, dos naranjas, media papaya (fruta bomba, lechosa) y un cuarto de piña (ananá) fresca.

Yo no tengo ningún problema con el Cóctel de limpieza y la Bebida verde de Murray. No puedo jurar que alivien la IBD, pero sí contienen una gran cantidad de líquidos y vitaminas y minerales, los cuales se pueden agotar cuando se tiene diarrea crónica.

En la Bebida de las enzimas, no tengo ningún problema con el plátano el mango, la papaya y la piña. Todas estas frutas se usan mucho en los trópicos para aliviar los problemas digestivos. Las enzimas especiales que digieren proteínas que se encuentran en la piña y la papaya (pancreatina y bromelina) han demostrado en los estudios clínicos que tienen una acción antiinflamatoria. Sirven también para luchar contra las enfermedades del sistema inmunológico.

El único ingrediente en la Bebida de las enzimas del cual no estoy muy seguro son las naranjas. Algunos profesionales de la medicina alternativa aconsejan evitar las frutas cítricas si uno tiene IBD. Usted puede probar la Bebida de las enzimas con y sin la naranja, y ver cuál versión le da mejores resultados.

usa el *psyllium*, asegúrese también de tomar una gran cantidad de líquido. Además, si padece de alergias, fíjese en la forma en que reacciona su cuerpo. Si se llegaran a presentar síntomas alérgicos después de haberlo tomado una vez, no vuelva a tomarlo.

➤ **Té (*Camellia sinensis*).** La Comisión E, el grupo de expertos que asesora al gobierno alemán sobre el uso de las hierbas, sugiere que se utilicen hierbas astringentes que contengan tanino, como el té, para aliviar los problemas gastrointestinales. Además del té, varias hierbas comunes son ricas en tanino, entre ellas la baya de laurel (arrayán brabántico), el licipio, el mirtillo, la nuez negra, la nuez inglesa (*English walnut*), el algarrobo y la frambuesa.

➤ **Valeriana (*Valeriana officinalis*).** Un estudio realizado en Italia sugiere que la valeriana resulta útil si se añade a otras medicinas que alivian los espasmos y tranquilizan los músculos lisos tales como el intestino. La valeriana también ayuda a aliviar el estrés, el cual parece contribuir al desarrollo del IBD.

➤ **Aceites esenciales surtidos.** Los aromaterapeutas recomiendan hacer un masaje con unas cuantas gotas de cualquiera de los siguientes aceites de esencias, diluidos en unas cuantas cucharadas de aceite vegetal: albahaca, bergamota, manzanilla, canela, ajo, geranio, hisopo, lavanda (espliego, alhucema), limoncillo, romero, tomillo y *ylang-ylang*. No puedo responder por cada uno de ellos personalmente, pero el masaje es relajante, y si se usan aceites de esencias, resulta aún más relajante. La relajación ayuda a aliviar la tensión originada por tener IBD. Yo probaría este enfoque de masajes con aceites. (Recuerde, sin embargo, que los aceites de esencias sólo son para uso externo.)

➤ **Hierbas surtidas.** Los herbolarios en quienes confío recomiendan la manzanilla, la menta y el ñame silvestre para ayudar a aliviar los espasmos musculares, incluyendo los del intestino.

El famoso herbolario británico David Hoffmann, autor de *The Herbal Handbook* (El manual de las hierbas), sugiere tratar el IBD con un cóctel de hierbas combinado preparado con dos partes de baya de laurel (arrayán brabántico) y una parte de cada una de las siguientes hierbas: manzanilla, artemisa (altamisa, ajenja), menta (hierbabuena), valeriana y ñame silvestre.

El farmacólogo de hierbas Daniel Mowrey, Ph.D., autor de *The Scientific Validation of Herbal Medicine* (La validación científica de la medicina a base de hierbas) y de *Herbal Tonic Therapies* (Terapias de tónicos de hierbas), recomienda varias hierbas para tratar la colitis ulcerativa y la enfermedad de Crohn. Estas incluyen el fenogreco (alholva), la genciana, el jengibre, el hidraste (sello dorado, acónito americano), la raíz de regaliz (orozuz), la goma de mirra, y las hojas de papaya (lechosa, fruta bomba).

Enfermedad de Lyme

Plinio el Viejo, un naturalista romano del siglo I, no hizo ningún intento de ocultar su repugnancia: "Las garrapatas son las criaturas más asquerosas y malignas que hay", dijo él. Basado en eso, usted se puede imaginar cuánto desprecio tendría Plinio hoy por las garrapatas del ciervo que, como se sabe ahora, son portadoras de la enfermedad de Lyme.

Mi "Viñedo de Hierbas" en Maryland es un fecundo pedazo de tierra que cubre seis acres y está lleno de más de 300 especies de hierbas, arbustos, árboles y maleza. Ha atraído visitantes (y equipos de televisión) del mundo entero. También ha atraído huéspedes menos bienvenidos, particularmente los ciervos que transportan sus indeseables "pasajeros": las garrapatas del ciervo.

No hace mucho tiempo, después de una sesión de tres horas de filmación en mi huerto de *ginseng*, donde estuve mostrando mis plantas de *ginseng* siberiano y hablando acerca de esta hierba, aplasté reflexivamente algo que me hacía cosquillas en el muslo. Y, aunque no quedó mucho para identificar, lo que quedó se parecía vagamente a una garrapata.

Un día después, apareció una pequeña mancha roja en mi muslo. Fue creciendo hasta verse sospechosamente similar a la característica roncha en forma de diana causada por la bacteria *Borrelia burgdorferi* que porta la garrapata y que causa la enfermedad de Lyme. Pero al día siguiente, la mancha se había vuelto más pronunciada, midiendo cerca de tres pulgadas de diámetro. Por tanto, me tomé un poco de equinacia (equiseto) y ajo.

Al día siguiente, mi esposa, Peggy, me hizo ir al médico. Sin la garrapata, no se pudo hacer el análisis para determinar si había *Borrelia*, y por lo tanto, no se sabía a ciencia cierta si yo tenía la enfermedad de Lyme. Pero todas las señales físicas apuntaban en esa dirección. Por si las moscas, el doctor recomendó un tratamiento de doxiciclina (*Bio-Tab, Monodox*), un antibiótico bactericida.

Hierbas y antibióticos al rescate

Recogimos la receta, pero yo vacilaba en tomarla. La doxiciclina puede hacer que la piel se vuelva más sensible al sol, causando erupciones, y yo realmente no podía mantenerme lejos del sol porque tenía que recibir a otro equipo de la televisión para enseñarles mi Viñedo de Hierbas.

Sopesé mis opciones. Podía tomar el antibiótico y jugármela con el sol. Podía optar por una alternativa herbaria, la equinacia, por ejemplo, con la esperanza de reforzar mi sistema inmunológico para que se enfrentara a la *Borrelia*. Además, podia tomar tabletas antibióticas de ajo para luchar contra la bacteria. O bien podía combinar la medicina convencional y la natural.

Después de pensarlo bien, decidí combinar ambos enfoques: doxiciclina más las cápsulas de ajo, equivalentes a 1,200 miligramos de ajo fresco por día. También tomé seis cápsulas de equinacia por día, conteniendo cada una 450 miligramos de la raíz reforzadora del sistema inmunológico, y también preparé un jugo de zanahoria y tomate. Estos vegetales son ricos en los carotenoides, que son parientes de la vitamina A. Muchos estudios han demostrado que los carotenoides ayudan a combatir la infección. Además, añadí una cantidad abundante de ajo fresco a las zanahorias y tomates mientras los procesaba en el exprimidor de jugos (juguera).

Terminé mi régimen de tres semanas de doxiciclina y para ese tiempo la roncha en forma de diana había desaparecido y yo no mostraba señales de la enfermedad de Lyme. Nunca sabremos si yo realmente necesité del ajo o de la doxiciclina. Pero yo sí pienso que es mejor prevenir que tener que lamentar, y por seguro quise evitar a toda costa esa artritis que a veces causa la enfermedad de Lyme.

Causas y síntomas

La enfermedad de Lyme, llamada así por la ciudad de Old Lyme, Connecticut, donde fue identificada por primera vez hace 20 años, es una zoonosis, una infección humana causada por un patógeno portado por un animal o agente infeccioso. ¿Cómo apareció esta enfermedad relativamente nueva? Se le puede echar la culpa al desarrollo urbano de bienes raíces. Cada vez que se construyen más y más casas en las proximidades y dentro de las áreas silvestres, eso nos pone en contacto con los ciervos. Ahora no hay tantos predadores como los linces para eliminar a los ciervos naturalmente, por tanto las poblaciones de ciervos han aumentado y tenemos más ciervos hambrientos que nunca dándose banquetes en nuestros jardines.

La enfermedad de Lyme generalmente causa la característica roncha en forma de diana, pero en alrededor del 10 por ciento de los casos, no aparece ninguna erupción. Después de un tiempo, el cual varía entre unas pocas semanas y varios meses, un 70 por ciento de las personas que no se tratan sufren invasiones bacterianas en las articulaciones y posiblemente otros órganos, especialmente en el sistema nervioso central, lo cual causa la artritis crónica.

Actualmente, en las áreas sin muchos problemas con la enfermedad de Lyme, entre el 1 al 2 por ciento de la gente presenta anticuerpos para la *Borrelia*, significando con ello que, en algún momento, estuvieron expuestos a la bacteria. Sin embargo, en algunas áreas donde la enfermedad de Lyme es endémica, la cifra alcanza el 10 por ciento.

Debido a toda la publicidad acerca de la enfermedad de Lyme, no sólo tenemos una epidemia de esta infección, sino que también tenemos una epidemia de sobrediagnósticos. Los médicos están demasiado dispuestos a diagnosticar la enfermedad de Lyme, aparentemente porque los síntomas iniciales —erupción de la piel, dolor de cabeza, fiebre, náusea y dolores musculares— son típicos de muchas otras enfermedades.

En una encuesta realizada por la Asociación Médica de los Estados Unidos, solamente la mitad de los que fueron diagnosticados con la enfermedad de Lyme realmente la tenían. Si esto es cierto, entonces habrían solamente 5,000 infecciones al año en los Estados Unidos, no las 10,000 que se andan mencionando en todas partes. ¿Tenía yo realmente la enfermedad de Lyme? Yo creo que sí, pero por cierto estas estadísticas me hacen dudar un poco.

Remediándolo con La farmacia natural

Una cosa sobre la que no tengo duda es mi decisión de combinar el tratamiento médico convencional con las hierbas. Existen varias hierbas útiles que usted y su médico podrían considerar añadir a cualquier tratamiento médico que le hubieran recetado para esta enfermedad. Y dos de ellos, el ajo y el poleo de monte, podrían prevenir la enfermedad porque actúan como repelentes naturales de la garrapata.

Equinacia/Equiseto (*Echinacea*, especies varias). Varro Tyler, Ph.D., decano y profesor emérito de farmacognosis (los estudios farmacéuticos de los productos naturales) en la Universidad Purdue de West Lafayette, Indiana, habla libremente en favor de la equinacia, advirtiendo que la hierba ha sido estudiada ampliamente como estimulante del sistema inmunológico y que aumenta la resistencia del cuerpo a la infección bacteriana.

Hace un siglo, aquí en los Estados Unidos, la dosis recomendada de raíz y rizoma de equinacia era un gramo (aproximadamente media cucharadita) por día. Durante mi tratamiento para Lyme, yo tomé cerca de cuatro gramos (dos cucharaditas). ¡Ya pueden imaginarse cuánto temor le tenía a la *Borrelia*!

La equinacia viene en tés, tinturas y cápsulas. A menudo yo le añado un gotero o dos de la solución a los jugos u otras bebidas. (Aunque la equinacia puede hacer que le empiece a cosquillear la lengua o que se le adormezca temporalmente, este efecto es inofensivo.) Sin embargo, para tratar mi supuesta infección de Lyme, yo la tomé en cápsulas para poder tragarla rápidamente.

❧❧❧ Ajo (*Allium sativum*). Louis Pasteur fue el primero en describir el efecto antibacteriano del jugo de ajo. Más recientemente, encontramos que el ajo hasta tiene efecto contra muchas cepas de bacterias que son resistentes a los antibióticos y, dada la rapidez con que las bacterias generan resistencia, dudo que pase mucho tiempo antes de que la *Borrelia* desarrolle resistencia a la doxiciclina.

Algunos estudios holandeses sugieren que para obtener la mejor acción antibiótica del ajo, se debe ingerir de 5 a 15 dientes de ajo de tamaño regular al día. Es difícil comerse esa cantidad de ajo fresco, pero descubrí que uno puede hacer un jugo con el ajo y zanahorias y así resolver el problema.

Si usted no puede obligarse a consumir tanto ajo, no se desespere. Yo creo que, aunque las dosis menores no puedan erradicar la infección por sí mismas, estas ayudan cuando se combinan con otras hierbas y antibióticos.

❧❧❧ Poleo de monte (*Pycnanthemum muticum*). Para mí, esta supuesta 'mala hierba' es una de las buenas, porque me brinda un repelente de uso diario para las garrapatas durante el verano. Cuando paso mucho tiempo afuera, machaco las hojas de poleo de monte y me froto las piernas con su jugo, el cual está bien dotado de un compuesto llamado pulegona que es repelente de garrapatas e insectos. Pero ese día en que me picó la garrapata, yo no había pensado que iba a estar tanto tiempo afuera con el equipo de filmación y no estaba usando la hierba. No volveré a cometer ese error. (Sin embargo, si usted está embarazada, probablemente sería mejor que no se aplicara esta hierba a la piel.)

❧❧ Regaliz/Orozuz (*Glycyrrhiza glabra*). Una vez busqué en mi base de datos para ver qué hierba contenía las sustancias con mayor poder bactericida. Descubrí que era el regaliz, que contiene hasta un 33 por ciento de sustancias antibacterianas, en base a su peso seco. No en balde los chinos han usado el regaliz durante siglos para tratar las infecciones bacterianas tales como la tuberculosis. Yo a menudo utilizo las raíces del regaliz, que poseen también efectos antivirales, para tratar las infecciones tanto virales como bacterianas. Los compuestos conocidos como saponinas, que se encuentran en el regaliz, aumentan también la disponibilidad de otras sustancias antibióticas.

Otras hierbas con alto contenido de sustancias bactericidas, en orden descendente de potencia, incluyen el tomillo, el lúpulo, el orégano y el romero. Me parece que con esos ingredientes se podría prepara un buen té, al cual se le puede añadir un poco de extracto de regaliz para endulzarlo.

Enfermedad
de Parkinson

En 1991, pasé tres minutos en el *CBS Morning Show* con Paula Zahn. El *show*, que se llamaba "Comidas que curan", trataba uno de mis temas favoritos, el uso de la comida como medicina. Sucedió que mencioné que las habas (frijoles *fava*) tenían el potencial para tratar varias afecciones, incluyendo la enfermedad de Parkinson. Poco después, recibí la siguiente carta de una joven: "Por favor, envíeme...cualquier estudio de investigación con respecto al Parkinson. Yo coordino una agrupación nacional llamada 'Personas jóvenes con Parkinson'. Hoy en día, hay un número cada vez mayor de gente de apenas 30 años que se diagnostica con la enfermedad de Parkinson. Tengo 43 años de edad y me diagnosticaron esta enfermedad a los 36. Por favor, envíeme cualquier información que pudiera ayudarnos".

Le envié información sobre mi hierba número uno para tratar la enfermedad de Parkinson: las habas. Pero antes de empezar a hablar acerca de estas versátiles y sabrosas legumbres, quisiera hablar un poco sobre la enfermedad de Parkinson.

En realidad, el Parkinson no es una sola enfermedad, sino un grupo de trastornos neurológicos caracterizados por el temblor y los estremecimientos, movimientos más lentos, la pérdida de control muscular y la rigidez muscular. Se calcula que unos 450,000 estadounidenses sufren de Parkinson; la mayoría de ellos tiene más de 60 años de edad. Entre las personas mayores, alrededor de 1 de cada 200 personas padece de Parkinson. Se hacen aproximadamente 50,000 nuevos diagnósticos por año. Los hombres son más susceptibles que las mujeres a la enfermedad.

La enfermedad de Parkinson es una afección seria. Cualquiera que la tenga debe someterse a cuidado médico.

Remediándolo con La farmacia natural

Además de seguir el consejo de su médico, hay varias hierbas que usted podría explorar. Pero si a usted lo está atendiendo un médico debido a la enfermedad de Parkinson, sin duda tendría que consultarlo antes de probar cualquier terapia natural. He aquí algunas opciones.

➤➤➤ **Haba/Frijol** *fava* **(***Vicia faba***).** Estos frijoles constituyen una de las mejores fuentes vegetales de la naturaleza de un compuesto llamado dopa-L, el precursor de la dopamina del cerebro. En la enfermedad de Parkinson, se produce un desequilibrio entre dos compuestos químicos del cerebro, la dopamina y la acetilcolina, lo cual se debe generalmente a la degeneración de las células que producen dopamina. Si su cerebro produce menos dopamina, tomar dopa-L puede ayudar. La dopa-L es la terapia estándar para el Parkinson.

El problema con la dopa-L es que, como producto farmacéutico, es muy caro, y mucha gente que padece de Parkinson no lo puede pagar. Pero las habas son baratas. De acuerdo a mis cálculos, con más o menos una lata de 16 onzas (448 g), se puede obtener suficiente dopa-L como para lograr un efecto fisiológico sobre el Parkinson. En mi supermercado, una lata de 16 onzas cuesta $1.15 dólares. Trate a ver si puede conseguir el fármaco dopa-L (o cualquier otro fármaco) por ese precio.

Lo que es aún más curioso es que la última noticia es que los brotes de las habas contienen diez veces más dopa-L que las habas sin brotar. Esto reduce el costo de una dosis fisiológica a solamente un poco más de 10 centavos, que es el costo de un puñado de brotes. Aunque he tenido oportunidad de hablar sobre el potencial de las habas con docenas de personas durante los últimos cinco años, no conozco a nadie que padezca de la enfermedad de Parkinson que haya tomado en serio el enfoque de los alimentos.

Si usted quisiera añadir las habas a su dieta, es de vital importancia que le informe a su médico que lo está haciendo, y por qué. (Tal vez sería útil que llevara consigo este libro.) La mayor parte de los casos de Parkinson empiezan lentamente, y los médicos normalmente no recetan la dopa-L hasta que la enfermedad esté más avanzada. Sospecho que comer más habas en esta etapa inicial podría ser realmente útil. Sin embargo, si usted ya está tomando dopa-L, no empiece a comer las habas hasta no haberlo consultado con su médico.

Además de la dopa-L, las habas (y otras legumbres) con-

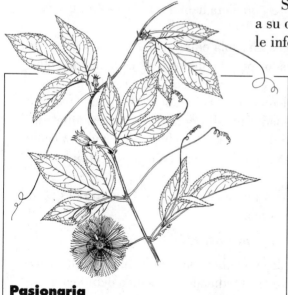

Pasionaria

La pasionaria, más usada en Europa que en su tierra natal, América, puede ayudar a combatir la enfermedad de Parkinson.

tienen también colina y lecitina. Algunas investigaciones realizadas sugieren que estos compuestos podrían tener efectos positivos en la prevención de la enfermedad de Parkinson, o podrían ayudar a aliviar algunos de sus síntomas.

Las habas también tienen un alto contenido de fibra, lo cual previene el estreñimiento, un problema común en el Parkinson. Pero, como ya mencioné, para obtener una dosis de la dopa-L de las habas que sea fisiológicamente significativa, usted tendría que comerse 1 libra (448 g) de esta legumbre (o alrededor de 2 onzas/56 g de brotes).

Si usted se decide por las habas, entonces tendrá que lidiar con su notorio problema: los gases. Para algunas personas, cuanto más frijoles comen, más fácilmente asimila el intestino los frijoles. Un día, mientras me preparaba para el *show* matutino de CBS, me comí una lata de 16 onzas (448 g) de habas durante el almuerzo. En dos horas, sobrevino el esperado efecto secundario. Al día siguiente, comí una segunda lata. Nuevamente se me formaron gases, pero no sucedió sino hasta unas cuatro horas más tarde. Para la tercera lata, al tercer día, parece que mi intestino se ajustó y no tuve mucho problema con los gases.

Por tanto, mis queridos comedores de frijoles, anímense, y si su intestino aún no se acostumbra, pueden probar con *Beano*, un producto de venta libre que ayuda a reducir la flatulencia proveniente de los frijoles. Este se puede encontrar en la mayoría de las farmacias. Para usarlo, solamente tiene que seguir las instrucciones de la etiqueta.

❧❧❧ Velvet bean (*Mucuna*, varias especies). Al igual que las habas, el *velvet bean* contiene una cantidad abundante de la dopa-L, cerca de 50,000 partes por millón. Pero a diferencia de las habas, se ha usado efectivamente el *velvet bean* en estudios clínicos para tratar la enfermedad de Parkinson.

El estudio en que se utilizó el *velvet bean* lo realizaron investigadores de la Facultad de Medicina de la Universidad de Southern Illinois, en Springfield, bajo la dirección del Dr. B. V. Manyam. Los investigadores utilizaron una preparación de *velvet bean* llamada HP-0, la cual se deriva de la parte interna de este frijol. El HP-0 fue estandarizado, de manera que un gramo de la preparación contenía 33.33 miligramos de dopa-L.

A partir de las pruebas, los investigadores llegaron a la conclusión de que su preparado de frijoles era eficaz. Lamentablemente, que yo sepa, este preparado se encuentra todavía en la etapa experimental o de patentarse, por tanto no se está disponible. Pero el *velvet bean* simple y llano, sí lo está. Al igual que las habas, tiene un alto contenido de fibra.

❧❧ Prímula/Primavera nocturna (*Oenothera biennis*). El aceite de prímula (*EPO* por sus siglas en inglés) mejoró los temblores provocados por el Parkinson en un 55 por ciento de los pacientes que tomaron el equivalente a dos cucharaditas por día durante varios meses. El aceite contiene pequeñas cantidades del aminoácido triptófano, el cual refuerza la eficacia de la dopa-L. (Las semillas de prímula nocturna contienen todavía más.)

El Dr. Melvyn Werbach, profesor clínico auxiliar de psiquiatría de la Facultad de Medicina dc la Universidad de California en Los ángeles, y autor de *Nutritional Influences on Illness* (Influencias nutricionales en la enfermedad), sugiere tomar dos gramos de triptófano tres veces al día junto con la dopa-L para tratar la enfermedad de Parkinson. Desafortunadamente, no se puede obtener un suplemento de triptófano, porque la Dirección de Alimentación y Fármacos lo prohibió hace algunos años después de que una tanda resultó estar contaminada. Aunque usted puede todavía conseguir triptófano de las semillas de la prímula nocturna, necesitaría ¼ de libra (112 g) de semillas para sacar 2 gramos de triptófano.

Según me parece, cualquier cantidad, por pequeña que sea, sirve. Pienso que tomar un par de cucharaditas de EPO por día o incluir semillas molidas en las comidas horneadas podría ayudar.

◥ **Ginkgo/Biznaga (*Ginkgo biloba*).** El *ginkgo* se usa más ampliamente durante la recuperación del derrame cerebral y para tratar la enfermedad de Alzheimer, pero yo creo que también puede ayudar con el Parkinson, dado que mejora la circulación de la sangre en el cerebro, llevando más de la dopa-L a donde se necesita. Yo sugiero que haga la prueba con tres cápsulas por día, conteniendo cada cápsula de 300 a 500 miligramos de extracto de *ginkgo* estandarizado en una proporción de 50:1, con 25 por ciento de flavonoides. (Esta información aparecerá en la etiqueta.) Solamente tenga en cuenta que más de 240 miligramos por día puede causar diarrea, irritabilidad e insomnio. Si usted experimenta cualquiera de estos síntomas, haga la prueba con una dosis menor.

◥ **Pasionaria/Pasiflora/Hierba de la paloma (*Passiflora incarnata*).** Dos herbolarios a quienes respeto, David Hoffmann, autor de *The Herbal Handbook* (El manual de las hierbas), y Michael Tierra, recomiendan a la pasionaria para tratar la enfermedad de Parkinson. Muchos otros herbolarios también lo hacen. La pasionaria contiene dos compuestos que se dice que son eficaces contra el Parkinson: los alcaloides harmina y harmalina. Si yo tuviera Parkinson, tomaría de 10 a 30 gotas tres veces al día de una tintura estandarizada que contuviera 0.7 por ciento de flavonoides. (Le repito que usted encontrará esta información en la etiqueta.)

◥ **Corazoncillo/Hipérico (*Hypericum perforatum*).** Es algo realmente curioso. Resulta que los fumadores tienen un riesgo inusualmente bajo de padecer del mal de Parkinson.

¿Por qué? Aparentemente, se debe a que la nicotina aumenta la liberación de la dopamina en el cerebro. Al mismo tiempo, la enzima oxidasa de monoamina (*MAO* por sus siglas en inglés) suprime la dopamina, pues sería lógico que los medicamentos que inhiben la MAO reforzarían la dopamina tal como lo hace la nicotina y disminuirían el riesgo de contraer Parkinson.

Los inhibidores de la MAO constituyen una clase importante de medicamentos antidepresivos, y se ha informado que el corazoncillo es un inhibidor de la MAO herbario. Si yo sufriera de Parkinson, probaría una tintura de corazoncillo estandarizada al 0.1 por ciento de hipericina y tomaría de 20 a 30 gotas tres veces al día. Recuerde, sin embargo, que si usted toma un inhibidor de la MAO, ya sea farmacéutico o herbario, en forma regular, existe la posibilidad de que se produzca una interacción con algunos alimentos y medicaciones. Usted deberá evitar las bebidas alcohólicas y los alimentos ahumados o encurtidos, así como los medicamentos para el resfriado (catarro) y la fiebre del heno. También debe evitar las anfetaminas, los narcóticos, el triptófano y la tirosina. No debería tomar el corazoncillo si se encuentra embarazada, y debería evitar exponerse al sol intenso mientras lo toma, puesto que esta hierba puede hacer que la piel se vuelva más sensible a la luz del sol.

Enfermedad de Raynaud

Hay un modismo norteamericano que dice *"cold hands, warm heart"*, que significa que las personas que tienen las manos frías tienen un buen corazón. No sé si una cosa tiene que ver con la otra, pero si usted sufre de dedos dolorosamente fríos, blanco-azulados, de la enfermedad de Raynaud, permítame recomendarle una sopa caliente. Le voy a recomendar un minestrón vegetariano, condimentado al gusto con pimienta de cayena, ajo, jengibre y mostaza, más aceite de borraja, de corinto y de prímula (primavera) nocturna.

Prepare mucha sopa. Tómela hasta que quede satisfecho. Después cuele un poco del mismo y frótese con él los dedos helados. Finalmente, le sugeriría encarecidamente que, después de que se tome esta sopa anti Raynaud, tomara la hierba *ginkgo*.

Si un médico me escuchara sugerir este método, pensaría que estoy mal de la cabeza. Pero no es así. Existe un respaldo científico razonablemente bueno detrás de cada una de mis sugerencias y esto es más de lo que se puede decir sobre el método adoptado por la medicina convencional para la enfermedad de Raynaud.

El tratamiento convencional

Aparentemente, lo que causa la enfermedad de Raynaud es la constricción y espasmos de las arterias pequeñas (arteriolas) que llevan sangre a los dedos. Cuando el flujo sanguíneo disminuye, los dedos empiezan a doler y se vuelven blancos o azulados. La enfermedad de Raynaud también aparece ocasionalmente en la nariz y los dedos de los pies. Es mucho más común en las mujeres.

Aunque esta enfermedad puede surgir independientemente de otras afecciones, algunas veces la Raynaud es un síntoma de esclerodermia, una enfermedad rara y grave que se trata del endurecimiento de la piel y daños a los órganos internos. Los médicos a menudo recetan corticoesteroides tales como la prednisona (*Deltasona*, *Orasona*) para tratar tanto la enfermedad de Raynaud como la esclerodermia. Pero los corticoesteroides tienen muchos efectos secundarios potencialmente preocupantes, tales como el aumento de peso, el acné y latido irregular del corazón. Y a veces estos efectos secundarios empeoran la enfermedad de Raynaud.

Remediándolo con La farmacia natural

Debido a los problemas que algunas veces causan los corticoesteroides, pienso que tiene más sentido tratar esta enfermedad con una selección de la farmacia natural.

➤➤➤ **Prímula/Primavera nocturna (*Oenothera biennis*).** El aceite hecho de prímula nocturna (*EPO* por sus siglas en inglés) contiene bastante ácido gamalinolénico (*GLA* por sus siglas en inglés). Algunos estudios sugieren que el GLA ayuda a aliviar los síntomas de la enfermedad de Raynaud.

En un estudio realizado, se le dio masaje en los dedos con aceite de prímula nocturna a algunas personas que padecían la enfermedad de Raynaud. Alrededor de la mitad se mejoraron, más de lo que se pudiera esperar si esto fuera nada más que una respuesta a un placebo. Yo sospecho que tanto el masaje como el aceite de prímula nocturna ayudaron.

➤➤➤ **Ajo (*Allium sativum*).** En un estudio excelente que duró 12 semanas, los investigadores dieron una dosis diaria de 800 miligramos de ajo a unas personas que padecían de claudicación intermitente, una afección causada por el estrechamiento de las arterias de las piernas. Las personas que padecen de la claudicación grave tienen dificultades para caminar. Al final del estudio, aquellas personas que tomaron una sustancia inactiva (un placebo) no mostraron mejoría al caminar, pero el grupo que tomó ajo pudo caminar considerablemente mejor, sugiriendo esto a las claras que el flujo sanguíneo a sus piernas había mejorado.

El ajo da resultado para mejorar la circulación. De hecho, más de un partidario de la medicina alternativa sugiere usar juntos el ajo y el *ginkgo*, el cual se sabe que ayuda a la circulación, para tratar la enfermedad de Raynaud. Yo sugiero simplemente que se añada más ajo a la dieta. Si prefiere, usted lo puede tomar en cápsulas.

🌿🌿🌿 ***Ginkgo*/Biznaga (*Ginkgo biloba*).** Literalmente docenas de estudios muestran que el *ginkgo* mejora la circulación sanguínea. La mayor parte de la investigación se ha concentrado en la capacidad de esta hierba para fomentar la circulación de la sangre al cerebro, y es por eso que el extracto de *ginkgo* se receta mucho en Europa para la recuperación del derrame cerebral y para la disminución de la agudeza mental en la edad avanzada.

Pero varios estudios han explorado los efectos del *ginkgo* en la claudicación intermitente. Cuando las personas que padecen de claudicación intermitente toman *ginkgo*, con el tiempo la hierba mejora su capacidad para caminar. Aunque las razones para la mala circulación son distintas en estas dos enfermedades, la enfermedad de Raynaud es de alguna manera similar a la claudicación, excepto que ésta afecta a los dedos en lugar de las piernas.

Los médicos europeos frecuentemente recomiendan el *ginkgo* para la enfermedad de Raynaud, y existen muchos informes de casos en Europa de personas con la enfermedad de Raynaud que experimentan una mejoría después de haberlo tomado. Esto me parece lógico. Si yo tuviera esta afección, probaría el *ginkgo*.

La parte medicinal de esta planta es la hoja, pero sus constituyentes activos (los ginkgólidos) se presentan en una concentración tan baja que no tiene sentido usar las hojas para preparar un té. Si usted quiere probar esta hierba, compre pastillas o cápsulas de *ginkgo* fabricadas con el extracto estan-

Borraja

La borraja, una planta anual que mide unos dos pies de alto, fue usada por los griegos antiguos para darle sabor al vino.

darizado. Generalmente viene en una proporción de 50:1, lo que significa que se procesan 50 libras (23 kg) de *ginkgo* para producir 1 libra (448 g) de extracto. Busque estos extractos en las tiendas de productos naturales y en las de hierbas. Usted podría probar a tomar de 60 a 240 miligramos al día pero no tome más de eso. En grandes cantidades, el *ginkgo* puede causar diarrea, irritabilidad e insomnio.

Borraja (*Borago officinalis*). Al igual que la prímula nocturna, la borraja contiene GLA, que ayuda en el tratamiento de la enfermedad de Raynaud cuando uno se da masajes en los dedos con ella.

Jengibre (*Zingiber officinale*). Los herbolarios chinos recomiendan a menudo esta hierba "picante" para tratar las afecciones que tengan que ver con los dedos fríos causado por la enfermedad de Raynaud. El jengibre disminuye la presión arterial y los niveles de colesterol, y estos dos efectos ayudan a normalizar el flujo sanguíneo por todo el cuerpo, incluyendo los dedos.

Mostaza (*Brassica nigra, Sinapis alba* y otros). Estoy seguro de que usted ha oído hablar de los emplastos de mostaza. Cuando se los aplica a la piel, estos causan una leve irritación que aumenta el suministro de sangre local, dando como resultado una sensación cálida y cosquilleante. Conocida en el entorno médico como un rubefaciente, la mostaza y otras hierbas que poseen este efecto fueron usadas por mucho tiempo para tratar la enfermedad de Raynaud.

Usted puede preparar un emplasto de mostaza mezclando 4 onzas (120 ml) de semillas frescas molidas de mostaza con agua caliente para formar una pasta espesa. Pruebe a aplicar esto a sus dedos cuando empiecen a manifestarse los síntomas. Otros rubefacientes, de acuerdo al herbolario británico David Hoffmann, autor de *The Herbal Handbook* (El manual de las hierbas), incluyen el clavo de olor, el ajo, el jengibre, el rábano picante, la ortiga, el aceite de menta, el aceite de romero y la ruda. Cualquiera de estos se pueden aplicar a los dedos.

Ají/Chile/Pimiento picante (*Capsicum*, especies varias). Este es el clásico rubefaciente. Antiguamente, la gente acostumbraba a espolvorearlo en sus zapatos para mantener calientes los pies en el invierno. Si yo padeciera la enfermedad de Raynaud, probaría a mezclar un poco de esta planta con aceite vegetal y me frotaría los dedos con él. (¡Solamente asegúrese de no tocarse los ojos!) Yo añadiría incluso un poco al aceite de prímula nocturna, al aceite de borraja o al aceite de grosella. Lo puede usar en forma externa, pero por supuesto, el pimiento picante le da un "pica-pica" a cualquier comida, especialmente al aliño (aderezo) de ensalada.

⚡ Boboró (*Rauwolfia serpentina*). Esta hierba contiene la sustancia química llamada reserpina, la cual abre (dilata) los vasos sanguíneos. Se la ha usado a menudo para tratar la enfermedad de Raynaud, de acuerdo al experto en hierbas medicinales, Walter Lewis, Ph.D., profesor de la Universidad Washington en St. Louis, y Memory Elvin-Lewis, Ph.D., autores de *Medical Botany* (Botánica médica).

Enfisema

No es nada raro para mí recibir llamadas desesperadas de personas que saben de mi conocimiento de las hierbas y que desean que los ayude para una u otra enfermedad grave. Recibí una llamada de este tipo de un pariente lejano mío. Su madre, de 72 años, tenía enfisema.

Un amigo de su familia le había recomendado el peróxido de hidrógeno en grado alimenticio como un medio de proveer más oxígeno a los pulmones. Al médico de la enferma casi le da un ataque cuando escuchó eso. Mi pariente quería saber lo que yo opinaba del peróxido de hidrógeno en grado alimenticio, y tuve que decirle que yo ni tenía idea de lo que era. Lo único que sabía era que el líquido era un antiséptico tópico y un decolorante del cabello.

Mi instinto me decía que el médico tenía razón y que el peróxido de hidrógeno en grado alimenticio, fuera lo que fuera, era una mala idea. Yo pensé que tenía razones válidas para dudar de este remedio. Esto es porque yo he estado bastante impresionado con todas esas investigaciones que muestran que los antioxidantes, que abundan en las frutas, vegetales y hierbas, pueden ayudar a curar muchas afecciones, incluyendo muchos problemas comunes en la gente mayor.

Los antioxidantes son sustancias que neutralizan los radicales libres, que son moléculas altamente reactivas que causan daño por todo el cuerpo. Pero el peróxido de hidrógeno es lo contrario de un antioxidante. Es un *pro*-oxidante, lo cual significa que hace que *aumente* el número de radicales libres en el cuerpo y por tanto puede aumentar el daño celular. Me puse de parte del médico y le dije a mi pariente que yo no tocaría el peróxido de hidrógeno, a no ser que fuera para usarlo como antiséptico tópico.

Sin embargo, esa pregunta me despertó el interés en los antioxidantes y el enfisema. Consulté mi fiel base de datos y, ¿podrían creer que existe una curiosa investigación en la que resulta que los antioxidantes podrían ser útiles? Parece ser que estos ayudan a proteger el tejido de los pulmones del daño causado por el cigarrillo, el cual constituye la causa subyacente del enfisema.

El robo de la respiración

Enfisema es la asfixia lenta. Las pequeñas bolsas de aire de los pulmones (alveolos) se lesionan y pierden su capacidad de transferir oxígeno a la sangre y de extraer de ella el dióxido de carbono. Como resultado, los pulmones funcionan en forma deficiente.

El síntoma principal del enfisema es la falta de aliento, que se empeora según la afección se va agravando. Debido a la lucha constante por respirar, el pecho toma la forma de un barril. En el enfisema avanzado, el individuo puede necesitar oxígeno adicional y no ser capaz de resistir ni siquiera una pequeña actividad física. La afección es difícil de tratar y es a menudo fatal.

El enfisema es el resultado de una irritación respiratoria crónica. Fumar es la causa de prácticamente todos los casos que se presentan, aunque el hecho de estar expuesto durante un período prolongado de tiempo al polvo, a contaminantes del aire y a vapores químicos puede también jugar un papel en el desarrollo de esta enfermedad.

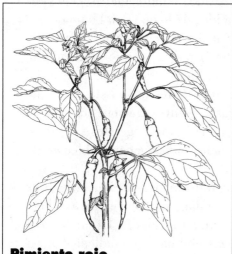

Pimiento rojo

Los indios norteamericanos usaban esta especia medicinal, y desde los tiempos de Colón ha cambiado las cocinas y medicinas del mundo.

Fumar también causa la mayor parte de los casos de una enfermedad muy relacionada al enfisema, la bronquitis crónica. En la bronquitis crónica, los pequeños vellos (cilia) que revisten el tracto respiratorio pierden su capacidad de sacar el mucus. La mucosidad que no se saca se vuelve más y más densa y pegajosa y se va acumulando, convirtiéndose en un irritante respiratorio que agrava el enfisema. La combinación de enfisema y de bronquitis crónica se conoce como enfermedad pulmonar obstructiva crónica (*COPD* por sus siglas en inglés).

Remediándolo con La farmacia natural

Obviamente, la mejor forma de sobrellevar al enfisema, a la bronquitis crónica y a la COPD es dejar de fumar. Una vez diagnosticado, el enfisema no es reversible. Aun así, la función pulmonar que queda puede aprovecharse al máximo al evitar los irritantes respiratorios y usando oxígeno adicional. Además, las hierbas que pueden hacer que el mucus sea menos espeso o que lo puedan sacar de los pulmones son particularmente útiles.

✺✺✺ Gordolobo/Verbasco (*Verbascum thapsus*). El farmacólogo de hierbas Daniel Mowrey, Ph.D., autor de *The Scientific Validation of Herbal Medicine* (La validación científica de la medicina a base de hierbas) y de *Herbal Tonic Therapies* (Terapias de tónicos de hierbas), alaba al gordolobo por su capacidad para tratar las afecciones respiratorias, incluyendo el enfisema. El gordolobo es rico en el mucílago suavizante. Yo logré resultados tan impresionantes cuando usé el gordolobo para tratar los resfriados (catarros), la gripe y la bronquitis, que si yo tuviera enfisema, lo probaría.

Se puede preparar un té con una o dos cucharaditas de hojas o flores de gordolobo secas y machacadas por taza de agua hirviendo. Cuélelas cuidadosamente antes de tomar el té. El Dr. Mowrey recomienda también una combinación de gordolobo, pimiento picante y regaliz (de las que se comenta más abajo).

✺✺✺ Ají/Chile/Pimiento picante (*Capsicum*, varias especies). El médico británico Dr. Irwin Ziment alienta a sus pacientes a que coman una comida picante y condimentada todos los días, o que se tomen un vaso de agua con 10 a 20 gotas de salsa de pimiento picante. Existen dos razones para esto. Primero, el pimiento picante es una fuente rica de antioxidantes que ayudan a proteger el tejido de los pulmones de lesiones a nivel celular. Segundo, ayuda a hacer que el mucus sea menos espeso y a sacarlo del tracto respiratorio.

El pimiento picante no es la única planta picante con valor expectorante. Los antiguos usaban todos los condimentos picantes para hacer que el mucus fuera menos espeso y para hacerlo salir de los pulmones. En particular, usaban el ajo, la cebolla, el jengibre, la mostaza y el rábano picante. Yo les recomendaría todos. De hecho, los he incluido casi todos en mi "Té poderoso para los pulmones" (ver la página 264).

✺✺ *Camu-camu* (*Myrciaria dubia*) y otras hierbas ricas en vitamina C. Una cantidad de investigaciones realizadas demostraron que la vitamina C tiene propiedades que hacen menos espeso al mucus y que ayudan a tratar todo tipo de afecciones respiratorias. En ese caso, tengo que recomendar al *camu-camu*, la fruta amazónica que posee el contenido de la vitamina C más alto del mundo. Tiene un 4 por ciento de vitamina C en base a su peso seco. Eso puede que no parezca mucho, pero los limones tienen solamente un 0.56 por ciento y ninguna otra fruta o verdura alta en vitamina C se aproxima al *camu-camu*.

Dicho esto, debo añadir que el *camu-camu* no se encuentra en los Estados Unidos, aunque ya estoy trabajando para que lo haya y espero que así sea dentro de pocos años. Hasta que su verdulero del vecindario lo traiga, use los frutos cítricos, los pimientos (ajíes) verdes, la guayaba, el berro (mastuerzo) y todas las otras frutas y verduras ricas en vitamina C. Los escaramujos (*rosehips*) también son una buena fuente de vitamina C.

Cardamomo (*Elettaria cardamomoum*). Esta hierba tiene un alto contenido de cineol, que es una potente sustancia expectorante. Si yo tuviera enfisema, añadiría una cucharadita o dos de cardamomo en polvo al jugo de frutas o al té.

Otras hierbas altas en cineol (en orden descendente de potencia) incluyen las siguientes: la menta verde, el romero, el *sweet Annie*, el jengibre, la lavanda (espliego, alhucema), la nuez moscada, la monarda escarlatina (té de Osweogo), la menta (hierbabuena), el tanaceto (hierba lombriguera), la milenrama (real de oro, alcaina), la canela, la albahaca, la cúrcuma (azafrán de las Indias), las hojas de limón, el hisopo, el estragón, la verbena limón y el hinojo. El eucalipto debería encabezar esta lista, pero quiero tratar esta hierba por sí sola.

Eucalipto (*El eucalipto globulus*). El aceite de eucalipto tiene un alto contenido de cineol. Esta hierba, que es un expectorante potente, es un ingrediente de varias tabletas para el dolor de garganta y en los ungüentos (pomadas) para el pecho comerciales.

Los estudios sugieren que los beneficios de los ungüentos para el pecho hechos de eucalipto son una ilusión. Cuando se inhala, el eucalipto estimula los receptores del

---

Té poderoso para los pulmones

Este té para el enfisema es fuerte, por lo tanto tenga cuidado con la cantidad de ingredientes que usted usa. Una hierba mucocinética es una hierba que tiene la capacidad de desplazar el mucus hacia arriba y fuera de los pulmones. La mayoría de las hierbas en este té son mucocinéticas.

Comience con pequeñas cantidades de hierbas y aumente la cantidad sólo si sus senos nasales y su paladar lo toleran. Las hierbas que se usan son el ajo, el jengibre, el pimiento (ají, chile) picante, el rábano picante y la mostaza; déjelos en infusión en dos tazas de agua hirviendo por diez minutos. Le puede añadir un poco de fruta que contenga la vitamina C, tal como limón o naranja.

¡Beba este té lentamente y con precaución! Puede resultar *muy* picante y podría hacer que se atore. Sin embargo, si lo puede tolerar, le ayudará a destapar esa mucosidad y a hacer que fluya. Si realmente no lo puede tomar, no se obligue a hacerlo. En cambio, pruebe algunas de las otras hierbas que mencioné en este capítulo.

frío que están en la nariz, produciendo una sensación de un mayor flujo de aire, pero sin producir una actividad descongestionante demostrable.

Otros estudios, sin embargo, muestran que el cineol produce una actividad tanto expectorante como descongestionante cuando se ingiere. Personalmente, me olvidaría de los ungüentos para el pecho y tomaría un té hecho con una o dos cucharaditas de hojas secas machacadas por taza de agua hirviendo. Tome hasta tres tazas al día.

Regaliz/Orozuz (*Glycyrrhiza glabra*). El regaliz contiene nueve sustancias expectorantes, más diez sustancias antioxidantes. Si yo tuviera enfisema, yo añadiría una cucharadita ocasional de raíz de regaliz en polvo a los tés de hierbas. (Mientras que el regaliz y sus extractos no representan riesgo alguno para el uso normal en cantidades moderadas —hasta alrededor de tres tazas de té al día—, el uso a largo plazo o tomarlo en grandes cantidades puede producir dolor de cabeza, letargia, retención de sodio y agua, pérdida excesiva de potasio y presión arterial alta.)

Menta/Hierbabuena (*Mentha piperita*). La menta contiene nueve sustancias expectorantes. Además, su compuesto activo, el mentol, posee, según se sabe, propiedades que hacen menos espeso al mucus. Usted puede tomar la menta en forma de té, en una tintura o en cápsulas, pero no vaya a ingerir el aceite, el cual es para uso externo solamente.

Serpentaria de seneca (*Polygala senega*). La Comisión E, el panel de expertos alemanes que juzga los riesgos y eficacia de las hierbas medicinales para la organización alemana que es el equivalente de la Dirección de Alimentación y Fármacos de los Estados Unidos (*FDA* por sus siglas en inglés), recomienda de una a dos cucharaditas de tintura de serpentaria de seneca como expectorante. Esta hierba resulta útil para tratar el enfisema y la bronquitis, de acuerdo a Norman G. Bisset, Ph.D., profesor de química farmacéutica del Colegio King's en la Universidad de Londres y autor de *Herbal Drugs and Phytopharmaceuticals* (Fármacos a base de hierbas y productos fitofarmacéuticos).

Albahaca (*Ocimum albahacaicum*). Aunque no es muy conocida como expectorante, la albahaca contiene seis compuestos que son útiles para este propósito. Personalmente, me gusta tanto el pesto que decidí mencionar a esta hierba. El pesto es una salsa para pasta de sabor exquisito y hecha con ajo y albahaca fresca y, en mi opinión, es una manera excelente de obtener una dosis medicinal de ambas hierbas.

Enula campana/Ala/Hierba del moro/Astabaca (*Inula helenium*). Dado que el herbolario británico David Hoffmann, el autor de *The Herbal Handbook* (El manual de las hierbas), informa sobre las cualidades expectorantes y protectoras de los pulmones de esta hierba, yo probablemente tomaría esta hierba si tuviera enfisema. Pruebe de una a dos cucharaditas de la hierba seca y machacada por taza de agua hirviendo. Tome hasta dos tazas por día. La enula campana es amarga, por tanto usted le puede añadir limón, regaliz (orozuz) y miel al gusto, o hacer un té de hierbas mixtas con cualquiera de las otras hierbas que mencioné en este capítulo.

➤ **Orégano (*Origanum vulgare*).** El orégano contiene seis compuestos que son expectorantes. Al igual que la albahaca, no es muy conocido como expectorante pero, también al igual que la albahaca, es una hierba culinaria maravillosa.

➤ **Té (*Camellia sinensis*).** A propósito de tés expectorantes, el té regular o negro contiene seis compuestos expectorantes, y uno de ellos es la teofilina, la cual puede ayudar a sacar el mucus de la parte más profunda de los pulmones. También contiene algo de cafeína, la cual, según muestran los estudios, tiene algún valor como antidepresivo. Eso, más su efecto estimulante, puede ayudar a que las personas con enfisema se sientan mejor.

Envejecimiento

Mientras escribo esto, estoy llegando a los setenta años de edad, y les confieso sinceramente que el envejecimiento me asusta.

Observé incómodo cómo mi abuela de 101 años languidecía, casi inmóvil, durante la última década de su vida. Pasé la misma angustia con mi madre de 98 años. ¡Yo no quiero pasar mis últimos diez años de vida en una cama!

Consejos para no llegar a viejo

Siendo botánico, tengo un interés particular en las hierbas que pueden detener el proceso del envejecimiento. Pero me veo forzado a admitir que yo creo que los cambios en el estilo de vida tienen mucha más importancia que las hierbas —e incluso mayor importancia que el suplemento de hormonas— para ayudar a las personas a mantenerse jóvenes. Así que antes de empezar a hablar de las hierbas más útiles, me gustaría ser más específico respecto a esos cambios en el estilo de vida. Estos cambios deberán ser la base de los tratamientos de hierbas contra el envejecimiento que usted decida probar.

Dado que no soy médico, yo no receto, pero no dudaría en darle los consejos que vienen a continuación a mi hija de 31 años para que ella pueda mantener su juventud resplandeciente. Si nos ponemos a pensar, estos consejos sirven no sólo para ella, sino también para todos los hombres y mujeres de cualquier edad que estén tratando de 'detener el tiempo'.

Beba dos tés de hierbas antioxidantes por día. Los antioxidantes son sustancias que neutralizan los radicales libres, que a su vez son moléculas de oxígeno que se producen naturalmente y que dañan el cuerpo; se supone que desempeñan un papel importante en el proceso de envejecimiento. La mayoría de las frutas y vegetales contienen cantidades significativas de antioxidantes, al igual que muchas hierbas. Si toma mucho café, podría considerar reemplazar dos tazas de café por día con un té de hierbas. Investigaciones bien hechas sugieren que el orégano, el romero, la monarda escarlatina (té de Osweogo), el toronjil (melisa), la menta, la salvia, la menta verde, la ajedrea y el tomillo contienen niveles importantes de antioxidantes.

Coma por lo menos una gran ensalada al día. Puede usar tanto verduras silvestres —como la verdolaga, si tiene acceso a ellas— y una variedad de vegetales domésticos, tales como la espinaca y la endibia. Las hojas verdes están repletas de nutrientes antioxidantes que ayudan a protegerlo de las enfermedades del corazón, del cáncer y de otras enfermedades degenerativas que tienden a presentarse a medida que envejecemos. Generalmente, mientras más verde la hoja, más antioxidantes contiene, pues hártese de esas verduras oscuras y llenas de hojas.

Coma una o dos nueces del Brasil al día. En promedio, la nuez del Brasil contiene más que el Valor Diario del mineral antioxidante llamado selenio: 70 microgramos.

Coma un puñado de semillas de girasol por día, y además las otras nueces. Entre las nueces y semillas, las semillas de girasol son una de las mejores fuentes de vitamina E. También son baratas.

Una advertencia, sin embargo: si usted se está cuidando el peso, no coma más de 1 onza (448 g) de nueces por día. Las nueces tienen mucha grasa.

Coma por lo menos una planta de brócoli, una zanahoria y un tallo de apio al día. Todas estas verduras tienen mucha fibra. El brócoli y las zanahorias también son altas en betacaroteno, el poderoso antioxidante que el cuerpo transforma en vitamina A. El apio tiene mucha apigenina, una sustancia química que expande (dilata) los vasos sanguíneos y puede ayudar a prevenir la presión alta.

Tómese unos licuados de fruta todos los días. Elija las frutas que le apetezcan: las manzanas, las naranjas, los plátanos amarillos (guineos), las toronjas (pomelos), los melones o las moras (bayas), y páselas por la licuadora (batidora). No use un exprimidor de jugos (juguera), que sólo extrae el jugo y lo separa de la fibra. Use la licuadora para conservar mejor la fibra; ésta es muy buena para el tracto digestivo. Si lo desea, añada un poco de yogur sin grasa y un poco de canela. O prepárese mi "Sorbete de cinco", licuando una manzana cortada en cubitos, dos zanahorias cortadas en cubitos, y pedazos cortados en cubos de un limón verde (lima) y una toronja con un poco de agua y un poco de estevia (hierba dulce del Paraguay). (La estevia se encuentra en muchas tiendas de productos naturales. Usted puede abrir una bolsita del té de esta y usar una pizca de la hierba en lugar de un edulcorante artificial.)

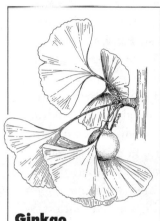

Ginkgo
De las hojas del árbol del ginkgo se fabrican extractos estandarizados con propósitos medicinales.

Cambie un plato de carne al día por un plato vegetariano. Uno de mis platos favoritos es el guacamole. Usted puede combinar su guacamole con cebolla, pimientos picantes, ajo y jugo de limón y echarle unas nueces picadas, tales como las avellanas, las macadamias, los pistachos, las castañas de cajú, los cacahuates (maníes) o las nueces del Brasil. Todas estas nueces son ricas en ácidos grasos monoinsaturados, que son grasas buenas para el corazón, entre otras cosas. (Sin embargo, el que tenga sobrepeso no debería comer las nueces porque son altas en calorías.)

Use aceite de oliva. El aceite de maíz y otros aceites vegetales son aceites poliinsaturados. El aceite de oliva es un aceite monoinsaturado. Existe una compleja explicación química para esta diferencia, pero todo lo que usted necesita saber es que existen buenas razones para creer que los aceites monoinsaturados son mejores para usted. En sus aliños (aderezos) para ensalada, cambie los aceites poliinsaturados por el aceite de oliva.

Coma una amplia variedad de frutas y verduras. También coma una buena selección de hierbas, legumbres, nueces y especias. Estos son alimentos que nuestros ancestros consumían cuando todavía no se habían inventado las hamburguesas, los perros calientes, la pizza, el helado y toda la basura que comemos hoy en día. Ellos comían de una manera más nutritiva que nosotros.

Haga el amor con regularidad con alguien a quien ame. No existe ninguna otra explicación, aparte de que es bueno para usted.

Salga a dar una caminata todos los días. Si el tiempo lo permite, salga y realice una vigorosa caminata de una media hora, protegiéndose bien del sol (la radiación ultravioleta). Utilice ese tiempo para relajarse y entrar en comunión con el mundo de la naturaleza. Contemple el milagroso ecosistema que se extiende alrededor suyo y considere qué es lo que hace que usted y este funcionen. Sienta respeto, no temor, del misterio que hay en todo ello.

También recomiendo algunos "no haga" conjuntamente con los "haga".

No fume. Esto ni hay que decirlo, pero bueno, se los digo de todos modos.

No beba alcohol. Si usted bebe, no tome más de dos tragos al día, y no tome todos los días. Dele un descanso a su hígado de vez en cuando. Durante unas pocas semanas, cada año, no tome ningún tipo de alcohol ni tome medicación alguna (fuera de las que su médico le diga que son absolutamente necesarias). Su hígado tiene que trabajar fuertemente para limpiar su cuerpo del alcohol, los medicamentos y los contaminantes del medio ambiente; seguro que apreciará que se le dé un descanso.

No se broncee . . . jamás. Lo más probable es que usted ya tome suficiente sol como para producir una saludable cantidad de vitamina D al hacer las cosas que normalmente hacemos al aire libre para no tener que tratar activamente de tomar sol.

No se tome la vida o la muerte demasiado en serio. Eso lo puede hacer envejecer o matarlo.

No sea un maniático con las dietas. No resulta nunca una buena idea basar la dieta en solamente un par de comidas, aunque sean frutas o zanahorias. Varíe su dieta, sus fuentes de comida, el modo de prepararlas e incluso la compañía en la cual almuerza o cena.

No deje que la industria supere en votos a los que defienden el medio ambiente. Si dejamos que eso suceda, al final todos tendremos que pagar por ello.

Remediándolo con La farmacia natural

Yo pienso que todos esos cambios en el estilo de vida son mucho más importantes que las hierbas. Existen, sin embargo, varias hierbas que debe conocer para poder detener los estragos de la edad.

❧❧❧ *Ginkgo/Biznaga* (**Ginkgo biloba**). Esta es la hierba más fascinante para eliminar las piedras en el camino del envejecimiento. Existen buenos estudios de investigación realizados en Europa que muestran que esta hierba ayuda a mejorar el flujo de sangre que va al cerebro. Algunos estudios sugieren que el *ginkgo* ayuda a que las personas que padecen de la enfermedad de Alzheimer y de otras formas de demencia se vuelvan más alertas y sociables, piensen con mayor claridad, se sientan mejor y puedan recordar más. En Europa, muchas personas mayores toman regularmente un extracto estandarizado de esta hierba para mantenerse 'en forma' mentalmente.

La capacidad del *ginkgo* para aumentar el flujo sanguíneo al cerebro ha demostrado proporcionar una cantidad de beneficios para las personas que están envejeciendo. Esta hierba mejora la agudeza mental, la memoria y la capacidad de concentrarse; también levanta el ánimo y alivia el zumbido de los oídos (tinnitus), el mareo y la ansiedad.

Los árboles de *ginkgo* crecen enormes y majestuosos por todos los Estados Unidos, pero se necesitan barriles de hojas para producir un extracto útil que pueda durar unos cuantos días. La mejor manera de usar esta hierba es comprar un extracto estandarizado o cápsulas en una tienda de productos naturales o de hierbas. Aun así, les confieso que pongo unas cuantos hojas en mis licuados sin experimentar ningún mal efecto obvio. Usted podría probar entre 60 a 240 miligramos de extracto estandarizado, pero no consuma más de eso. En grandes cantidades, el *ginkgo* produce diarrea, irritabilidad e intranquilidad.

Ginseng americano (*Panax quinquefolius*) y ginseng asiático (*P. ginseng*). Los chinos y los coreanos reverencian al ginseng como si fuera La Fuente de la Juventud. Ellos consideran a esta hierba como un tónico para las personas mayores, porque tonifica la piel y los músculos, ayuda a mejorar el apetito y la digestión y restaura la energía sexual.

Mientras viajaba por la China en 1978 con el propósito de investigar el *ginseng*, un anciano chino me dijo que no desperdiciara esta hierba en la gente joven. El dijo que yo debería reservarla para cuando fuera anciano, y entonces me haría sentir joven de nuevo. Ahora ya estoy casi listo. La casa ya está pagada y tengo cinco especies de *ginseng* creciendo en mi pequeña granja de seis acres.

El *ginseng* está ganando partidarios entre los médicos norteamericanos. Uno que sí recomienda encarecidamente el *ginseng* es el Dr. Andrew Weil, profesor del Colegio de Medicina de la Universidad de Arizona en Tucson, quien promueve el uso de las hierbas medicinales y es autor del libro *Natural Health, Natural Medicine* (Salud natural, medicina natural). Él frecuentemente recomienda el *ginseng* para ayudar a fortalecer a la gente que se ve debilitada por la edad avanzada o por alguna enfermedad crónica.

Equinacia/Equiseto (*Echinacea*, especies varias). Esta hierba es originaria de las grandes llanuras de los EE.UU., y es el mejor reforzador del sistema inmunitario de los Estados Unidos. He quedado muy impresionado con la investigación que llevaron a cabo los alemanes que muestra que su acción antimicrobiana ayuda a prevenir y tratar los resfriados (catarros), la gripe y todo tipo de infecciones de hongos, las virales y las bacteriológicas.

Prímula/Primavera nocturna (*Oenothera biennis*). Las semillas de esta planta encantadora que florece de noche contiene un aceite rico en ácido gamalinolénico (*GLA* por sus siglas en inglés), una sustancia que ha despertado un gran interés en los investigadores durante los últimos años. El GLA parece que ayuda a aliviar varias afecciones: el síndrome premenstrual (*PMS* por sus siglas en inglés); el eczema, una afección crónica de la piel que produce manchas rojas y escamosas; la polineuropatía, un tipo de lesión de los nervios asociada con la diabetes; y también quizá el alcoholismo y la obesidad. También se muestra prometedora contra los causantes principales de muerte en los Estados Unidos: la enfermedad del corazón y el cáncer.

Ajo (*Allium sativum*). Aparte de ser una hierba con potentes efectos antibióticos y antivirales, el ajo reduce los niveles altos de colesterol y disminuye la presión alta.

También leí un fascinante estudio japonés que sugiere que el ajo retarda el envejecimiento fisiológico y la pérdida de la memoria relacionada con la vejez en los animales de los experimentos. No juego todas mis apuestas en un solo estudio —especialmente si se trata de un estudio en animales— pero puesto que estoy recomendando el ajo de todos modos, pensé que estaría bien mencionar esto.

Tomillo

Mejor conocido como un condimento, el tomillo contiene sustancias químicas con propiedades curativas.

Gotu kola (*Centella asiática*). La *gotu kola* se usa ampliamente en la India para mejorar la memoria y proporcionar longevidad. Si usted desea usarla, añada una hoja fresca o dos a una cucharadita más o menos de la hierba desecada, a los tés que acostumbre a beber. Puede también añadir unas cuantas hojas frescas a las ensaladas.

Cardo de leche/Cardo de María (*Silybum marianum*). Este es mi protector del hígado favorito. El hígado procesa los fármacos y las toxinas provenientes del medio ambiente, de manera que se encuentra bajo un asalto constante en el mundo moderno. Cualquier persona que consuma alcohol, tome drogas (legales o ilícitas) o que se encuentre en contacto con cualquier clase de contaminantes podría beneficiarse con esta hierba.

Menta/Hierbabuena (*Mentha piperita*). Debemos darle gracias a Dios por la capacidad que le otorgó a la menta para aliviar la indigestión y la tensión intestinal. La menta también contiene antioxidantes que ayudan a prevenir el cáncer, la enfermedad del corazón y otras enfermedades asociadas con el envejecimiento.

Verdolaga (*Portulaca oleracea*). Excepcionalmente rica en los antioxidantes, la verdolaga es la primera hierba que aparece en mi base de datos cuando busco combinaciones de las vitaminas antioxidantes A, C y E. Esta hierba es también rica en el compuesto llamado glutatión, el cual es tanto un antioxidante poderoso como un estimulante del sistema inmunológico.

Hablando del glutatión, otras verduras ricas en este compuesto anti-envejecimiento incluyen los espárragos, el brócoli, el repollo, el coliflor, las papas, y los tomates. Las frutas que contienen este antioxidante incluyen los aguacates (paltas), la toronja (pomelo), las naranjas, los melocotones (duraznos) y la sandía.

Tomillo (*Thymus vulgaris*). El tomillo es otra buena fuente de sustancias químicas beneficiosas que funcionan contra el envejecimiento. Usted puede beneficiarse incluso si se remoja en él. Yo añadiría regularmente un puñado de la hierba seca a los baños calientes si fuera del tipo de personas que prefieren los baños a las duchas. El aceite aromático del tomillo ayuda a aliviar los espasmos de mi espalda.

Sauce (*Salix*, varias especies). La corteza de este árbol fue la fuente original de la aspirina. Con ella se puede preparar un té que alivia el dolor de cabeza, el dolor de muelas, la artritis y otras afecciones dolorosas. También ayuda a prevenir los ataques cardíacos, el derrame cerebral y el cáncer colorectal.

Manzanilla (*Matricaria recutita*). Esta hierba popular es un sedante leve con constituyentes antiinflamatorios que pueden ayudar a aliviar la artritis.

Cola de caballo (*Equisetum arvense*). Al envejecer, nuestra actividad hormonal y niveles del mineral silicio en las arterias y en la piel se reducen. El silicio también desempeña un papel en la reparación de los huesos, el cartílago y los tejidos conectivos. La cola de caballo, una buena fuente de silicio, es un antiguo remedio tradicional para las fracturas, los ligamentos desgarrados y las lesiones relacionadas. Me intriga esta hierba, pero dado que no estoy convencido todavía de que tenga todo el valor antienvejecimiento que algunas fuentes le dan, lo tomo sólo de rareza. Si usted desea probarlo, lo puede hacer después de consultar con un profesional holístico.

Esclerosis múltiple

Mi mejor amigo de la universidad actualmente es un dentista y saxofonista de jazz que toca en un grupo con el nombre pícaro de *Group Sax*. Él cayó con esclerosis múltiple (*MS* por sus siglas en inglés) a la edad de 55 años. Entonces me pidió consejo acerca de esta misteriosa y esquiva enfermedad. Le dije lo que sabía y le comenté acerca de las técnicas de curación natural que parecerían prometedoras: algunos aceites de hierbas y unas cuantas alternativas dietéticas.

Eso fue hace diez años. Aparentemente, mi consejo ayudó. Al igual que muchos pacientes de MS, él experimenta altibajos, pero la última vez que hablé con él, tenía una nueva novia y estaba planeando asistir a la reunión de nuestra jazzband. Él y yo tocamos juntos en esta banda cuando asistíamos a la Universidad de Carolina del Norte de Chapel Hill hace más de 40 años. Ya hace 15 años que los integrantes de la banda nos hemos estado reuniendo cada agosto, tocando esos números clásicos de la época de Benny Goodman y Count Basie por un fin se semana que cada año es más divertido. Y a pesar del MS de mi amigo, él ha sobrevivido a varios de nuestros compañeros en la banda.

La enfermedad de los jóvenes

La esclerosis múltiple es una desconcertante y desgarradora enfermedad crónica del sistema nervioso que aflige a cerca de 350,000 estadounidenses, de los cuales cerca del 60 por ciento son mujeres. Dos tercios de los casos de MS se diagnostica en personas de 20 a 40 años.

En la MS, la capa de mielina protectora que recubre los nervios principales se desintegra, causando pequeños disfunciones eléctricos dentro de los nervios. Las personas que padecen de MS pueden experimentar una gran variedad de síntomas, desde una leve debilidad hasta parálisis. En la mayoría de ellas, los síntomas van y vienen. Después de cada ataque, o exacerbación de la enfermedad, algunas personas vuelven a la normalidad, mientras que otras quedan incapacitadas.

Los científicos no están seguros de cuáles son las causas, pero existen dos teorías principales: la MS aparece en agrupamientos, llevando a algunos expertos a desarrollar la teoría de que la culpa la tiene un virus o un microorganismo similar a un virus. Otros creen que la MS es una enfermedad autoinmunológica. De acuerdo a esto, el sistema inmunológico confunde la capa de mielina con un invasor amenazador y la ataca.

Se ha presentado una tercera teoría, pero ha recibido escasa atención por parte de la medicina convencional. Esta teoría vincula a la MS con una dieta alta en grasa. Su creador, el Dr. Roy L. Swank, Ph.D., profesor emérito de neurología de la Universidad de Ciencias de la Salud de Oregón en Portland y autor del libro *The Multiple Sclerosis Diet Book* (El libro de las dietas para la esclerosis múltiple), afirma haber obtenido resultados impresionantes al tratar la MS con una dieta de eliminación que es baja en grasa.

Remediándolo con La farmacia natural

La mayoría de las alternativas dietéticas de la MS subrayan la importancia de disminuir la cantidad de grasas saturadas (la clase de grasa que se encuentra en la carne y en los productos lácteos) de la dieta. Además, yo sugeriría también algunas hierbas.

Ortiga (*Urtica dioica*). Por cierto, yo me azotaría con una ortiga si tuviera MS. Esta costumbre, conocida como urticación, implica tomar la planta fresca, que está cubierta de diminutas púas que son como vellos, y simplemente azotarla contra la piel desnuda. (Recuerde que usted debe usar guantes cuando maneje esta planta.) La planta pincha e irrita como loco, pero aporta microinyecciones de una cantidad de sustancias químicas potencialmente benéficas.

Entre estas sustancias se encuentra la histamina, una sustancia química que a menudo causa alergias tales como la fiebre del heno. Varios compuestos que se encuentran en la ortiga podrían tener efectos similares a las picaduras de abeja. Parece mentira, pero algunas personas que padecen de MS se han beneficiado de las picaduras de abejas, una forma de terapia que ha sido recomendada ocasionalmente por los que proponen los métodos alternativos de curación para las personas que sufren de esta dolencia.

Personalmente, pienso que le convendría más a la gente usar una planta de ortiga urticante en maceta que acudir a las abejas. A diferencia de las abejas, que mueren después de haberlo picado, la planta recarga sus púas microinyectoras y se puede usar una y otra vez. Yo no considero que la ortiga sea curativa, pero creo que puede ayudar y, como mencioné, he escuchado testimonio de esto.

No existen informes en los Estados Unidos sobre reacciones alérgicas graves debidas a la ortiga urticante, pero ha habido reacciones graves a la picadura de abeja, incluyendo algunos casos fatales.

La dieta baja en grasa del Dr. Swank

A fines de los años 40, el Dr. Roy L. Swank, Ph.D., profesor emérito de neurología de la Universidad de Ciencias de la Salud de Oregón y autor del libro *The Multiple Sclerosis Diet Book* (El libro de dieta de la esclerosis múltiple), ahora con casi 90 años, se sintió interesado en la esclerosis múltiple (*MS* por sus siglas en inglés). Entonces, los científicos estaban intrigados porque la enfermedad es más frecuente según uno se aleja del ecuador. Los índices de los Estados Unidos, el Canadá, Inglaterra, Escandinavia, Alemania y Suiza eran más altos que los índices de México y del sur de Europa.

Hace medio siglo, las estadísticas eran imprecisas en la mayoría de los países, excepto en Noruega, que había instituido uno de los sistemas más completos de información sobre las enfermedades. El Dr. Swank se fijó en la MS de ese país, esperando hallar más casos en la parte norte del país que en el sur. En lugar de ello, encontró un patrón completamente diferente. El índice de MS era más bajo a lo largo de toda la costa norte-sur de Noruega, pero considerablemente mayor en el interior. ¿Qué pudo haber causado la diferencia?

Usando encuestas noruegas sobre dietas, el Dr. Swank estableció que la población del interior de la isla, que se componía básicamente de granjas, se alimentaba con una dieta que era considerablemente más alta en grasas saturadas (carnes y productos lácteos) que la población de la costa, que básicamente se componía de pescadores. Intrigado, reinterpretó la distribución geográfica de la MS: todos los países norteños con un alto índice de MS también consumían más grasas saturadas que los del sur con índices bajos de MS.

Para comprobar su teoría, en 1950 —décadas antes de que se vinculara la grasa consumida en la dieta con el cáncer, las enfermedades cardíacas y otras enfermedades—, el Dr. Swank reclutó 150 personas con MS, las puso en una dieta baja en grasas saturadas y las comparó con un grupo similar que comía una dieta no restringida. Después de 20 años, los que seguían la dieta del Dr. Swank experimentaron menos brotes de MS, menos muertes y menos invalideces. (Los niveles de colesterol en su sangre también cayeron a un promedio de menos de 150, reduciendo sustancialmente el riesgo de enfermedades cardíacas.) En este libro se encuentran disponibles los detalles de la dieta del Dr. Swank.

Hay muchas historias sobre cómo la dieta del Dr. Swank ha retrasado y a veces ha detenido el deterioro neurológico de la MS, pero sigue siendo un asunto muy polémico. Las organizaciones de MS no la respaldan.

Creo que vale la pena probarla. Si la dieta del Dr. Swank no lo ayuda con su MS, le ayudará a prevenir el cáncer y las enfermedades del corazón porque es baja en grasa y alta en fibra.

Grosella negra (*Ribes nigrum*). El aceite de grosella negra contiene una sustancia conocida como ácido gamalinolénico (*GLA* por sus siglas en inglés) que se cree que es útil en el tratamiento de la MS. El Dr. Andrew Weil, profesor del Colegio de Medicina de la Universidad de Arizona en Tucson, quien promueve el uso de las hierbas medicinales y es autor del libro *Natural Health, Natural Medicine* (Salud natural, medicina natural), apoya totalmente el uso del GLA como un antiinflamatorio eficaz para tratar los trastornos autoinmunológicos. Él recomienda que se tome 500 miligramos de aceite de grosella negra, dos veces al día, y dice que se puede esperar una mejoría después de ocho semanas.

También se puede encontrar el GLA en el aceite de borraja y en el aceite de prímula nocturna (*EPO* por sus siglas en inglés), pero el aceite de grosella negra puede que sea más barato. (Personalmente, a mí me gusta más el EPO.)

Arándano azul (*Vaccinium*, varias especies). Sus moras contienen sustancias conocidas como procianidinas oligoméricas (*OPC* por sus siglas en inglés). La bioquímica de las OPC es complicada, pero existe una buena evidencia que muestra que estas ayudan a prevenir la descomposición de ciertos tejidos, tales como las capas de mielina que rodean las fibras nerviosas. Las OPC tienen también una actividad antiinflamatoria que puede ayudar a aliviar los síntomas de la MS. Esta parece ser una buena razón para comer más arándanos azules.

Pasas negras de Corinto

Sus semillas contienen la misma sustancia antiinflamatoria que se encuentra en el aceite de prímula nocturna.

Prímula/Primavera nocturna (*Oenothera biennis*). Al igual que el aceite de grosella negra, el aceite de prímula nocturna contiene mucho ácido gamalinolénico. El herbolario británico David Hoffmann, autor de *The Herbal Handbook* (El manual de las hierbas), dice que el EPO se "recomienda en todos los casos" de MS.

Piña/Ananá (*Ananas comosus*). La piña contiene unas enzimas, la pancreatina y la bromelina, que descomponen las moléculas de proteína. Aparte de ser antiinflamatorias, se ha mostrado que estas enzimas ayudan a reducir el nivel de los complejos inmunológicos circulantes (*CIC* por sus siglas en inglés). En varias enfermedades autoinmunológicas, incluyendo la MS, se presentan niveles altos de CIC. Estos complejos inmunológicos hacen que el sistema inmunológico ataque al cuerpo, que a la larga llevan al daño del tejido.

❧❧   **Verdolaga (*Portulaca oleracea*) y otros alimentos que contienen magnesio.** Hace unos años, en una carta a la revista médica británica *Lancet* (Lanceta), un bioquímico británico que padecía de MS dijo que el magnesio que él tomaba como suplemento le daba mejores resultados que todas las otras vitaminas y minerales suplementarios. Él tomaba 375 miligramos al día. (El Valor Diario es de 400 miligramos.) Esta es solamente la historia de un hombre —una anécdota— aun sí proviene de un bioquímico y fue impresa en una revista respetada. No obstante, desde mi punto de vista, significa que vale la pena probar la verdolaga y otras fuentes de magnesio. Yo sé que las probaría si tuviera MS.

Si usted quisiera que su magnesio proviniera de las hierbas, la verdolaga es la hierba más rica en este mineral, conteniendo cerca de 2 por ciento en base a su peso seco; lo sigue la semilla de amapola, los *cowpeas* y la espinaca. Yo cocino la verdolaga al vapor, igual que la espinaca, y la como cruda en ensalada. Una buena porción de hojas verdes al vapor pueden aportar tanto magnesio como la cantidad que tomó el bioquímico. También lo harían 8 onzas (224 g) de verduras de hojas verdes frescas.

Espondilitis anquilosante

Yo tengo espondilitis anquilosante (*AS* por su siglas en inglés), una forma de artritis la cual la mayoría de la gente ni sabe que existe. La AS causa inflamación a lo largo de la columna vertebral, dando como resultado dolor de espalda y rigidez.

Los hombres desarrollan espondilitis anquilosante 2.5 veces más a menudo que las mujeres. Actualmente, se calcula que esta enfermedad afecta a cerca de 318,000 hombres y 127,000 mujeres. El 90 por ciento de los casos se desarrolla entre los 20 y 40 años de edad, pero a mí no me diagnosticaron sino hasta cuando tenía 60 años, después de mi operación por un disco dislocado en la espalda en 1991.

Como nadie sabe qué es lo que causa la AS, alguien sugirió de que podría ser una enfermedad autoinmunológica, una descripción que también se ajusta a la artritis reumatoide, que es otra clase de enfermedad de las articulaciones. Normalmente, el sistema inmunológico ataca solamente a los microbios que invaden el cuerpo, y así usted se mantiene saludable sin infecciones. Sin embargo, algunas veces, el sistema inmunológico se confunde acerca de lo que se supone que debe atacar, y apunta su poder letal contra el mismo cuerpo. Dependiendo de qué partes del cuerpo ataque, puede resultar en varias de las llamadas enfermedades autoinmunes.

Metido hasta el cuello en esto

En mi caso, la AS me ha afectado las vértebras del cuello, los discos que están entre las vértebras y los ligamentos que los rodean, más el tejido conectivo. Estos están tiesos y adoloridos, y de vez en cuando una presión en las raíces de los nervios causan que el dolor me irradie a lo largo de los brazos. La AS también ha hecho que yo me jorobe un poco hacia adelante.

A menudo lleva años para que se diagnostique la AS, porque mucha gente supone que se trata de un dolor común y corriente de la parte baja de la espalda, lo cual es muy común. (La AS aparece a menudo en la parte baja de la espalda.) Si no se trata la AS, se corre el riesgo de que le quede la espalda incapacitada para toda la vida. La inflamación crónica puede destruir el cartílago que existe entre las vértebras. La AS también puede conducir a que se formen unos crecimientos óseos que fusionan las vértebras, causando rigidez permanente de la columna.

Cuando se me dislocó un disco y me operaron, mi cirujano —que cobraba caro— descartó el ejercicio, diciendo que no me ayudaría debido a mi AS. Si vuelvo a encontrarme con él alguna vez, al seguro le diré que el ejercicio ha funcionado bastante bien para aliviar el dolor durante estos últimos siete años. También me aseguraré de decirle que la clase de operación que él me hizo ahora se considera médicamente inútil.

Mientras se encontraba operando dentro de mi cuello, el cirujano realizó una fusión cervical, lo que significa que él fusionó dos de las vértebras. Eso era exactamente lo que la naturaleza estaba haciendo, solamente que lo hacía más lentamente. Los discos fusionados es lo que resulta finalmente en la espondilitis anquilosante. Tal vez yo debí haber esperado a que la naturaleza siguiera su curso. Tal vez no. Nunca lo sabré.

Remediándolo con La farmacia natural

El cirujano dijo también que no existían alternativas herbarias para los problemas de espalda. Lo que tenía haber dicho es que no había ninguno que él conociera. De hecho, hay varias hierbas que pueden ayudar. Debo aclarar aquí mismo que las hierbas no van a curar su AS. Si usted padece de esta enfermedad, vaya a un buen reumatólogo y siga sus consejos. Pero las hierbas definitivamente pueden ayudar. A mí me han ayudado.

El Secreto de Socorro

Socorro Guerra y su esposo, César, viven al este del Perú, donde se juntan el arroyo Yanomono y el río Amazonas. Esto queda a unos 15 minutos, a pie, del Explorama Lodge que aloja a los ecoturistas que asisten a mi taller de hierbas tropicales. César dirige una destilería de caña de azúcar que produce aguardiente, o cachasas, un ron de la Amazonia usado por la gente local como bebida tanto medicinal como social.

Socorro es una buena herbolaria. Allá en su cocina, ella muestra orgullosamente su remedio para el reumatismo. Yo lo llamo el Secreto de Socorro, porque he concluido que puede resultar tan útil como cualquier otra cosa existente para la artritis reumatoide y, posiblemente, también para la espondilitis anquilosante.

Los ingredientes importantes son una hierba llamada sangre de dragón, el látex de higo (una sustancia lechosa que exuda el árbol del higo), el jengibre, vino de Oporto y, por supuesto, el ron que hace su esposo. El jengibre y el látex de higo contienen enzimas que digieren proteínas (enzimas proteolíticas), que son útiles para aliviar los síntomas antiinflamatorios de la artritis reumatoide y, posiblemente, de la AS. La sangre de dragón y el vino de Oporto contienen cantidades abundantes de unas sustancias conocidas como procianidinas oligoméricas (*OPC* por sus siglas en inglés). Las OPC son antioxidantes, lo cual significa que son sustancias que eliminan los radicales libres, que son moléculas de oxígeno altamente reactivas que dañan las células del cuerpo.

Ahora bien, Socorro no sabe nada acerca de las enzimas proteolíticas o de las OPC. Ella utiliza simplemente su fórmula ardiente para aliviar su reumatismo. Decidí añadir piña (ananá) al Secreto de Socorro para crear un ponche de hierbas muy sabroso que está cargado de enzimas proteolíticas.

He aquí la receta modificada: agregue una cucharada de sangre de dragón y una cucharada de látex de higo a 1 pinta (237 ml) de vino rojo y 1 pinta de jugo de piña. (Tanto la sangre de dragón como el látex de higo se importan en los Estados Unidos, pero no se encuentran en todas partes y no están aprobadas por la Dirección de Alimentación y Fármacos. Puede que usted tenga que investigar un poco para conseguirlas.) Añada a la mezcla una taza de raíz de jengibre rallada y revuélvalo bien. Siéntese y disfrute, sin preocuparse de su espalda.

✒✒✒ Jengibre (*Zingiber officinale*). El jengibre contiene cingibaína, un tipo especial de enzima proteolítica que tiene la capacidad de descomponer químicamente las proteínas. El ablandador de carne *Adolph* funciona porque contiene este tipo de enzima.

Estudios clínicos han mostrado que las enzimas proteolíticas poseen propiedades antiinflamatorias, de acuerdo al famoso naturópata Michael

Murray, N.D., coautor del libro *Encyclopedia of Natural Medicine* (Enciclopedia de medicina natural) y varios otros libros académicos sobre la curación nutricional y naturopática. Esto significa que estas enzimas deberían poder ayudar a aliviar la AS.

Aparte de la cingibaína existen varias otras enzimas proteolíticas, y estas también desempeñan un papel adicional en el control de las enfermedades autoinmunológicas. Estas enzimas ayudan a reducir los niveles en la sangre de las sustancias conocidas como complejos inmunológicos. Cuando los niveles de estos complejos inmunológicos son altos, activan el sistema inmunológico para que ataque al cuerpo mismo, a la larga causando daño al tejido.

Al menos un investigador, el herbolario de Nueva Inglaterra Paul Schulick, autor del libro *Jengibre: Common Spice and Wonder Drug* (Jengibre: Especia común y medicina milagrosa), sugiere que la cingibaína, que compone hasta el 2 por ciento de la raíz de jengibre fresca, es una enzima tan poderosa como la bromelina de la piña (ananá) o la papaína de la papaya (lechosa, fruta bomba). Él insiste en que el jengibre es una de las fuentes naturales más ricas de enzimas proteolíticas, pues contiene aproximadamente 180 veces más enzimas proteolíticas que la planta de papaya.

El jengibre es también bien conocido por sus propiedades antiinflamatorias. Estudios indios y escandinavos han mostrado continuamente que el jengibre (y su pariente cercano, la cúrcuma/azafrán de las Indias) es útil para tratar la mayoría de las variedades de artritis.

El jengibre contiene también 12 antioxidantes, los cuales ayudan a neutralizar las moléculas altamente reactivas —radicales libres— que participan en causar la inflamación.

Finalmente, Schulick observa también que el jengibre ofrece una gran ventaja sobre el tratamiento de la medicina convencional que se elija para la AS, que consiste en fármacos antiinflamatorios no esteroides (*NSAID* por sus siglas en inglés). La aspirina y otros NSAID causan problemas estomacales, y su uso prolongado puede llevarlo a uno a desarrollar úlceras. El jengibre no causa problemas estomacales.

Yo disfruto el jengibre, y espero que esté retrasando cualquier complicación seria de la AS que me pudiera venir en el camino. Usted puede tomar jengibre como un té, en tintura o en cápsulas. Esta hierba es también un condimento sabroso que usted puede usar generosamente en su cocina. Un plato preparado con jengibre realmente le brindará una dosis medicinal de la hierba.

❧❧❧ **Piña/Ananá (*Ananas comosus*).** Al igual que el jengibre, la piña contiene una enzima proteolítica llamada bromelina.

El Dr. Murray recomienda tomar de 400 a 600 miligramos de bromelina

Cartílago curativo

Cartílago. Ya sé que no es verde, pero mi consejo es que eche un hueso para sopa a su sopa de verduras. Parecerá raro, pero sígame la corriente por un momento.

Durante los últimos años, las publicaciones naturistas han estado promoviendo el uso del cartílago de tiburón para prevenir el cáncer. Aparentemente los tiburones, cuyos esqueletos están constituidos totalmente de cartílagos, no se enferman de cáncer. No estoy en condiciones de hacer muchos comentarios positivos acerca de comer cartílago de tiburón para el cáncer, pero existe curiosamente una investigación que sugiere que el cartílago de pollo y de vaca puede ayudar a los que sufrimos de espondilitis anquilosante.

El investigador de Harvard, Dr. David Trentham, ha descubierto que comer colágeno del tipo II, un tejido conectivo y componente del cartílago, puede reducir significativamente los síntomas de las formas autoinmunológicas de la artritis, específicamente la artritis reumatoide y, muy posiblemente, la AS. El trabajo de la inmunóloga Rachel E. Caspi, Ph.D., del Instituto Nacional para la Vista (National Eye Institute) apoya el uso de la terapia del colágeno para otras enfermedades autoinmunológicas.

Ahora, AutoImmune, una empresa de biotecnología localizada en Lexington, Massachusetts, se encuentra colaborando con el Dr. Trentham en la realización de estudios sobre el colágeno que involucran a 280 personas. Los resultados preliminares sugieren que la dosis más baja de colágeno es la más eficaz, impulsando a los investigadores a considerar dosis inclusive más bajas en el futuro. El Dr. Trentham no dice todavía que comer cartílago animal vaya a aliviar la artritis reumatoide o la AS, pero los resultados de los estudios que se han hecho hasta la fecha tal vez me hagan un 'comecartílago'.

Algunas personas prefieren el cartílago de pollo, pero yo prefiero obtener mi colágeno de la sopa de huesos, que lo contiene en buenas cantidades. Así que si usted padece de AS, probablemente sea una buena idea añadir un hueso o dos a la sopa de verduras mientras se cocina.

tres veces al día con el estómago vacío. Se puede comprar la bromelina pura en las tiendas de productos naturales.

Gustándome la piña como me gusta, prefiero obtener mi bromelina de su fuente natural, de manera que como mucha piña. Además de la cingibaína y la bromelina, existen varias otras enzimas proteolíticas potentes que deberían tener efectos similares. Usted puede obtener estas enzimas al comer las frutas y hierbas que las contienen. Las mejores fuentes de estas enzimas son el fruto de pan, el jengibre, el kiwi, la papaya y los higos.

Maíz/Elote/Choclo (*Zea mays*). ¡Qué bien recuerdo mi primer viaje al Perú amazónico, en 1991! Me encontraba sufriendo la indignidad de tener que usar uno de esos collares (cervicales) para el cuello. Me habían puesto este collar para ayudar a corregir esa inclinación hacia adelante de la cabeza que muchos hombres mayores tienden a exhibir, especialmente si padecen de AS. Pero con la humedad del Amazonas, el collar realmente me raspaba, y parecía lastimarme el cuello más que ayudar la columna.

Si hubiera estado en casa, me hubiera frotado con un poco de talco suavizante. Pero en ese momento no tenía ninguno. Entonces una señora amable que participaba en el viaje ecoturístico me dio un poco de su "talco tropical", que era almidón de maíz finamente pulverizado. Prudentemente, ella lo había traído consigo para evitarse justamente esos mismos problemas de irritación de la piel. Cuando ella me espolvoreó el cuello adolorido con eso, sentí un alivio casi inmediato. Entonces ella me dio una bolsa de plástico con una provisión de almidón de maíz finalmente pulverizado para mí. No estoy sugiriendo que use el almidón de maíz para aliviar la AS misma, sino que lo use para aliviar la dermatitis que le podría sobrevenir si, a causa de la AS, le pusieran alrededor del cuello un collar cervical.

Amaranto/Bledo (*Amaranthus*, varias especies). No hay duda de que ingerir suficiente calcio ayuda a prevenir la osteoporosis. Yo creo que es útil también para prevenir la AS.

En mi base de datos, el amaranto es la mejor fuente vegetal de calcio. Otras plantas que también son buenas fuentes de ese mineral esencial incluyen el quenopodio, la ortiga, las habas cochineras (*broadbeans*), el berro (mastuerzo), el regaliz (orozuz), la mejorana, la ajedrea, los brotes de trébol del prado, el tomillo, el repollo chino, la albahaca, las semillas de apio, la chaya, el diente de león y la verdolaga.

Yo recomiendo que coma a menudo verduras de hojas verdes como parte regular de sus comidas. También es una buena costumbre tomar caldos o sopas hechas de estas plantas, entre las comidas.

Vegetarianismo. Varios estudios realizados y una buena cantidad de evidencia anecdótica sugieren que una dieta vegetariana baja en calorías ayuda a aliviar el dolor y la inflamación de la artritis reumatoide. La investigación ha mostrado que este tipo de dieta ayuda a aliviar los síntomas de una gama amplia de enfermedades autoinmunológicas. Si en realidad la AS es una forma de artritis autoinmunológica, entonces una dieta vegetariana de pocas calorías debería aliviar también esta afección.

Este tipo de dieta es bueno para la salud y la longevidad en general, aun si usted no padece de una enfermedad autoinmunológica. Y si usted padece de AS, por lo menos esta dieta puede ayudarlo a perder peso, lo cual elimina la presión sobre las articulaciones artríticas. Considerando nuestro pasado evolucionador, no puedo recomendar un vegetarianismo estricto. Yo prefiero el vegetarianismo 'jeffersoniano', que permite que la carne sea un "condimento" en vez de ser el elemento principal de la comida.

Esterilidad

Al principio de los años 90, hubo un montón de artículos informando que las cuentas espermáticas (recuento de los espermatozoides en el semen) parecían haber caído, dando resultados significativamente bajos (cerca del 40 por ciento) desde los años 30. Empezamos a ver titulares como estos:

"De la primavera silenciosa a la primavera árida" (*Business Week*)

"¿Qué anda mal con nuestro esperma?" (*Time*)

"Movilidad en descenso: Si hablamos de esperma, usted es la mitad de hombre que era su abuelo" (*Esquire*)

Después de que aparecieran estos alarmantes artículos, algunos estudios informaron, sin embargo, que todo estaba bien, y que la eyaculación típica todavía contiene 100 millones de espermatozoides, tal como tenía hace 60 años atrás. Pero esos estudios se tienen que sopesar contra otros que informan una cuenta espermática de cerca de 60 millones, lo cual señala una disminución considerable.

Peligro presentado por pesticidas

Los investigadores se comenzaron a preguntar qué pudo haber causado esta disminución. Alguna evidencia sugiere que los pesticidas y otros contaminantes tienen propiedades estrogénicas, lo que quiere decir que tienen efectos químicos que copian los de la hormona sexual femenina. Si usted expone al macho de la especie a suficientes productos químicos estrogénicos durante bastante tiempo, usted obtendrá un efecto de feminización, incluyendo una cuenta espermática baja.

He aquí algunas de las evidencias de que es la feminización lo que está sucediendo: En el lago Opopka, Florida, hubo un gran derrame de un pesticida estrogénico en 1988. A continuación, los cocodrilos machos desarrollaron penes anormalmente cortos, deficiencia reproductiva y niveles de hormonas similares a las femeninas.

En el río Columbia en el noroeste de los EE.UU. las nutrias macho jóvenes tienen testículos que pesan solamente una séptima parte de su peso normal. Estos animales también muestran evidencias de haber estado expuestos a productos químicos estrogénicos.

Las panteras que viven en la Florida se encontraron expuestas al pesticida estrogénico DDT durante años, y comieron otros animales que también estuvieron expuestos a este producto químico. La grasa de las panteras tiene altos niveles de DDE, un producto de la descomposición del DDT. Las panteras también presentan niveles inusualmente altos de esperma anormal, cuentas espermáticas bajas, testículos que no han descendido y mal funcionamiento de la tiroides.

Un número creciente de científicos está clamando para que se realicen controles sobre estos productos químicos similares al estrógeno. Yo creo que deberíamos escucharlos. Pero . . . ¿a que no adivinan quién no está de acuerdo? La industria química.

No es ninguna sorpresa. Solamente espero que lleguemos a averiguar si esta cuenta espermática que va disminuyendo es real y, si lo es, qué es lo que vamos a hacer al respecto para mantener la reproducción de los seres humanos.

Factores de la fecundidad

La esterilidad se define ahora generalmente como la incapacidad para concebir después de seis meses a un año de estar tratando. Se calcula que alrededor de un 20 por ciento de las parejas tienen problemas para concebir. Mientras parece que las cuentas espermáticas en bajada pueden ser parte del problema, la edad materna en aumento es ciertamente un factor, y a medida que las mujeres están teniendo bebés más tarde en sus vidas, el riesgo de esterilidad aumenta.

El tratamiento de la esterilidad se ha convertido en una enorme industria médica durante las últimas décadas, con los doctores haciendo de todo, desde recetar fármacos para la fertilidad hasta haciendo arreglos para lograr bebés de probeta (fecundación en vitro). Estos procedimientos que reciben mucha publicidad pueden costar hasta $10,000 dólares cada uno.

Mientras que algunos problemas de esterilidad en las mujeres puede encararse teniendo hijos antes, los hombres necesitan probar algunas tácticas para aumentar el resultado de sus cuentas espermáticas. La siguiente sección destaca principalmente las alternativas naturales que pueden ser de utilidad para el hombre.

Remediándolo con La farmacia natural

La esterilidad es una gran pena, y puede requerir que acudamos a la alta tecnología. Pero antes de que usted pruebe una solución de alta tecnología, debe explorar minuciosamente con su médico las causas posibles, para averiguar si existen algunos cambios en el estilo de vida u otros cambios que usted podría hacer para mejorar sus posibilidades de concepción. Y, mientras se encuentra en esto, considere algunas alternativas naturales.

⁕⁕ Coliflor (*Brassica oleracea*) y otros alimentos que contienen la vitamina B$_6$. Las personas que abogan por los suplementos de micro-nutrientes recomiendan a menudo la vitamina B$_6$ para la esterilidad. Las mejores fuentes de este nutriente, en orden descendente de potencia son: el coliflor, el berro (mastuerzo), la espinaca, el lepidio, los plátanos amarillos (guineos), el quimbombó (quingombó, calalú) las cebollas, el brócoli, el *squash*, la col rizada, el colirrábano (colinabo, nabicol), la col de Bruselas, los chícharos (guisantes, arvejas) y los rábanos.

⁕⁕ Jengibre (*Zingiber officinale*). De acuerdo a unos informes sobre investigaciones realizadas con animales en Arabia Saudita, el jengibre aumentó significativamente el resultado de la cuenta espermática y la movilidad de los espermatozoides. Yo dudo en aplicar resultados de un estudio con animales a los seres humanos, pero el jengibre es tan seguro y sabroso que, si yo me preocupara por una cuenta espermática baja o una escasa movilidad espermática, no dudaría en recurrir al té de jengibre, el *ginger ale*, el pan de jengibre y los platos condimentados con esta hierba de olor penetrante.

⁕⁕ *Ginseng (Panax ginseng)*. La herbolaria californiana Kathi Keville, autora del libro *The Illustrated Herb Encyclopedia* (La enciclopedia ilustrada de hierbas) y de *Herbs for Health and Healing* (Cómo usar las hierbas para la salud y la curación) nos cuenta dos historias acerca de dos hombres estériles que empezaron a tomar *ginseng, schisandra* y palmera enana para tener vigor físico. Un tiempo después, las esposas de ambos quedaron embarazadas.

Sin embargo, yo no baso mi recomendación de esta hierba sólo en esta anécdota. En Asia, el *ginseng* ha sido reverenciado durante siglos como un tónico para la potencia masculina y la longevidad. Existe alguna investigación realizada en animales que sugiere que el *ginseng* estimula la actividad sexual y, por supuesto, eso es lo que se necesita para concebir.

⁕⁕ Guayaba (*Psidium*, varias especies) y otras frutas que contienen la vitamina C. El suplemento de la vitamina C ha mostrado ser tan efectivo para tratar la esterilidad masculina causada por anormalidades de la esperma o por su amontonamiento, como varios fármacos que aumentan la fertilidad. El Dr. Melvyn Werbach, profesor clínico auxiliar de psiquiatría de la

Facultad de Medicina de la Universidad de California en Los Ángeles, y autor de *Nutritional Influences on Illness* (Influencias nutricionales en la enfermedad), sugiere tomar 1,000 miligramos por día. (Aunque el Valor Diario para la vitamina C es de solamente 60 miligramos, tomar esta cantidad se considera seguro.)

Aparte de la guayaba, otras plantas que son buenas fuentes de vitamina C incluyen el *bitter melon*, el *emblic*, los escaramujos (*rosehips*), los pimientos (ajíes) verdes, el pimiento (ají, chile) picante y el berro (mastuerzo).

Fórmulas de hierbas para el hombre. La hierba china *cangzhu* (*Atractylodes lancea*) domina dos fórmulas que se recetan mucho en la China para la esterilidad masculina. Una, llamada *hochu-ekki-to*, contiene 4 gramos de cada una de estas hierbas: *cangzhu*, tragacanto y *ginseng*; 3 gramos de angélica japonesa; 2 gramos de cada una de estas hierbas: raíz de *bupleurum*, fruto de azufaifa (jinjol), cáscara de *citrus unshiu* (una fruta cítrica japonesa); 1.5 gramos de raíz de regaliz (orozuz); 1 gramo de cimifuga negra; y 0.5 gramos de jengibre. En un estudio, esta fórmula incrementó considerablemente las concentraciones de esperma y la movilidad después de tres meses.

Una fórmula similar llamada *ninjin-to* contiene tres gramos de cada una de estas hierbas: *cangzhu*, jengibre, *ginseng* y regaliz chino.

Si usted desea probar cualquiera de estas fórmulas, yo le advierto que no trate de mezclarlas usted mismo. En lugar de eso, consulte a un herbolario chino.

Fórmula de hierbas para la mujer. Para las mujeres, la herbolaria de Maine Deb Soule, fundadora de Avena Botanicals, una empresa de productos botánicos y autora de *The Roots of Healing* (Las raíces de la curación), ofrece varias fórmulas para la fertilidad. He aquí una que ella sugiere más a menudo: dos cucharadas de *chasteberry*, dos de angélica china (también llamada *dang-quai*), dos de raíz de unicornio falso y de una a dos cucharaditas de cardo bendito dejados en infusión en ¼ de galón de agua (946 ml) hirviendo durante 15 minutos. Ella sugiere que se tomen dos o tres tazas por día cuatro o cinco días a la semana.

Yute (*Corchorus olitorius*) y otras hierbas que contienen folato. Durante años, los naturópatas han recomendado el ácido fólico, una vitamina B, para las mujeres estériles. Además, los Centros para el Control y Prevención de las Enfermedades de Atlanta han estado exhortando a las mujeres embarazadas a que tomen más del ácido fólico, porque este previene los defectos graves de nacimiento de la columna.

Todo el mundo ha estado aclamando los suplementos de ácido fólico, pero yo generalmente recomiendo que se obtengan los nutrientes de las comidas siempre que sea posible, y existe una cantidad de alimentos que aportan buenas cantidades de folato, la forma de ácido fólico que se produce naturalmente en la naturaleza. De acuerdo a mi base de datos, el alimento que contiene la mayor cantidad de folato es el yute comestible, en una proporción de 32 partes por millón en base a su de peso seco. A este le sigue la espinaca, la endibia, los espárragos, el perejil, el quimbombó (quingombó, calalú,) el amaranto (bledo) y el repollo.

Dado que muchas de estas mismas plantas se encuentran bien dotadas de cinc, el cual resulta crítico para la vitalidad reproductiva del hombre, sugiero que este mismo surtido de verduras podría ayudar al hombre de la casa.

Espinaca (*Spinacia oleracea*) y otras hierbas que contienen cinc. Varios estudios sugieren que la deficiencia en cinc puede estar vinculada a la esterilidad masculina y a la baja calidad de la esperma. Las fuentes buenas de cinc incluyen la espinaca, el perejil, las berzas, la col de Bruselas, los pepinos, las habichuelas tiernas (habichuelas, verdes, ejotes), la endibia, los *cowpeas*, las ciruelas secas y los espárragos. Si cocina la mayoría de estas verduras a fuego lento en una olla grande, ahí tiene los ingredientes esenciales para una buena sopa.

Girasol (*Helianthus annuus*) y otras hierbas que contienen arginina. Los naturópatas recomiendan a menudo que se tomen suplementos del aminoácido llamado arginina para los hombres que tienen cuentas espermáticas bajas. Ellos recomiendan una dosis de cuatro gramos de arginina al día. Esa es la cantidad que se encuentra en alrededor de 2 onzas (56 g) de semillas de girasol.

Las semillas de girasol figuran en primer lugar en mi base de datos en cuanto a su contenido de arginina, del 8.2 por ciento en base a su peso seco. Otras hierbas ricas en este nutriente incluyen el algarrobo, los *butternuts*, los lupinos blancos, el cacahuate (maní), las semillas de sésamo, el frijol (habichuela) de soya, el berro (mastuerzo), el fenogreco (alholva), la mostaza, las almendras, los *velvet beans*, las nueces del Brasil, los cebollinos (*chives*), los *broad beans* y las lentejas.

Ashwaganda (*Withania somnifera*). Esta es el *ginseng* de la antigua medicina india llamada Ayurveda, porque los médicos ayurvédicos consideran que esta hierba es un tónico para la libido y función sexual masculina, en particular para problemas de erección.

Camasa/Tecomate (*Lagenaria siceraria*) y otras hierbas que contienen colina. Los científicos de la Facultad de Medicina de la Universidad de Carolina del Norte en Chapel Hill encontraron que, en las ratas macho, una deficiencia de una de las vitaminas B llamada colina dietética se asocia con la esterilidad. Yo no me confío mucho de un solo estudio realizado en animales. Pero los sistemas reproductivos de los mamíferos tienen más semejanzas que diferencias y, probablemente, no haga ningún daño tomar un poco de colina extra.

En mi base de datos, los frutos de la camasa, una enredadera de flores blancas, tienen un alto contenido de colina, con 1.6 por ciento en base a su peso seco. Otras buenas fuentes herbarias de colina incluyen las hojas de fenogreco (alholva) y la bolsa de pastor. Las hierbas a continuación tienen mucho menos colina pero todavía vale la pena mencionarlas: *ginseng*, marrubio, *cowpeas*, arveja inglesa, *mung beans*, *sponge gourd*, lentejas y angélica china.

❧ **Avena (*Avena sativa*).** La avena hace que los caballos sean briosos y se ha considerado por mucho tiempo que ella también vigoriza a los hombres sexualmente; de ahí la frase "correrlas mientras que uno es joven". Algunos herbolarios sugieren que la avena también aumenta la fertilidad en los hombres. Usted puede comprar la avena barata en forma de avena para comida, o más cara en forma de extractos concentrados de avena que se encuentran en muchas tiendas de productos naturales.

❧ **Frambuesa (*Rubus idaeus*).** A las mujeres embarazadas se les recomienda generalmente el té de hojas de frambuesa para calmar la irritabilidad uterina. Pero los criadores de animales añaden hojas de frambuesa a la comida de los animales macho para incrementar su fertilidad. Keville sugiere que los hombres estériles prueben a tomar té de hojas de frambuesa. Hay poco o ningún riesgo en ello, y el té es bastante sabroso.

Estreñimiento

Hace unos pocos años, me hicieron una entrevista en CBS para el programa de Dan Rather *Eye on America*. En otro segmento del mismo programa, Rather entrevistó al Dr. David Kessler, comisionado de la Dirección de Alimentación y Fármacos (*FDA* por sus siglas en inglés). El programa me mostraba en mi ambiente habitual de trabajo en el campo, en el Ecuador, con mi ropa exótica de la jungla. Se mostraba al Dr. Kessler en su oficina, usando su saco y corbata habituales. Aunque nunca nos conocimos o tuvimos un debate en ese programa, la diferencia en nuestra vestimenta ya hablaba por sí sola.

El Dr. Kessler y yo estábamos en desacuerdo en cuanto a las hierbas y los suplementos alimenticios. Él los ha criticado bastante fuertemente, mientras que yo estoy convencido de que pueden ser útiles. Las hierbas son un medio barato para prevenir algunas enfermedades, mejorar otras e incluso curar unas cuantas. Pero la FDA no permite ninguna declaración de que las hierbas y los suplementos poseen propiedades medicinales, a menos que hayan demostrado satisfacer los requisitos de la FDA a través de extensos ensayos clínicos.

Hasta 1995, costaba $500 millones de dólares pasar por los obstáculos de la FDA, para comprobar que cualquier nuevo fármaco, hierba o suplemento era segura y eficaz. Pocas empresas de hierbas y suplementos tenían esa cantidad de dinero para gastar. Las compañías farmacéuticas, que sí tienen el dinero, pueden justificar el gasto porque, una vez que consiguen que se apruebe un nuevo fármaco, generalmente tienen una patente que les da derecho exclusivo a la comercialización de ese fármaco por muchos años. Durante ese tiempo, ellos pueden recuperar, multiplicado varias veces, el dinero invertido durante el proceso de aprobación. ¿Pero quién en su sano juicio gastaría cientos de millones de dólares para probar que el jugo de ciruela seca es un buen laxante? (Y sí que lo es.) Usted no puede patentar las ciruelas secas, por lo tanto nunca podría recuperar su dinero.

Un laxante bueno y barato

Cuando me llamó el productor de Dan Rather, me preguntó cuáles preguntas debería hacer Rather al Dr. Kessler. Yo le dije que le ofreciera al Dr. Kessler una botella de jugo de ciruela seca y le preguntara si lo consideraba un laxante efectivo y sin riesgo. Si él contestaba que no, sugerí que Rather pidiera que el Dr. Kessler tomara un poco y experimentara los resultados por sí mismo. Si él decía que sí, sugerí que Rather preguntara por qué las regulaciones para las etiquetas de la FDA prohibían que los que comercializan el jugo de ciruela pongan en la etiqueta que el jugo de ciruela es un laxante seguro, eficaz y suave.

En mi supermercado, el jugo de ciruela cuesta solamente $1.30 por un ¼ de galón (946 ml), haciendo que este jugo sea, probablemente, el laxante más barato y menos desagradable de que se dispone actualmente. En una tienda de hierbas cerca de mi casa, los laxantes botánicos eficaces —raíz de ruibarbo, corteza de cáscara sagrada, brotes y hojas de sen (sena) y las hojas, semillas y cáscaras de *psyllium*— son casi tan baratos, pero no saben ni la mitad de bien.

Entretanto, los laxantes comercialmente aprobados por la FDA, muchos de los cuales contienen sen, cáscara sagrada o *psyllium*, son comparativamente caros y muchos estadounidenses sí usan jugo de ciruelas secas como laxante. Entonces, ¿por qué la FDA no permite que se lo etiquete como tal?

"Hechos" de fibra

Lo triste es que la mayoría de los estadounidenses probablemente no tendrían necesidad de un laxante, ya sea de hierbas o de otra cosa, si comieran en forma adecuada. Los médicos saben que una dieta con un alto contenido de fibra controla el estreñimiento, al mantener en movimiento las cosas en el intestino.

Gracias a una historia familiar de cáncer de colon, ya yo era un fanático de la fibra cuando escuché la charla ofrecida por el Dr. Denis Burkitt, un respetado cirujano británico que pasó toda una vida trabajando en el áfrica Oriental. El Dr. Burkitt destacó que en las sociedades no industrializadas, entre ellas las comunidades africanas donde él trabajaba, la gente comía una dieta con mucha fibra y raramente sufría de estreñimiento. De hecho, la única persona que el Dr. Burkitt vio con estreñimiento mientras estuvo en el África eran las personas ricas que comían la misma clase de comida baja en fibra que comen los estadounidenses.

He aquí una fórmula segura para crearse un problema de estreñimiento: Elimine de su dieta todas las frutas, las verduras y los granos enteros ricos en fibra. En su lugar, coma un montón de carne, grasa y productos lácteos. No es de sorprender que cerca de un 10 por ciento de los estadounidenses sufran de estreñimiento, con casi el 20 por ciento de las personas mayores quejándose de ello.

Cuando yo digo que la dieta puede controlar el estreñimiento, no estoy hablando solamente del jugo de ciruela seca. Cualquier alimento de grano entero y cada fruta y verdura rica en fibras ayudan a prevenir y aliviar el estreñimiento. Dentro de la medicina tradicional, los alimentos que en particular se conocen como laxantes son: la endivia, los aguacates (paltas), las almendras, el berro (mastuerzo), el caqui, las ciruelas secas, los dátiles, el diente de león, la endibia, los frijoles (habichuelas) de soya,

Sen

Las hojuelas y vainas de sen se usan para hacer un laxante poderoso.

los higos, los mangos, las manzanas, los nabos, las nueces, la papaya (lechosa, fruta bomba), el perejil, la piña (ananá), el ruibarbo, las rutabagas, la semilla de lino y las uvas. Usted podría fácilmente inventar una cantidad de sopas y ensaladas basadas en esta lista.

Si usted padece de estreñimiento, lo primero que debe hacer es cambiar su dieta para que sea de "cinco por cinco", es decir, cómase cinco porciones de vegetales y cinco porciones de frutas al día. Si usted se encuentra todavía estreñido después de dos días, aumente su ingestión de frutas y verduras mientras disminuye su consumo de alimentos con poca fibra como la carne y los panes refinados. También yo le recomendaría que evitara el té si tiene problemas de estreñimiento. El té tiene mucho tanino, y es por eso que se recomienda para tratar la diarrea. El tanino ayuda a ligar las heces y detiene los movimientos del intestino.

También funcionan los jugos de frutas y vegetales, especialmente los que retienen mucho de su fibra. El jugo de ciruela encabeza la lista, por supuesto, pero algunas personas que creen mucho en el poder curativo de los jugos dicen que el jugo hecho de pera y manzana es un laxante particularmente bueno. Entre los jugos de vegetales, se han recomendado el de espárragos, jícama y de papa.

Algunas personas que favorecen el tomar jugos usan máquinas que botan la mayor parte de la fibra. Cuando se trata del estreñimiento, eso es un gran error, porque la fibra es precisamente lo que usted necesita.

Remediándolo con La farmacia natural

Varias hierbas también pueden ayudar a prevenir y tratar el estreñimiento.

➳➳ **Lino (*Linum usitatissimum*).** La semilla de lino es un tratamiento herbario para el estreñimiento que cuenta con la aprobación de la Comisión E, el grupo de científicos que aconseja al equivalente alemán del FDA sobre los tratamientos de hierbas. La Comisión E sugiere que se tomen de una a tres cucharadas de la semilla entera o triturada dos o tres veces al día para el estreñimiento crónico.

Una advertencia especial: si usted prueba este remedio, asegúrese de tomar también mucha agua —por lo menos ocho vasos llenos al día— para asegurar que todo se mantenga moviéndose por su sistema digestivo.

➳➳ **Psyllium (*Plantago ovata*).** Las diminutas semillas de *psyllium* contienen una fibra llamada mucílago, la cual absorbe una gran cantidad de líquido en el intestino. Esto hace que las semillas se hinchen. Estas añaden volumen a la materia fecal, y según la materia fecal se va volviendo más voluminosa, va presionando las paredes del colon, desencadenando las contracciones musculares que experimentamos como "las ganas de ir al baño". El *psyllium* es bastante popular en Alemania, y la Comisión E aprueba que se tomen de tres a diez cucharadas al día para el estreñimiento crónico.

Al igual que con la semilla de lino, el *psyllium* necesita agua para hacer efecto, y si usted lo toma sin agua, puede que este obstruya su tubo digestivo.

Y si tiene usted asma, no tome esta hierba. Ha habido varios informes sobre reacciones alérgicas al *psyllium*, incluyendo unos cuantos ataques de asma causados por inhalar el polvo de la semilla.

Si usted sufre de alergias, debería también observar cómo reacciona a esta hierba. Si se desarrollan síntomas alérgicos después de que la toma una vez, no la vuelva a usar.

➤ **Áloe vera/Acíbar/Sábila (*Aloe*, varias especies), espino cerval (*Rhamnus catharticus*), cáscara sagrada (*Rhamnus purshianus*), frángula (*Frangula alnus*) y sen (sena) (*Cassia sen*).** Todas estas hierbas contienen unos compuestos químicos que son laxantes naturales poderosos que se llaman antraquinonas. Con cierta reserva, la Comisión E aprueba todas estas hierbas para tratar el estreñimiento crónico.

Yo sugiero probar cualquiera de estas hierbas que tienen antraquinonas solamente como último recurso. Usted debería probar primero una dieta con un alto contenido de fibra y otras hierbas más suaves antes de usar cualquiera de estas. Cualquier hierba que contenga antraquinonas puede ser desagradablemente poderosa.

Si usted usa el espino cerval, cáscara sagrada o frángula, que son todas cortezas, insista en que le den la corteza añeja (*aged bark*) en la tienda. Las antraquinonas de la corteza fresca irritan el tracto digestivo y pueden causar diarrea con sangre y vómitos.

No se deben tomar los laxantes con antraquinonas durante mucho tiempo o durante el embarazo y la lactancia. Si usted toma estos laxantes durante mucho tiempo, puede volverse dependiente de ellos. Por eso es que yo digo que son de último recurso.

➤ **Fenogreco/Alholva (*Trigonella foenum-graecum*).** Al igual que el *psyllium*, las semillas de fenogreco contienen un mucílago que absorbe líquido. Si usted usa semillas de fenogreco, asegúrese de tomar mucha agua para mantener las cosas en movimiento. Y no use más de dos cucharaditas a la vez, ya que más de eso puede causar problemas estomacales.

➤ **Ruibarbo (*Rheum officinale*).** A mí me gusta esta receta contra el estreñimiento del médico Ronald Hoffman, que se publicó en la revista *Parade* (Desfile): Haga un puré con tres tallos de ruibarbo sin las hojas. Añada una taza de jugo de manzana, la cuarta parte de un limón pelado y una cucharada de miel. Resultará una bebida espesa y áspera que dará resultado.

El Dr. Hoffman tiene razón con respecto al ruibarbo. Este contiene un producto químico que es un laxante natural, el cual resulta más o menos equivalente al que hay en la cáscara sagrada y el sen. También contiene mucha fibra. Recuerde, sin embargo, que su acción laxante puede ser muy poderosa; probablemente, usted debería probar primero otros métodos.

Fiebre

Fui tumbado completamente por la peor fiebre que he tenido en mi vida en Darién, Panamá en 1961. Yo formaba parte de un equipo de investigación que incluía un geógrafo, un hidrólogo y Les Holdridge, Ph.D., quien era un ecólogo tropical de renombre mundial.

Entre incursiones al monte para estudiar la vegetación de esa área salvaje y fronteriza, nos quedábamos en una modesta casa amarilla que alquilamos de un petrolero alemán. Algunas veces había agua pura de lluvia para tomar y aunque no pasaba esto con mucha frecuencia, cuando funcionaba el generador del pueblo en El Real, teníamos electricidad. Un día, regresando a la casa, de repente me atacó una fiebre alternada con escalofríos. Mis compañeros me dijeron que estuve delirando durante horas.

En mis momentos de lucidez, yo pensé que tenía malaria, ya que la fiebre y escalofríos alternados son síntomas típicos de esa enfermedad tropical. Pero no había ningún médico que quedara cerca, por lo tanto no estaba seguro de esto. Tomé un poco de medicina para la malaria, imaginando que las píldoras que suprimen el microorganismo de la malaria podría también acabar con cualquiera de los otros que hubieran invadido mi cuerpo. Aunque no sé qué me estaba causando la fiebre, por lo menos sí sé que esas píldoras acabaron con ello antes de que ello acabara conmigo.

Ahora, 35 años más tarde, me acabo de retirar del Departamento de Agricultura de los EE.UU y del trabajo que me llevó a tantos lugares exóticos. Mi querida base de datos permanece en la Internet, accesible a cualquiera que tenga interés. Ahí usted puede encontrar cientos de plantas que se dice reducen la fiebre. Pero para que usted no tenga que explorar esa área medio salvaje conocida como el Internet (que aunque no le dará fiebre, tal vez le pueda dar un tremendo dolor de cabeza), voy a revisar los puntos principales aquí.

Bajarla a lo natural

Por todo el mundo, se ha usado un extraordinario número de plantas para tratar la fiebre. Sólo en Indonesia hay 256 plantas que son luchadores tradicionales contra la fiebre. A muchas de estas plantas no las he visto nunca, y eso que he pasado mi vida entera en este campo.

De acuerdo a mi experiencia, más de la mitad de las plantas medicinales tradicionales merecen su reputación. Pero sospecho que para la fiebre, la cifra es aún mayor. Es muy fácil determinar si una hierba realmente reduce la fiebre, por tanto no es muy probable que las que no funcionan se hubieran ganado fama por su eficacia.

Si a mí me atacara una fiebre grave en cualquier lugar apartado donde no tuviera acceso a un médico, juéguesela que yo consultaría a la gente del lugar, hablando por señas si fuera necesario, y les haría sentir el calor de mi frente. Y estoy seguro que encontraría a alguien que me llevara a donde crece alguna planta medicinal que reduce la fiebre que probablemente estará creciendo bien cerca.

Salicilatos, nuestros amigos amargos

La medicina para la fiebre mejor conocida en el mundo es la aspirina, derivada de los salicilatos que se encuentran en la corteza del sauce y de muchas otras plantas. Yo he visto sauces por todas partes, desde Maine, donde doy mis clases de etnobotánica durante el verano, hasta el Amazonas, donde doy mis clases de invierno. Los árboles de sauce crecen desde el ártico hasta los trópicos y fueron usados por miles de grupos étnicos mucho antes de que la Bayer decidiera transformar la aspirina de la naturaleza en una píldora farmacéutica.

Mientras que los salicilatos me son muy familiares como botánico, debo admitir que también son imposibles de entender. El ácido salicílico me baja la temperatura, pero el mismo compuesto químico hace que las plantas se calienten hasta 20 grados por encima de la temperatura de lo que las rodea. Los salicilatos son la razón por la cual se derrite la nieve alrededor de una planta llamada *skunk cabbage* en febrero. No me pidan que les explique este fenómeno; tan sólo puedo contarles lo que sucede.

Los salicilatos tienen un sabor amargo igual que la mayoría de las sustancias químicas de las plantas que reducen la fiebre; es casi como si fuera parte de su poder curativo. Mi base de datos contiene una lista de 25 plantas que se usan en Oaxaca, México, para tratar la malaria, y todas ellas, excepto una, son amargas. Por lo tanto, si usted está tratando la fiebre con hierbas, prepare su paladar para esa amarga píldora natural.

Mientras que la gente considera correctamente a la fiebre como una señal de infección, a veces el tratar de bajarla es un error. Hasta cierto punto, la fiebre es un amigo. La mayoría de los microorganismos que causan la enfermedad mueren cuando se les expone a temperaturas altas, así que la fiebre resulta ser una de las maneras en que el sistema inmunológico trata de matarlos. El problema es que las fiebres altas prolongadas nos pueden matar también.

Una buena regla general es: no trate todas las fiebres inmediatamente. Empiece a tratarlas cuando comience a sentirse incómodo. Para la fiebre alta —por encima de los 103°F (39.7°C)— usted debe consultar a un médico lo antes posible, por supuesto. Para una temperatura alta más baja de 99°F a 101°F (37.5°C a 38.6°C), tal vez usted elija tomar aspirina, acetaminofén o ibuprofén (*Motrin* o *Advil*). Una advertencia: la mayoría de las fiebres benignas comienzan a bajar en un día o dos. Si cualquier fiebre, inclusive una fiebre leve, persiste por más de 48 horas, vaya a ver a su médico.

Remediándolo con La farmacia natural

Hay varias hierbas que pueden ayudar a reducir una fiebre. Sin embargo, como regla general, recuerde que no es una buena idea dar aspirina o hierbas similares a la aspirina a los niños que tienen fiebre asociada con infecciones virales tales como los resfriados (catarros), la gripe y la varicela. Hay la posibilidad de que puedan desarrollar el síndrome de Reye, una afección potencialmente mortal que causa daños al hígado y al cerebro. Y si es alérgico a la aspirina, tampoco probablemente debe usar hierbas semejantes a la aspirina.

Sauce (*Salix*, especies varias). Cuando el ministro británico del siglo XVIII, Edward Stone, se puso a buscar un substituto barato para la corteza de cinchona importada, la cual era muy cara y que se usaba para tratar la malaria y otras fiebres, él se fijó que la corteza del sauce tenía un sabor igualmente amargo y decidió probarla.

El sauce demostró ser un calmante y luchador contra la fiebre, y se empezó a usar por toda Inglaterra, Europa y las Américas. En 1830 se aisló el compuesto activo llamado salicina, y la empresa Bayer empezó a experimentar con la salicina para crear la aspirina. La nueva Aspirina Bayer fue lanzada en 1890, y rápidamente se transformó en una de los fármacos más populares del mundo. Pero usted todavía puede usar la corteza del sauce. Yo lo hago.

Pruebe a preparar un té con una a dos cucharaditas de corteza seca dejadas en infusión en una taza de agua hirviendo por cerca de 20 minutos. Puede disfrazar el sabor amargo con canela, jengibre, manzanilla u otras hierbas sabrosas.

Ulmaria (*Filipendula ulmaria*). Esta es otra excelente fuente de salicina, la sustancia química que está en la corteza del sauce y que combate la fiebre. La Comisión E, el grupo de expertos que asesora al gobierno alemán sobre el uso de las hierbas, sugiere que se prepare un té con una a dos cucharaditas de flores de ulmaria. Pruebe a tomar hasta tres tazas por día.

Saúco (*Sambucus nigra*). La Comisión E aprueba el uso de dos a tres cucharaditas de flores de saúco por día en un té para los escalofríos de la fiebre.

∿ Jengibre (*Zingiber officinale*). En los estudios realizados con animales, varios compuestos del jengibre mostraron ser valiosos para combatir la fiebre, de acuerdo a Varro Tyler, Ph.D., decano y profesor emérito de farmacognosis (los estudios farmacéuticos de los productos naturales) de la Universidad Purdue en West Lafayette, Indiana. Ni él ni yo sabemos de ningún estudio del jengibre para la fiebre que se haya realizado con seres humanos, pero es una hierba segura, así que probablemente no le haga ningún daño si usted desea preparar un té de jengibre, comer jengibre acaramelado o sorber *ginger ale*. Además, el sabor del jengibre puede hacer que otros tés para reducir la fiebre sean más apetecibles. Y tal vez pueda ayudar a combatir la fiebre.

∿ Menta/Hierbabuena (*Mentha piperita*). Muchos herbolarios recomiendan la menta para aliviar la fiebre, sugiriendo combinaciones tales como saúco y menta o sauce y menta. Si yo tuviera fiebre, añadiría menta a los té que combaten la fiebre. Ciertamente, les daría mejor sabor.

∿ Ají/Chile/Pimiento picante (*Capsicum*, varias especies), canela (*Cinnamomum*, varias especies) y arándano agrio (*Vaccinium macrocarpon*). En mi base de datos, el pimiento picante es una fuente regular de salicilatos. La canela y el arándano agrio también tienen reputación de combatir la fiebre. La próxima vez que tenga fiebre, creo que probaré puré de arándano con cayena y canela.

Flatulencia

Recientemente, mi esposa y yo probamos las habas, conocidas también como frijoles (habichuelas) *fava*. Estas son similares a las habas blancas (frijoles lima), aunque más grandes. Esperábamos que, al igual que todos los otros frijoles, generarían un montón de gases. Imagínese nuestra sorpresa cuando no tuvimos problemas de gases.

Tal vez se debió a que yo había recurrido a un truco tradicional para eliminar la flatulencia inducida por las habas. Puse a remojar las habas secas en agua durante la noche, luego boté el agua y cociné en agua nueva las habas remojadas. Esta es una antigua estrategia antigases.

Además, utilicé otro método antiguo que saqué de *Chinese Healing Foods and Herbs* (Comidas y hierbas curativas chinas) un libro escrito por el farmacognosista (farmacéutico de productos naturales) Albert Leung, Ph.D. Los chinos remojan las habas en agua, a la cual le añaden ajenjo (estafiate) anual (*Artemisia annua*).

Finalmente, para mayor protección, también seguí una sugerencia de los Apalaches contra la flatulencia, y cociné mis frijoles con una pequeña zanahoria entera.

Si hubiera tenido epazote (*Chenopodium ambrosioides*), le hubiera añadido una pizca de esa hierba también. Los mexicanos cocinan sus frijoles con esta hierba para reducir los gases.

Con ayuda del remojo, el ajenjo y la zanahoria, Peggy y yo no experimentamos una flatulencia significativa a causa de nuestras habas.

Producto de bacterias

La mayoría de los gases que se producen en el intestino se deben a carbohidratos no digeridos. En lugar de descomponerse en el estómago, algunos almidones entran intactos en el intestino delgado. El intestino no produce las enzimas necesarias para digerir dos carbohidratos específicos, la rafinosa y la estaquiosa, por lo tanto ellos se quedan ahí esperando hasta que las bacterias que normalmente habitan el intestino los fermenta, y este proceso libera gases.

¿Podría adivinar cuáles alimentos tienen el mayor contenido de rafinosa y estaquiosa? Bueno, sea que se llamen frijoles, habichuelas, habas, alubias, porotos, o cualquier otro nombre que hay para estas legumbres en Latinoamérica, estos son los reyes de la rafinosa y las estrellas de la estaquiosa. Además, las tres variedades de frijoles que tienen mayor contenido de ese par de carbohidratos son los chícharos (guisantes) ingleses, los frijoles de soya y los de carita. Pero estos no son los únicos: las habas blancas, los frijoles pintos y negros, más otras legumbres también contienen una suficiente cantidad de estos carbohidratos indigestos como para producir gases.

Si usted piensa que se le están produciendo más gases que antes, puede ser que sea así. Si usted ha empezado a cambiar su dieta para que sea más saludable y ha estado comiendo menos carne, menos grasas y más carbohidratos (especialmente frijoles), es probable que usted haya estado comiendo más de los alimentos que son los más propensos a producir gases.

La mayoría de las personas que se quejan de "exceso de gases" realmente producen cantidades de gases que los especialistas en el sistema digestivo (gastroenterólogos) llamarían perfectamente normales. Los estudios realizados muestran que el promedio de los adultos pasa gases de 8 a 20 veces cada hora del día (mientras están despiertos). En otras palabras, no es nada extraordinario liberar gases más de una vez por hora.

Trucos naturales para tener menos gases

Aparte de tomar hierbas, usted puede probar una cantidad de otras alternativas naturales para ayudar a apagar la maquinaria productora de gases de su cuerpo.

Una manera es dejar de comer frijoles (habichuelas), pero yo no recomendaría hacer eso. Los frijoles son una fuente barata de proteína de alta calidad, de fibra y de otros nutrientes.

También puede probar *Beano*. Este producto contiene unas enzimas que nuestro cuerpo no puede producir. En cuanto a los gases, estas enzimas son buenas porque pueden digerir dos carbohidratos que producen gases, los cuales se llaman rafinosa y estaquiosa. El *Beano* se encuentra en farmacias, tiendas de productos naturales y también en algunos supermercados. Un estudio ha demostrado que este da buenos resultados.

Otra cosa que ayuda es comer más lentamente. Mastique la comida completamente. Tome su tiempo cuando está comiendo, porque si usted come rápidamente y devora su comida, se traga trozos más grandes. Entonces estos tienen mayor probabilidad de entrar al intestino sin haber sido digeridos y pueden producir gases.

La intolerancia a la lactosa es otra causa principal de la flatulencia. Trate de reducir o eliminar los productos lácteos por una semana o dos, y vea si tiene menos gases y problemas en el estómago. Si esto es así, probablemente usted es una de las muchas personas que tienen problemas para digerir el azúcar de la leche, la lactosa. Para lidiar con esto, usted tiene dos opciones: o bien reduce los alimentos lácteos (aunque el yogur normalmente se puede comer) o trate de añadir el producto comercial *Lactaid* a la leche. *Lactaid* contiene la enzima que digiere la lactosa.

Algunas personas notan un aumento en la flatulencia cuando comen alimentos que fueron endulzados artificialmente con sorbitol. Lea las etiquetas de los alimentos con mucho cuidado y pruebe a evitar el sorbitol por un tiempo. Si usted nota que tiene menos gases, podría evitar ese edulcorante para siempre.

Remediándolo con La farmacia natural

Sólo porque la flatulencia sea normal, no quiere decir que sea bienvenida. No se pueden eliminar los gases del cuerpo, pero sí se puede reducir la probabilidad de esas emisiones indeseadas. Varias hierbas pueden ayudar.

✺✺✺ **Hierbas carminativas surtidas.** Una hierba carminativa es aquella que tranquiliza el tracto intestinal y que tiene reputación de minimizar los gases.

Docenas de hierbas entran dentro de esta categoría, así que no es fácil señalar unas cuantas. Las que más ayudan son aquellas que contienen las sustancias químicas que más alivian los gases, especialmente los compuestos como el alcanfor, la carvona, el eugenol, el mentol y el timol. Estos compuestos se encuentran concentrados especialmente en la pimienta de Jamaica (*allspice*), el clavo de olor, el *cornmint*, la alcaravea, el eneldo, el hinojo, la centinodia, la menta, la salvia y el tomillo.

Además, la mayoría de las hierbas de la familia de las mentas y las zanahorias son buenos carminativos, incluyendo el anís, la albahaca, la bergamota, la manzanilla, la canela, el cilantro, el ajo, el jengibre, el hisopo, el enebro, la lavanda (espliego, alhucema), el limón, la mejorana, la nuez moscada, la cebolla, el orégano, el romero, la ajedrea y el estragón. Pruebe a usar las hierbas carminativas para sazonar los platos que tengan almidón, especialmente aquellos preparados con frijoles.

También puede ganarle a los gases con mi "Carminaté", un té carminativo hecho con manzanilla, alcaravea, eneldo, hinojo, toronjil (melisa) y menta, luego endulzado con regaliz (orozuz).

Fumar

Hace 25 años, mi hijo y mi hija se quejaron tan amargamente de mi hábito de fumar que yo paré en seco con el vicio. Un día fumaba tres cajas de cigarrillos sin filtro, y al día siguiente, nada. De vez en cuando tengo sueños en que cedo a la tentación de empezar a fumar otra vez, pero en realidad yo sé que más nunca lo voy a hacer.

Buenas razones para dejar el vicio

Se calcula que fumar causa un tercio de todas las muertes por cáncer y una cuarta parte de los ataques cardíacos fatales en los Estados Unidos. La Asociación del Pulmón de los Estados Unidos calcula que unos 350,000 estadounidenses mueren todos los años por fumar. (Mi propio cálculo es 500,000.) Cuarenta por ciento de los fumadores mueren antes de alcanzar la edad de jubilarse.

Pero todo lo que se habla acerca de la muerte prematura no le interesa a los adolescentes que empiezan a fumar y a los adultos jóvenes que no lo dejan. Es que los riesgos de fumar no son algo concreto para ellos, sino algo que puede pasar en un lejano futuro.

Por eso me la paso recordándoles a esos jóvenes que fumar ataca los penes de los hombres y las caras de las mujeres, a ver si eso logra hacerlos pensar un poco. Y esto no es cuento, tampoco. Fumar daña los vasos sanguíneos que alimentan el pene, por lo tanto los hombres fumadores corren un mayor riesgo de volverse impotentes. Fumar también daña los vasos capilares de la cara de las mujeres, y es por eso que a las mujeres fumadoras les aparecen arrugas años antes que a las no fumadoras. (El fumar hace que se formen arrugas prematuras en las caras de los hombres fumadores también, pero no sé, parece que esta amenaza de las arrugas impresiona más a las mujeres que a los hombres.)

Remediándolo con La farmacia natural

En el tiempo en que yo dejé el hábito de fumar, yo no sabía mucho de la medicina a base de hierbas. Si fuera a dejar de fumar hoy día, usaría algunas hierbas para ayudarme.

Regaliz/Orozuz (*Glycyrrhiza glabra*). No tengo mucha ciencia aquí para respaldarme, solamente la convicción interna de que el regaliz ayuda para dejar de fumar. También escuché historias positivas acerca de personas que dejaron el hábito con la ayuda del regaliz.

¿Cómo funciona? Resulta que la raíz de regaliz se parece a un puro. Usted puede mantener a mano un palo de raíz de regaliz y chuparlo en lugar del cigarrillo. Yo creo que funciona al satisfacer el antojo oral que toda persona adicta a los cigarrillos parece tener. Si fuera todavía un fumador, yo lo probaría.

Lo irónico es que la mayor parte del regaliz importada a los Estados Unidos termina como ingrediente de dos productos del tabaco: el tabaco para mascar y el tabaco para pipa.

El regaliz y sus extractos son seguros si se les usa en forma normal y en cantidades moderadas. "Moderada" quiere decir no más de tres tazas de té de esta hierba al día. Usted debe saber que usarlo por un tiempo prolongado (más de seis semanas) o consumirlo en cantidades excesivas puede producir dolor de cabeza, letargo, retención de sodio y agua, pérdida excesiva de potasio y alta presión arterial.

Trébol de los prados (*Trifolium pratense*). Hace unos años atrás, recibí una llamada de un empresario que estaba buscando una fuente de 50 toneladas de trébol de los prados. Lo quería para que fuera el ingrediente principal de un producto de tabaco de mascar —que no contuviera ningún tabaco. El quería comercializar su producto en lata, igual que se hace con el tabaco de mascar.

Recibí esta llamada justamente en el tiempo en que me había enterado de la razón por la cual el trébol de los prados tiene una reputación antigua como

Una cura tradicional para dejar de fumar

Tuve el placer de conocer al difunto A.L. "Tommie" Bass a fines del otoño de 1994, cuando él tenía 87 años y vivía en su granja en el condado Cherokee en las afueras de Leesburg, Alabama. Bass era el único herbolario que conocí que tenía un letrero de carretera que señalaba su oficio. Al acercarse a su casa, uno veía un letrero que decía: Arthur Lee "Tommie" Bass, Herbolario, 0.5 millas.

El día en que lo visité, Tommie también tenía un letrero instalado frente a su casita. Anunciaba la raíz amarilla (*yellowroot*) a $1.25 dólares el manojo y corteza de fresno espinoso a $5 dólares el manojo.

Fue un verdadero placer para mí visitar el condado Cherokee, porque yo nací a unas cien millas de allí en el condado Jefferson en 1929. Cuando yo nací, Tommie ya tenía 21 años y había estado recolectando y vendiendo hierbas durante 11 años.

Tratamos de llamarlo para decirle que veníamos a visitarlo, pero nadie contestaba el teléfono en su casa. Pues, decidimos ir de todos modos y manejamos las 100 millas hasta su casa. Era un día feo y oscuro, y lo encontramos en su casita. Aunque llegamos sin anunciarnos, Tommie salió y nos saludó cordialmente.

Mientras caminábamos hacia su casa, me agradó ver sus atados de raíz amarilla (*Xanthorrhiza simplicissima*). Él hablaba con mucho entusiasmo de la planta, diciendo que era la mejor hierba tónica que conocía.

Tommie afirmaba que con esta hierba, él había ayudado a un montón de gente que padecía de úlceras a que abandonaran su *Tagamet*. La consideraba lo máximo para lo que él llamaba la "hernia de arriba", que probablemente para él significaba la hernia del hiato o la acidez asociada con esta.

"Finalmente", dijo Tommie mientras que se ponía una de esta raíces amargas en la boca, "la raíz amarilla ayuda mucho para dejar de fumar".

A estas alturas, no hay ningún respaldo científico para usar la raíz amarilla con este propósito. Pero cuando un herbolario veterano como Tommie lo recomienda, yo le hago caso. Tengo un gran respeto por las recomendaciones de Tommie. Después de todo, él no tenía nada que ganar en promover la raíz amarilla. Cuando él dijo que había ayudado a mucha gente a dejar de fumar con ella, yo le creí. Y, de todos modos, probablemente no haga ningún daño probarla. Usted puede preparar un té de la raíz amarilla o masticar la rama amarga como si fuera la raíz del regaliz. Tal vez esta hierba también prevenga las caries.

preventivo del cáncer. Para que puedan crecer, los tumores cancerosos necesitan que la sangre los alimente. Entonces ellos envían señales bioquímicas a ver si pueden lograr que el cuerpo empiece a desarrollar vasos sanguíneos que lleguen directamente donde están. Este es un proceso que se llama angiogénesis.

Varios importantes investigadores del cáncer estuvieron trabajando para encontrar maneras de detener la formación de estos nuevos vasos sanguíneos, y de esa forma matar de hambre a los tumores. Resulta que un compuesto que posee efectos antiangiogénicos es la genisteína, que es un componente del trébol de los prados.

Por eso me alegró recibir la llamada del hombre que buscaba el trébol de los prados. Al cambiar el tabaco de mascar por un substituto que no fuera tabaco, el empresario estaba trabajando para prevenir el cáncer de la boca y de la lengua que causa el tabaco de mascar. Y al usar el trébol de los prados para hacer esto, sin saberlo él brindaba un producto con beneficios antiangiogénicos.

No sé qué pasó por fin con el 'tabaco' para masticar fabricado con el trébol de los prados, pero yo tengo una lata de rapé hecho de esa hierba.

Los que quieren dejar de fumar pueden masticar flores de trébol (se pueden añadir a las ensaladas) o cualquier otra cosa que contenga genisteína, tal como los *groundnuts*, los cacahuates (maníes) o los frijoles (habichuelas) de soya. Estos bocaditos pueden satisfacer parte de la necesidad oral que los fumadores y exfumadores parecen tener. Al mismo tiempo, la genisteína de estos bocaditos atacará cualquier tumor que esté tratando de crecer.

Si le está dando trabajo dejar de fumar, usted puede desarrollar otro hábito, como tomarse diariamente un té de trébol de los prados. Parecería ofrecer una medida de protección.

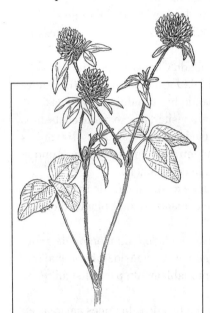

Trébol rojo

Las flores del trébol rojo, las cuales han sido muy usadas durante décadas en remedios tradicionales para el cáncer, han demostrado contener la sustancia anticáncer llamada genisteína.

Zanahoria (*Daucus carota*). Cuando dejé de fumar, las zanahorias me ayudaron mucho. Acostumbraba a manejar hasta la oficina comiéndome una o dos zanahorias crudas en lugar de fumar un cigarrillo.

En ese tiempo yo elegí las zanahorias porque me gustaban, pero ahora sabemos que los carotenoides, los parientes químicos de la vitamina A que dan a las zanahorias su color anaranjado, también ayudan a prevenir el cáncer, especialmente si los carotenoides provienen de las zanahorias o de otros alimentos enteros en lugar de venir de cápsulas. (Generalmente, si usted aísla una sustancia química benéfica, la está sacando de su contexto natural y así usted se pierde un montón de los otros compuestos químicos que podrían ayudarlo también.)

Si los cigarrillos son palitos cancerígenos, las zanahorias son palitos anticáncer. De hecho, todas las frutas y vegetales lo son. La investigación que se ha hecho es consistente y apremiante: mientras más frutas y vegetales coma la gente, menor será la probabilidad de que desarrollen todos los cánceres principales, incluyendo el cáncer de pulmón. Por lo tanto, aunque usted no deje de fumar, de todos modos debería estar metiéndole el diente a las zanahorias para protegerse.

Gingivitis

Los indios norteamericanos usaban la sanguinaria como un antiséptico oral. La investigación moderna ha mostrado que realmente existen razones científicas sólidas que respaldan esta costumbre antigua. La raíz roja de esta hierba contiene un compuesto llamado sanguinarina. Este compuesto, que ahora se usa en varios productos para la higiene oral, tiene la notable capacidad de impedir que las bacterias formen placas.

Esa es una forma poderosa de cuidado dental, porque cuando las bacterias forman la placa gomosa en los dientes, éstas causan la enfermedad de las encías llamada gingivitis. Por eso, cualquier cosa que elimine las placas es en realidad una forma de prevenir los problemas de las encías.

Estos son los hechos. Pero yo me metí en una controversia cuando abogué por el uso más extendido de esta hierba en las pastas dentales y los enjuagues bucales. Cuando yo entregué un artículo a favor de la sanguinaria a una revista conservadora, el editor envió el artículo para que lo revisara un etnodentista destacado. Un etnodentista es alguien que investiga el uso de las sustancias de las plantas del mundo entero para tratar los problemas de los dientes y encías. El etnodentista recomendó que se rechazara mi artículo.

Ya que la reacción de este hombre fue totalmente inesperada, yo empecé a hacer mis propias investigaciones. Resulta que este etnodentista en particular estaba promocionando otro antiséptico oral, el *neem* (*Azadiracta indica*), y él se oponía totalmente a la sanguinaria.

El etnodentista sostenía que el componente activo de la sanguinaria, la sanguinarina, causaba cáncer y glaucoma, lo que me pareció una exageración grave. La sanguinarina es menos tóxica y presumiblemente menos cancerígena que la cafeína. No solamente eso, sino que cuando se usa en pasta de dientes o en un enjuague bucal, uno la escupe en vez de tragarla. Es difícil creer que pudiera ser muy dañina, por lo menos bajo estas circunstancias.

Yo he usado una pasta que contiene sanguinarina, y sin miedo, debo añadir. Creo que tanto la sanguinarina como el *neem* deberían estar disponibles, pero personalmente, yo prefiero la sanguinarina.

El enemigo de nuestras encías

Gingivitis significa "inflamación de las encías". Provoca hinchazón, enrojecimiento, un cambio en las curvas normales de las encías, una secreción acuosa y también sangramiento. Cuando se agrava, se convierte en piorrea, que es la degeneración del tejido de las encías que sostiene los dientes. La gingivitis y la piorrea se conocen juntas como la enfermedad periodontal, una afección que todos nosotros somos más propensos a sufrir a medida que envejecemos.

A la edad de 10 años, el 15 por ciento de los estadounidenses padece de al menos una forma leve de gingivitis. A los 20 años, cerca del 38 por ciento la tiene, y a los 50 años, alrededor de la mitad de la gente padece de esta afección. Las personas que no se cepillan los dientes, que no usan el hilo dental o no reciben atención dental regular son las que se encuentran en mayor riesgo.

Pero usted puede contraer gingivitis incluso si se cepilla los dientes y usa el hilo dental, porque cepillarse y limpiarse con el hilo dental no limpia totalmente los bolsillos profundos que existen entre los dientes y las encías y que alojan bacterias. Para esas áreas, usted necesita ayuda adicional.

Remediándolo con La farmacia natural

Los dentistas tratan la gingivitis irrigando los bolsillos profundos con antisépticos. Pero si usted desea una medida alternativa para el cuidado de las encías, he aquí algunas hierbas que también pueden ayudar.

✺ Sanguinaria (*Sanguinaria canadensis*). Mi apoyo de la sustancia sanguinarina, que se encuentra en la sanguinaria, está respaldado por muchos estudios bien diseñados. La investigación muestra que la pasta dental que contiene sanguinarina es modestamente eficaz contra diversos tipos de bacterias orales y que ayuda a reducir la cantidad de placa en la boca en tan sólo ocho días.

Si usted quisiera probar esta hierba, busque la sanguinarina (*san-*

guinarine) en la lista de ingredientes que figura en las etiquetas de las pastas para dientes y los enjuagues bucales. La marca más conocida es *Viadent*.

Además de ser usada en productos de venta libre, los dentistas usan los extractos de sanguinaria para tratar la enfermedad periodontal.

❧❧ **Manzanilla (*Matricaria recutita*).** La Comisión E, el panel de expertos que evalúa la seguridad y eficacia de las hierbas medicinales para el gobierno alemán, considera que la manzanilla es eficaz para gárgaras o como enjuague bucal para tratar la gingivitis. La manzanilla contiene varios compuestos antiinflamatorios y antisépticos.

Además de tratar la enfermedad de las encías, usted puede usar la manzanilla para ayudarlo a prevenirla. Haga la prueba de preparar un té fuerte de manzanilla usando de dos a tres cucharaditas de la hierba por taza de agua hirviendo. Déjelo en infusión por diez minutos, escurra y beba después de las comidas. O úselo como enjuague bucal. Los etnodentistas advierten que la manzanilla puede causar alergias debido a que es pariente de la ambrosía. Según mi experiencia, esto es muy raro. Si usted nota una reacción alérgica como picazón o cualquier otra molestia, deje de usarla.

❧❧ **Equinacia/Equiseto (*Echinacea*, varias especies).** En el libro *Handbook for Herbal Healing* (Manual de curación con hierbas), el herbolario californiano Christopher Hobbs recomienda la equinacia para tratar la gingivitis, entre muchas otras afecciones. La hierba es bactericida y también estimula el sistema inmunológico. Añada un gotero o dos de solución de equinacia a los tés y enjuagues bucales antigingivitis. (Aunque la equinacia puede causarle un cosquilleo en la lengua y hacer que ésta se le entumezca temporalmente, este efecto es inofensivo.)

❧❧ **Regaliz/Orozuz (*Glycyrrhiza glabra*).** El regaliz es un edulcorante que no le causará caries ni gingivitis. Pruébelo en tés en lugar de azúcar o miel. Además, el regaliz tiene un alto contenido de magnesio y del compuesto glicirrizina, la cual, según sugieren algunos estudios, ayuda a controlar la inflamación de las encías y la formación de la placa.

Mientras que el regaliz y sus extractos son seguros para el uso normal en cantidades moderadas, que sería cerca de tres tazas de té por día, el uso prolongado o el consumo de grandes cantidades puede producir dolor de cabeza, letargo, retención de sodio y agua, excesiva pérdida de potasio y alta presión arterial.

❧❧ **Verdolaga (*Portulaca oleracea*).** A menudo se ha recomendado los alimentos que tienen un alto contenido de magnesio y de vitamina C para tratar la enfermedad de las encías. Debido a que soy un gran admirador de la verdolaga, la cual se parece a la espinaca, no puedo evitar sugerirla como una buena fuente de magnesio. Varias otras hierbas, incluyendo el cilantro, los *cowpeas*, el diente de león, la raíz de regaliz, las hojas de lechuga, las semillas de amapola, la espinaca, las hojas de ortiga y las habichuelas verdes (ejotes, *green beans*) también tienen mucho magnesio.

Por lo tanto, les quiero brindar mi "Ensalada magnífica de magnesio" para mantener a raya a la gingivitis. Para hacerla, cocine al vapor una mezcla de diente de león, hojas de ortiga, verdolaga y hojas de espinaca. (Recuerde: tendrá que usar guantes cuando coseche las hojas de ortiga, pero sus pelitos punzantes pierden su "picapica" una vez cocidas las hojas.)

Salvia (*Salvia officinalis*). Según la medicina tradicional europea, se frotan las encías y dientes con las hojas de salvia, las cuales son bastante arenosas, como un dentífrico estimulante. Yo he hecho esto y parece que ayuda en algo, gracias al tanino astringente de la salvia y a varios compuestos aromáticos antisépticos. Yo encuentro las hojas de salvia en mi jardín de hierbas casi todo el año, y recolectar estas hojas es mucho más barato que comprar productos que contienen sanguinarina. El té de salvia es tal vez tan eficaz como la pasta de dientes con sanguinarina.

Alguna investigación moderna parece apoyar este remedio tradicional. La Comisión E aprueba el uso de dos a tres cucharaditas de hojas secas de salvia por taza de agua hirviendo para preparar un té antigingivitis. Sin embargo, es mejor usar la salvia con moderación, puesto que contiene una buena cantidad de tujón, un compuesto que puede causar convulsiones en dosis muy altas.

Té (*Camellia sinensis*). Al igual que la salvia, el té es astringente, lo cual ayuda a rechazar las bacterias responsables por el deterioro de los dientes y de la gingivitis. El té también contiene por lo menos cinco compuestos que son antibacterianos. Endúlcelo con regaliz.

Caléndula (*Calendula officinalis*). Los extractos de la caléndula parecen ser útiles para la gingivitis porque tienen propiedades

Regaliz

Usado por los herbolarios de la Edad Media, el regaliz es recomendado por los herbolarios modernos para los resfriados, el dolor de garganta y las úlceras, así como la gingivitis.

antibacterianas, antivirales y también estimulan al sistema inmunológico. Sin embargo, tenga cuidado si padece de fiebre del heno, porque las personas que son alérgicas a la ambrosía también pueden ser alérgicas a esta planta. Y si usted la toma y le produce alguna reacción, como escozor u otra molestia, deje de usarla.

➤ **Menta/Hierbabuena (*Mentha piperita*).** Usted no puede contar con que la menta (*peppermint*) en las pastas dentales le ayude a prevenir la gingivitis, porque hoy en día, la mayoría de los productos tienen sabores artificiales. Pero la menta real combate las bacterias que causan el deterioro de los dientes. Usted puede preparar un té usando dos cucharaditas de hojas de menta machacadas por taza de agua hirviendo. Déjelas en infusión por diez minutos, luego endulce el té con regaliz y tómese el té o úselo como enjuague bucal. También puede masticar hojas frescas de menta en lugar de los chicles y caramelos de menta.

➤ **Ratania (*Krameria triandra*).** La Comisión E aprueba el uso de la corteza de ratania para tratar la gingivitis. Al igual que el té, esta hierba es rica en tanino, que es astringente y antiséptico. Para preparar un té de ratania, deje en infusión una cucharadita de la hierba seca en una taza de agua hirviendo. Tómelo o úselo como un enjuague bucal astringente.

➤ **Ortiga (*Urtica dioica*).** Además del magnesio de las hojas de ortiga, estudios realizados en Rusia muestran que el té de ortiga posee actividad antibacteriana. Los enjuagues bucales y las pastas dentales que contienen ortiga reducen la placa y la gingivitis. Resulta todavía más efectivo si usted le añade enebro (nebrina, tascate). Busque productos dentales que contengan estas hierbas en las tiendas de productos naturales.

➤ **Árbol de té (*Melaleuca*, varias especies).** El aceite de árbol de té es un antiséptico importante y muchos herbolarios lo consideran su desinfectante número uno para el uso externo. Pero si usted está usando el árbol de té para tratar la gingivitis y las úlceras de la boca, asegúrese de no tragarlo.

Para combatir la gingivitis, añada un par de gotas de aceite de árbol de té a un vaso de agua, luego agite esa solución en su boca sin tragarla. Escúpala cuando termine. Al igual que con cualquier otro aceite de esencias, nunca se debe ingerir el aceite de árbol de té, ya que incluso en cantidades sorprendentemente pequeñas (una cucharadita o algo así), puede ser fatal.

➤ **Berro/Mastuerzo (*Nasturtium officinale*).** El farmacognosista (farmacéutico de productos naturales) Dr. Albert Leung, Ph.D., autor del libro *Chinese Herbal Remedies* (Remedios de hierbas de la China), cuenta la historia de cómo se introdujo el berro en la China hace poco más de 100 años.

En la China del siglo XIX, el hogar ancestral de la familia del Dr. Leung, la gente llamaba a la ciudad de San Francisco *Gum San*, lo cual quiere decir "montaña de oro". Los jóvenes se iban de la China hacia Gum San con la esperanza de encontrar fama y fortuna.

Una vez en San Francisco, eran llevados a trabajar en las vías del tren, y muchos murieron de tuberculosis. Según la leyenda, después de unos experimentos desesperados, ellos descubrieron que el berro ayudaba a tratar la tuberculosis. Algunos se recuperaron después de haberlo comido y decidieron llevar el secreto a la China. Con el dinero que pudieron ahorrar y las semillas de la planta salvadora, ellos regresaron a su tierra natal.

Hoy en día, los chinos del sur mascan berro para tratar las encías ulceradas. Si a usted le gusta el sabor del berro, podría probar a masticarlo para tratar la gingivitis.

Glaucoma

El glaucoma es la causa principal de ceguera. Se presenta generalmente después de los 40 años y se va haciendo cada vez más común con la edad. Cerca del 3 por ciento de los estadounidenses de más de 65 años (alrededor de dos millones de personas) padecen de esta enfermedad; de estas, cerca de 60,000 son legalmente ciegas.

El glaucoma es un grupo de enfermedades de los ojos que consiste en una presión creciente del líquido del ojo (presión intraocular). Esto se produce cuando se daña el mecanismo de drenaje para este líquido. La presión en aumento lesiona el nervio óptico, causando puntos de ceguera en el campo de la visión.

Aparte de estos puntos ciegos, los síntomas del glaucoma incluyen visión borrosa, pérdida de la visión periférica, halos alrededor de las luces, dolor y enrojecimiento de los ojos. Cuando se le diagnostica y se le trata, el glaucoma se puede controlar fácilmente. Es solamente cuando la enfermedad ha pasado inadvertida y sin tratamiento que puede conducir a la ceguera. Se calcula que unos 500,000 estadounidenses tienen glaucoma no diagnosticado.

El glaucoma es una enfermedad grave, y todos, especialmente aquellos que tienen una historia familiar de esta enfermedad, deberían ir al médico periódicamente para que le revisen la presión intraocular. Cualquiera que padezca de glaucoma *tiene* que estar bajo tratamiento médico. La causa de la enfermedad sigue siendo un misterio, pero aparentemente se puede heredar una tendencia hacia el glaucoma.

Los médicos convencionales típicamente tratan el glaucoma con una variedad de fármacos que reducen la presión intraocular. Muchos de estos se derivan de fuentes herbarias. En algunas personas, la presión ocular tiene que ser reducida quirúrgicamente, abriendo los tubos de drenaje de los ojos.

Remediándolo con La farmacia natural

Existe también una cantidad de hierbas que probablemente sean útiles en el tratamiento del glaucoma.

Jaborandi (*Pilocarpus*, especies varias). Una medicina estándar para el glaucoma, la pilocarpina, en realidad se deriva del jaborandi, un árbol tropical que crece en Sudamérica. El jaborandi se usaba mucho en la medicina tradicional de los indígenas mucho antes de que llegaran los españoles. Cuando ellos llegaron, en seguida aprendieron sobre su valor.

Ya para 1648, los naturalistas españoles indicaron sutilmente que esta hierba servía para tratar la enfermedad de los ojos. Luego, en 1875, se aisló por primera vez la pilocarpina del jaborandi. Fue sintetizada en 1930.

Dado que la pilocarpina reduce la presión intraocular, muchas veces se receta en forma de gotas para tratar los diversos tipos de glaucoma. Una aplicación surte efecto en menos de 15 minutos y continúa protegiendo el ojo durante 24 horas. Lo más probable es que las personas que sufren de glaucoma hoy en día y que usan la pilocarpina se están aplicando la versión sintética del fármaco, pero esta medicación corriente es en realidad el derivado de una hierba.

¿La marihuana como medicina?

La gente que aboga por la legalización de la marihuana para uso médico típicamente la menciona como un tratamiento para el glaucoma. Existe una buena razón por esto. Aparentemente, la marihuana (*Cannabis sativa*) disminuye la presión de los líquidos que están dentro del ojo, que se llama presión intraocular.

Por supuesto, actualmente la marihuana es ilegal y yo no la usaría ni recomendaría su uso en ninguna parte de los Estados Unidos. Debido a que se han realizado muy pocos estudios de investigación sobre esta planta, sigue siendo un misterio qué eficacia podría tener la marihuana como tratamiento de largo plazo para el glaucoma.

Tal vez se realicen en el futuro más investigaciones y la marihuana se vea "recetada" algún día por los médicos. De hecho, el tratamiento para el glaucoma no es el único potencial medicinal de esta hierba polémica. Tiene también la capacidad de reducir algunos de los efectos secundarios de la quimioterapia para el cáncer, especialmente las náuseas.

Frutas y vegetales que contienen vitamina C. Muchos estudios muestran que la vitamina C disminuye la presión intraocular. Buenas fuentes de esta vitamina son los pimientos (ajíes) verdes, el brócoli, el repollo, las frutas cítricas, la col de Bruselas, la guayaba, la col rizada, el perejil y las fresas.

Los nutricionistas y naturópatas recomiendan a menudo que se tomen suplementos de vitamina C en cantidades que oscilan desde 2,000 a 35,000 miligramos por día. Puesto que hasta una pequeña cantidad como es 1,200 miligramos de la vitamina C puede causar diarrea en algunas personas, yo sugeriría que tomaran una dosis baja. Si usted desea tomar dosis más altas, por favor, consulte con su médico. Si yo tuviera glaucoma o una historia familiar de la enfermedad, tomaría la vitamina C como suplemento.

Orégano (*Origanum vulgare*). Nada en la literatura científica parece brindar mucha información sobre la prevención del glaucoma. Por lo tanto, si el glaucoma es hereditario en su familia, quizá esto le sea de interés.

Los naturópatas recomiendan que se coma muchos alimentos que contengan antioxidantes para prevenir el glaucoma. Los antioxidantes son sustancias naturales que neutralizan las moléculas de oxígeno altamente reactivas (los radicales libres) del cuerpo, las cuales parecen contribuir al desarrollo de la enfermedad.

La investigación que llevé a cabo con 60 mentas sugirió que el orégano silvestre era una de las mentas más rica en antioxidantes. Ya que se encuentra por todas partes en mi "Viñedo de Hierbas", el orégano fresco es un ingrediente estándar de mi "Té antioxidante". Tal vez usted pueda probar a usar una o dos cucharaditas de orégano seco por taza de agua hirviendo. Si quisiera preparar mi Té antioxidante, añada un poco de menta o romero al orégano.

Pensamiento (*Viola*, especies varias). El pensamiento con-

Preocúpese por la pasta

He aquí una hierba que debe evitar si usted tiene una historia familiar de glaucoma o padece de glaucoma. Existe alguna evidencia —no absoluta, pero que vale la pena tener en cuenta— de que el consumo de la sanguinarina, un compuesto que se encuentra en la sanguinaria (*Sanguinaria canadensis*), puede contribuir al glaucoma.

El lugar donde es probable que encuentre sanguinaria es en las pastas dentales o los enjuagues bucales, puesto que esta hierba es un excelente preventivo de la enfermedad de las encías. Estos productos pueden tener escrito en la etiqueta sanguinarina (*sanguinarine*) o sanguinaria (*bloodroot*).

No creo que el riesgo sea grande; después de todo, por lo general uno no ingiere ni la pasta dental ni el enjuague bucal. Pero si le preocupa el glaucoma, tiene que estar al tanto de la preocupación que existe acerca de la sanguinaria.

tiene un compuesto llamado rutina, la cual los neurópatas recomiendan a menudo para el tratamiento del glaucoma. De acuerdo a mi base de datos, las flores de pensamiento silvestre pueden contener hasta un 23 por ciento de rutina de peso seco. Cuando se usan en combinación con las medicinas convencionales, la rutina contribuye a la disminución de la presión intraocular del glaucoma.

Los naturópatas sugieren tomar 20 miligramos de rutina tres veces al día. Un día yo calculé que una flor de pensamiento comestible podría rendir cerca de 20 miligramos. Es perfectamente seguro meterle el diente a unos cuantos pensamientos, y además, ellas brindan un toque fuera de serie a las ensaladas.

La rutina se encuentra también en la flor del árbol pagoda, en las violetas, las hojas de eucalipto y en las hojas de morera. Si yo tuviera glaucoma, espolvorearía mi cóctel de frutas con violetas. También haría un poco de mi "Licuado de rutina", al licuar un par de violetas y un poco de hojas de eucalipto en jugo de fruta.

➤ **Mirtillo/*Bilberry* (*Vaccinium myrtillus*).** Esta mora (baya) ha sido recomendada tradicionalmente para casi todas las afecciones de los ojos, y el glaucoma no es ninguna excepción. Resulta que los mirtillos contienen unas sustancias llamadas antocianósidos que retardan la descomposición de la vitamina C. Esto quiere decir que estas sustancias ayudan a la vitamina C a proteger sus ojos.

Joseph Pizzorno. N.D., presidente de la Universidad de Bastyr en Seattle, y Michael Murray, N.D., coautores de *A Textbook of Natural Medicine* (Un libro de texto de medicina natural), recomiendan tomar mirtillo y su pariente, el arándano azul, tanto como medidas preventivas como tratamientos.

Las personas que abogan por las propiedades curativas de los jugos sugieren mezclar los jugos de: mirtillo, arándano azul, arándano rojo yráspano, todos los cuales tienen un alto contenido de antocianósidos.

➤ **Bolsa de pastor (*Capsella bursa-pastoris*).** Esta hierba antioxidante ha sido usada tradicionalmente "para aclarar la visión" de acuerdo al farmacognosista (farmacéutico de productos naturales) Albert Leung, Ph.D. Yo sugiero añadir un poco de bolsa de pastor a sus tés de hierbas favoritos.

Gota

Tengo gota. Al fin mi médico me convenció de que tomara *allopurinol* (*Lopurin, Zyloprim*). Desde ese momento en adelante, tendré que tomarme una pastilla al día por el resto de mi vida para mantener esta enfermedad bajo control.

Afortunadamente, con el extracto de semilla de apio, me encontré ahora una alternativa herbaria que espero tomar mientras que la gota me siga amenazando. Sé por experiencia propia que un ataque de gota duele tanto que yo espero no tener que pasar por eso más nunca en mi vida.

Mi primer ataque de gota se produjo cuando yo estaba a punto de cumplir 50 años. Un día, yo me encontraba trabajando en el jardín, muy contento, pues la jardinería es una de mis actividades favoritas. Al día siguiente, de repente, desperté con un clásico dolor de gota y con el dedo gordo del pie hinchado. Tenía un dolor tan fuerte en el dedo gordo que, igualito como dicen en los libros, hasta el peso de la sábana se me hacía insoportable. Yo estaba que casi no podía caminar.

Entonces el médico me recetó una medicina que hace salir del cuerpo los cristales de ácido úrico, que son los causantes del dolor de la gota. Aunque a veces yo doy mi poco de guerra con lo que me mandan los doctores, con el dolor que tenía me porté bien y seguí las instrucciones del médico al pie de la letra. Y rápidamente pasé de ser un inválido que apenas podía caminar a estar caminando bien y trabajando de nuevo en mi jardín de hierbas otra vez.

Sin embargo, con el debido respeto por la medicina, me siento contento de haber encontrado un sustituto de hierbas que parece funcionar.

Causada por cristales

La gota es una forma de artritis porque causa dolor en las articulaciones, generalmente en el dedo gordo del pie, aunque otras articulaciones pueden verse afectadas. La causa de la gota es una acumulación de ácido úrico en la sangre. Cuando los niveles de ácido úrico sobrepasan un cierto punto, se forman cristales de ácido úrico y se juntan en la articulación o las articulaciones afectadas, ocasionando un dolor terrible. Estos cristales se pueden formar también en los órganos principales y provocar un daño considerable, de manera que evitar el dolor no es la única razón para mantener bajo control esta afección grave.

La gota tiende a darse en las familias. Hace 300 años, se la asociaba con la riqueza, porque se pensaba que los ataques de gota estaban provocados por comer una dieta rica. Ahora sabemos que esta enfermedad afecta a ricos y pobres sin distinción. Más del 95 por ciento de las personas que padecen de gota son hombres de más de 30 años. Se calcula que un 10 a 20 por ciento de la población tiene niveles elevados de ácido úrico, pero solamente 3 personas de cada 1,000 experimentan la gota.

Remediándolo con La farmacia natural

Si usted tiene gota, por supuesto tome la medicina que le recete el doctor. Pero además, puede que usted desee probar alguna alternativa natural para aliviar esta dolencia.

Apio (*Apium graveolens*). Al enterarme que los extractos de apio podrían ayudar a eliminar el ácido úrico, comencé a tomar de dos a cuatro tabletas de extractos de semilla de apio, todos los días, en lugar del allopurinol. Mientras escribo esto, han transcurrido seis meses sin haber tenido ni una sola crisis de gota. Durante una semana, comí cuatro tallos de apio por día en lugar de los extractos.

Estos resultados anecdóticos que yo obtuve después de tratarme yo mismo me llevan a creer en el anuncio que me condujo a la semilla de apio. Yo era escéptico entonces, pero ahora soy un creyente: la semilla de apio (o pura suerte) ha mantenido mi ácido úrico por debajo de los niveles críticos.

Chiso (*Perilla frutescens*). Esta menta aromática, que crece abundantemente y que se importó por casualidad o adrede del Asia hace décadas, es un alimento y medicina en el Oriente. Aquí es una planta común que florece silvestre por dondequiera, pero también se siembra a propósito detrás de algunos restaurantes japoneses en los Estados Unidos.

Los investigadores japoneses han aclamado las sustancias que se encuentran en el *chiso*, diciendo que estas alivian la gota. Esta planta contiene niveles bastante altos de cuatro compuestos conocidos como inhibidores de la oxidasa xantina (*XO* por sus siglas en inglés), los cuales ayudan a prevenir la síntesis del ácido úrico. Frecuentemente, yo añado un poco de *chiso* a mis tés de mentas igual como los japoneses se lo ponen al *sushi*.

Regaliz/Orozuz (*Glycyrrhiza glabra*). Al igual que el *chiso*, el regaliz contiene varios inhibidores de la XO, pero en niveles bastante bajos. Aun así, una combinación de *chiso* y regaliz podría ser interesante, y las dos hierbas juntas podrían trabajar aún mejor.

Cúrcuma/Azafrán de las Indias (*Curcuma longa*). Un compuesto que se encuentra en la cúrcuma (la curcumina) inhibe la síntesis de las sustancias llamadas prostaglandinas que están en el cuerpo y que toman parte en el dolor. Básicamente, la curcumina no deja que se unan las prostaglandinas. Este mecanismo es parecido al que se encuentra en la acción calmante de la aspirina y el ibuprofén, sólo que no es tan fuerte. Sin embargo, en dosis altas, la curcumina estimula las glándulas suprarrenales para que liberen la cortisona del cuerpo, la cual es un aliviador potente de la inflamación y del dolor que la inflamación suele causar.

Los habitantes de la India oriental reverencian la cúrcuma y la usan mucho en los *curries*. A mí me parece que esa es una manera particularmente agradable de tomar la medicina. Usted también puede preparar un té usando la cúrcuma, o simplemente tomarla en cápsulas.

Aguacate/Palta (*Persea americana*). Mis amigos botánicos del Amazonas creen que el aguacate es útil para tratar la gota. Se dice que baja los niveles de ácido úrico de la sangre.

Que yo sepa, no existe evidencia científica que apoye esta afirmación, pero tengo un gran respeto por la sabiduría sobre las hierbas de la gente del Amazonas, y ciertamente el aguacate es muy sabroso. Por lo tanto, ahora usted tiene una buena razón para añadir un aguacate a su dieta de vez en cuando. Ahora bien, no se arrebate con el aguacate, ya que este es muy alto en calorías y grasa.

Uña de gato (*Uncaria*, varias especies). Una vez, cuando me encontraba en el Amazonas, me dio un ataque de gota sin que tuviera conmigo mi medicina recetada que normalmente tomaba para aliviar la inflamación durante una crisis. Pero tenía algunas pastillas que contenían uña de gato, una hierba que tiene efectos antiinflamatorios.

Tomé dos píldoras. No hubo alivio. Probé tomar cuatro. Nada. Entonces, a las seis, comencé a notar algún efecto, pero llevó cerca de una docena para que surtieran el efecto del fármaco. Aunque no pienso descartar mis medicinas recetadas en favor de la uña de gato, en una emergencia, yo usaría esta hierba de nuevo.

Se venden más de 30 marcas de uña de gato en las tiendas de productos naturales de los Estados Unidos, y en la literatura científica existe solamente un informe de una reacción adversa que se hubiera producido en alguien que usara la hierba.

Cereza (*Prunus*, varias especies). Mucha gente sostiene que comer 8 onzas (224 g) al día de cerezas en lata o frescas mantiene a raya los ataques de gota. Tengo un amigo, por ejemplo, que dice que tiene suerte para evitar la gota cuando come cerezas negras. Nunca se ha demostrado científicamente que esta terapia funciona, pero dado que mucha gente jura que sí, creo que probablemente vale la pena probarlo. (Una advertencia, sin embargo: comprar esta cantidad de cerezas puede ser inclusive más caro que mi allopurinol.) Otras personas prefieren las fresas.

Yo pienso probar un invento mío que se llama "Cóctel de cereza". Es una mezcla de jugo de cereza, piña (ananá), fresa y arándano azul, condimentados con un poco de regaliz y un montón de jengibre y cúrcuma.

❧ **Uña del diablo (*Harpagophytum procumbens*).** Varios informes indican que esta hierba disminuye los niveles de ácido úrico y que tiene una acción antiinflamatoria. Ambas cualidades pueden ser útiles para tratar la gota. Otros estudios sugieren que la uña del diablo puede resultar útil para aliviar las enfermedades artríticas, y la gota es una forma de artritis.

Lamentablemente, los estudios se basan en inyecciones de un extracto herbario de la uña del diablo, y una inyección entra directamente al torrente sanguíneo sin pasar por el estómago. Esta hierba pierde su potencia en el estómago, de manera que yo no puedo saber cuán eficaz (o ineficaz) podría ser en té o en cápsulas. Sin embargo, creo que vale la pena probarla.

❧ **Avena (*Avena sativa*).** Se dice que los tés preparados con las puntas verdes de la planta de avena, que son ricas en silicio, tienen un efecto diurético que baja los niveles de ácido úrico. (Un diurético es una sustancia que saca el exceso de agua del cuerpo.) Si mis otras alternativas naturales fracasaran, me aseguraría de probar esta.

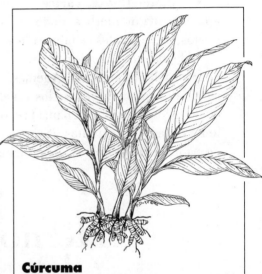

Cúrcuma

Esta especia es pariente del jengibre, y es originaria de la India y el sureste de Asia.

❧ **Aceituna (*Olea europea*).** La aceituna tiene reputación de ser diurética desde los tiempos bíblicos. En 1993, un investigador japonés mostró que alrededor de cuatro tazas de té de hojas de aceituna por día, durante tres semanas, aumentaba la cantidad de orina en un 10 a 15 por ciento, bajando los niveles de ácido úrico de la sangre y aumentando el ácido úrico en la orina. Yo no dudaría en hacer la prueba con esto.

❧ **Piña/Ananá (*Ananas comosus*).** La piña contiene bromelina, una enzima que ayuda a descomponer las proteínas. Los médicos naturópatas recomiendan a menudo la bromelina pura, la cual se puede comprar en las tiendas de productos naturales, para reducir la inflamación y la hinchazón.

La bromelina funciona claramente si se inyecta en el tejido hinchado, pero la eficacia de la enzima cuando se toma por la boca es polémica. Sin embargo, es probable que valga la pena probarla. Mi forma preferida de obtener bromelina es tomar un vaso de jugo de piña de vez en cuando.

➤ **Ortiga (*Urtica dioica*).** Un estudio científico mostró que la ortiga aumenta la secreción de ácido úrico, por lo menos en los patos. Estos animales del experimento exhibieron niveles más bajos de ácido úrico en la sangre después de que se les dio extracto de ortiga. La próxima vez que me duela el dedo gordo del pie, pienso incluir el té de ortiga en mi propio régimen de tratamiento.

➤ **Sauce (*Salix*, varias especies).** La corteza de sauce es equivalente a la aspirina de hierbas, dado que contiene unas sustancias llamadas salicilatos, de las cuales se fabrica la aspirina.

Al igual que la aspirina, el té de la corteza de sauce puede ayudar a aliviar el dolor y la inflamación. Además, algunos investigadores sugieren que los salicilatos pueden reducir los niveles de ácido úrico. Pruebe a poner dos cucharaditas de corteza en una taza de agua hirviendo y déjela cocinar a fuego lento durante 20 minutos. (Si usted es alérgico a la aspirina, sin embargo, probablemente no debería tomar tampoco las hierbas parecidas a la aspirina.)

Hemorroides (almorranas)

En agosto de 1990, la Dirección de Alimentación y Fármacos (*FDA* por sus siglas en inglés) resolvió cuáles ingredientes de los productos de venta libre para las hemorroides iban a permitirse y cuáles se iban a prohibir. Los productos para las hemorroides constituyen una industria de $150 millones de dólares, y estas disposiciones tuvieron un impacto inmediato en las clases de productos que se encuentran en su farmacia local.

Los productos permitidos incluían anestésicos locales y analgésicos para lidiar con el dolor de las hemorroides; vasoconstrictores, para estrechar las venas distendidas que producen las hemorroides; lubricantes para ayudar a aliviar el estreñimiento, que es la causa subyacente de las hemorroides; astringentes, que ayudan a ajustar el tejido anal distendido por las hemorroides;

y queratolíticos, que ayudan a eliminar el exceso de tejido hemorroidal. Algunos de los productos permitidos provenían de hierbas o estaban derivados de una fuente vegetal, como los siguientes: el alcohol bencílico, un anestésico; la manteca de cacao, un lubricante; el agua de hamamelis, un astringente; y el mentol, alcanfor y la brea de enebro (nebrina, tascate) para aliviar el dolor y el escozor. Esas son las buenas noticias.

Las malas noticias son que la FDA también prohibió varios tratamientos de hierbas para las hemorroides, los cuales tenían una larga historia de haber sido usados para este malestar común. Entre estas hierbas están el hidraste (sello dorado, acónito americano), usado por siglos como antiséptico anal; el gordolobo (verbasco), una hierba suavizante, que alivia el escozor; los taninos, astringentes bien conocidos; y el mentol y el alcanfor como contrairritantes, que son sustancias que producen una irritación menor, aliviando de esa manera otro dolor.

Pero aun cuando la FDA aprueba algunos remedios de hierbas y otros no, le aconsejo que mantenga una mentalidad abierta. Personalmente, no creo mucho en las opiniones de la FDA con respecto a los remedios de hierbas. Tanto la tradición como la investigación científica sugieren que la variedad de remedios utilizables es mucho más extensa de lo que certifica esta agencia gubernamental.

Un problema general

Los cálculos varían, pero parece que las hemorroides afectan a un tercio de los estadounidenses: unos 75 millones de personas. Las cuatro personas que integran mi familia todas han tenido esta dolencia, y generalmente se nos da cuando nos apartamos de nuestra dieta de alto contenido en fibra que comemos en casa.

Las hemorroides son venas varicosas en el ano. Las venas anales drenan la sangre del área. Estas se expanden (dilatan) durante la defecación y se contraen nuevamente a su tamaño normal después de haber evacuado. Sin embargo, los estirones continuos a que se someten durante la defecación, que sobrevienen como resultado del estreñimiento, pueden interferir con el normal funcionamiento de esas venas. Estas pueden quedar permanentemente hinchadas, causando dolor y picazón.

Además, la defecación puede romper los vasos sanguíneos hinchados, provocando una hemorragia. Este es un problema que se da particularmente entre las mujeres embarazadas, porque durante el embarazo, el feto que se está desarrollando hace presión sobre todas las venas del vientre inferior.

La mejor manera de sobrellevar las hemorroides es prevenirlas, y la mejor manera de hacerlo es evitando el estreñimiento. Usted encontrará que varias hierbas que son buenas para aliviar el estreñimiento crónico se mencionan en este capítulo. (Para obtener detalles adicionales, vea la página 288.)

Cómo estar "regular"

Básicamente, lo que se necesita para hacer de vientre con regularidad se reduce a comer una dieta que contenga mucha fibra, con montones de frutas y vegetales, y tomar muchos líquidos no alcohólicos. Yo me atrevería a decir que cualquiera que coma regularmente cinco frutas fibrosas por día y cinco verduras fibrosas por día no sufrirá del estreñimiento. En otras palabras, más vale prevenir con 1 onza (28 g) de zanahorias, manzanas o, por supuesto, ciruelas secas, que lamentar mientras se toma 1 libra (448 g) de espino cerval, que es una hierba laxante.

Otra alternativa consiste en usar un lubricante interno que permita que la materia fecal pase con mayor facilidad. El aceite mineral es la alternativa farmacéutica, pero usted puede hacer la prueba con el aceite de oliva o aceite de semillas de lino en su lugar.

Finalmente, aparte de prevenir el estreñimiento, les voy a ofrecer unas cuantas sugerencias más en cuanto a su estilo de vida. Nunca ignoren "la urgencia" de ir al baño. Cuando se siente en el inodoro (excusado) no se apure, trate de relajarse. La tensión trae como resultado las hemorroides. No se quede sentado en el inodoro más de lo necesario. Adopte una postura más acuclillada y levante los pies, apoyándolos en un banquillo pequeño. Esto suele ayudar a muchas personas.

Remediándolo con La farmacia natural

Si se le forman hemorroides, he aquí algunas hierbas que puede probar.

Consuelda (*Symphytum officinale*). La consuelda es rica en alantoína, una sustancia química para sanar las heridas que es antiinflamatoria, estimula el sistema inmunológico y acelera la formación de piel nueva. Usted puede humedecer la consuelda en polvo con aceite vegetal y aplicarse la pasta resultante. O, usted puede machacar una hoja para suavizarle los vellos que la cubren y aplicar la hoja misma tópicamente. No tiene que preocuparse por lavársela, puesto que el residuo se le caerá la próxima vez que se duche.

Llantén (*Plantago*, varias especies). El llantén tiene una reputación sólida en la medicina tradicional como un remedio para las hemorroides. Esta hierba contiene alantoína, la misma sustancia suavizante que se

Hierba popular que debe evitar

Tradicionalmente, se ha usado la hierba de almorranas (celidonio menor), *Ranunculus ficaria*, para tratar las hemorroides. Basándose en su nombre (almorranas es otro nombre para las hemorroides), parece ideal para este propósito —pero no es así.

Los herbolarios antiguos pensaban que esta hierba era útil porque creían en la "Doctrina de las Signaturas", la idea medieval de que la apariencia de una planta indicaba sus propiedades medicinales. Dado que los tubérculos de la hierba de almorrana se parecían a las hemorroides, se llegó a la conclusión de que esta hierba servía para tratar esta dolencia.

Obviamente, la Doctrina de las Signaturas tiene sus defectos, pero la gente no hubiera continuado usando la hierba de almorranas para las hemorroides durante miles de años si no ayudara al menos un poco.

Aunque existe alguna controversia acerca de esta hierba, el Dr. Rudolf Fritz Weiss, el más renombrado de los médicos alemanes que usan hierbas y autor del libro *Herbal Medicine* (La medicina a base de hierbas), llega a la siguiente conclusión: "Durante mis propios ensayos clínicos y observaciones, la hierba de almorranas ha sido un fracaso total, tanto tomada internamente como en forma de ungüento." Pero el renombrado herbolario británico David Hoffmann, autor de *The Herbal Handbook* (El manual de las hierbas), a quien yo respeto mucho, es más optimista, diciendo que esta hierba ayuda. Dado que muchas especies de *Ranunculus* pueden causar ampollas y que sus beneficios parecen dudosos, sería mejor evitarla.

encuentra en la consuelda. Si me dieran unas hemorroides estando en la selva y sin mis *Tucks*, yo crearía una cataplasma y la aplicaría al área afectada.

Psyllium (*Plantago ovata*). En un estudio realizado, 51 personas con hemorroides recibieron una preparación de *psyllium*. Más de las tres cuartas partes (84 por ciento) informó de una mejoría —menos dolor, menos picazón, menos sangramiento y menos malestar durante la defecación. La Comisión E, el panel asesor de Alemania, recomienda tomar para el estreñimiento de cuatro a diez cucharaditas de semillas de *psyllium* al día. Es fácil obtener esa cantidad si se usa un producto comercial como el *Metamucil*, el cual está hecho de semillas de *psyllium*. Simplemente siga las instrucciones del paquete.

El *psyllium* funciona al absorber el agua del intestino e hincharse considerablemente, lo cual le da volumen a la materia fecal y desencadena las contracciones musculares que experimentamos como "las ganas de ir al baño". Si usted usa *psyllium*, asegúrese de tomar mucho líquido. Usted debería tomar por lo menos 8 vasos de 8 onzas (240 ml) de agua o jugo al día. Y ponga atención a cómo reacciona a esta hierba si sufre de alergias. Si se presentan síntomas alérgicos después de haberla tomado una vez, no la vuelva a usar.

Hamamelis (*Hamamelis virginiana*). Durante un largo tiempo, yo creí que la H de *Preparation II*, significaba 'hamamelis'. Este es el ingrediente activo de la popular *Preparation H Cleansing Pads* (Paños de limpieza con *Preparation H*). (Creo que debería haber adivinado lo obvio, que la H significaba hemorroides.) El hamamelis también es un ingrediente activo en *Tucks*, el producto farmacéutico comercial que se recomienda a menudo para las hemorroides.

El hamamelis es un astringente suavizante, refrescante, que puede ayudar a aliviar el dolor y la picazón de las hemorroides. Pero en realidad, usted no tiene que gastarse más dinero para comprarse un producto de marca. Simplemente haga una compresa usando hamamelis, la cual se encuentra en farmacias por un precio mucho menor. Sólo tiene que encajar la compresa fresca en el lugar que sienta que necesita un poco de suavizante. Luego olvídese de que está ahí, y continúe con sus actividades.

Áloe/Acíbar/Sábila (*Aloe vera*). El gel de áloe es astringente y ayuda a sanar las heridas. Usted puede hacer la prueba de aplicarlo en forma tópica en el área anal. Cuando se ingiere, el jugo del áloe es laxante. Los médicos ayurvédicos de la India sugieren tomar media taza de jugo de áloe tres veces al día hasta que los brotes de hemorroides se hayan disipado. Usted puede comprar jugo de áloe en la mayoría de las tiendas de productos naturales. (No trate de preparárselo usted mismo. La parte interna de la hoja misma es un laxante tan poderoso que tratar de hacer uno mismo el jugo puede causar problemas.)

Los médicos alemanes se hacen eco de los ayurvédicos. La Comisión E sugiere el áloe como un suavizante de las heces para los que sufren de hemorroides o tienen fisuras en el ano, o después de una cirugía del ano o del recto. La dosis sugerida es de 0.05 a 0.2 gramos de áloe en polvo, conocido también como extracto seco. Esto no es mucho polvo, realmente —solamente una pizca en una taza de té hará efecto. (Este remedio puede teñir de rojo la orina.)

Yo no dudaría en aplicar el gel amarillo de una hoja de áloe cultivada en casa a las hemorroides. Añadiría también un poco de gel (una cucharada o dos) de jugo de ciruelas pasas.

Rusco (*Ruscus aculeatus*). Esta hierba leñosa tiene una larga historia como tratamiento para los problemas venosos como las hemorroides y las venas varicosas. La planta contiene sustancias químicas llamadas ruscogeninas, las cuales poseen propiedades antiinflamatorias y vasoconstrictoras. Yo haría la prueba con cinco cucharaditas colmadas de la raíz en una taza de agua hirviendo para tomar; usted puede endulzar el té con miel. Y para una aplicación tópica, yo usaría una tintura de la hierba hecha con alcohol.

❧ **Castaño de la India (*Aesculus hippocastanum*).** La corteza de este árbol contiene varias sustancias químicas que ayudan a tratar las hemorroides. La esculina y la escina refuerzan las paredes de los vasos sanguíneos, reduciendo el riesgo de más hemorroides. Otras sustancias químicas de esta hierba poseen cualidades antiinflamatorias.

Algunos experimentos han mostrado que el castaño de la India sí ayuda a aliviar los síntomas de las hemorroides. Alrededor del 5 al 10 por ciento de las sustancias químicas activas son absorbidas por el cuerpo si usted toma esta hierba por vía oral. Sólo hay un problema: esta hierba contiene tanino, el cual tiende a contribuir al estreñimiento si la bebe. Pero usted puede usar el té preparado con esta hierba para aplicarlo a las hemorroides. O puede preparar una cataplasma, humedeciendo la corteza o las semillas pulverizadas y aplicando la pasta resultante directamente al área afectada.

❧ **Aceites esenciales surtidos.** Los aromaterapeutas sugieren añadir una o dos gotas de cualquier cantidad de aceites de esencias al aceite vegetal; después aplican este ungüento al área del ano. Yo sugeriría usar como base un aceite emoliente, tal como el aceite de almendra. Para los aceites de esencias, yo probaría el ciprés, enebro (nebrina, tascate), lavanda (espliego, alhucema), limón o romero. (Recuerde, sin embargo, que no debe ingerir los aceites esenciales, porque aun una pequeña cantidad puede resultar tóxica.)

❧ **Hierbas surtidas.** También compartiré con usted dos tratamientos para las hemorroides recomendados por dos herbolarios en los que confío, ambos autores de buenos libros sobre la medicina basada en las hierbas.

El farmacólogo de hierbas Daniel Mowrey, Ph.D., autor de *The Scientific Validation of Herbal Medicine* (La validación científica de la medicina a base de hierbas) y de *Herbal Tonic Therapies* (Terapias de tónicos de hierbas), sugiere preparar un té para aplicación tópica, usando geranio, que es un astringente. Dice que también se deben incluir

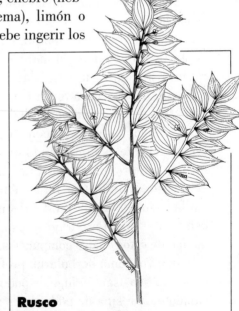

Rusco

Esta hierba se puede obtener en forma de raíz pulverizada o en tintura.

321

hidraste/sello dorado/acónito americano (un vasoconstrictor); el gordolobo/verbasco (un suavizante); corteza de olmo/olmedo (un suavizante); y el hamamelis (un astringente). Usted puede usar cualquier cantidad de estos ingredientes.

David Hoffmann, un famoso herbolario británico y autor de *The Herbal Handbook* (El manual de las hierbas), recomienda usar un ungüento (pomada) tópico hecho de caléndula, manzanilla, milenrama (real de oro, alcaina), llantén y corazoncillo (hipérico) después de cada vez que se haga de vientre. Pruebe a mezclar una cucharadita de cada hierba en polvo con suficiente aceite emoliente (de almendras) para formar una pasta; luego aplíquesela.

Herpes genital y herpes labial

El teléfono sonó. Era una mujer que sufría de herpes genital y quería saber si el jugo de las raíces de podofilo curaba las llagas de esta enfermedad.

La verdad es que siempre ando recibiendo una gran cantidad de preguntas extrañas, pero normalmente detrás de ellas siempre hay una buena razón. Esta mujer en particular hacía unos cuantos meses que me había escuchado hablar durante un seminario sobre la medicina alternativa chaminística. En ese tiempo, yo había mencionado cuatro compuestos que existen en podofilo que se unen para atacar juntos al virus del *herpes simplex.* Lo interesante es que cuando uno usa estos cuatro compuestos individualmente, la reacción que cada uno tiene contra el herpes es mucho menor. En este caso, la industria farmacéutica no puede sacar un solo ingrediente "milagroso" de la hierba. Es decir, con el podofilo, es un todo o nada; o se usa la hierba entera, o no se usa, porque su efectividad está en la combinación de estos cuatro compuestos. Esto sucede con muchas hierbas, y es por esto que yo, como herbolario, prefiero usarlas enteras. Yo le aconsejé a esta mujer que no usara el jugo de podofilo porque este puede ser cáustico, y francamente, la resina de podofilo es peligrosa. Sin embargo, no la dejé sin opciones. Le dije que usara otra hierba para su problema, el toronjil. Pero antes de entrar de lleno en el tema de las hierbas antiherpes, primero vamos a examinar esta maldita enfermedad.

Conozca al enemigo

El *herpes simplex* se manifiesta en dos formas, el herpes labial y el herpes genital. Este virus es primo de herpes zoster, el cual causa otra clase de lesiones de la piel dolorosas con el mismo nombre. Alrededor de la boca se desarrollan llagas, generalmente en los labios. En la mujer, el herpes genital se desarrolla en la vagina, el cuello del útero y a su alrededor. En el hombre, se manifiesta en el pene y a su alrededor. En ambos sexos, este se desarrolla también alrededor del ano. El herpes es bien contagioso, y exhibe más o menos el mismo patrón de desarrollo tanto en la boca como en los genitales. Los primeros síntomas típicamente ocurren después de cuatro a siete días del contacto inicial con el virus. Estos incluyen punzadas dolorosas, ardor o una comezón constante, seguidos en cuestión de un día o más por el desarrollo de unos granos parecidos a los del acné sobre la piel ya enrojecida. Estos granos se convierten en ampollas dolorosas que arden, se revientan y después sangran y segregan un pus amarillo. De cinco a siete días después de las primeras punzadas se forma una costra en las llagas y comienzan a sanarse.

Las personas con las llagas vivas, sin costra, propagan el virus y son contagiosos. Pero el virus igualmente se propaga cuando comienza la picazón y mucho antes que las llagas sean visibles. Esta es una de las razones por la que tanta gente sufre de herpes. Las personas infectadas con herpes no siempre pueden saber cuándo están contagiosos. Aunque la mayoría de la gente desarrolla llagas en una semana después de la infección, es posible haber sido infectado por el virus por mucho tiempo y no haber desarrollado llagas. Alrededor del 30 por ciento de la población adulta estadounidense ha sufrido de herpes oral o genital. A veces las llagas vuelven a desarrollarse periódicamente. Muchas veces brotan una vez y no vuelven a manifestarse. En otros casos brotan por corto tiempo y desaparecen. Probablemente todos portamos el virus, pero en la mayoría de las personas no se desarrolla. Técnicamente, hay dos clases de virus herpes, una de ellas originalmente fue considerada oral y la otra genital. Pero la práctica del sexo oral puede propagar ambas, de la boca a los genitales y viceversa. Como podemos deducir, la distinción entre ambas formas no tiene mucha importancia. Además, ambas formas responden al tratamiento de las mismas hierbas.

Remediándolo con La farmacia natural

Ahora vamos a echarle un vistazo a las hierbas antiherpes. Aquí están los combatientes principales.

✸✸✸ **Toronjil/Melisa (*Melissa officinalis*).** Las propiedades antivirales y antiherpes que ha demostrado el toronjil parece que resultan de unos compuestos en la hierba, incluyendo los taninos, que se llaman polifenoles. A continuación explicaré cómo estos compuestos trabajan juntos para controlar la erupción del herpes.

Las células del cuerpo tienen receptores. Los virus del herpes se pegan a estos receptores cuando tratan de apoderarse de las células. Los compuestos polifenoles pueden pegarse a estos receptores también. Ellos "se cuelan" en los receptores de las células y no dejan que los virus se peguen a las células, lo cual previene que la infección se pase de una célula a otra y luego al cuerpo entero.

Este es un tratamiento herbario de primera. De hecho, yo le dije a la mujer que desesperadamente buscaba algo que le sanara las llagas del herpes que yo personalmente recomendaba hacer un té de mentas mixtas con mucho toronjil. Ella puede tomar el té y luego aplicar los residuos de las bolsas del té directamente en sus llagas.

Las mentas, especialmente el toronjil, contienen vitaminas antioxidantes y selenio, lo cual fortalece el sistema inmune. (Los antioxidantes son productos químicos que luchan con los radicales libres, que son unas moléculas naturales de oxígeno que dañan las células del cuerpo). Todas las mentas también contienen por lo menos cuatro compuestos antivirus que atacan al virus del herpes.

No hace mucho tiempo, en Perú, el naturópata Stephen Morris, N.D., le enseñó a nuestro Taller de Medicina Amazónica cómo hacer nuestros propios ungüentos (pomadas) para el herpes. Cuidadosamente calentamos un poco de aceite de oliva o manteca de corojo y le añadimos cera de abeja derretida a una proporción de 1 a 4. A la crema resultante le añadimos polvo de toronjil, la mezclamos y colamos, y luego la dejamos enfriar.

Sin embargo, usted no tiene que hacer un ungüento tan complicado como el nuestro. Varro Tyler, Ph.D., decano y profesor emérito de la farmacognosis (los estudios farmacéuticos de los productos naturales) en la Universidad Purdue en West Lafayette, Indiana, y autor de *The Honest Herbal*, (El manual sincero de hierbas) tiende a ser conservador cuando se trata de las hierbas. El Dr. Tyler dice que usted puede obtener resultados usando aplicaciones tópicas de té de toronjil, las cuales puede preparar usando de dos a cuatro cucharaditas de la hierba por cada taza de agua hirviendo. Entonces aplíquelas unas cuantas veces al día con una bola de algodón. "Este tratamiento es probablemente tan efectivo como cualquier otro remedio escogido por uno mismo para el herpes labial", dice el Dr. Tyler.

Equinacia/Equiseto (varias especies). Se ha demonstrado en varios estudios que la equinacia tiene cualidades tanto antivirales como estimulantes del sistema inmunológico.

Considere por ejemplo el siguiente caso que fue reportado en el *British Journal of Phytotherapy* (La Revista Británica de la Fitoterapia): después de haber sufrido por 12 años de herpes genital recurrente, un hombre tomó equinacia. Él descubrió que si la tomaba de una a dos horas después de notar el escozor inicial, sufría mucho menos dolor y la erupción se detenía.

Los herbolarios generalmente recomiendan que se tome equinacia en forma de tintura. Añada aproximadamente media cucharadita de la tintura al té o al jugo y tómesela tres veces al día.

Algunas tinturas son una mezcla de equinacia e hidraste (sello de oro, aconito americano), la cual también tiene beneficios antimicrobiales y estimulantes para el sistema inmunológico. Aunque la la equinacia puede causar que la lengua pique o se adormezca temporalmente, este efecto es inofensivo. Algunos herbolarios cuentan con esta reacción para asegurarse de que están usando equinacia y no otro adulterante. (Los adulterantes en los preparados de hierbas comerciales son un problema continuo que tenemos.)

➤➤ Hierbas de la familia de las mentas. El toronjil (melisa) no es la única menta con propiedades antivirus y antiherpes. Hay un montón más de hierbas en esa familia que son casi tan efectivas como el toronjil.

Permítanme en este momento promover mi propio invento llamado "Té antiherpes", el cual está hecho de varias hierbas que son miembros de la familia de las mentas: hisopo, toronjil, orégano, romero, salvia, *self-heal* (*Prunella vulgaris*; su nombre en inglés significa 'curarse uno mismo', y está ampliamente disponible) y tomillo.

Para preparar el té, llene una cacerola a la mitad con agua. Caliente el agua hasta que hierva, entonces añádale hojas frescas de toronjil hasta que la cacerola esté como a tres cuartos de llena. Si no tiene acceso a hojas frescas, puede usar aproximadamente un cuarto de taza de toronjil seco. (Esta es una cantidad inusualmente alta de hierba para preparar té, pero la verdad es que usted necesita usar mucho de ella para conseguir la acción antiviral.) Al toronjil y agua añádale dos partes de orégano seco y de *self-heal*, y una parte de hisopo, de romero, de salvia y tomillo.

Aparte del toronjil, las cantidades específicas de las otras hierbas no tienen mucho que ver; solamente asegúrese de que use cantidades de orégano y de *self-heal* que sean el doble de las cantidades usadas de las otras hierbas. Finalmente, échele un poquito de raíces de regaliz (orozuz) para endulzar el té y déjelo en infusión por 20 minutos.

Esta mezcla contiene una docena de compuestos que son activos contra el herpes. La lista de sustancias químicas en esta poción es impresionante, pero yo creo que usted debe saber lo que está obteniendo como resultado de la elaboración de este té: ácido cafeíco, geraniina, ácido glicirrízico, glicirrizina, lisina, ácido protocatecuíco, quercetina, ácido rosmarínico, ácido tánico, timol, tocoferol y cinc.

✎✎ Ají/Chile/Pimento picante (*Capiscum*, varias especies). El ingrediente picante en el pimento picante es la capsaicina. Estudios en animales de laboratorio han comprobado que la capsaicina puede prevenir brotes de herpes en el ojo por hasta casi dos meses y los preparados tópicos de capsaicina como *Zostrix* y *Capzasin-P* se usan para aliviar el dolor de herpes zoster. (Si usted usa la crema de capsaicina, siempre lávese las manos bien después de usarla para evitar la posibilidad de llevarla a los ojos. Además, debe hacerse una prueba en una pequeña área de la piel antes de usarla. Si experimenta irritación, deje de usarla.

Yo no recomendaría poner pimienta de cayena sobre cualquier llaga de herpes, especialmente las que están en los ojos, ya que verdaderamente puede doler bastante. Pero, ¿por qué no sazona a su propio "Té antiherpes" con salsa de pimiento picante? Aunque se lo está tomando en vez de estar aplicándoselo, aun así aprovecharía los ingredientes activos.

✎✎ Corazoncillo/Hipérico (*Hypericum perforatum*). Un compuesto de corazoncillo, hipericina, ayuda a matar el *herpes simplex* y varios otros virus. Aunque los ungüentos que contienen hipercina son efectivos contra las llagas del herpes, usted no necesita comprar uno. Trate de preparar un té fuerte y después que se enfríe, aplíqueselo con una bola de algodón.

✎ Ajo (*Allium sativum*). En análisis de laboratorio, el ajo ha presentado efectos viricidales contra ambas clases de los virus de herpes y muchos otros virus, incluyendo a aquellos que causan los resfriados (catarros) la gripe. Usted puede preparar un té con ajo, pero probablemente le va a gustar más si le añade unos cuantos dientes triturados a un plato de pasta o a una ensalada verde.

✎ Aminoácidos. Ahora vamos a explorar el campo nutricional un poco. Un aminoácido llamado arginina se considera necesario para que los virus se puedan reproducir. Grandes cantidades de otro aminoácido, la lisina, en proporción con la arginina, supuestamente suprime la reproducción viral. Por tanto, aquellos que valoran esta teoría buscan alimentos altos en lisina y bajos en arginina. Varias plantas tienen proporciones de alto contenido de lisina y bajo contenido de arginina, incluyendo la fruta estrella (casi un 4:1), la papaya/lechosa/fruta bomba (cerca de 3.1) y la toronja (pomelo), el albarichoque (chabacano), la pera, la manzana y los higos (todos estos con una proporción de alrededor de 2:1).

Mucha gente toma un suplemento diario de 1,300 miligramos de lisina a la primera insinuación de erupción de herpes. Tomaría un poco mas de 2 libras (896 g) de berro (mastuerzo). Aunque no le convendría comer tanta cantidad de berro, hay varias otras comidas que le darían una dosis bastante abundante de lisina.

Una taza de frijoles (habichuelas) negros, lentejas, frijoles de soya, o *winged beans* aporta mas de 2,500 miligramos de lisina. Si usted está preparando sopa de frijoles con estos ingredientes, sazónela bien con salsa de pimiento picante para una acción antiherpes adicional.

✎ **Aceites esenciales surtidos.** Los aromaterapeutas notan que las combinaciones de aceites esenciales, tales como el limón y el geranio o el eucalipto y la bergamota, pueden ser útiles contra el herpes si se aplican a la primera señal de un brote. Algunos aromaterapeutas dicen que el aceite de la rosa y el aceite de toronjil ha contribuido, en algunos casos, a la eliminación completa de las lesiones del *herpes simplex*, a veces después de tan sólo una aplicación.

Esta alternativa parece que vale la pena probarla. Usted se puede aplicar cualquiera de estos aceites en la piel usando una bola de algodón.

Advertencia: Los aceites esenciales son extractos altamente concentrados de las plantas. Asegúrese de no ingerirlos nunca a menos que hayan sido recetados por un herbolario o aromaterapeuta de confianza. Las cantidades pequeñas de algunos aceites, hasta en cantidades tan pequeñas como una cucharadita, pueden ser mortales.

✎ **Combinaciones de fármacos y hierbas.** Les contaré unas noticias sobre un estudio sorprendente realizado por unos científicos japoneses. Ellos combinaron la med-

---

Sabiduría europea

Algunas personas se creen que en este país tenemos lo mejor de todo, pero no es así. Cuando se trata de hierbas, los productos en el mercado europeo son mucho mejores que los nuestros. Un ungüento de hierbas para el tratamiento del herpes, el cual se consigue por toda Europa, contiene toronjil como el ingrediente activo. El contenido de la hierba es bastante concentrado —700 miligramos de hojas secas por cada gramo de ungüento. En un riguroso análisis científico de 116 personas con herpes, el ungüento que contenía toronjil fue 2.5 veces más efectivo que una crema similar sin la hierba (un placebo). El producto herbario fue especialmente efectivo cuando se comenzó el tratamiento temprano, justo cuando las llagas empezaban a salir. En otro estudio en que participaron 115 personas usando toronjil, el 96 por ciento se curó completamente en 8 días sin ningún efecto secundario significativo. Normalmente, toma de 10 a 14 días para que las llagas del herpes sanen. Si yo padeciera de herpes, y si la crema europea de toronjil se consiguiera aquí, yo la probaría. Lamentablemente, no es así, por tanto me quedo con el toronjil de mi jardín.

icina farmacéutica contra el herpes, el aciclovir (*Zovirax*), con cualquiera de los siguientes cuatro extractos herbarios ricos en tanino: el *avens* japonés (*Geum japonicum*), el zumaque javanés (*Rhus javanica*), los clavos de olor (*Syzygium aromaticum*) y la chébula (*Terminalia chebula*). El tratamiento de combinación funcionó significativamente mejor que el aciclovir solo o las hierbas solas. Debido a que el aciclovir es un fármaco que sólo se puede conseguir con una receta, usted tiene que pedirle a su médico que se la deje probar.

➤ **Bebidas curativas.** El té y los jugos de manzana, arándano agrio, uva, pera, ciruela y fresa parecen ayudar a matar los virus. Normalmente, los taninos son los componentes activos en estos jugos. Su mejor opción entre los jugos puede que sea el jugo de pera, dado que esta fruta es rica en el ácido cafeíco antiherpes.

Herpes zoster

El herpes zoster es la viruela de la niñez que de nuevo le está lanzando un ataque. Tanto la viruela como el herpes son causados por el virus herpes. Después de que se sane la viruela, el virus se queda en el cuerpo, durmiendo en las células nerviosas. Por razones aún desconocidas, este virus puede reaparecer años después como herpes zoster.

Los síntomas incluyen un doloroso sarpullido que muchas veces aparece en el torso o en la cara. Después de unos días se forman unas ampollas como las de la viruela, entonces se encostran totalmente y eventualmente después de dos o tres semanas se sanan. Todo eso suena como esa enfermedad de la infancia, ¿no? Bien, pero casi en la mitad de los que desarrollan herpes zoster, el dolor persiste por meses y muchas veces por años. Esto se llama neuralgia posherpética. Muy a menudo el dolor es fuerte.

Herpes zoster es especialmente común entre las personas mayores de 60 años o en aquellos que tienen un funcionamiento inmune bajo, como las personas que están recibiendo quimioterapia para el cáncer. Si usted desarrolla herpes zoster, debe consultar a su médico inmediatamente para recibir un tratamiento.

Remediándolo con La farmacia natural

La naturaleza nos ha dado ciertas hierbas que pueden ayudar en el tratamiento de enfermedades virales. Si yo desarrollara herpes zoster, probaría cualquiera de estos remedios.

◥◥◥ Toronjil/Melisa (*Melissa officinalis*). Los herbolarios recomiendan muchas hierbas que son parte de la familia de las mentas, especialmente el toronjil, para el tratamiento de herpes. Hay una buena razón para esto. Se ha comprobado que el toronjil tiene efectos sobre algunos virus de la familia del herpes. Varro Tyler, Ph.D., decano y profesor emérito de farmacognosia (los estudios farmacéuticos de los productos naturales) en la Universidad Purdue en West Lafayette, Indiana, sugiere usar el toronjil para el tratamiento de infecciones virales.

Las llagas del herpes labial son causadas por un virus parecido al virus que causa el herpes zoster; en realidad, los dos virus pertenecen al mismo género. En un estudio diseñado con 116 personas con llagas de herpes, una crema de toronjil curó las llagas sustancialmente mejor que una crema inactiva (un placebo).

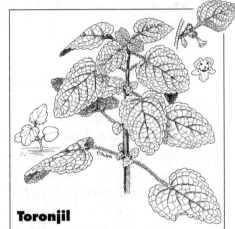

Toronjil

Esta hierba, miembro de la familia de las mentas, ayuda a combatir los virus del herpes.

Hay un producto europeo antiherpes que contiene 700 miligramos de extracto de hojas de toronjil por cada gramo del ungüento con base de crema. Se ha demostrado que este reduce en varios días el tiempo de curación de las llagas del herpes. De acuerdo con el Dr. Tyler, usted puede lograr los mismos resultados con un té hecho con dos cucharaditas de hojas secas por cada taza de agua hirviendo. Aplique el té directamente al sarpullido con un pedazo de algodón varias veces al día.

Para el herpes zoster, yo sugeriría tratar con un té mixto de mentas hecho con mucho toronjil más otras mentas que tenga a mano, como hisopo, orégano, menta (hierbabuena), romero, salvia, *self-heal*, menta verde o tomillo. También agréguele al té un poco de regaliz (orozuz). Una bebida como esta puede contener unos cuantos compuestos antivirales y antiherpéticos. Yo sugiero tanto beber el té como aplicarlo directamente en el sarpullido.

◥◥◥ Ají/Chile/Pimiento picante (*Capsicum*, varias especies). El ingrediente más activo en el pimiento picante, la capsaicina, sí que pone la cosa caliente para la neuralgia posherpética. La capsaicina alivia al bloquear los signos de dolor de los nervios debajo de la piel. Estudios sobre un ungüento con contenido de capsaicina presentó tan buenos resultados que hace unos pocos años atrás, la Dirección de Alimentación y Fármacos (*FDA* por sus siglas en inglés) aprobó cremas comerciales como *Zostrix* y *Capzasin-P*, que contienen esta sustancia.

Si quiere, usted puede comprar los productos comerciales. Pero si se quiere ahorrar unos pesitos, simplemente mezcle polvo de pimiento picante con cualquier crema blanca para la piel hasta que la combinación se vuelva rosada. Entonces, aplíquesela. Después del uso, asegúrese de lavarse bien las manos para que no le entre en los ojos u otra área sensitiva. Antes de usar esta combinación, haga una prueba con ella en un área pequeña de la piel. Si le causa irritación, no la use.

Escutolaria baikal (*Scutellaria baicalensis*). Hecha polvo y mezclada con agua, la raíz de esta planta era usada como un tratamiento casero en la China para el herpes zoster. Tiene una acción antiviral conocida. Me parece que vale la pena probarla.

Angélica china (*Angelica sinensis*). También conocida como *dang-quai*, esta hierba es conocida en Asia como la mejor hierba para los problemas menstruales y otros problemas de la salud femenina. Además de esto, los chinos han usado el polvo hecho de sus raíces para tratar el herpes zoster con buenos resultados. Se puede usar en té o tintura. (No obstante, si está embarazada, no tome esta hierba.)

Regaliz/Orozuz (*Glycyrrhiza glabra*). El destacado naturópata Joseph Pizzorno, N.D., presidente de la Universidad Bastyr en Seattle y coautor de *The Encyclopedia of Natural Medicine* (La enciclopedia de la medicina natural), informa que ha visto gente con herpes zoster cuya inflamación y dolor se les quitó tres días después de haber comenzado la aplicación del ungüento de regaliz en las áreas afectadas. El regaliz contiene bastantes compuestos antivirales e inmunes y parece ser una opción lógica. Si yo tuviera herpes zoster, me tomaría un té no muy fuerte de regaliz y me aplicaría un té fuerte directamente al sarpullido.

Pasionaria/Pasiflora (*Passiflora incarnata*). La pasionaria es un sedante leve, el cual es muy conveniente si el dolor del herpes zoster lo está volviendo loco. También es conocida como una hierba que tiene propiedades activantes contra la neuralgia posherpética. Yo sugiero añadir un poco de esta hierba a un té de toronjil y regaliz.

Bergamota (*Citrus bergamotia*) y otros aceites esenciales. Si a usted le gusta la aromaterapia, podría aplicarse unas cuantas gotas de los aceites eseciales que han sido recomendados para tratar el herpes zoster. Estos incluyen la bergamota, la manzanilla, el eucalipto, el geranio, la lavanda (alhucema, espliego), el limón y el aceite de árbol de té. Ya que algunos aceites fuertes pueden irritar la piel, dilúyalos añadiéndoles unas cuantas gotas a dos cucharaditas de aceite vegetal y aplíquelas directamente al área afectada por el dolor. (Nunca ingiera aceites esenciales, porque la cantidad más pequeña puede ser tóxica.)

❧   **Pera (*Pyrus*, varias especies).** El jugo de pera es rico en antivirales de ácido cafeíco. Si yo padeciera de herpes zoster, comería y bebería pera en grandes cantidades.

❧   **Verdolaga (*Portulaca oleracea*).** Esta hierba tiene una reputación tradicional en la China para el tratamiento del herpes. Es un vegetal delicioso que sabe rico cuando se cocina al vapor como la espinaca. Vale la pena probarla.

❧   **Frijol/Habichuela de soya (*Glycine max*), y berro (mastuerzo) (*Nasturtium officinale*).** La investigación de Jean Carper, autor de *Food: Your Best Medicine* (Alimentos: su mejor medicina), sugiere que tomar dos tabletas de 500 miligramos del aminoácido lisina tres o cuatro veces al día puede ayudar a aliviar los síntomas del herpes zosper.

Si eso es cierto, yo sugiero simplemente que coma más berro y frijoles de soya. En mi base de datos, éstas son las comidas más altas en lisina; contienen el 2.7 por ciento en base a su peso seco. Otros alimentos que contienen lisina, en orden descendente de potiencialidad, incluye los brotes de frijoles negros, el algarrobo, los brotes de lentejas, las lentejas, la espinaca, los frijoles *velvet*, los chícharos (guisantes), las semillas de calabaza, los esparrágos, los frijoles *butter*, el repollo chino, las habas (los frijoles *fava*), el fenogreco (alhova) y el perejil.

Tal vez hasta le interese preparar un poco de mi "Sopa de lisina". Use unos cuantos de los frijoles altos en lisina y espárragos y sazónela con fenogreco, perejil y mucho berro.

Hinchazón

Una editora de una revista de salud femenina me llamó para pedirme ayuda. Aproximándose el plazo de cierre de la edición, su jefe había puesto en duda una afirmación de que el pepino es bueno para las áreas hinchadas, especialmente los párpados hinchados. Ella quería que yo le averiguara si eso era realmente cierto, en una hora, porque su jefe la estaba presionando.

La hinchazón es un agrandamiento de un área localizada, causada por la acumulación anormal de líquido entre las células. Generalmente es el resultado de una infección, una lesión o de la retención o desplazamiento de los líquidos del cuerpo. En jerga médica, la palabra para hinchazón es *edema*, que es la palabra griega para esto. Y a cualquier medicina o cataplasma (emplasto) que reduce la hinchazón se le llama una sustancia antiedematosa.

Ahora yo sé que el pepino tiene una antigua reputación tradicional como sustancia antiedematosa. Sin embargo, esta información no era suficiente para esta editora. Ella necesitaba prueba científica. De manera que, laboriosamente, busqué en mi base de datos y descubrí que sí, efectivamente, el pepino contenía por lo menos dos sustancias antiedematosas: el ácido ascórbico y el ácido cafeíco. Además, contiene un producto químico pariente de la vitamina A, el cual también puede ayudar.

Por supuesto, una vez que empecé, quedé fascinado por todos las sustancias antiedematosas que aparecieron. Le ofrecí la lista, donde aparecían notablemente el jengibre, la piña (ananá) y la cúrcuma (azafrán de las Indias). Pero todo lo que ella deseaba era la verificación del pepino, la cual le entregué, aunque comparado con las otras sustancias antiedematosas, el pepino no es tan fuerte.

Aun así, como resultado de esa búsqueda en la base de datos, puedo ofrecer ahora este consejo: si se le hinchan los párpados, corte dos secciones circulares de pepino frío, acuéstese y póngase las rodajas sobre los párpados cerrados. Puede ser que ayude.

Remediándolo con La farmacia natural

Aparte de las rodajas de pepino, existen varias otras hierbas que también pueden ayudar a reducir la hinchazón.

➤➤➤ **Jengibre (*Zingiber officinale*).** Durante siglos, los médicos ayur-védicos tradicionales de la India recomendaron el jengibre, especialmente para la hinchazón causada por la artritis. Más recientemente, varios investigadores mostraron que las enzimas que ayudan a digerir las proteínas, conocidas como enzimas proteolíticas, tienen también un efecto antiinflamatorio.

De acuerdo con un informe, la sustancia llamada cingibaína, la cual es uno de los componentes más activos del jengibre, es también una de las enzimas proteolíticas más potentes de la naturaleza. Tan sólo un gramo de cingibaína puede ablandar hasta 20 libras (9 kg) de carne.

Un investigador danés informó del caso de una mujer que padecía de artritis reumatoide y que no encontraba alivio tomando corticoesteroides, los cuales se recetan generalmente para tratar el dolor y la hinchazón asociada con esta afección. Ella empezó a tomar 50 gramos de jengibre al día (eso es casi 2 onzas o 25 cucharaditas) y en 30 días informó de una considerable reducción de la hinchazón, así como de un cierto alivio del dolor. "El jengibre", escribió el investigador, "produjo un alivio mayor de la hinchazón, del dolor y la rigidez que los fármacos antiinflamatorios no esteroides".

Por supuesto, 50 gramos de jengibre por día es un montón (y, decididamente, usted no debería tomar esa cantidad si se encuentra embarazada). Pero dado el uso tradicional del jengibre para el tratamiento de la hinchazón artrítica y a la acción proteolítica de esta hierba, me siento inclinado a creer en este informe.

En algunas ocasiones, yo he disfrutado 50 gramos de jengibre acaramelado. Es un caramelo picante que se puede conseguir en muchas tiendas *gourmet*. Estos caramelos de jengibre serían una manera bastante fácil de comer esta cantidad del jengibre si usted desea probar este tratamiento, pero el jengibre también está disponible en cápsulas.

Piña/Ananá (*Ananas comosus*). Esta fruta contiene la enzima proteolítica llamada bromelina. El naturópata Michael Murray, N.D., coautor del libro *Encyclopedia of Natural Medicine* (La enciclopedia de medicina natural) y de varios otros libros académicos sobre la curación por medio de los alimentos y por medios naturales, recomienda tomar el compuesto puro — el cual se encuentra a la venta en las tiendas de productos naturales— para reducir la hinchazón, particularmente la que es causada por las incisiones quirúrgicas y las lesiones traumáticas. La bromelina bloquea la producción de quininas, las sustancias que se producen durante la inflamación y que aumentan la hinchazón y provocan el dolor.

La dosis sugerida por el Dr. Murray es de 400 a 500 miligramos, que se toman tres veces al día, con el estómago vacío. Personalmente, me encanta la piña, y mi recomendación sería simplemente comer más de esta deliciosa fruta.

Uña de gato

Hace poco que esta hierba se hizo disponible en los EE.UU. La uña de gato contiene sustancias que pueden ayudar a aliviar la hinchazón y la inflamación.

Cúrcuma/Azafrán de las Indias (*Curcuma longa*). Los médicos ayurvédicos tradicionales de la India aplican dos partes de cúrcuma y una parte de sal a las áreas hinchadas. Algunos incluyen también jengibre a esta mezcla. La ciencia confirma esta sabiduría antigua. Cuando los investigadores dieron aceite de cúrcuma a los animales de laboratorio, descubrieron que esta hierba tenía un efecto antiinflamatorio, antiedematoso y antiartrítico.

El Dr. Murray celebra a la curcumina, el elemento constitutivo más activo de la cúrcuma, como uno de los agentes antiinflamatorios y antiedematosos más potentes de la naturaleza. Él recomienda tomar 400 miligramos de curcumina pura, tres veces al día. Vuelvo y repito, yo prefiero la alternativa de las hierbas en su forma natural, no sus extractos. Por eso yo sugiero simplemente que se coma más *curry*, el cual tiene mucha cúrcuma.

✺ **Áloe vera/Acíbar/Sábila (*Aloe vera*).** La gente de las Antillas aplican gel de áloe vera para tratar la hinchazón que provoca la retención de agua. Los habitantes de las Bahamas hasta se toman el jugo de áloe con este propósito. Los antillanos también calientan las hojas partidas y aplican el interior caliente de la hoja a los cardenales y a las áreas hinchadas.

El áloe contiene una enzima (bradiquininasa) que ayuda a bajar la hinchazón y a aliviar el dolor. Esta hierba también contiene lactato de magnesio, el cual es una antihistamina, de manera que la hierba puede ayudar también a aliviar la picazón asociada con algunas hinchazones.

✺ **Árnica (*Arnica montana*).** La árnica es una de las hierbas favoritas de los homeópatas para tratar la hinchazón causada por las lesiones deportivas.

En dosis más grandes —más de lo que los médicos homeópatas recomendarían— esta hierba recibe la aprobación de la Comisión E, el grupo de expertos en medicina basada en las hierbas que asesora al gobierno alemán. Este grupo aprueba la aplicación externa de las flores de árnica como un remedio rápido para la retención de agua, los cardenales, las dislocaciones, las torceduras (esquinces) y dolencias reumáticas de los músculos y las articulaciones. La Comisión sugiere que se pongan dos cucharaditas de la hierba seca por taza de agua hirviendo para preparar un té que se use como una solución para lavarse. Usted también puede diluir una tintura (una parte de tintura y tres a diez partes de agua) para usar en compresas.

✺ **Uña de gato (*Uncaria*, especies varias).** La uña de gato es una hierba amazónica que se está volviendo muy popular en los Estados Unidos, y con razón. Dos investigadores me enviaron un informe en el cual ellos hablan sobre varios compuestos (glicósidos del ácido quinóvico) que muestran una actividad antiinflamatoria sistémica. Ellos sugirieron que el extracto de uña de gato era mejor para aliviar la hinchazón que la indometacina (*Indocin*), un fármaco antiinflamatorio no esteroide que se receta a menudo con este propósito.

Mis propios experimentos con la uña de gato no han sido muy positivos que digamos, pero usted puede hacer la prueba y ver si funciona para usted.

✺ **Maíz/Elote/Choclo (*Zea mays*).** Los chinos han usado con éxito el pelo del maíz (*cornsilk*) para tratar la hinchazón causada por la enfermedad de los riñones, de acuerdo con el farmacognosista (farmacéutico de productos naturales) Albert Leung, Ph.D. En un breve estudio de tres meses, en el cual participaron 12 personas que padecían de enfermedad del riñón, la retención de agua desapareció en 9 personas y casi desapareció en otras 2. A estas personas se les daba 2 onzas (56 g) de pelo de maíz seco dos veces por día. El pelo de maíz es un diurético eficaz y por ello resulta muy útil para librarse del exceso de agua.

❧ **Diente de león (*Taraxacum officinale*).** Ya que es un potente diurético, el diente de león puede eliminar el exceso de líquido que causa la hinchazón. Usted puede comer las raíces frescas, las flores y las hojas, o usarlas para preparar un té. También puede comprarlo en cápsulas.

❧ **Rosa multiflora (*Rosa multiflora*).** Ahora esta planta es muy abundante en la parte oriental de los Estados Unidos, y ella figura en los libros de referencia farmacéutica de la China como un buen tratamiento para la hinchazón. Usted puede hacer la prueba tomando un té preparado con dos o tres cucharaditas de la hierba seca por taza de agua hirviendo.

❧ **Margarita (*Bidens pilosa*).** Esta planta pertenece a la misma familia botánica que la matricaria (margaza). Es una medicina tradicional popular en Taiwan para toda clase de enfermedades, desde la gripe hasta la hepatitis. En un estudio realizado con animales de laboratorio, los científicos taiwaneses mostraron que esta hierba tenía una actividad antiinflamatoria significativa. Hace falta realizar más investigaciones, pero me siento intrigado, y estoy a la búsqueda de más informes sobre su eficacia.

Hipotiroidismo

Las hormonas de las tiroides regulan el metabolismo en todas las células de su cuerpo. Por esa razón el no tener suficiente de esta hormona, una afección conocida como hipotiroidismo, puede tener un impacto profundo.

Los síntomas incluyen letargo, depresión, dolores de cabeza, bajas temperaturas en el cuerpo, una sensibilidad anormal al frío, libido disminuida, dificultad en perder de peso, piel seca, períodos menstruales dolorosos, reflejos lentos, papera e infecciones recurrentes.

El hipotiroidismo varía en su intensidad, de síntomas menores y casi no notables a una afección severa y posiblemente mortal conocida como mixedema. Muchas de las llamadas "enfermedades de alergias" pueden en realidad ser debidas a los trastornos de las tiroides.

La glándula de las tiroides está localizada en el cuello exactamente detrás y abajo de la nuez de Adán. Su producción de hormonas depende de tres cosas: la disponibilidad del mineral yodo, la salud de la glándula misma y la cantidad de la hormona estimuladora de las tiroides (*TSH* por sus siglas en inglés) que circula por el cuerpo. La TSH es liberada por la glándula pituitaria, la cual está localizada en el centro del cerebro. Normalmente, a medida que aumentan los niveles de TSH, los niveles de las hormonas de las tiroides en el cuerpo aumentan acordes hasta alcanzar un equilibrio. Si las tiroides no están funcionando adecuadamente, la pituitaria libera más TSH en un vano esfuerzo de corregir la situación.

Las enfermedades de las tiroides afectan a más de seis millones de americanos. Las mujeres, especialmente las de edad avanzada, tienen ocho veces más probabilidad que los hombres de sufrir de hipotiroidismo.

Si su glándula de las tiroides no está funcionando adecuadamente, usted necesita que un médico le haga un diagnóstico y que le recete el medicamento apropiado.

Remediándolo con La farmacia natural

Yo no recomiendo hierbas como el tratamiento principal para ninguna afección de las tiroides. No obstante, las alternativas naturales pueden ser un complemento valioso para los medicamentos. Además de lo que su médico recomiende, usted podría considerar varios remedios naturales.

Las hierbas que yo más recomiendo para esta enfermedad son: licipio, toronjil (melisa), *self-heal* y verbena. Aunque parezca mentira, estas mismas hierbas ayudan con la enfermedad de Graves, una afección que implica el tener demasiado hormona de las tiroides. Esto sucede porque estas hierbas parecen tener la capacidad de normalizar los niveles de la hormona de las tiroides sin importar si el nivel es alto o bajo. (Para otros detalles sobre estas hierbas medicinales, vea la página 240). Aquí hay algunas otras alternativas naturales para combatir el hipotiroidismo.

✎ **Genciana (*Gentiana officinalis*).** El farmacólogo de hierbas, Daniel Mowrey, Ph.D., autor de *The Scientific Validation of Herbal Medicine* (La validación científica de la medicina a base de hierbas) y *Herbal Tonic Therapies* (Terapias de tónicos de hierbas), quien es un herbolario que yo respeto, dice que la genciana "aporta principios amargos que se conocen que normalizan el funcionamiento de las tiroides". Él sugiere usar la genciana como el ingrediente principal en su propia fórmula para las tiroides, que es una combinación de genciana, pimienta de cayena, musgo irlandés, kelp (alga marina) y palmera enana (palmita de juncia). Si yo sufriera de hipotiroidismo no tuviera dudas en tomar esta combinación.

✦ **Kelp (*Fucus vesiculosis*).** El kelp es alta en yodo, un mineral clave que el cuerpo tiene que tener para poder producir las hormonas de las tiroides. El urólogo James Balch, M.D. y su esposa Phyllis, quien es una asesora de nutrición certificada, totalmente recomiendan el kelp para tratar el hipotiroidismo.

El uso del kelp en su dieta probablemente no le va a perjudicar. Usted puede comprar kelp en polvo en una tienda de productos naturales para sazonar sus alimentos. También podría echar un poco de kelp en sus sopas o ir a un restaurante japonés y ordenar *sushi*, el deleite asiática que se sirve envuelto en kelp.

✦ **Mostaza (*Brassica nigra*, *Sinapis alba* y otras).** Además de tener un alto de contenido de yodo, las hormonas de las tiroides están hechas del compuesto tirosina. Las verduras de mostaza son la mejor fuente de tirosina que conozco, con un 1.9 por ciento en base a su peso seco. Hay varios otros alimentos que contienen tirosina, en orden descendente de su potencia, son: las semillas de *velvet beans*, el algarrobo, los *winged beans*, los brotes de frijoles (habichuelas), los lupinos, los frijoles de soya, la avena, los cacahuates (maníes), la espinaca, el berro (mastuerzo), las semillas de sésamo (ajonjolí), la calabaza *butternut*, la chaya, los cebollines (*chives*), las habas (frijoles *fava*), el quenopodio (*lamb's-quarters*), el bledo (amaranto), las semillas de calabaza, los chícharos (guisantes), y el repollo.

Junto al yodo del kelp, la tirosina en cualquiera de estas plantas puede contribuir al aumento de la producción de la hormona de las tiroides llamada tiroxina. Me parece una buena idea hacer una sopa sabrosa con kelp, las verduras de mostaza, la espinaca, las semillas de sésamo, la calabaza, y los frijoles. O usted podría probar una ensalada con verduras de mostaza, espinaca, quenopodio, brotes de frijoles, rábanos, semillas de calabaza y semillas de sésamo.

✦ **Rábano (*Raphanus sativus*).** Los rábanos han sido usados por mucho tiempo en Rusia para tratar las dos clases de enfermedades de las tiroides, de acuerdo con el antropólogo médico John Heinerman, Ph.D., autor de *Heinerman's Encyclopedia of Fruits, Vegetables and Herbs* (La enciclopedia de Heinerman de las frutas, vegetales y hierbas). Investigadores rusos le dijeron que uno de los compuestos químicos del rábano, la rafanina, ayuda a mantener el nivel de las hormonas de las tiroides en equilibrio. Con suficiente rafanina circulando en la sangre, la glándula es menos propensa a sobreproducir o a producir una cantidad insuficiente de estas hormonas.

✦ **Corazoncillo/Hipérico (*Hypericum perforatum*).** Como muchos productos farmacéuticos antidepresivos, esta hierba es un inhibidor de la oxidasa monoamina (*MAO* por sus siglas en inglés). La depresión es un síntoma común del hipotiroidismo, y los inhibidores de la MAO pueden ayudar a levantar el ánimo. Aunque esta hierba trata un síntoma común del hipotiroidismo, no la enfermedad misma, tal vez pueda ayudarlo si usted sufre de depresión. (Para otras hierbas que ayudan con la depresión, vea la página 160).

Las personas que están tomando inhibidores de MAO o que regularmente usan hierbas que contienen inhibidores de MAO deben evitar ciertas cosas, como por ejemplo las bebidas alcohólicas y las comidas ahumadas o encurtidas. También deben evitar algunos medicamentos, entre ellos los remedios para resfriados (catarros) y la fiebre de heno, las anfetaminas, los narcóticos, el triptófano y la tirosina. Además, las mujeres embarazadas no deben tomar el corazoncillo, y todos deben evitar exponerse directamente al sol mientras lo estén usando, ya que esta hierba puede hacer que la piel sea más sensible a la luz solar.

✦ **Nuez (*Juglans*, varias especies).** Entre los remedios caseros en Turquía, las nueces son usadas como remedio para tratar varios trastornos glandulares, incluyendo los problemas de las tiroides. Parece que esto tiene cierta validez. En un estudio realizado, el jugo fresco de la nuez verde duplicó los niveles de tiroxina. Una decocción (cocimiento) de nueces verdes que se prepara hirviéndolas por 20 minutos aumentó la tiroxina en por lo menos un 30 por ciento.

Usted tal vez pueda recibir algunos beneficios de las nueces simplemente al disfrutarlas puñado por puñado, o también podría agregar el aceite de nuez a los aliños (aderezos) de las ensaladas. Sin embargo, aunque no guste mucho al paladar, la cáscara verde de la nuez es la parte que tiene la mayor probabilidad de ser efectiva.

Indigestión

Hace unos 30 años, mi familia y yo vivimos por un tiempo en Panamá. Mientras ellos se quedaron en la ciudad de Panamá, yo viajaba por el bosque tropical, algunas veces alimentándome de la naturaleza.

Después que salí de la selva y regresé a la civilización, la difunta antropóloga, Reina Torres de Araús, tenía la costumbre de invitar a nuestra familia a su casa en Los Cumbres para unas cenas fabulosas. Después de las cenas, ella nunca servía café, sólo té de manzanilla. Tengo que confesar que en aquel entonces yo no apreciaba la lógica que tenía el terminar una comida con esta bebida tan rica.

Pero ahora sí. La manzanilla es algo que los herbolarios llaman un carminativo, es decir, una medicina que alivia los problemas del estómago. Esta hierba es especialmente buena para la indigestión, y también calma los nervios. En Latinoamérica, algunas personas toman té de manzanilla antes de irse a la cama para que les ayude a dormir.

Remediándolo con La farmacia natural

Hay cientos de hierbas que ayudan un poco para el alivio de esos dolorcitos de estómago. Aquí hay unas cuantas de las que yo recomiendo.

❧❧❧ Manzanilla (*Matricaria recutita*). La Comisión E, el grupo de científicos alemanes que hace las recomendaciones sobre la efectividad y el uso seguro de las hierbas, considera que la manzanilla es efectiva para aliviar muchos problemas gastrointestinales, entre ellos la indigestión. El Dr. Andrew Weil, profesor en el Colegio de Medicina de la Universidad de Arizona en Tucson y el autor del libro *Natural Health, Natural Medicine* (Salud natural, medicina natural), dice que los mejores remedios caseros para un estómago descompuesto es el té de manzanilla o de menta (hierbabuena). Personalmente, yo prefiero el de menta, pero ambos son efectivos.

Aunque está bien tomar té de manzanilla, probablemente la tintura es más efectiva. El té de manzanilla tiene solamente de un 10 a un 15 por ciento del aceite esencial carminativo de la hierba, mientras que la tintura preparada con alcohol de una graduación alcohólica de a 50 por ciento (*100 proof*), tiene mucho más.

❧❧❧ Menta/Hierbabuena (*Mentha piperita*). La mayoría de los herbolarios, incluyéndome a mí mismo, apreciamos mucho la capacidad de la menta para aliviar la indigestión. Sin embargo, en 1990, la Dirección de Alimentación y Fármacos (*FDA* por sus siglas en inglés) dijo que la menta no servía para los problemas estomacales. Esto no quiere decir que la menta no sirve para nada. Francamente, esto significa que esta evaluación de la FDA no sirvió para nada.

La Comisión E aprueba el uso de té de menta para tratar la indigestión. Si tengo que decidir entre lo que dice la FDA y lo que dice la Comisión E, yo me quedo con los alemanes. Ellos hicieron investigaciones y sí saben de lo que hablan. El té de menta funciona bien, pero siendo yo un campesinito de Alabama, me gustan los cocteles de whisky con menta, y resulta que estos funcionan aún mejor que el té. Varro Tyler, Ph.D., decano y profesor emérito de

DyspepsiKola

Frecuentemente sufro de ataques de indigestión. Yo mezclo algunas de esta tinturas, las cuales garantizo que saben mejor que *Mylanta*. No tengo receta, sólo mezclo mis hierbas de acuerdo con lo que tengo a mano. Estas son las hierbas que yo incluyo: rocío angélica, anís, manzanilla, cilantro, hinojo, jengibre, romero y cúrcuma (azafrán de las Indias) con dos rocíos de dos de las mentas, especialmente mejorana y hierbabuena. Se puede dejar de usar alguna para alterar la mezcla de acuerdo a su gusto personal.

Remoje estas hierbas de un día para otro en el refrigerador en una mezcla de alcohol y agua (un trago de vodka por cada taza de agua destilada). Usted lo puede beber como té o añadir un poco al jugo de piña.

la farmacognosis (los estudios farmacéuticos de los productos naturales) en la Universidad Purdue en West Lafayette, Indiana, señala que muchos de los aceites carminativos en la menta y en otras mentas son relativamente no solubles en agua. Esto quiere decir que el té de menta no contiene muchos de los ingredientes de la planta que alivian el estómago. Sí contiene una cantidad suficiente para hacerlo efectivo, pero una tintura de menta, que se hace con alcohol, contiene más. Así que si por alguna razón usted no quiere tomarse un cóctel de menta, en cambio usted puede usar una tintura. Siga las instrucciones en el paquete.

Angélica (*Angelica archangelica*). De acuerdo a la Comisión E, la raíz de la angélica es buena para el tratamiento de la indigestión, los dolores leves de estómago y la falta de apetito. La dosis diaria recomendada es un té hecho con dos a tres cucharaditas de hierba seca por cada taza de agua hirviendo, o hasta una cucharada de tintura.

Jengibre (*Zingiber officinale*). Los beneficios del jengibre para los mareos causados por el movimiento y la náusea han sido bien comprobados, así que no debe ser una gran sorpresa que la Comisión E haya aprobado el tomar dos gramos (aproximadamente una cucharadita) de jengibre en el té para la indigestión. El jengibre contiene ciertas sustancias químicas (los gingeroles y shogaoles) que no sólo alivian el estómago, sino que también ayudan a mejorar la digestión al aumentar las contracciones musculares intestinales (que se llaman peristalsis) que mueven los alimentos por los intestinos.

Mejorana (*Origanum onites*). Los ingleses disfrutan de sándwiches (emparedados) de mejorana para la indigestión y usan té de mejorana diluido para aliviar los cólicos en los bebés. La mejorana es una menta aromática, por tanto tiene beneficios para la digestión similares a los de la menta.

Cilantro (*Coriandrum sativum*). No en balde el cilantro ayuda a aliviar la indigestión: su aceite esencial es un carminativo, antiséptico, bactericida, fungicida (mata a los hongos) y también es un relajante muscular. Los herbolarios tradicionales valoraban al cilantro, especialmente para contrarrestar las acciones de las hierbas laxantes como el espino cerval, la cáscara, el ruibarbo y la sena (sen), todos los cuales descomponen el estómago. En la Amazonia, el cilantro silvestre (*Eryngium foetidum*), que casi tiene la misma composición química, se añade a las porciones diarias de los frijoles (habichuelas), quizás para aliviar el gas que los frijoles pueden causar.

➤ **Papaya/Lechosa/Fruta bomba (*Carica papaya*) y piña/ananá (*Ananas comosus*).** Estas dos frutas contienen enzimas que descomponen las proteínas. Los naturópatas y los que recomiendan los jugos para mejorar la salud, entre ellos el antropólogo médico, John Heinerman, Ph.D., autor de *Heinerman's Encyclopedia of Fruits, Vegetables and Herbs* (La enciclopedia de Heinerman de las frutas, vegetales y hierbas), sostienen que el jugo de la papaya y la piña es bueno para aliviar la indigestión. Si están en lo cierto, usted se debe beneficiar también comiendo otras frutas que contengan estas enzimas proteolíticas, como por ejemplo el kiwi o unos higos después de las comidas. Si yo padeciera de la indigestión crónica, yo comería estas frutas como postre más a menudo.

➤ **Ají/Chile/Pimento picante (*Capsicum*, varias especies).** Muchas veces, los estadounidenses creen que las especies picantes descomponen el estómago. Pero la mayor parte del resto del mundo sabe más que eso, porque saben que especias picantes como el pimiento en realidad ayudan a aliviar al estómago. El pimiento picante también estimula la digestión.

➤ **Rooibos (*Aspalathus linearis*).** Los médicos del Sur de África recomiendan el té de *rooibos* (se pronuncia *roo-ih-bus*) como un calmante para el estómago que es lo suficientemente suave para tratar el cólico en los bebés, de acuerdo con la desaparecida Julia Morton, D.Sc., una botánica económica. La Dra. Morton, autora de algunos de los mejores libros en el campo de la botánica, entre ellos *The Atlas of Medicinal Plants of Middle America* (El atlas de las plantas medicinales de la región central de América), falleció en un accidente automovilístico en 1996. Su muerte fue una gran pérdida para todos los que estudian las plantas medicinales. Lamentablemente, *rooibos* sólo se puede conseguir en unas cuantas tiendas en los Estados Unidos.

➤ **Hierbas carminativas surtidas.** Hay muchas hierbas carminativas. En mi base de datos yo tengo más de 500, incluyendo todas las plantas mencionadas en este capítulo. La mayoría son apoyadas por algunas investigaciones. También están incluidas las siguientes: agrimonia, ajedrea, ajo, albahaca, alcaravea, apio, apio de monte, artemisa, bardana (cadillo), cardamomo, cebollas, cebollines, chirivía (pastinaca), cilantro, clavo de olor, comino, cúrcuma (azafrán de las Indias), eneldo, espino de trigo, hierba gatera (nébeda, calamento), hinojo, hisopo, laurel, manzanas, marrubio, mejorana, milenrama (real de oro, alcaina), monarda escarlatina (té de Osweogo), nuez moscada, orégano, perejil, perifollo, pimienta de Jamaica (*allspice*), poleo, romero, salvia, té, tomillo, toronjil (melisa) y vainilla. Pruebe cualquiera de estas hierbas para aliviar la indigestión.

✎ **Aceites esenciales surtidos.** Los aromaterapeutas a menudo recomiendan que se inhalen unas pequeñas cantidades de varios aceites carminativos distintos para aliviar un estómago descompuesto. Entre ellos se encuentran los aceites de ajedrea, ajo, albahaca, anís, bergamota, canela, clavos de olor, cilantro, enebro, estragón, hinojo, hisopo, jengibre, lavanda (alhucema, espliego) limón, manzanilla, menta, romero, salvia, y tomillo. No ingiera estos aceites ya que algunos de ellos pueden ser mortales aun en pequeñas cantidades. Se deben utilizar solamente por vía externa.

Infección de VIH (SIDA)

Él era un hombre desesperado que se estaba muriendo del SIDA. Su cuerpo estaba débil, no le quedaba dinero, y su amigo había venido a preguntarme: "¿Qué podemos hacer?"

Habían tratado todos los tratamientos médicos convencionales, pero aun así se le bajaba el conteo de las células T. Las células T son parte del sistema inmunológico. Cuando una persona sufre de SIDA, con el tiempo las células T se eliminan, y la persona queda expuesta a las infecciones oportunistas.

Yo le di mi respuesta habitual. "Yo soy un botánico, no un médico. No receto medicinas."

"Pero Jim", el amigo, suplicó: "¿Qué harías tú si padecieras del SIDA? Tiene que haber algo herbario que tomarías."

Tratamientos de hierbas

La verdad es que sí había unas cuantas cosas y yo las compartí con él. Si yo sufriera del SIDA, yo le dije, yo prepararía un té con corazoncillo (hipérico), orégano, *self-heal* (*Prunella vulgaris*) e hisopo y lo endulzaría con bastante regaliz (orozuz). Tal vez hasta tomaría dos hierbas comprobadas como estimulantes del sistema inmunológico, la equinacia y el astrálago, aunque ya no se recomienda tanto su uso. Finalmente, yo comería mucha cebolla y ajo.

Yo no sé si el hombre con SIDA probó algunas de mis sugerencias, pues su amigo no volvió a comunicarse conmigo. Tal vez él y su amigo eran la misma persona.

Por supuesto, las hierbas no pueden curar el SIDA. Cualquier persona infectada con el virus de inmunodeficiencia (VIH) que lo causa definitivamente debe ser tratada por un médico. Las nuevas combinaciones de medicamentos antivirales que hay ahora en realidad reducen la cantidad del virus en el cuerpo y ayudan a prolongar la vida. Y varias de las infecciones oportunistas, particularmente la neumonía relacionada con el SIDA, pueden ser tanto prevenidas como tratadas.

Pero además de los tratamientos recetados por los médicos, yo también le sugeriría a las personas que sean portadores del virus VIH que prueben ciertas hierbas que estimulan al sistema inmunológico. Yo creo que ellas ayudan. No obstante, creo que usted debe saber que algunos investigadores han sugerido que el estimular el sistema inmunológico también aumenta la ferocidad del ataque de VIH. Sin embargo, basado en lo que hoy día se sabe, yo todavía no estoy convencido de ese punto de vista. Personalmente, yo optaría por lo alimenticio y lo que estimula al sistema inmunológico, especialmente si el conteo de mis células T pareciera responder positivamente. Yo le aconsejaría a cualquier persona con la infección VIH a mantenerse informado de los últimos estudios y actuar de acuerdo al último y mejor de ellos.

Remediándolo con La farmacia natural

Por supuesto, hable con su médico sobre cualquier hierba que usted quiera probar. Aquí hay unas cuantas que tal vez sean útiles.

Regaliz/Orozuz (Glycyrrhiza glabra). El té de regaliz es eficaz contra muchos virus. El compuesto activo en regaliz (la glicirrizina) puede inhibir varios de los procesos envueltos en la duplicación viral, como la capacidad de un virus de penetrar las células huéspedes y a cambiar su materia genética.

En estudios realizados, ha habido indicaciones de que la glicirrizina inhibe el crecimiento del VIH en una probeta. Unos cuantos ensayos clínicos también han producido unos resultados positivos que son interesantes.

En un estudio realizado entre personas que eran portadores del VIH pero sin los síntomas del SIDA, científicos japoneses afirman que la glicirrizina retrasó la aparición de los síntomas relacionados con el VIH.

En otro informe, por un más de un mes se les administró la glicirrizina a gente con hemofilia que habían contraído la infección de VIH a través de transfusiones de sangre. Durante ese tiempo, la cantidad del virus en la sangre disminuyó considerablemente, sugiriendo que el compuesto de la hierba puede que inhiba la duplicación del VIH en la gente.

Finalmente, la glicirrizina parece reducir los efectos secundarios del AZT.

Si tuviera VIH, yo añadiría un pedazo de 1 onza (28 g) de la raíz de regaliz a ¼ de galón (1.9 l) de cualquiera de mis tés a base de hierbas. Otra de mis opciones sería simplemente masticar las raíces de la hierba. Otros tal vez prefieran tomar preparados estandarizados comerciales varias veces al día.

Mientras que el regaliz y sus extractos son seguros en su uso normal en cantidades moderadas —hasta aproximadamente tres tazas de té al día— el uso a largo plazo o el consumo de grandes cantidades puede causar dolores de cabeza, letargo, retención de agua y sodio, pérdida excesiva de potasio y presión arterial alta.

✸✸✸ Orégano (*Origanum vulgare*) y *self-heal* (*Prunella vulgaris*). Según el investigador neoyorquino del SIDA el Dr. Howard Greenspan, muchas muertes de SIDA son causadas básicamente por un proceso conocido como estrés oxidante. Este tipo de estrés es el resultado de daño significativo causado a las células del cuerpo por las moléculas nocivas de oxígeno conocidas como radicales libres.

El Dr. Greenspan sugiere que aumentar el consumo de antioxidantes puede ayudar a mantener la función inmune en las personas que son portadores de VIH. (Los antioxidantes son las sustancias que neutralizan los radicales libres.) Su razonamiento es convincente. Si yo padeciera de VIH, me tomaría una gran cantidad de tés antioxidantes, en particular los que están hechos de *self-heal* y orégano. Entre las 60 hierbas con antioxidantes que yo he estudiado, esas son las dos que más antioxidantes tienen. Y lo mejor de todo es que usted puede añadir regaliz a los tés de esas hierbas, lo cual los hará más dulces y le brindarán los beneficios adicionales de la glicirrizina.

✸✸✸ Corazoncillo/Hipérico (*Hypericum perforatum*). Esta hierba contiene hipericina y pseudohipericina, dos compuestos que son antivirales. Se ha demostrado que estos compuestos son activos contra el VIH —por lo menos en la probeta. De hecho, una mezcla de hipericina y varios derivados de ésta ha sido patentada como un tratamiento para la infección de citomegalovirus, una de las muchas infecciones oportunistas que pueden atacar a las personas con SIDA.

Aparentemente, los investigadores aún tienen mucho trabajo por delante antes de que entiendan el valor terapéutico total de estos dos compuestos en el tratamiento del VIH. En estudios de probetas y de animales, ha sido mostrado que la pseudohipericina reduce la propagación del VIH. Aunque unas cuantas encuestas de personas con SIDA han concedido algún valor a la hipericina, los datos no son claros, así es que tenemos que esperar a ver lo que pasa.

Mientras tanto, usted puede probar el corazoncillo. Yo usaría una tintura hecha de la hierba entera y tomaría de 10 a 30 gotas en el jugo varias veces al día.

El corazoncillo contiene inhibidores de la MAO. La gente que está tomando inhibidores de la MAO, o usando hierbas que los contienen, deben evitar ciertas comidas regularmente, como por ejemplo las bebidas alcohólicas y las comidas encurtidas o ahumadas. También deben evitar ciertos medicamentos tales como los remedios para los resfriados (catarros) o la fiebre de heno, más las anfetaminas, los narcóticos, el triptófano y la tirosina. Usted no debe de tomar corazoncillo si está embarazada, y debe evitar exponerse al sol intenso mientras esté usándolo, ya que esta hierba puede hacer la piel más sensible a la luz solar.

☙ Áloe vera/Acíbar/Sábila (*Aloe vera*). Hay algunas evidencias de que acemannan, que es un potente compuesto del áloe que estimula al sistema inmunológico, puede ser beneficioso en el tratamiento del SIDA.

En estudios con probetas, el acemannan mostró ser activo contra el VIH. Además, puede que reduzca la necesidad del AZT, minimizando así los efectos secundarios producidos por ese fármaco potente.

La cantidad recomendada de acemannan es de hasta 250 miligramos cuatro veces al día. Dosis más elevadas (de hasta 1,000 miligramos por kilogramo del peso del cuerpo por día) no han producido efectos tóxicos en perros y ratas. Según la Fundación Estadounidense para la Investigación del SIDA, "programas pilotos no han revelado efectos tóxicos en el hombre".

Caldo antiviral

Todos los ingredientes en este platillo de vegetales contienen compuestos que ayudan al sistema inmunológico a combatir los virus. Los investigadores han descubierto que la bardana tiene propiedades que específicamente luchan contra el VIH.

3	tazas de agua
1	taza de tallos frescos de bardana, picados en trocitos
1	cebolla, picada en trocitos
5	dientes de ajo, triturados
½	taza de quimbombó fresco, cortado en cubitos
	Sal
	Pimienta
	Cúrcuma

En una cacerola grande, cocine a fuego alto el agua, la bardana, las cebollas, el ajo y el quimbombó hasta que hierva. Reduzca el fuego, tape y cocine a fuego lento hasta que los vegetales estén tiernos. Sazónelo a gusto con la sal, pimienta y cúrcuma.

PARA 2 PORCIONES

Es necesario tomar como alrededor de un litro de jugo de áloe para proveer 1,600 miligramos de acemannan. Personalmente yo tiemblo de tan sólo pensar en beber casi un litro de jugo de áloe al día. Pero si yo padeciera del VIH, tal vez pensaría de otra manera. Usted puede comprar el jugo en la mayoría de las tiendas de productos naturales, pero no trate de prepararlo por su propia cuenta. El jugo puede tener un efecto laxante demasiado poderoso si no se prepara correctamente.

⚘⚘ Astrálago (*Astragalus*, especies diversas). Conocido como *huang qi* en la China, esta hierba que estimula al sistema inmunitario es la versión asiática de la equinacia de América.

Según tengo entendido, el astrálago no ha mostrado ningún efecto contra el VIH, pero es seguro. Si yo padeciera del VIH, le daría el beneficio de la duda basándome en su conocida potencia antiviral contra una gama amplia de otros virus.

En un estudio realizado, diez personas con infecciones virales serias mostraron niveles bajos de las células naturales asesinas (*NKC* por sus siglas en inglés) en sus cuerpos. Las NKC son glóbulos blancos especiales que atacan los microorganismos que producen enfermedades. Los participantes en el estudio fueron tratados con inyecciones de extracto de astrálago por cuatro meses. Comparados con los que no recibieron el extracto, la actividad de sus NKC aumentó considerablemente y también otros componentes del sistema inmunológico se activaron. Sus síntomas mejoraron, y yo creo que las preparados orales tienen efectos similares.

⚘⚘ Rudbequia (*Rudbeckia*, especies diversas). Basándome en su uso tradicional, yo sospeché por años que esta, la flor oficial del estado de Maryland, puede ser un estimulante inmunológico tan fuerte como las especies diversas de equinacia. Mis sospechas fueron confirmadas por un informe investigativo que reportó que los extractos de su raíz estimulan mejor al sistema inmunológico que los extractos de equinacia.

Si padeciera de SIDA, yo haría un té con cinco cucharaditas de hierba seca por cada taza de agua hirviendo y me tomaría una taza dos o tres veces al día.

⚘⚘ Cardo bendito (*Cnicus benedictus*). Según se informa, los compuestos encontrados en esta hierba tienen actividad contra el VIH. Yo no dudaría en dejar en infusión aproximadamente cinco cucharaditas de esta hierba en una taza de agua hirviendo y tomarla dos o tres veces al día.

⚘⚘ Bardana/Cardillo (*Arctium lappa*). Según la *Lawrence Review of Natural Products* (La Revista *Lawrence* de los Productos Naturales), un boletín informativo respetado, los extractos o el jugo de bardana muestran en las probetas una actividad contra el VIH. Hace muy poco, yo disfruté de un platillo llamado "Caldo antiviral" que usa la bardana como ingrediente. Con mucho gusto les brindo la receta de este caldo en la página 345.

Equinacia/Equiseto (*Echinacea*, varias especies). Esta planta, que se parece a la margarita, es originaria de las grandes llanuras en el oeste de los EE.UU. La equinacia es una de las mejores hierbas para estimular el sistema inmunológico. Sus ingredientes activos parecen ser el ácido cafeíco, el ácido chicórico y la equinacina, y todos estos tienen propiedades antivirales que son parecidos a las del interferón.

El interferón es un compuesto que nuestro cuerpo produce para combatir los virus.

La equinacia también aumenta los niveles del cuerpo de un compuesto curativo conocido como properdina. La properdina ayuda a los glóbulos blancos, que luchan contra las infecciones a llegar a las áreas infectadas en el cuerpo.

Hay un desacuerdo sobre cuál de las tres especies principales de equinacia (*E. angustifolia E. pallida* y *E. purpurea*) es la mejor. El herbolario Paul Bergner, el editor de *Medical Herbalism* (El estudio médico de las hierbas), sugiere la mezcla de las tres. Yo estoy de acuerdo con él.

Bardana

La bardana contiene compuestos que tal vez reaccionen contra el VIH.

Si yo padeciera del VIH, no dudaría en hacer un té con cinco cucharaditas de hierba seca por taza de agua hirviendo y tomarlo dos o tres veces al día. Pero para la mayoría de la gente, lo que es más fácil es añadir una gota de tintura al jugo unas cuantas veces al día. (Aunque la equinacia puede hacerle sentir un hormigueo en la lengua o hacer que se le adormezca temporalmente, estos efectos son inofensivos.)

La mayoría de los herbolarios aconsejan no tomar la equinacia diariamente. Ellos sostienen que con el tiempo, el sistema inmunológico se acostumbra a la hierba y entonces ya la hierba deja de tener un efecto estimulante. Si yo padeciera del VIH, probablemente tomaría equinacia diariamente por una semana o dos, entonces dejaría de tomarla por varios días, continuando con estas misma pautas.

Ajo (*Allium sativum*). Los ensayos clínicos han mostrado que el ajo es efectivo contra varias de las infecciones oportunistas del SIDA, incluyendo el herpes y la neumonía de neumocistis. Los investigadores han encontrado también evidencia de que el compuesto ajoene, encontrado en el ajo, puede inhibir la propagación del VIH en el cuerpo.

Comer tres a cinco dientes de ajo al día es muy útil en la prevención de infecciones oportunistas, según el herbolario Subhuti Dharmananda, Ph.D., el director del Proyecto para el Aumento de la Inmunidad en Portland, Oregon, y autor de *Garlic as the Central Herb Therapy for Aids* (El ajo como la terapia herbaria principal para el SIDA).

Hisopo (*Hyssopus officinalis*). El té de hisopo contiene un compuesto llamado MAR-10. Varios estudios realizados han demostrado que en probetas, este compuesto inhibe la duplicación del VIH sin causar toxicidad en las células saludables. Los investigadores que descubrieron este efecto especulan que el hisopo puede ser útil en el tratamiento de las personas con VIH.

Es demasiado temprano para estar seguro, pero yo no he encontrado ningún informe que muestre que el hisopo cause daño, aun en dosis grandes. Si yo fuera un portador del VIH, yo mezclaría unas cuantas cucharaditas de la hierba seca en mis tés de hierbas.

Hisopo

Es otro de los miembros de la extensa familia de mentas. Se utilizó comúnmente como un purificador del aire en el siglo XVII en Europa.

Cebolla (*Allium cepa*). La cebolla es una de nuestras mejores fuentes del compuesto antioxidante quercetina, el cual esta más altamente concentrado en la piel de la cebolla. La cebolla es también pariente cercano del ajo y tiene muchos de los mismos efectos antivirales.

Si yo padeciera del VIH, comería mucha cebolla. Y cuando yo preparara sopas o los guisos (estofados) que usan cebollas, les dejaría la piel para conseguir el beneficio completo de la quercetina. (Después, antes de servirla, usted puede sacar las pieles del platillo.)

Pera (*Pyrus communis*). Si yo padeciera del VIH, comería una pera al día. Esta fruta es una de las mejores fuentes de ácido cafeíco y de los ácidos clorogénicos. El ácido cafeíco estimula al sistema inmunológico, y los investigadores han encontrado que el ácido clorogénico tiene actividad contra el VIH. (Estos compuestos también se encuentran en menores cantidades en las manzanas.)

Baya de saúco (*Sambucus nigra*). La baya de saúco tiene una reputación antigua como remedio para las infecciones virales, y sigue siendo estudiada a ver si tiene actividad contra el VIH. Yo sospecho que tiene alguna.

Si yo padeciera del VIH, comería muchas bayas de saúco. La baya de saúco es un arbusto común en América, y la fruta es a veces procesada en mermeladas y jaleas. ¡Qué manera más buena de tomar un medicamento!

Prímula/Primavera nocturna (*Oenothera biennis*). El aceite de esta hierba (*EPO* por sus siglas en inglés) es rico en ácido gammalinolénico (*GLA* por sus siglas en inglés). En estudios hechos por investigadores de Tanzanía, las expectativas de vida de personas que eran portadores del VIH fueron extendidas a más del doble al añadir GLA y los aceites beneficiosos conocidos como ácidos grasos omega-3 a sus dietas.

El GLA puede obtenerse de cuatro plantas alimenticias diferentes: prímula (primavera) nocturna, borraja, pasa de Corinto y lúpulo. Muchas personas toman de dos a cuatro cápsulas de EPO al día. ¿Qué hago yo? Muelo las semillas y luego las añado a la sopa o al pan de maíz.

El pescado es la mejor fuente de los omega-3, pero también lo puede conseguir en las plantas como la semilla de lino, la verdolaga, la calabaza *butternut* y las nueces. (Vegetarianos, tomen nota.)

Musgo de Islandia (*Cetraria islandica*). Los científicos en la Universidad de Illinois han encontrado que un compuesto aislado del musgo de Islandia inhibe una enzima que es esencial para la duplicación de VIH. La AZT y tres fármacos más para el SIDA que han sido aprobadas por la Dirección de Alimentación y Fármacos hacen lo mismo, pero se ha demostrado que estos son tóxicos y no inhiben completamente el virus. Pero por otra parte, se encontró en estudios de laboratorio que los constituyentes del musgo de Islandia no son tóxicos para las células. Yo pienso que este es un fármaco alimenticio bastante seguro y no dudaría en agregarlo a sopas o ensaladas.

Varias legumbres y frutas. Si yo padeciera del VIH, además de tomar varias de las hierbas mencionadas en este capítulo, también le prestaría mucha atención a la nutrición y comería muchas frutas y legumbres. Un estudio realizado por investigadores en la Universidad de California en Berkeley mostró que si la gente que es portadora de VIH come más frutas y legumbres, les toma más tiempo para desarrollar las infecciones oportunistas del SIDA activo.

🔹 **Nódulos de legumbres.** Si yo estuviera tomando AZT, yo consumiría también un poco de nódulos de legumbres, las pequeñas "cápsulas" de bacterias esparcidas a lo largo de las raíces de la mayoría de las legumbres.

Los nódulos de legumbre son, según se informa, la mejor fuente vegetal de compuesto llamado hierro heme. Estudios muestran que heme aumenta la actividad contra el VIH del AZT. Nunca he visto los nódulos de legumbre a la venta, pero yo siembro muchos frijoles (habichuelas). Yo los arranco y tomo los nódulos como si fueran cápsulas. Esto no es nada agradable porque saben mal. Pero esa es la manera que tiene la Naturaleza de asegurar que no se tome una sobredosis de estos nódulos ricos en hierro. Por supuesto, si su médico le informa que usted tiene demasiado hierro, debería entonces evitar esta terapia.

🔹 **Vitaminas y minerales.** Estudios sugieren que usar la alimentación para estimular al sistema inmunológico puede que prolongue la vida de las personas que tienen SIDA con la misma efectividad que algunas de los fármacos usados para tratarlo.

En particular, se recomiendan los antioxidantes, incluyendo las vitaminas C y E, los nutrientes betacaroteno y licopena (que son parecidos a la vitamina A), y el mineral selenio. El selenio se encuentra abundantemente en las nueces de Brasil, y las otras vitaminas se pueden encontrar en las frutas, las legumbres, las nueces y los granos enteros. Personalmente, yo prefiero las comidas a los suplementos, pero por cierto estos alimentos están disponibles en forma de suplementos. Si yo padeciera de VIH, definitivamente consultaría a un nutricionista clínico.

Infecciones de hongos

Pie de atleta. Infecciones de hongos vaginales. Tiña inguinal. Hongos de las uñas de los pies. Qué manera de haber variedades de hongos, ¿no? Como muchos otros, yo he tenido la mala fortuna de conocer algunos de estos malhechores microscópicos personalmente.

Mientras que en este libro se dedican capítulos separados al pie de atleta y las infecciones vaginales, creí que sería útil incluir este vistazo general de las hierbas que pueden usarse para tratar *cualquier* infección causada por hongos. El ajo y la nuez negra crecen mucho en mi propiedad. Por eso yo los aprovecho cada vez que me da una infección de hongos, haciendo una mezcla de estos junto con aceite de árbol de té, la cual yo trato de siempre tener a mano. Cada una de estas hierbas es un potente 'antifúngico', es decir, actúa contra los hongos.

Entonces, usted se preguntará, ¿por qué tengo que pasar el trabajo de mezclarlos? ¿Por qué no buscar nada más uno bueno y quedarse con él, siguiendo la tradición farmacéutica de aislar la "bala mágica"? Una razón es que me gusta trabajar con las hierbas y me divierto mezclándolas. Otra es que las investigaciones dan resultados muy claros: las mezclas de las hierbas antifúngicas casi siempre funcionan mejor que las hierbas aisladas.

La sinergía —el trabajo armonioso en conjunto— de las hierbas antifúngicas se ha demostrado en varios estudios realizados. En una prueba hecha con diez especies de plantas cuyos aceites eran antifúngicos, los investigadores notaron que las "combinaciones de los aceites esenciales antifúngicos aumentaban la actividad de estos notablemente". En un estudio similar, los investigadores notaron que "en todas las combinaciones de aceites, se encontró que la potencia antifúngica era mayor que la de los aceites individuales".

Esto no nos debe sorprender. Después de todo, los aceites esenciales son combinaciones complejas de compuestos que evolucionaron para proteger a las plantas contra los hongos y otras enfermedades y pestes. La sinergía es la regla de la naturaleza, así que tiene sentido afirmar que las combinaciones funcionan mejor que un solo elemento constitutivo aislado del aceite de esencias.

Actualmente, muchas "balas mágicas" farmacéuticas contra los hongos son más potentes que las alternativas de hierbas, y algunas veces, cuando yo tengo una mala infección por hongos, las uso. Pero cuando las uso, yo las combino a menudo con las hierbas para obtener un refuerzo antifúngico adicional. Si su médico está de acuerdo, pruebe la combinación de hierbas con productos farmacéuticos la próxima vez que tenga una infección de hongos, y mire a ver cómo trabaja la sinergía para usted.

Remediándolo con La farmacia natural

He aquí algunas hierbas antifúngicas que pueden dar resultado.

Ajo (*Allium sativum*). Yo creo que el ajo no sólo es uno de nuestros mejores antisépticos en general, sino que también está entre los mejores antifúngicos rivalizando con el aceite de árbol de té.

En la Universidad de Banaras Hindú en la India, los científicos que trabajan con los compuestos del ajo mostraron que uno de sus constituyentes químicos, el ajoene, era casi tan eficaz contra el moho como varios antifúngicos farmacéuticos. Varios otros estudios mostraron resultados similares.

Las pruebas clínicas también han rendido resultados impresionantes. Entre las personas que toman 25 mililitros (de cinco a seis cucharaditas) de extracto de ajo al día, su suero sanguíneo mostró una actividad antifúngica significativa contra varios hongos comunes, incluyendo *Candida albicans*, que causa infecciones vaginales.

El extracto de ajo es todavía más potente cuando se le aplica en forma externa. Yo sé, tanto por las investigaciones como por experiencia personal, que el ajo refuerza la eficacia antifúngica de las antifúngicas farmacéuticas. Simplemente, licúe ajo crudo en una licuadora (batidora) y use un pedacito de algodón o un trapo limpio para aplicarlo directamente al área afectada tres veces al día.

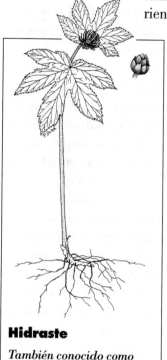

Hidraste

También conocido como sello dorado, el hidraste es un antiséptico muy usado y recomendado.

►►► Regaliz /Orozuz (*Glycyrrhiza glabra*). De acuerdo a mi base de datos, el regaliz contiene por lo menos 25 compuestos antifúngicos, lo cual es más que cualquier otra hierba que se encuentra en la lista. Lo raro es que no encontré ninguna prueba clínica sobre el uso de los extractos de regaliz para tratar las infecciones de hongos, pero basándome en el contenido antifúngico de esta hierba, tengo confianza de que será útil.

Usted puede preparar una decocción (cocimiento) fuerte añadiendo de cinco a siete cucharaditas de raíz de regaliz en polvo a una taza de agua hirviendo y dejando cocinar a fuego lento por cerca de 20 minutos. Cuélelo. Usando un pedazo de algodón o un trapo limpio, aplique el líquido al área afectada de una a tres veces al día.

►►► Árbol de té (*Melaleuca*, varias especies). El aceite de árbol de té es un antiséptico poderoso que es muy útil contra las infecciones causadas por hongos, incluyendo el pie de atleta y las infecciones vaginales. Los químicos australianos han determinado que *C. albicans* es notablemente sensible al aceite de árbol de té. Esta investigación condujo al desarrollo de productos para tratar la vaginitis causada por los hongos. Varias mujeres que conozco han informado que tuvieron éxito usando el aceite de árbol de té para las infecciones vaginales que no pudieron ser erradicadas completamente con productos farmacéuticos tales como la nistatina y el clotrimazol.

Para las infecciones de la piel, usted puede aplicar unas cuantas gotas de aceite directamente al área afectada tres veces al día. Puede diluirlo con una cantidad igual de aceite vegetal, ya que algunas personas lo encuentran irritante para la piel. Para las infecciones vaginales, usted puede aplicar un poco del aceite diluido directamente, o mezclar unas pocas gotas de aceite en el agua para una ducha vaginal o un baño de *sitz*. Si usted experimenta cualquier incomodidad o malestar, deje de usarlo. Esto es especialmente importante si lo usa en o alrededor de la vagina, porque esta es un área particularmente sensible. De hecho, el aceite de árbol de té es un antiséptico tan potente que yo lo recomendaría para que se usara en el área vaginal solamente como último recurso, y siempre en forma diluida. Haga la prueba primero con otras hierbas más suaves. Después, si usted desea usar este aceite, consúltelo con su doctor. Y una advertencia final: No vaya a ingerir el aceite. Al igual que tantos otros aceites de esencias de plantas, puede ser fatal incluso en pequeñas cantidades, del orden de unas pocas cucharaditas.

Nuez negra/Nogal negro (*Juglans nigra*). Kathi Keville, autora del libro *The Illustrated Herb Encyclopedia* (La enciclopedia ilustrada de las hierbas) y de *Herbs for Health and Healing* (Cómo usar las hierbas para la salud y la curación), y quien es una herbolaria californiana a quien admiro, cuenta sobre un estudio impresionante que mostraba que la cáscara de la nuez negra destruía mejor a los hongos *Candida* que un fármaco antifúngico comúnmente recetado. Su Solución de Cándida contiene 1 onza (30 ml) de solución de cáscara de nuez negra más unas pocas gotas de cada una de las soluciones de flores de lavanda (espliego, alhucema), raíz de valeriana y lapacho, con diez gotas añadidas de aceite de árbol de té. A mí me gusta el énfasis que hace Keville en la nuez negra particularmente porque cada otoño estas nueces son tan comunes alrededor de mi casa como arena en la playa.

Manzanilla (*Matricaria recutita*). La manzanilla es un fungicida especialmente buena contra la cándida. Es también un antibacteriano y antiinflamatorio potente. La manzanilla se usa mucho en Europa, donde se incorpora a muchos antisépticos de venta libre.

Yo sugiero usar la manzanilla tanto en forma interna como externa para las infecciones de hongos. Usted puede preparar un té fuerte usando la hierba seca y tomándolo varias veces al día. También puede aplicar el té directamente al área afectada de dos a cuatro veces por día, usando un pedazo de algodón o un trapo limpio. O simplemente use las bolsitas de té usadas. Podría aplicar también una solución comprada en una tienda de productos naturales.

Sin embargo, si usted tiene fiebre del heno, debería usar los productos de manzanilla con cautela. La manzanilla es un miembro de la familia de la ambrosía y, en algunas personas, podría provocar reacciones alérgicas. La primera vez que usted la pruebe, observe su reacción. Si parece ayudar, siga adelante y úsela. Pero si parece causar o agravar el escozor o la irritación, deje de usarla.

Hidraste/Sello dorado/Acónito americano (*Hydrastis canadensis*) y otras hierbas que contienen berberina. La berberina es un compuesto antifúngico y antibacteriano que se encuentra en el agracejo (berberis), el coptis, la mahonia y la raíz amarilla, así como en el hidraste. Todos se han usado tradicionalmente para tratar los hongos vaginales y otras infecciones de hongos.

Si yo tuviera una infección causada por hongos, compraría un poco de solución de hidraste y, siguiendo las instrucciones del paquete, lo añadiría al jugo tres veces al día. Para aplicarlo a la piel, yo haría una decocción (cocimiento) fuerte usando de cinco a siete cucharaditas de hidraste seco a una taza de agua. Hágalo romper a hervir, luego déjelo cocer a fuego lento durante 20 minutos. Después de que se enfríe, cuélelo. Yo lo aplicaría al área afectada de una a tres veces al día con un pedazo de algodón o un trapo limpio.

Hena (*Lawsonia inermis*). Esta tintura natural para el cabello contiene de 5,500 a 10,000 partes por millón del compuesto llamado *lawsone*, el cual es activo contra muchos hongos y bacterias. Yo recomendaría hacer una decocción fuerte, cocinando a fuego lento de cinco a siete cucharaditas de hena por taza de agua durante 20 minutos más o menos. Deje enfriar y aplique el líquido al área afectada de una a tres veces por día con un pedazo de algodón o un trapo limpio.

Limoncillo/Hierba luisa (*Cymbopogon*, varias especies). Los científicos han demostrado que el limoncillo posee una actividad fungicida significativa contra varios hongos comunes que causan infecciones. Usted puede disfrutar de una a cuatro tazas de té de limoncillo al día. Y para obtener un beneficio antifúngico adicional, aplique las bolsitas de té ya usadas al área afectada.

Lapacho (*Tabebuia*, especies varias). Esta hierba contiene tres sustancias antihongos —el lapachol, beta lapachone y xiloidina— que muestran actuar contra *C. albicans* y otros hongos que causan problemas comunes.

Sin embargo, aquí en los Estados Unidos, yo usaría una preparación comercial estandarizada y seguiría las instrucciones del paquete.

Cúrcuma/Azafrán de las Indias (*Curcuma longa*). Estudios realizados en Pakistán muestran que el aceite de cúrcuma, inclusive en concentraciones muy bajas, inhibe muchos hongos comunes que causan problemas. Yo sugeriría usar aceite de cúrcuma comercial, diluirlo en agua (una parte de aceite y dos partes de agua) y aplicarlo directamente al área afectada con un pedazo de algodón o un trapo limpio.

Infecciones de la vejiga

Bueno, para empezar lo primero que usted probablemente quisiera saber es si el jugo de arándano agrio (también llamado arándano rojo o *cranberry* en inglés) realmente ayuda a prevenir las infecciones de la vejiga. Esta pregunta es fácil: sí, existen razones para creer que sí lo hace. Y existen varios otros tratamientos con hierbas que también pueden ayudar.

La infección de la vejiga, también llamada cistitis e infección del tracto urinario (*UTI* por sus siglas en inglés), es una infección bacteriana que causa que se orine con dolor y una sensación como si la vejiga no se terminara nunca de vaciar. También puede causar fiebre y dolor en la parte inferior de la espalda. La orina proveniente de la vejiga infectada puede tener un olor fuerte y contener vestigios de sangre. (Si se le presentan alguno de estos síntomas, deberá ir a ver al médico para que le ponga un tratamiento.)

Cerca del 80 por ciento de las infecciones de la vejiga están causadas por bacterias de la zona anal, especialmente *Escherichia coli*, un microorganismo que vive en el tracto digestivo.

Este problema ataca principalmente a las mujeres, pero los hombres también pueden tener infecciones de la vejiga, especialmente si tienen la glándula próstata agrandada. Las mujeres tienen una uretra (el tubo por el que la orina sale del cuerpo) mucho más corta que los hombres, de manera que la bacteria *E. coli* puede llegar más fácilmente a la vejiga de las mujeres.

Las infecciones de la vejiga ocurren en alrededor del 20 por ciento de las mujeres, muchas de las cuales sufren de infecciones crónicas y recurrentes. Más del 20 por ciento de las mujeres que desarrollan infecciones de la vejiga padecen de estas infecciones dos o tres veces al año.

Remediándolo con La farmacia natural

Los médicos tratan las infecciones del tracto urinario con antibióticos. Pero muy a menudo, las alternativas naturales —comidas y hierbas— funcionan igualmente bien.

Arándano azul (*Vaccinium*, varias especies) y arándano agrio (*V. macrocarpon*). Yo estimo mucho a estas dos frutas. Los profesionales tradicionales han dicho por mucho tiempo que estas ayudan. Un estudio publicado en la *Journal of the American Medical Association* (Revista de la Asociación Médica de los Estados Unidos) mostró que ciertas sustancias del jugo del arándano agrio y del arándano azul impiden que las bacterias se adhieran a las paredes de la vejiga. Y si éstas no pueden pegarse a las paredes de la vejiga, no pueden causar infección ahí.

Tanto el arándano agrio como el arándano azul contienen arbutina, un compuesto químico que es un antibiótico y un diurético que ayuda a aliviar el exceso de retención de agua. En otro estudio de siete jugos, el arándano agrio y arándano azul disminuyeron la adhesión de la *E. coli*, mientras que el jugo de toronja (pomelo), guayaba, mango, naranja y piña (ananá) no lo hicieron.

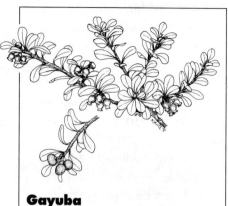

Gayuba

Las hojas secas de esta planta común y atractiva se usan para hacer un té diurético.

El único problema con la receta del jugo de arándano agrio es que usted tiene que tomar un montón. Los naturópatas sugieren que se tomen 17 onzas (510 ml) al día para tratar las infecciones del tracto urinario. El jugo es naturalmente ácido y tiene que ser endulzado para que tenga buen sabor; por lo tanto esta receta es bastante alta en calorías. Si usted la prueba, asegúrese de ajustar el resto de su dieta en forma correspondiente.

🌿🌿🌿 **Yogur.** Aunque no es una hierba, no se lo voy a tener en cuenta. El yogur es un remedio natural demasiado bueno para yo excluirlo de este capítulo. Los estudios efectuados muestran que los cultivos bacterianos activos del yogur ayudan a prevenir tanto las infecciones de la vejiga como las infecciones vaginales. Por supuesto, el truco está en comer el yogur que tenga los cultivos vivos. Si tiene cultivos vivos, la etiqueta lo dirá.

¿Qué le parece un poco de yogur con arándanos azules y jugo de arándano agrio para un tener un desayuno que combata la infección?

🌿🌿 **Perejil (*Petroselinum crispum*) y otras verduras.** Después del arándano agrio y el arándano azul, los jugos que se recomiendan más a menudo para las infecciones de la vejiga incluyen el jugo de zanahoria, apio, pepino y perejil. El perejil en particular tiene una historia larga de uso para los problemas de la vejiga, y esto no es de asombro. Investigaciones buenas muestran que es un diurético que ayuda a vaciar la vejiga.

🌿 **Gayuba/Uvaduz/Aguavilla (*Arctostaphylos uva ursi*).** Para mis otras recomendaciones de hierbas útiles en la prevención y tratamiento de la infección de la vejiga, yo quiero recurrir a mi amigo Varro Tyler, Ph.D., decano y profesor emérito de farmacognosis (los estudios farmacéuticos de los productos naturales) de la Universidad de Purdue de West Lafayette, Indiana.

En su excelente libro *Herbs of Choice* (Las hierbas preferidas), el Dr. Tyler se basa en las recomendaciones de La Comisión E de Alemania, el grupo de expertos en medicina natural que asesora a la versión alemana de la Dirección de Alimentación y Fármacos de los EE.UU.

La lista del Dr. Tyler empieza con la gayuba, un pariente cercano del arándano agrio y del arándano azul que contiene una buena cantidad de arbutina, una sustancia que es un antibiótico y diurético natural.

Llamando a la gayuba "la hierba antibacteriana más eficaz para las infecciones del tracto urinario", el Dr. Tyler cita la receta de la Comisión E: tómese diez gramos por día (cerca de ½ onza o 14 g) para tratar las infecciones de la vejiga. Esta cantidad de gayuba contiene de 400 a 700 miligramos de arbutina. La actividad antibacteriana máxima se produce de tres a cuatro horas después de tomar esta hierba.

✒ **Abedul (*Betula*, varias especies).** La Comisión E aprueba las hojas de abedul como un diurético de valor en el tratamiento de las infecciones tanto de los riñones como del tracto urinario. Las sustancias químicas que se llaman flavonoides (principalmente hiperoside y quercetina) aparentemente son las responsables del efecto diurético.

Si usted puede encontrar tintura de hojas de abedul, la Comisión E sugiere tomar de dos a tres gramos (cerca de una cucharadita) varias veces al día.

Si usted tiene un árbol de abedul, puede fabricarse su propia tintura poniendo dos cucharaditas de corteza en una taza de vodka y dejándolas en infusión por un par de días.

Yo prefiero un té preparado con corteza de abedul dulce que usted puede hacer añadiendo la corteza de ésta a una taza o dos de agua hirviendo.

Cómo eliminar las infecciones de la vejiga

Las hierbas son buenas para tratar las infecciones de la vejiga, pero pecaría de negligente si no incluyera las normas naturales estándares para prevenir esta afección. Todas las mujeres, ya sean propensas a las infecciones de la vejiga o no, deberían:

- Tomar ocho vasos de agua al día.
- Orinar cuando sientan el deseo (una vejiga llena es más propensa a la infección).
- No hacerse duchas vaginales.
- Después de ir al baño, limpiarse desde adelante para atrás para impedir que las bacterias de la zona del ano se introduzcan dentro de la uretra.

Las mujeres que padecen de infecciones recurrentes de la vejiga, deberían:

- Darse una ducha en lugar de un baño.
- Tomar un vaso de agua antes y después de tener relaciones sexuales.
- Orinar dentro de los 15 minutos después del coito.

➤ Buchu (*Agathosma betulina*). El *buchu* ha sido desde hace mucho tiempo uno de los preferidos remedios tradicionales por sus propiedades diuréticas. También se ha usado para el tratamiento de la inflamación e infección de los riñones y del tracto urinario. Lo curioso es que la Comisión E no lo aprobó. Otras fuentes en las que confío han sido algo más positivas, diciendo que el *buchu* se puede usar como antiséptico y diurético en casos leves de UTI. Me parece que el *buchu* es útil.

➤ Grama (*Agropyron repens* o *Elymus repens*). La recomendación de usar la grama (también conocida como grama de Bermuda o gramilla colorada) para el tratamiento de la inflamación del tracto urinario también proviene de la Comisión E. Yo recomiendo la grama porque sé que esta hierba es un diurético con una larga historia tradicional de haber sido usada para los cálculos renales y en la vejiga. Esta hierba es muy común y crece en casi todos los 50 estados de los EE.UU.

➤ Diente de león/Amargón (*Taraxacum officinale*). La raíz de diente de león es un diurético particularmente potente. Los diuréticos no curan las infecciones de la vejiga, pero ayudan a expulsar la orina de la vejiga, y con ella algunas bacterias. La larga experiencia clínica sugiere que esta acción ayuda a tratar las infecciones de la vejiga.

¿Por qué es el diente de león un diurético tan poderoso? Los científicos no están muy seguros. Los dos grupos de sustancias químicas que se han encontrado en la planta, los eudesmanolides y germacranolides, parecen desempeñar algún papel. El potasio del diente de león puede también contribuir a su efecto diurético.

➤ Equinacia/Equiseto (*Echinacea*, varias especies) e hidraste/sello dorado/acónito americano (*Hydrastis canadensis*). La equinacia refuerza al sistema inmunológico. Tomar equinacia junto con los antibióticos puede ser un buen tratamiento para las UTI. Si además de esto usted quisiera usar un antibiótico natural, pruebe el hidraste.

Usted puede usar las tinturas de equinacia e hidraste solas o combinadas. Tome de uno a dos goteros (cerca de una cucharadita) de cada una dos o tres veces al día. (Aunque la equinacia puede hacer que le hormiguee la lengua o que se le adormezca temporalmente, su efecto es inofensivo.)

➤ Vara de oro (*Solidago virgaurea*). Los europeos alaban la vara de oro como una de las hierbas diuréticas y antisépticas más seguras y eficaces. Existe una buena evidencia clínica de su actividad diurética. También existe evidencia clara de que es beneficiosa para tratar la inflamación del riñón (la nefritis). Todo esto me sugiere que esta hierba también sería beneficiosa para tratar las infecciones de la vejiga.

En Europa se usan ampliamente varias especies de vara de oro para aliviar las inflamaciones del tracto urinario y para prevenir la formación de los cálculos renales y su eliminación. La Comisión E sugiere tomar la vara de oro para la prevención y tratamiento de varios tipos de problemas de la vejiga y los riñones.

✔ **Apio de monte (*Levisticum officinale*).** El apio de monte se ve y huele igual que el apio, y es también un diurético eficaz para el tratamiento de las inflamaciones del tracto urinario, de acuerdo a los informes de La Comisión E.

✔ **Malvavisco (*Althaea officinalis*).** Usted puede usar una infusión de agua fría para calmar el ardor de una infección de la vejiga, de acuerdo a Christopher Hobbs, un destacado herbolario californiano de cuarta generación, quien además es botánico y autor de aproximadamente 12 libros. Prepare una infusión al remojar cerca de cuatro cucharaditas de malvavisco seco en un ¼ de galón (946 ml) de agua durante toda la noche. Vaya sorbiendo el té resultante durante todo el día.

✔ **Ortiga (*Urtica dioica*).** La Comisión E recomienda tomar ortiga para la prevención y el tratamiento de los cálculos renales. Debido a que la ortiga actúa como diurético, eso me dice que debería ayudar en las infecciones de la vejiga también. En un estudio realizado, el tratamiento llevado a cabo durante 14 días con la savia de ortiga fresca aumentó significativamente el volumen de orina de las personas que estaban tomando esta hierba.

Infecciones vaginales

La mayoría de la gente piensa que las infecciones de hongos vaginales, también conocidas como candidiasis, es una plaga que aflige solamente a las mujeres. Pero los hombres también pueden desarrollar candidiasis, especialmente aquellos que no se hicieron la circuncisión. Un hombre con hongos generalmente no muestra síntomas, pero cada vez que su pareja se hace un tratamiento y se libra de su infección, él vuelve a infectarla. Así, si usted es una mujer que ha estado teniendo problemas con infecciones vaginales, asegúrese de que también su pareja se haga un chequeo médico. Pudiera ser que ambos necesiten algunos de estos remedios de hierbas.

La causa de la infección vaginal es un grupo de hongos parecidos a la levadura que se llaman cándida. *Candida albicans* es el culpable más común, pero no es el único. Todos tenemos cierta cantidad de cándida viviendo dentro y encima de nuestro cuerpo, pero no todos desarrollamos candidiasis.

Los hongos viven en las áreas húmedas del cuerpo, tales como el tejido que recubre la boca y la vagina. Generalmente no causan problema, pero a veces se multiplican demasiado, causando una infección. La vagina es el sitio principal donde se encuentran los hongos. (Vea el capítulo sobre vaginitis de la página 546 para obtener más detalles acerca de los tratamientos para este problema que existen en *La farmacia natural*.) No obstante, las infecciones por hongos también se pueden presentar en la boca (en forma de úlceras o aftas), en el tracto respiratorio (lo cual se llama broncocandidiasis) y en la piel (lo cual se llama dermatocandidiasis).

Los hongos se han transformado en un mayor problema de lo que era hace aproximadamente 60 años debido a que los fármacos modernos estimulan el crecimiento excesivo de los hongos. Entre los causantes principales encontramos a los antibióticos, los esteroides y las píldoras anticonceptivas.

La medicina tradicional trata las infecciones de hongos vaginales con medicinas antifúngicas (que actúan contra los hongos) que antes se podían conseguir solamente con receta. Pero recientemente, se ha autorizado la venta libre de varias medicinas, tales como la nistatina (*Mycostatin*) y miconazole (*Monistat*), y se les ha hecho mucha propaganda. ¡Qué mal que los herbolarios no tienen suficiente dinero para salir en la televisión con sus propios anuncios! Si pudieran hacerlo, la gente comprendería que existe más de una manera de tratar la infección de hongos vaginales.

Remediándolo con La farmacia natural

Existen varias hierbas que pueden ayudar a combatir las infecciones vaginales, pero primero se tiene que asegurar de lo que usted tiene *antes* de administrar medicinas a sí mismo. Si usted cree que tiene una infección de hongos vaginales, por favor vaya a ver a su doctora para que le haga un diagnóstico. Luego, si usted quisiera probar una alternativa de hierbas como su tratamiento de elección, debería consultarlo con ella. Usted podría considerar usar estas hierbas en combinación con las medicinas que su doctora le recete.

Equinacia/Equiseto (*Echinacea*, varias especies). La acción de esta hierba para estimular el sistema inmunológico parece ser particularmente útil para tratar las infecciones vaginales. En estudios de laboratorio realizados usando animales, el tratamiento con esta hierba protegió a los ratones de infecciones de *Candida albicans*. Esta hierba actúa estimulando a los glóbulos blancos para que se traguen a los organismos de los hongos; este es un proceso que se conoce como fagocitosis.

En un impresionante estudio realizado en Alemania, algunas mujeres que padecían de infecciones vaginales recurrentes recibieron una de dos cosas: una medicina estándar antifúngica o la medicina estándar más un extracto de equinacia. Entre las que tomaron solamente la medicina antifúngica, al 60 por ciento les dio infecciones vaginales de nuevo. Pero entre las mujeres que tomaron el fármaco y además la equinacia, solamente un 10 por ciento sufrió las infecciones de nuevo. Eso me parece una buena razón para probar a la equinacia sin importar qué clase de infección de hongos esté usted combatiendo.

✿✿✿ Ajo (*Allium sativum*). El ajo es bien conocido como un antibiótico antibacteriano, pero también detiene a los hongos bastante bien y puede usarse para tratar tanto la candidiasis vaginal como el algodoncillo (sapo). La dosis oral típica alcanza a una docena de dientes de ajo picados, los cuales se toman en jugo dos o tres veces al día. A usted le tiene que gustar mucho el sabor del ajo para acostumbrarse a este tratamiento en particular, pero yo creo que vale la pena probarlo, dado que el ajo es bastante efectivo contra los hongos. (Trate de licuarlo con zanahorias; es sorprendentemente fácil tomarlo de esa manera.) Las cebollas tienen un efecto similar, pero menos potente.

✿✿ Arándano agrio (*Vaccinium macrocarpon*). La arbutina, un compuesto que se encuentra en los arándanos agrios (y en las gayubas y arándanos azules), ayuda a tratar las infecciones de cándida, de acuerdo a los naturópatas Joseph Pizzorno, N.D., presidente de la Universidad Bastyr de Seattle, y Michael Murray, N.D., autores del libro *A Textbook of Nat-*

Sopa sabrosa antiinfecciosa

Si usted está lidiando con la molestia de infecciones vaginales recurrentes, una de las mejores cosas que usted puede hacer por sí misma es cogerles el gusto al ajo y a la cebolla. He aquí una sopa que puede ayudar.

   4   tazas de agua
   2   cebollas, finamente picadas
   4   dientes de ajo, cortados
       en pedacitos
       Salvia
       Tomillo
       Clavo de olor molido
       Sal
       Pimienta negra molida
       Yogur de acidofilus

Ponga el agua, el ajo y las cebollas en una cacerola mediana. Haga que rompa a hervir, luego reduzca el fuego, tape y deje cocinar a fuego lento durante 5 minutos, o hasta que los vegetales estén tiernos. Sazone a gusto con la salvia, el tomillo, el clavo de olor, sal y pimienta, pero use los condimentos con mesura. Remate cada porción con un poco de yogur encima.

PARA 4 PORCIONES

ural Medicine (Un libro de texto de medicina natural). Por lo tanto, si usted está pensando en tomar ajo, ¿por qué no lo toma con jugo de arándano agrio? O también simplemente pudiera comer un poco de compota de arándano sin aditivos. (Estas moras coloridas sirven para más que una mera compota servida en las mesas norteamericanas el Día de Acción de Gracias).

Hidraste/Sello dorado/Acónito americano (*Hydrastis canadensis*). Esta es la más conocida de las hierbas "doradas" que contienen el antibiótico berberina. Otras hierbas incluyen el coptis, la raíz amarilla, el agracejo (berberis) y la mahonia. La berberina es eficaz contra muchos microorganismos, incluyendo los hongos. En casa, yo tomaría una tintura de este. En el campo, yo haría un té de éste. Usted puede usarlo de ambas formas.

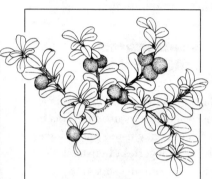

Arándano agrio

El jugo y la compota hechos de esta mora tienen un sabor distintivo; el arándano agrio también fue usado por los médicos del siglo XIX para aliviar la inflamación.

Lapacho (*Tabebuia*, especies varias). El lapacho contiene unos compuestos antifúngicos llamados lapachol y beta lapachone, de acuerdo al Dr. Murray, al Dr. Pizzorno y a otros investigadores. El lapachol es el más débil de los dos, pero su acción antifúngica se puede comparar con la del medicamento antifúngico recetado llamado ketaconazole (*Nizoral*). Yo he usado un bálsamo latinoamericano que contiene lapacho para eliminar la cándida genital, y lo volvería a hacer si me brotara. Los brotes son frecuentes en los trópicos húmedos. En el trópico, yo haría un cocimiento concentrado. En casa, añadiría un par de cápsulas a un ungüento (pomada) medicado.

Verdolaga (*Portulaca oleracea*). La vitamina A (y el betacaroteno), la C y la E son las aliadas preferidas de mi sistema inmunológico en su guerra contra las infecciones. Definitivamente, usted querrá ayudar a su sistema inmunológico cuando usted esté sufriendo de una infección causada por hongos de cualquier clase. La verdolaga es la mejor fuente alimenticia de todos estos nutrientes. Yo le sugiero que disfrute los brotes tiernos de esta sabrosa verdura en una ensalada, o que cocine las hojas al vapor como si fuera espinaca.

Vara de oro (*Solidago virgaurea*). La Comisión E, el grupo de expertos en medicina botánica que asesora al gobierno alemán acerca del uso de las hierbas, aprueba que se use la vara de oro (que es un antiinflamatorio) para prevenir y tratar diversos trastornos urogenitales, entre ellos las infecciones vaginales. Las sustancias que se encuentran en la vara de oro (llamadas éster saponinas) son activas contra los organismos de cándida. Se puede usar esta hierba como un té astringente, y usted también puede usar este té como una ducha vaginal.

❧ **Hiedra (*Hedera helix*).** Las hojas de hiedra actúan contra los hongos cándida y contra unas cuantas bacterias. La Comisión E aprueba el uso de 0.3 gramos (eso es solamente una pizca de la hierba seca) para varias afecciones inflamatorias crónicas, y eso parece ser una dosis razonable para combatir las infecciones vaginales también. Usted puede remojar la hierba en agua caliente por cerca de 10 a 15 minutos y tomar el té.

❧ **Regaliz/Orozuz (*Glycyrrhiza glabra*) y estevia (hierba dulce del Paraguay) (*Stevia rebaudiana*).** Muchos especialistas aconsejan a las personas que padecen de problemas de hongos recurrentes que no tomen alcohol, ni que se coman los productos que contengan levadura ni azúcares simples. Si usted padeció una infección de hongos anteriormente y desea impedir un nuevo brote, debería mantenerse alejado de la miel y el azúcar. Si desea endulzar los tés anticándidas, pruebe a usar los edulcorantes de hierbas como el regaliz o la estevia.

❧ **Salvia (*Salvia officinalis*).** La salvia contiene una mezcla de sustancias anticándidas. Usted podría tomar té de salvia como una bebida o usarlo como una ducha vaginal astringente. Si lo usa como ducha vaginal, podría añadirle una gota o dos de aceite de árbol de té, que es un potente producto herbario antihongos.

❧ **Lindera (*Lindera benzoin*).** Cuando estudiaron los efectos antimicrobianos de 54 especies de plantas, unos científicos norteamericanos descubrieron que un extracto de la corteza de lindera detenía en gran medida a *Candida albicans*. Para todos los Apalaches, el té de lindera ha sido una hierba favorita desde hace mucho tiempo, demostrando una vez más la sabiduría de muchas medicinas tradicionales.

Infecciones virales

Los virus son muy extraños. Son increíblemente pequeños, tan minúsculos que aunque los microscopios comunes pueden ver las células del cuerpo y las bacterias que las pueden infectar, se necesitan los microscopios de electrones, que son mucho más poderosos, para poder ver las partículas de los virus.

Yo uso la palabra *partícula* porque según las definiciones normales de la palabra 'vivo', los virus en realidad no están vivos. Consisten sólo de un material genético (ADN o ARN) envuelto por una cápsula de proteínas. Los virus no ingieren alimentos, no respiran oxígeno ni tampoco eliminan ningún tipo de desecho. Lo único que hacen es reproducirse después de haber infectado células que son susceptibles a ellos.

Por lo general, los antibióticos no sirven para combatir los virus y funcionan más activamente para combatir bacterias. Desde el descubrimiento de la penicilina en 1928, la medicina convencional ha creado decenas de antibióticos. Pero hoy en día sólo tenemos unos cuantos medicamentos antivirales. Entre ellos están el aciclovir para el herpes, el AZT para el SIDA y el interferón, que el mismo cuerpo produce para combatir los virus.

Remediándolo con La farmacia natural

La buena noticia es que muchas de las hierbas usadas en la medicina herbaria tradicional han sido científicamente documentadas por sus efectos antivirales. Estas son las hierbas que yo uso cuando tengo resfriados (catarros), la gripe y otras infecciones virales. Hablo de muchas de estas hierbas en el capítulo sobre resfriados y la gripe (ver página 485), pero quiero dedicar un capítulo para tratar a las hierbas que pueden ser utilizadas como tratamiento para cualquier tipo de infección viral.

Equinacia/Equiseto (*Equinacia*, varias especies). Esta es la hierba antiviral más popular, y tiene muy buenas razones para serlo. La equinacia combate los virus de dos maneras. Contiene tres compuestos con una actividad antiviral específica: el ácido cafeíco, el ácido achicórico y la equinacina. Los extractos de la raíz de la equinacia también han mostrado que actúan como el interferón, el compuesto antiviral producido por el cuerpo. Además, la equinacia es un estimulante para el sistema inmunológico que ayuda al cuerpo a defenderse más efectivamente contra las infecciones virales.

Los herbolarios son los primeros en afirmar que la equinacia estimula el sistema inmunológico, pero la verdad es que los científicos todavía no entienden completamente cómo esta hierba hace esto. Algunos sugieren que la equinacia aumenta los niveles de un compuesto conocido como properdina en el cuerpo, y este activa una parte específica del sistema inmunológico que se llama el sendero complementario. El sendero complementario es responsable de enviar a los glóbulos blancos de la sangre a las áreas infectadas para combatir a los virus y las bacterias.

Otros investigadores afirman que otros compuestos en la hierba, los amides lipofílicos y los derivados polares del ácido cafeíco, son los que hacen que la equinacia tenga actividad inmunoestimulante. Otro de los compuestos en esta hierba, el ácido chicórico, inhibe la integrasa, que es una enzima importante para la reproducción viral.

Por lo general, lo que a mí más me impresiona no son los compuestos individuales de las plantas, sino la forma en que trabajan juntos en armonía. Por tanto, yo me inclino a creer que todas estas propiedades immunoestimulantes están trabajando en conjunto.

La Comisión E, el grupo científico alemán que evalúa la efectividad de las medicinas herbarias para el gobierno alemán, ha aprobado la equinacia para el tratamiento de los síntomas parecidos a los de la influenza. Esta aprobación de la Comisión constituye un apoyo científico significativo para esta hierba, la cual es originaria de los Estados Unidos.

✎ Astrálago (*Astragalus*, especies diversas). Esta hierba china también conocida como *huang qi* es otra hierba que estimula al sistema inmunológico. En un pequeño estudio en la China, a diez personas cuyos músculos del corazón estaban infectados con el virus de *Coxsackie B* (que causa la inflamación del corazón llamado miocarditis), recibieron inyecciones de extracto de astrálago por tres a cuatro meses. La actividad de sus células defensivas, las cuales forman parte del sistema inmunológico, aumentó entre un 11 a un 45 por ciento. Además, estas personas mostraron un aumento en sus niveles del interferón alfa y gamma, los compuestos antivirales del cuerpo. Sus síntomas mejoraron. Estudios europeos sugieren que, como con la equinacia, muchos de los compuestos que estimulan al sistema inmunológico presentes en el astrálago son activos cuando se toman oralmente.

✎ Sangre de dragón (*Croton lechleri*). Esta hierba es también conocida como sangregrado o sangre de drago. Existen muy buenas razones por las cuales la sangre de dragón está al dorso de la portada del *Amazonian Ethnobotanical Dictionary* (Diccionario etnobotánico amazónico), el cual, en 1994, escribí con Rodolfo Vásquez, un botánico del Jardín Botánico de Missouri. Varios de los compuestos de esta planta, entre ellos la

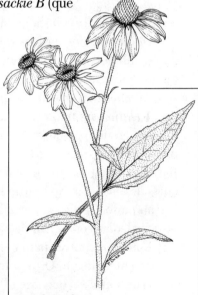

Equinacia

La equinacia es una de las plantas medicinales más importantes para los indios de las sabanas y es hoy en día mundialmente reconocida como un estimulante del sistema inmunológico.

dimetilcedricilina y la taspina, tienen propiedades antivirales y curativas de heridas. Por tanto, estos compuestos pueden resultar particularmente útiles para las llagas virales causadas por el herpes. La combinación natural de estos compuestos en la hierba cura heridas cuatro veces más rápido que los compuestos individuales sacados de la planta.

Yo uso la sangre de dragón cuando me corto o me rasguño durante mis viajes por el trópico peruano. Es de lamentar que esta hierba aún no está ampliamente disponible en los Estados Unidos, aunque espero que pronto lo estará. La sangre de dragón se aplica externamente.

▼▼. Ajo (*Allium sativum*). Además de su conocida acción antibacteriana, el ajo es también una hierba antiviral. Varios de los compuestos de azufre en el ajo son activos contra el virus de la gripe, según Heinnch P. Koch, Ph.D., profesor de química farmacéutica y biofarmacéutica en la Universidad de Vienna, y Larry Lawson, Ph.D., un investigador científico en una compañía de hierbas en Utah, quienes son los autores de *Garlic: The Science and Therapeutic Application of Allium Sativium and Related Species* (Ajo: La ciencia y la aplicación terapéutica de *Allium sativium* y variedades relacionadas.)

De nuevo, prefiero no señalarles unos compuestos específicos en el ajo que combaten los virus, porque yo sospecho que todos ellos trabajan juntos de una manera u otra.

Algunos de los médicos que usan hierbas recomiendan tomar dos cápsulas de ajo al día para tratar resfriados (catarros), la gripe y otras infecciones virales. Pero yo prefiero el ajo fresco a las cápsulas y también lo prefiere así la naturópata Jane Guiltinan, N.D., funcionaria médica principal de la Universidad de Bastyr en Seattle. Ella recomienda que se coman tanto como una decena de dientes de ajo al día. No sé usted, pero para mí, hacer eso me sería un poco difícil. Por mi parte estos son demasiados ajos y tal vez los coma con la vinagreta para las ensaladas, con el pan de ajo, en las sopas y con algún tipo de jugo vegetal.

Como preventivo para evitar el resfriado, le aconsejaría que se coma muchos dientes de ajo. Otro alimento antiviral que uno debe de comer es la cebolla, un pariente cercano al ajo, la cual tiene propiedades antivirales similares al ajo aunque es menos potente.

▼▼. Hidraste/Sello dorado/Acónito americano (*Hydrastis canadensis*). Como la equinacia, el hidraste es un estimulante del sistema inmunológico, gracias a que contiene la berberina. A menudo lo utilizo en combinación con la equinacia.

▼▼. Enebro/Nebrina/Tascate (*Juniperus*, varias especies). Aun entre herbolarios, no es muy conocido el hecho de que el enebro contiene un potente compuesto antiviral que se llama deoxipodofilotoxina. Los extractos de enebro parecen inhibir varios virus, incluyendo aquellos que causan el resfriado y el herpes. A veces, cuando siento que me está dando un resfriado, me preparo un té de enebro.

Toronjil/Melisa (*Melissa officinalis*). Esta hierba se recomienda altamente como una hierba antiviral, especialmente contra el herpes. Yo probaría el toronjil para tratar cualquier infección viral. Su té es muy sabroso.

Regaliz/Orozuz (*Glycyrrhiza glabra*). Entre sus otros usos medicinales, el regaliz es activo contra muchos tipos de infecciones virales. Uno de sus ocho compuestos antivirales activos, la glicirrizina, inhibe varios de los procesos que toman parte en la reproducción de los virus. Por ejemplo, la glicirrizina inhibe que los virus penetren a las células del cuerpo y que reproduzcan material genético viral.

Usted podría probar un té con unas cuantas cucharaditas de raíz seca picada por cada taza de agua hirviendo; deje en infusión por diez minutos.

Shiitake (*Lentinus edodes*). Este sabroso champiñon asiático contiene un compuesto llamado lentinán que tiene propiedades antivirales, antitumores e inmunoestimulantes, según un informe publicado en el *Lawrence Review of Natural Products* (La Revista *Lawrence* de los Productos Naturales), un boletín informativo respetado. Su acción antiviral se ha demostrado en experimentos con animales de laboratorio. El extracto de *shiitake* ha ayudado a proteger a los ratones contra la encefalitis viral.

El *shiitake* existe en cápsulas, pero yo prefiero el champiñon entero como alimento.

Eucalipto (*Eucalipto globulus*). Según el farmacognosista (farmacéutico de productos naturales) Albert Leung, Ph.D., el eucalipto contiene varios compuestos antivirales. Estos son la hiperosida, la quercitrina y el ácido tánico.

Forsitia (*Forsythia suspensa*) y madreselva (*Lonicera japonica*). Cada vez que siento que me está dando un resfriado, yo preparo una taza de un té con una combinación clásica de dos hierbas chinas, la forsitia y la madreselva. A veces yo le añado un poco del toronjil antiviral. Igual que el toronjil, la madreselva y la forsitia contienen compuestos antivirales comprobados. Encuentro que esta combinación de madreselva, forsitia y toronjil es muy agradable en un té caliente que me tomo antes de irme a dormir.

Jengibre (*Zingiber officinale*). El jengibre no es solamente para un remedio para los mareos causados por movimiento y el estómago descompuesto. Según mi base de datos, el jengibre contiene diez compuestos antivirales. Pues si tiene una enfermedad viral, podría probar un poco de té de jengibre o añadir libremente el jengibre a sus comidas. Muchos de los compuestos antivirales del jengibre también aparecen en la cúrcuma (azafrán de las Indias).

Insomnio

Vivimos en un país que tiene bastante dificultad para dormir lo suficiente. Alrededor de un tercio de los estadounidenses tiene insomnio regularmente, y hasta diez millones de estadounidenses confían en las recetas de sedantes para ayudarlos a conciliar el sueño.

Insomnio es un término amplio que comprende cualquiera y todas las dificultades relacionadas con el sueño, incluyendo la incapacidad de conciliar el sueño o de permanecer dormido.

Remediándolo con La farmacia natural

Los sedantes farmacéuticos dan resultado, pero pueden crear adicción e interfieren con los ciclos naturales del sueño. No se sorprenda al saber que yo prefiero las varias alternativas naturales.

➤➤➤ Toronjil/Melisa (*Melissa officinalis*). El toronjil está aprobado como sedante y tranquilizante del estómago por la Comisión E, el grupo de científicos que asesora al gobierno alemán acerca de la seguridad y eficacia de las hierbas. La acción sedante se atribuye en gran medida a un grupo de sustancias químicas de la planta que se llaman terpenos. Varias otras hierbas —enebro (nebrina, tascate), jengibre, albahaca y clavo de olor— tienen mayor cantidad de estas sustancias químicas, pero ninguna de ellas posee la combinación que tiene el toronjil, y ninguna de ellas tiene la reputación de ser una hierba buena para tomar a la hora de irse a dormir.

Yo sugiero que pruebe un té preparado con dos a cuatro cucharaditas de hierba seca por taza de agua hirviendo.

➤➤➤ Valeriana (*Valerianaa officinalis*). Tomar un té preparado con una a dos cucharaditas de raíz de valeriana poco antes de irse a la cama fomenta la somnolencia (las ganas de dormir), de acuerdo a la Comisión E. De hecho, la Comisión considera que el té es tan seguro que también aprueba tomarlo hasta varias veces al día para aliviar la intranquilidad, la ansiedad y el nerviosismo.

La valeriana tiene un olor y un gusto bastante fétido. Si no le gustan sus características físicas, usted puede siempre optar por una tintura o por cápsulas.

En Inglaterra, existen más de 80 productos de venta libre para ayudar a conciliar el sueño que contienen la valeriana. ¿Por qué? Porque da resultado. En un estudio realizado, una combinación de 160 miligramos de extracto de valeriana y 80 miligramos de extracto de toronjil provocó el sueño de la misma manera que una dosis estándar de una de los fármacos de la familia de productos farmacéuticos *Valium* (los benzodiacepinas).

Debo aclarar aquí que el *Valium* no se deriva de la hierba valeriana. Existe el malentendido común de que los dos están relacionados, probablemente porque ambos nombres empiezan con la *V*.

A diferencia de las medicinas recetadas para dormir o para la ansiedad no se considera que la valeriana cree hábito ni que tampoco produzca una "resaca" ("cruda"), como sucede con las medicinas del grupo del *Valium*.

Algunos naturópatas a quienes respeto sugieren que se trate el insomnio tomando un té de raíz de valeriana alrededor de 30 minutos antes de irse a dormir. Otros sugieren tomar de 150 a 300 miligramos de un extracto estandarizado (0.8 por ciento de ácido valérico). Personalmente, no creo que tenga importancia.

La valeriana me ofrece otra oportunidad para reiterar mi creencia de que los extractos completos de hierbas que se usan en las medicinas naturales muchas veces tienen más sentido que los derivados de hierbas tipo "bala mágica" que favorece la industria farmacéutica. Durante años, los científicos creían que solamente

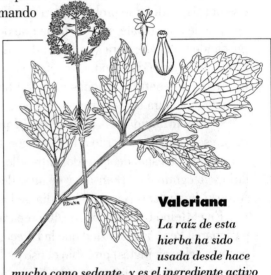

Valeriana

La raíz de esta hierba ha sido usada desde hace mucho como sedante, y es el ingrediente activo de más de 100 tranquilizantes y pastillas para dormir que se venden sin receta.

dos constituyentes de la valeriana, los valepotriatos y los ésteres de bornilo, producían el efecto sedante de la hierba. Pero un estudio italiano más reciente destaca que otras sustancias químicas de esta hierba, la valeranona y los ésteres kessil, contribuyen también a su eficacia para inducir el sueño. Los investigadores concluyeron en que el efecto sedante de la valeriana proviene de los efectos de sus muchos elementos constitutivos diferentes que trabajan en armonía unos con los otros.

Lavanda/Espliego/Alhucema (*Lavandula*, varias especies). Me alegra ver que la lavanda fue aprobada para el insomnio por la Comisión E. He visto informes de hospitales británicos que usan aceite de lavanda para ayudar a que los pacientes duerman de noche. Los hospitales administran el aceite en un baño caliente o rociado en las sábanas.

El aceite de lavanda también es un favorito de los aromaterapeutas, quienes lo usan para todo tipo de dolencias, incluyendo el insomnio. Algunos componentes del aceite de lavanda afectan a las membranas celulares, interrumpiendo la interacción de las células unas con otras. Debido a que el aceite ayuda a enlentecer los impulsos nerviosos, puede reducir la irritabilidad y producir sueño. También tiene un efecto anestésico.

Pero tenga cuidado: No todas las lavandas son tranquilizantes. Algunas especies, especialmente la lavanda española, podrían tener una acción estimulante similar a la del romero. Cuando usted compre aceite de lavanda, sepa que quizás tendrá que probarla para ver si en realidad es tranquilizante. Si usted compra de un aromaterapeuta, tiene que decirle específicamente que usted está buscando un aceite para que le ayude a dormir. Si usted compra sin querer un aceite de lavanda que produce el efecto opuesto, simplemente guárdelo para otro uso (usted encontrará muchos en este libro). Pero recuerde que los aceites de esencias son para uso externo solamente.

Pasionaria/Pasiflora (*Passiflora incarnata*). Esta planta es levemente sedante, de acuerdo a la Comisión E. Muchos respetados herbolarios de todo el mundo están de acuerdo, entre ellos Steven Foster, un distinguido herbolario y fotógrafo de Arkansas, y coautor del libro *The Encyclopedia of Common Natural Ingredients* (La enciclopedia de los ingredientes naturales comunes.)

En el Reino Unido, cerca de 40 preparados sedantes de venta libre contienen pasionaria. Pero, ¿sabía usted que la Dirección de Alimentación y Fármacos (*FDA* por sus siglas en inglés) prohibió el uso de la pasionaria en los sedantes de venta libre porque no se había comprobado que esta hierba fuera segura y efectiva? El problema aquí no está en la hierba misma. El problema está en las normas de comprobación irreales y exorbitantemente caras de la FDA. Debido a esto, tal vez usted no podrá conseguir el tipo de preparados para dormir suaves y seguros que contienen pasionaria y que se venden ampliamente en Gran Bretaña y Alemania. Pero usted puede comprar la hierba misma así como las tinturas herbarias, y estas no ofrecen riesgos para su uso. La pasionaria fresca o seca ha sido usada con éxito durante siglos para tratar la tensión nerviosa, la ansiedad y el insomnio.

Manzanilla (*Matricaria recutita*). Durante siglos, se ha usado el té de manzanilla como una bebida para la hora de dormir. Aunque no se demostró científicamente su famoso efecto sedante hasta esta década, la tradición estaba en lo cierto. La apigenina ha demostrado ser una de las sustancias sedantes eficaces de la manzanilla. Si no tuviera a mano mi valeriana y lavanda, yo probablemente la probaría a la hora de irme a la cama. Es un té de gusto agradable que seguramente usted disfrutará.

Hierba gatera (nébeda, calamento) (*Nepeta cataria*). La planta

Opio: La sustancia favorita para inducir el sueño

Si usted tiene algunas bellas amapolas en su jardín, y si estas son las plantas anuales grandes de color morado o blanco, es muy posible que usted esté alojando plantas ilegales. Debido a que las plantas de amapola son la fuente tanto del opio como de la heroína, la Dirección para el Control de las Drogas de los EE.UU. ha determinado que es ilegal cultivarlas.

Sin embargo, si se encuentra entre los "malhechores" que tienen estas plantas en su jardín, usted no es el único. Estas amapolas se cultivan como plantas ornamentales por todo el país. Y las amapolas que producen opio se reproducen tan fácilmente que es difícil eliminarlas. (Yo hasta las he visto creciendo ilegalmente en muchos jardines botánicos estatales.)

Si usted tiene una amapola ilegal entre sus petunias, también debe saber que está cultivando una de las medicinas más antiguas del mundo. Los poderes del opio para provocar el sueño y para aliviar el dolor han sido reconocidos por miles de años. De acuerdo a un manuscrito que me envió el famoso científico húngaro Peter Tetenyi, los pueblos que vivían a lo largo del río Rin ya tenían campos de dormidera (amapolas de opio) desde los tiempos neolíticos, alrededor de 5,000 años antes de Cristo. Aunque estas semillas se usaron primero como alimento, los efectos sedantes de las vainas y el látex se reconocieron muy temprano.

Ya para el segundo milenio antes de Cristo, los antiguos griegos usaron mucho el opio como medicina. Y más o menos para el año 1,000 a.C., la hermosa amapola del opio se usaba como flor ornamental desde Europa hasta la China.

Ciertamente, yo no recomiendo que se tome ninguno de los narcóticos derivados de la dormidera, excepto cuando los receta un médico. Pero usted debe saber que los médicos utilizan también bastantes fármacos derivados de esta planta, incluyendo la codeína y la morfina. Y, si acaso le interesa saberlo, el opio que se usa para los fármacos recetados legales viene de los campos de amapola de Holanda y de Australia.

que embriaga a la mayoría de los gatos también tiene efectos tranquilizantes, hipnóticos y sedantes en muchas personas. La hierba gatera contiene sustancias químicas (isómeros de nepetalactona) similares a los compuestos sedantes de la valeriana. Y, al ser un miembro de la familia de las mentas, la hierba gatera sabe mucho mejor que la valeriana. Usted puede hacer la prueba con una taza de té aproximadamente 45 minutos antes de irse a la cama.

✎ **Lúpulo (*Humulus lupulus*).** Por más de 1,000 años, desde que esta planta se hiciera popular como ingrediente de la cerveza, se ha usado el lúpulo para tratar la ansiedad, el insomnio y la intranquilidad. El ingrediente sedante del lúpulo es, aparentemente, la sustancia metilbutenol, que tiene un efecto sedante

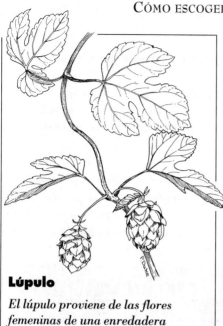

Lúpulo

El lúpulo proviene de las flores femeninas de una enredadera perenne parecida a la vid.

sobre el sistema nervioso central. Se dice que fumar lúpulo tiene un efecto sedante y, aunque yo no recomendaría que se lo fumara, es bueno para preparar un té que tendrá un sabor agradablemente amargo.

◆ **Rooibos (*Aspalathus linearis*).** Aunque normalmente no crece en los Estados Unidos, esta legumbre africana se consigue en algunas tiendas selectas de hierbas. Entre los herbolarios, consumidores e incluso los médicos sudafricanos, el té preparado con esta hierba es la favorita a la hora de acostarse. Los sudafricanos la usan para mejorar el apetito, tranquilizar el tubo digestivo y reducir la tensión nerviosa. Ellos la consideran lo suficientemente segura como para dársela a los bebés.

◆ **Fórmulas con hierbas.** Al buscar en mi base de datos plantas que sean ricas en compuestos sedantes, me encontré con varias sorpresas. Muchas plantas que son ricas en compuestos químicos que provocan sueño tienen poca o ninguna reputación tradicional como ayuda para conciliar el sueño. Entre ellas se encuentra el jengibre, con 11 sustancias sedantes diferentes; también están la albahaca, el tomillo, la mandarina y el tomate, todos con 9; la canela, la menta verde, el pimiento (ají) rojo, el poleo y la naranja, todos con 8; y la menta, con 7. No puedo demostrar que una ensalada de tomate con albahaca y tomillo o una taza de té de menta verde con jengibre y canela lo hará dormir rendido como una piedra, pero si usted tiene problemas para dormir, comer estos alimentos y hierbas más frecuentemente lo podría ayudar.

Además, el herbolario californiano Christopher Hobbs, un botánico de cuarta generación y autor de una docena de libros a los que hago referencia a menudo, sugiere una cantidad de combinaciones que pueden tratar la falta de sueño y sus parientes cercanos: la ansiedad y la tensión. Para el insomnio, Hobbs sugiere un tratamiento con pasionaria, valeriana y amapola de California. Para desterrar la ansiedad que puede causar insomnio, él recomienda una combinación de amapola de California, espino y lúpulo. Y para ayudar a enfrentar situaciones de tensión que podrían llevar al insomnio, Hobbs recomienda dos partes de manzanilla, dos partes de lavanda (alhucema, espliego), dos partes de toronjil (melisa) y dos partes de tilo con una parte de cáscara de naranja.

Juanetes

Gracias a que yo prefiero andar descalzo siempre que puedo, he logrado evitar completamente las molestias y dolores que a menudo causan los callos y los juanetes en las personas que siempre usan zapatos. Incluso, nunca he tenido ningún problema de los pies, excepto los relacionados con la gota y, en algunas ocasiones hace años, tuve pie de atleta.

Un juanete es una deformidad del dedo gordo del pie. Se desarrolla una protuberancia en la base del dedo que lo obliga a apuntar hacia dentro, incluso a veces yendo por encima de los otros dedos. El juanete es el "chichón" en la base del dedo gordo del pie.

Algunas veces, los juanetes se deben a una debilidad hereditaria llamada 'hallux valgus'. (*Hallux* significa "dedo gordo del pie," y *valgus* significa desviación"). Pero más frecuentemente, en particular entre las mujeres, se deben al hecho de tratar de forzar el pie dentro de un zapato de punta fina y tacones altos. El juanete roza dentro del zapato y se va creando un callo grueso.

Remediándolo con La farmacia natural

El mejor consejo para los juanetes es usar zapatos con suficiente espacio para los dedos de manera que el juanete no roce. Las plantillas de zapatos también ayudan. Por supuesto que probablemente su podiatra le recomendará estos remedios, pero hay otros recursos a base de hierbas para aliviar los juanetes. He aquí algunas de las hierbas que pueden ayudar.

➤➤ **Caléndula (*Calendula officinalis*).** Aunque se usa mayormente para cardenales (moretones), cortadas e inflamación, a veces se recomienda para los juanetes. Yo la probaría aplicando un ungüento (pomada) o tintura comercial de caléndula directamente sobre el juanete, quizás dos o tres veces al día durante por lo menos una semana, tiempo suficiente para saber si va a dar resultado.

➤➤ **Piña/Ananá (Ananas comosus).** Los naturópatas sugieren tomar bromelina, una enzima que descompone las proteínas (una enzima proteolítica) que se encuentran en la piña (ananá), para problemas de inflamación de las articulaciones, tales como los juanetes. Generalmente prefiero obtener sustancias como la bromelina en su estado natural en las fuentes alimenticias, pero es posible comprar sólo la bromelina. El naturópata Michael Murray, N.D., coautor de *Encyclopedia of Natural Medicine* (La enciclopedia de la medicina natural) y varios otros libros de texto sobre nutrición y curación naturopática, recomienda tomar de 250 a 750 miligramos tres veces al día.

Todo parece indicar que la bromelina es extremadamente segura. En estudios realizados con seres humanos, se ha visto que dosis hasta de 2,000 miligramos no han causado ningún efecto secundario.

Usted puede usar productos comerciales de bromelina si lo desea. A mí me encanta la piña y preferiría obtener mi bromelina a través de su fuente natural. Si yo tuviera juanetes, comería mucha piña en ensaladas de frutas, junto con papaya (fruta bomba, lechosa), que también contiene una potente enzima proteolítica (la papaína), y le pondría al gusto un toque de jengibre, que contiene compuestos tanto proteolíticos como antiinflamatorios.

🌿 **Ají/Chile/Pimiento picante *(Capsicum, varias especies)*.** La capsaicina, el ingrediente picante en el pimiento picante, se ha hecho popular como un calmante para los problemas de inflamación. Cuando se aplica en la piel en el lugar adolorido, la capsaicina bloquea ciertos nervios que controlan el dolor privándolos de la sustancia P, uno de los compuestos responsables de la sensación de dolor. Muchos estudios realizados demuestran que las cremas que contienen 0.025 por ciento de capsaicina alivian todo tipo de dolor luego de pocas semanas de tratamiento.

Si yo tuviera un juanete doloroso, yo probaría esta hierba. Cuando estuviera en casa masticaría una punta del pimiento picante, y la otra punta me la frotaría directamente en el juanete. Fuera de casa, usaría preparados comerciales de capsaicina a la venta sin receta, tales como *Zostrix* y *Capzasin-P*.

Si usa una crema de capsaicina asegúrese de lavarse bien las manos después para que no le vaya a caer en los ojos. Además, como hay personas que son muy sensibles a este compuesto, debe probar primero en una pequeña área de la piel. Si le parece que le irrita la piel, deje de usarla.

🌿 **Cúrcuma/Azafrán de las Indias *(Curcuma longa)*.** Investigaciones realizadas sugieren que, al igual que el pimiento picante, la cúrcuma priva a las terminales nerviosas de la sustancia P. Aplicar alrededor de una cucharadita de cúrcuma fresca rallada directamente sobre el juanete dos veces al día pudiera resultar muy beneficioso. Otros estudios realizados muestran que cuando se ingiere, el compuesto curcumina que se encuentra en la cúrcuma tiene potentes efectos antiinflamatorios, una razón más para creer que pueda aliviar los dolores provocados por el juanete.

La dosis estándar de curcumina es de 400 miligramos tres veces al día, que es el equivalente de cerca de seis a ocho cucharaditas de cúrcuma. Esa cantidad es mucho más cúrcuma de la que a usted le gustaría usar en un *curry*. Para lograr los beneficios antiinflamatorios de esta hierba, tendrá que tomar cápsulas.

🌿 **Sauce *(Salix, varias especies)*.** El sauce es la aspirina entre las hierbas medicinales gracias al compuesto salicina que contiene. Un compuesto relacionado muy de cerca, el ácido salicílico, está aprobado por la Dirección de Alimentación y Fármacos para quitar la callosidad y para tratamientos de verrugas. El ácido salicílico también aparece en muchos preparados sin receta para tratar juanetes y callos. La piel absorbe los salicílicos. Si yo tuviera un juanete encallecido, probaría una aplicación de sauce fresco, envolviendo el juanete con la corteza interior. También añadiría un poco de corteza seca en mi té de hierbas diario. Sin embargo, si usted es alérgico a la aspirina probablemente tampoco debería ingerir hierbas similares a la aspirina.

➤ **Árnica** *(Arnica montana)*. Las flores de esta planta son útiles para el tratamiento de afecciones de músculos y articulaciones, de acuerdo con la Comisión E, el grupo que asesora al gobierno alemán sobre la medicina a base de hierbas. No hace falta hacer un análisis profundo para suponer que esta hierba pudiera ayudar también en el tratamiento de los juanetes.

Para hacer un té, use de una a dos cucharaditas de hierba seca por una taza de agua hirviendo y déjelas en infusión durante diez minutos. No tome más de dos tazas al día por más de tres días. Para un término de tiempo mayor, yo usaría un ungüento (pomada) de árnica, que es lo que los homeópatas recomiendan para todo tipo de afección muscular, de las articulaciones y deportivas. Muchas tiendas de productos naturales y farmacias actualmente tienen ungüento de árnica. Siga las instrucciones del paquete.

➤ **Manzanilla** *(Matricaria recutita)*. Los aromaterapeutas sugieren el uso de aceites esenciales de manzanilla, ciprés y enebro (nebrina, tascate) para tratar la bursitis y pudiéramos considerar que también sea útil para tratar los juanetes. De los tres, la manzanilla sería la que yo elegiría porque sus efectos antiinflamatorios están bien establecidos y podría mantener los juanetes bajo control. Después que se tome su té de manzanilla, aplique la bolsita utilizada directamente sobre el juanete.

Sin embargo, si usted tiene la fiebre del heno, debe usar los productos de la manzanilla con precaución. La manzanilla es miembro de la familia de las ambrosías y puede causar reacciones alérgicas en algunas personas. Por lo tanto, la primera vez que pruebe la manzanilla, observe su reacción y si le parece que le ayuda continúe usándola, pero si le parece que le está causando o agravando alguna picazón o irritación, deje de usarla.

➤ **Clavo de olor** *(Syzygium aromaticum)*. El aceite de clavo es prácticamente eugenol puro, que es un potente anestésico ampliamente usado por los dentistas para tratar el dolor de muelas. Si yo tuviera un juanete y no tuviera capsaicina o no me resultara eficaz, probaría a ponerme un vendaje de algodón con algunas gotas de aceite de clavo directamente sobre el juanete, una o dos veces al día. Si le irritara la piel, deje de usarlo.

❧ **Jengibre (*Zingiber officinale*).** Además de su propiedad proteolítica, el jengibre es también un antiinflamatorio que alivia el dolor y, de acuerdo a investigadores de la India, pudiera ayudar a aliviar las molestias de los juanetes. Estos investigadores le suministraron diariamente de tres a siete gramos (de 1½ a 3½ cucharaditas) de jengibre en polvo a 28 personas con juanetes inflamados y dolorosos. Más del 75 por ciento de estas personas experimentaron un notable alivio del dolor y la inflamación. Después de 30 meses, ninguna de ellas reportó efectos adversos debido a esta dosis de jengibre.

Para tratar los juanetes, yo sugeriría tomar un té de jengibre hecho con una cucharadita de jengibre fresco rallado por una taza de agua hirviendo. Yo me tomaría este té diariamente y también me aplicaría jengibre rallado directamente en el juanete una o dos veces al día.

❧ **Rosolí/Rocío de sol (*Drosera, varias especies*).** Esta hierba tiene una larga reputación tradicional como tratamiento para los juanetes, callos y verrugas. Y hace como 15 años atrás, los científicos supieron por qué: resulta que tiene actividad proteolítica. Para usar esta hierba, machaque la planta fresca y aplíquela directamente sobre el juanete una o dos veces al día durante por lo menos una semana. Esta hierba fresca es fácil de conseguir en muchas partes del país: conozco zonas pantanosas donde crece abundantemente. Sin embargo, en otros lugares está en la lista de las especies locales consideradas en peligro de extinción, de manera que usted no debe recogerlas a no ser que las haya cultivado dentro de su propiedad.

Laringitis

Iba a celebrar el aniversario 32 de mi día de bodas, y mi banda, Durham Station, se iba a reunir para cenar juntos y después hacer una fiesta. Yo había prometido grabar un par de mis canciones sobre las hierbas para la gente de la radio que necesitaban algo único para usarlo como música de fondo (las canciones que he escrito sobre las hierbas definitivamente califican como algo único.)

Al mediodía llamé a nuestro guitarrista, quien también es nuestra voz de tenor alto, para recordarle que trajera su equipo de grabación, y me susurró: "Ni pienses que voy a cantar." Se había pasado la noche anterior cantando y se levantó por la mañana con el pecho congestionado y con laringitis.

¡Qué clase de emergencia! Le preparé mi mejor remedio a base de hierbas, algo que yo llamo "Cineolada", que es un jugo de piña (ananá) con jengibre al que le agrego hierbas con alto contenido de cineol, una sustancia química que según se ha informado es útil para aliviar la laringitis. Recuerdo que usé romero, menta verde, cardamomo y lavanda (espliego, alhucema) y endulcé la bebida con regaliz (orozuz).

Bueno, pues el guitarrista se tomó el brebaje y pudo cantar razonablemente bien. Nadie que lo oyó hablar antes de tomar el té hubiera podido creerlo cuando lo escuchó cantar, y nuestras grabaciones quedaron de lo más bien.

Remediándolo con La farmacia natural

La laringitis es una inflamación de las cuerdas vocales que provoca ronquera o pérdida de la voz y generalmente resequedad y dolor de garganta. Últimamente, se pueden encontrar cápsulas a base de hierbas para el dolor de garganta y la laringitis cada vez más en farmacias y tiendas de productos naturales. Y saben de lo más bien. No obstante, si usted padece de laringitis crónica, debe verse con su médico: pudiera ser el síntoma de una afección más seria. Pero para un ataque de laringitis ocasional, usted puede acudir a la farmacia natural en busca de ayuda. He aquí varias buenas hierbas que puede probar.

Cardamomo (Elettaria cardamomum) y otras hierbas que contienen cineol. El cineol que contiene la "Cineolada" que le di a nuestro guitarrista es un expectorante que le puede ayudar a encontrar alivio.

He aquí varias hierbas con alto contenido de cineol, en orden de potencia descendente: cardamomo, eucalipto, menta verde, romero, *sweet Annie* (*Artemisia annua*), jengibre, nuez moscada, lavanda, monarda escarlatina (té de Osweogo), menta y tanaceto (hierba lombriguera). Yo sugeriría hacer un té con una selección de estas hierbas, cargadito además de jengibre. Agréguele un poco de jugo de piña antes de tomárselo.

Jengibre (Zingiber officinale). Después de leer el buen libro *Ginger: Common Spice and Wonder Drug* (Jengibre: Especia común y medicina milagrosa) por el herbolario de Nueva Inglaterra Paul Schulick, puedo recomendar esta hierba con confianza. Yo soy más amigo del té que de los caramelos, pero si tuviera laringitis pudiera ser que probara con un caramelo a base de jengibre.

Marrubio (Marrubium vulgare). Esta hierba se ha usado durante siglos para el tratamiento de la tos y otros problemas respiratorios como la laringitis. La Comisión E, el grupo de expertos que asesora al gobierno alemán sobre las propiedades de las hierbas medicinales, aprueba el uso del marrubio para tratar problemas bronquiales, incluyendo la laringitis. La dosis que sugiere es un té hecho con una o dos cucharaditas de la hierba seca por una taza de agua hirviendo.

Sin embargo, ¿pueden creer que la Dirección de Alimentación y Fármacos de los Estados Unidos declaró al marrubio ineficaz en el tratamiento del dolor de garganta y la laringitis? El problema no está en el marrubio sino en esta agencia encargada de proteger y promover la salud pública. El marrubio es una de las primeras hierbas que yo recomiendo para los problemas de la garganta. Yo recomendaría un té fuerte de marrubio con limón, regaliz (orozuz) y hierba dulce de Paraguay (*Stevia rebaudiana*), que está disponible en muchas tiendas de productos naturales. Usted puede abrir una bolsita de té y agregarle una pizca de hierba en lugar de un edulcorante artificial.

Malva (*Althaea*, varias especies). Las malvas, incluyendo malvavisco, la hierba que es la fuente de ese rico caramelo blanco y esponjoso, se han utilizado desde hace miles de años para aliviar la garganta. Las hierbas de esta familia son útiles en el tratamiento de la laringitis, los resfriados (catarros), la tos, el dolor de garganta y la bronquitis.

Las malvas contienen una fibra gelatinosa especial, el mucílago, que suaviza las membranas mucosas y ayuda a protegerlas de las bacterias y la inflamación. La Comisión E aprueba el uso de las malvas para el dolor, la inflamación y la irritación de la garganta. Yo no sé usted, pero esto me parece indicar que se pueden usar esta hierbas como un tratamiento para la laringitis.

Gordolobo/Verbasco (*Verbascum thapsus*). Al igual que las malvas, las flores del gordolobo tienen constituyentes que ayudan a aliviar los síntomas de la laringitis. Haga un té con una a dos cucharaditas de hierba seca por una taza de agua hirviendo y déjelo en infusión durante diez minutos.

Grama (*Agropyron repens* o *Elymus repens*). Esta hierba está aprobada por la Comisión E para tratar problemas respiratorios tales como la laringitis y la tos.

Equinacia/Equiseto (*Echinacea*, varias especies). La equinacia es útil para aliviar o tratar la laringitis, de acuerdo a la Comisión E. La equinacia también aumenta la función in-

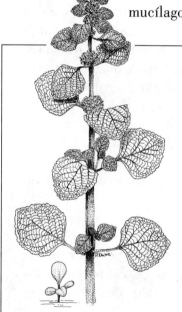

Marrubio

El té de marrubio, hecho con hojas secas y flores, es un remedio popular y tradicional para la tos y los resfriados.

munológica, con lo cual ayudaría al cuerpo a combatir cualquier virus que esté causando la laringitis. (Aunque pueda sentir un cosquilleo en la lengua o que se le adormezca temporalmente, este efecto es totalmente inofensivo.)

❧ **Enula campana/Ala/Hierba del moro/Astabaca *(Inula helenium)*.** La enula campana es un antiséptico expectorante que resulta útil en el tratamiento de la laringitis. Yo he experimentado y comprobado a mi entera satisfacción los beneficios de esta hierba.

El destacado herbolario británico David Hoffmann, a quien yo respeto, autor de *The Herbal Handbook* (El manual de las hierbas), sugiere un té mixto compuesto de tres hierbas a partes iguales de enula campana, marrubio y gordolobo (verbasco). Puede probar con una cucharadita de cada una por una taza de agua hirviendo y dejarlo en infusión por diez minutos. Otros que admiran los poderes curativos de la enula campana sugieren echar una taza de agua fría sobre una cucharadita de enula campana desmenuzada y dejarlo en infusión durante diez horas. Puede tomar este té tres veces al día.

❧ **Hiedra *(Hedera helix)*.** La hiedra es un antiguo remedio tradicional para la tos ferina. La Comisión E sugiere tomar una pizca de hiedra seca (0.3 g) para aliviar la inflamación del conducto respiratorio, incluyendo la laringitis. La hiedra tiene una acción expectorante, y ayuda a minimizar las secreciones bronquiales que pueden provocar tos e irritación de la garganta.

❧ **Centinodio *(Polygonum aviculare)*.** La Comisión E aprueba tomar un té hecho con dos a tres cucharaditas de centinodio seco por cada taza de agua hirviendo para tratar el dolor de garganta y la laringitis.

❧ **Plátano *(Plantago*, varias especies).** Los herbolarios han usado el plátano durante siglos para tratar el dolor de garganta, la laringitis, la tos y la bronquitis. La Comisión E concuerda, destacando que el plátano inglés (*P. lanceolata*) en particular, es un eficaz y seguro astringente antibacterial que alivia el dolor de garganta. La dosis que sugieren es una cucharadita por una taza de agua hirviendo. Déjelo en infusión hasta que se enfríe.

❧ **Prímula/Primavera *(Primula veris)*.** La Comisión E sugiere usar de una a dos cucharaditas de flores de prímula secas o una cucharadita de raíces secas de la planta como remedio respiratorio para la laringitis, la bronquitis, los resfriados (catarros) y la tos. (Observe que esta recomendación es para la prímula, no para la prímula nocturna.)

❧ **Soapwort *(Saponaria officinalis)*.** Las sustancias químicas (llamadas saponinas) que se encuentran en el *soapwort* tienen una acción antiinflamatoria y analgésica que puede ayudar en el tratamiento de la laringitis. La Comisión E recomienda tomar un té con una cucharadita de hierba seca por taza de agua hirviendo para tratar problemas respiratorios, incluyendo la laringitis.

❧ **Ortiga** *(Urtica dioica)*. En los últimos años, se ha prestado una atención considerable al jugo de las hojas y las raíces de la ortiga, porque de acuerdo a estudios realizados ha resultado ser útil en el tratamiento del asma, la bronquitis y la fiebre del heno. Yo también probaría un té de ortiga para la laringitis.

❧ **Rosolí/Rocío de sol** *(Drosera,* **varias especies).** Si su laringitis se debe a una tos seca recurrente, vale la pena probar con el rosolí. Contiene un compuesto calmante para la tos (se llama carboxy-oxy-napthoquinone, y un premio a quien lo puede pronunciar sin que se le trabe la lengua) que es comparable con la codeína, y otros constituyentes que calman los espasmos musculares que la tos pueden provocar. Estudios realizados en Alemania sobre el rosolí como tratamiento para la laringitis, el dolor de garganta y la bronquitis, mostraron buenos resultados en más del 90 por ciento de las personas que lo usaron, sin ningún efecto secundario importante.

Uno de los compuestos en el rosolí, la plumbagina, inhibe varios tipos de bacterias que causan la laringitis.

❧ **Alimentos picantes.** Si busca en la literatura etnobotánica del mundo entero, encontrará que los alimentos picantes se han usado tradicionalmente para tratar la laringitis y otros problemas respiratorios. Y tiene sentido. Tanto el ajo como el jengibre, el rábano picante y la mostaza parecen ser útiles para aliviar la laringitis, especialmente cuando está asociada a secreciones espesas en los conductos respiratorios.

Llagas

Deseo comenzar este capítulo con un par de historias extraordinarias que muestran lo que pueden hacer las plantas cuando se trata de curar llagas.

Tengo una amiga cuyo padre tiene diabetes. Como le sucede a muchas personas con diabetes, él ha desarrollado problemas en los pies hasta el punto de que su médico aconsejó la amputación de uno de ellos, que se había ulcerado gravemente. Mi amiga vino a verme y me preguntó si yo conocía alguna alternativa a base de hierbas para ayudar a su padre a evitar una medida tan drástica.

En mi manera cautelosa usual, le dije que como botánico yo no recetaba. Pero añadí que antes de que me dejara amputar un pie, yo probaría con la consuelda, sea como cataplasma (emplasto) o como fuerte baño, para tratar la úlcera diabética. Después que el padre de mi amiga usó el baño de consuelda durante una semana, ella me informó que su pie había mejorado notablemente. Su médico canceló los planes para la amputación.

Esta es otra historia real. Un equipo de televisión fuera de Baltimore estaba haciendo una filmación sobre hierbas medicinales en mi herbario un viernes por la tarde. El entrevistador vio algunas consueldas y preguntó para qué eran buenas. Le respondí: "Para llagas y úlceras, especialmente para las úlceras indolentes, es decir, que se curan lentamente."

Comencé a caminar, pero entonces recordé que yo tenía una úlcera indolente en mi canilla derecha. Era una llaga, con una postilla, con bordes levantados, que no empeoraba pero tampoco mostraba señales de curación. Había seguido prácticamente igual durante semanas.

Con las cámaras rodando, levanté la pata de mi *jean* (mahón) azul y mostré la llaga. Entonces tomé unas hojas de consuelda, las aplasté y forme una bola de ellas. Froté la bolita de consuelda en mi pierna. La llaga con postillas comenzó a sangrar. Con las cámaras todavía rodando, tomé un geranio astringente y me lo restregué para detener el sangrado. Dio resultado. Caminamos hacia otras plantas, pero sólo tres días después, al siguiente lunes, la llaga ya estaba curada.

Yo no hubiera creído esa historia si no me hubiera pasado a mí. Como científico, no puedo estar seguro si la curación la produjo la consuelda, su aplicación abrasiva, la combinación del sol, del geranio y la consuelda, o si sólo fue suerte. Pero usted puede apostar el último dinero en su bolsillo a que la próxima vez que me enfrente con una llaga obstinada de cualquier tipo, regresaré a mi jardín de plantas en busca de consuelda y geranio.

Remediándolo con La farmacia natural

Pues, bien, dicho esto, sólo quiero añadir que hay una cantidad de hierbas, además de la consuelda, que se pueden usar para tratar las llagas.

❦❦❦ Caléndula (*Calendula officinalis*). La Comisión E, el grupo de expertos que asesora al gobierno alemán acerca de las plantas, confirma que la caléndula es eficaz para reducir la inflamación y acelera la curación de las llagas. Las flores se usan externamente en infusiones, pomadas y tinturas. La caléndula también ayuda a prevenir la infección por estafilococos.

Hace un tiempo, el herbolario Jim Foltz de Virginia Occidental me dio una pomada de caléndula. Igual que la Comisión E, Foltz cree firmemente que esta planta es buena para tratar las llagas. Y yo supe lo buena que era durante un viaje al Amazonas. Para mostrarle a algunos participantes del taller por qué al árbol ardiente del Perú se le llama así, me amarré al tobillo derecho un pedazo de la corteza interna del árbol. Muy pronto tenía una quemadura circular donde la corteza estuvo en contacto con mi piel. Más tarde, salió una ampolla en la quemadura y se infestó en cierta medida. Entonces fue cuando me puse un poco de ungüento (pomada) de caléndula y descubrí cómo trabajaba. El área quemada se sanó de lo más bien.

Usted puede comprar una gran variedad de cremas y pomadas comerciales que contienen caléndula. Siga las instrucciones del envase.

Consuelda *(Symphytum officinale)*. La consuelda tiene una larga historia de uso para el tratamiento de las llagas y otras heridas. Funciona porque contiene alantoína, un compuesto que fomenta el crecimiento de nuevas células. Además, la alantoína es un antiinflamatorio que estimula el sistema inmunológico. Los taninos astringentes en la planta también ayudan.

No estoy seguro si la consuelda es una villana o una superestrella. Ha sido muy criticada por expertos que opinan que contiene compuestos cancerígenos llamados alcaloides pirrolicidinos que pueden causar graves daños al hígado si se ingiere la planta. Pero otros expertos elogian sus poderes cuando se usa externamente para acelerar la curación de llagas y heridas, incluso las incisiones quirúrgicas.

Pienso que hay una buena razón para usar la consuelda externamente, y poco riesgo. También pienso que hay mucho mayor riesgo si usted la ingiere. Pero las advertencias sobre su consumo interno no deben impedirnos usarla. Perderíamos una buena planta medicinal si nos dejamos convencer a no usar la consuelda externamente sólo porque su ingestión pueda ser peligrosa.

Usted puede usar la consuelda fresca como cataplasma o hacer un té fuerte para darse un baño. Para el tratamiento de úlceras más graves en las piernas, el Dr. Rudolf Fritz Weiss, el más renombrado de los médicos alemanes que usan hierbas y el autor de *Herbal Medicine* (La medicina a base de las hierbas), recomienda usar una cataplasma de hoja o de raíz en los primeros días. Después, usted puede pasar a la pomada de consuelda o hacer una pasta de consuelda y cubrirla con un vendaje que comprima firmemente.

Sangre de dragón *(Croton lechleri)*. Esta es una de las más prometedoras plantas superestrellas del Amazonas. Ampliamente extendida en América Latina, pero difícil de encontrar en los Estados Unidos, aunque yo supongo que pronto podrá adquirirse más fácilmente.

La sangre de dragón es la fuente de dos medicamentos en pruebas clínicas auspiciados por Shaman Pharmaceuticals, la compañía farmacéutica del Sur de San Francisco que ha estado trabajando con curanderos nativos en el Tercer Mundo. Lamentablemente, como la mayoría de las compañías de medicamentos, Shaman Pharmaceuticals pretende aislar extractos químicos en vez de usar el producto herbario entero.

Mi amigo, el shamán peruano Antonio Montero Pisco, recomienda usar la sangre de dragón natural en vez de que cualquier compuesto aislado de la misma. Estoy de acuerdo. Cuando yo estoy en el Perú tropical, utilizo toda la planta de inmediato cuando tengo una herida o una erosión.

ᔄᔄ Manzanilla *(Matricaria recutita)*. La mayoría de los estadounidenses piensa en esta planta como un agradable té, y lo puede ser. Pero la manzanilla es también un antiinflamatorio, un estimulante inmunológico y un antiséptico. Se usa mucho en Europa para tratar úlceras de las piernas.

El preparado preferido es el extracto de manzanilla, pero si se usan compresas empapadas en un té fuerte, sería una buena aproximación. Para hacer el té, ponga un buen puñado de flores de manzanilla frescas o varias cucharaditas de hierba seca en una taza y cúbralas con agua hirviendo. Deje que el té se enfríe, luego cuélelo y apliqueselo con un paño esterilizado (un vendaje sería perfecto).

Sin embargo, si usted tiene fiebre del heno, debe usar los productos de manzanilla con cuidado. La manzanilla es miembro de la familia de las ambrosías, y en algunas personas puede desatar reacciones alérgicas. La primera vez que la use, observe su reacción. Si le parece que le ayuda, úsela, pero si le parece que le causa o le agrava la picazón o la irritación, deje de usarla.

ᔄᔄ *Country mallow (Sida cordifolia)*. Las hojas de esta planta perenne contienen una fibra soluble en agua llamada mucílago, que ayuda a mejorar las llagas cuando se aplica en forma de cataplasma. Además, de acuerdo a investigaciones no publicadas de las que tengo conocimiento, parece ser que la planta también posee amplios poderes antisépticos que ayudarían en el tratamiento de las llagas.

ᔄᔄ *Ginkgo*/Biznaga *(Ginkgo biloba)*. Los alemanes utilizan grandes dosis de *ginkgo* de forma oral para tratar las úlceras de las piernas con muy buenos resultados y sin efectos tóxicos. Yo lo probaría. Para usar esta hierba, usted tendría que comprar un extracto de 50:1 en una tienda de productos naturales. (Los constituyentes activos no están presentes en niveles de concentración lo suficientemente altos en las hojas frescas como para garantizar su uso con éxito.) Usted puede probar una dosis de *ginkgo* de 60 a 240 miligramos al día, pero no debe sobrepasar esta cantidad, porque puede provocarle diarrea, irritabilidad e insomnio.

ᔄᔄ Árbol de té *(Melaleuca, varias especies)*. Yo soy sólo uno de un número creciente de herbolarios que hoy en día cargamos con nosotros aceite de árbol de té en nuestro maletín de primeros auxilios, listo para usarlo como un antiséptico inmediato. Estoy convencido de que es un buen antiséptico, y se ha demostrado que el aceite del árbol de té es eficaz contra una amplia gama de bacterias.

Debido a que algunas personas encuentran que el aceite del árbol de té les irrita la piel, yo sugiero diluirlo agregando varias gotas en un par de cucharadas de aceite vegetal. Si aun así le irrita la piel, deje de usarlo. Eso sí, no ingiera el aceite de árbol de té, ni ningún otro aceite esencial. Los aceites esenciales están extremadamente concentrados y muchos de ellos pueden ser venenosos, inclusive en pequeñas cantidades.

➤ *Gotu kola (Centella asiatica).* En pruebas clínicas realizadas en Brasil y otros lugares, se ha comprobado que el *gotu kola* resulta útil en el tratamiento de úlceras de la piel, heridas quirúrgicas, gangrena, injertos de piel y heridas traumáticas de la piel. Esta hierba estimula la reproducción de los tejidos conectivos normales que subyacen bajo la piel. El constituyente activo parece ser el ácido asiático. Yo sugeriría usar uno de los extractos estandarizados de *gotu kola* que están a la venta.

Para usar el extracto externamente, empape un pedazo de algodón en el líquido y páselo por el área afectada. También puede beber *gotu kola*: haga un té siguiendo las instrucciones del envase.

➤ **Té** *(Camellia sinensis).* El té contiene muchos de los mismos compuestos que se encuentran en la sangre del dragón. Es antiséptico y astringente y ayuda a sanar la piel. Usted puede tomarse el té y después aplicarse la bolsita utilizada sobre la llaga.

Lombrices

Después de uno de mis viajes ecoturísticos a las Amazonas, recibí una carta de uno de los participantes en el mismo, quien decidió someter a prueba a algunas de las hierbas medicinales sobre las que aprendió durante la gira.

"Fue un placer para mí conocerle finalmente y asistir a sus conferencias durante el taller 'Farmacia de la Selva' que se celebró hace dos años en Perú. Pensé que le gustaría saber que el viaje que realizamos a la destilería de aguardiente local, resultó ser inesperadamente educacional."

"Creo que como resultado de haber probado la bebida fermentada antes del proceso de pasteurización, sin querer consumí algún tipo de parásito intestinal. Fue una experiencia muy desagradable pero, no obstante, mi desorden estomacal me ofreció la oportunidad de probar algo de la medicina tradicional de la región que usted analizó."

"Una infusión de epazote en leche caliente alivió todos mis síntomas por dos días", continuó diciendo en su carta.

Aunque no puedo asegurar que este señor realmente tuviera lombrices, me alegro que haya aprendido algo útil en el taller y que haya podido tratar sus síntomas con hierbas medicinales.

Las lombrices sobre las que nos vamos a ocupar en este capítulo son parásitos pequeñitos que invaden el conducto intestinal humano y ocasionalmente otras partes del cuerpo. Las lombrices verdaderas incluyen los *flukeworms*, las uncinarias, los oxiuros, las ascárides (gusanos redondos), las tenias (solitarias) y los tricéfalos.

Más de un millón de millones de personas en todo el mundo tienen varios tipos de lombrices intestinales. No cometa el error de pensar que este es un problema que se limita sólo a los países subdesarrollados. El *New York Times* calcula que 25 millones de estadounidenses, en su mayoría niños pequeños pertenecientes a todas las clases sociales, tienen lombrices.

Remediándolo con La farmacia natural

La medicina actual utiliza una variedad de fármacos para tratar las lombrices. Generalmente son eficaces, aunque algunas pueden provocar efectos secundarios serios incluyendo náuseas, diarrea, retortijones y vértigo. Si usted sospecha que pueda tener parásitos intestinales, es una buena idea que sea diagnosticado por el médico y que siga su consejo respecto al tratamiento. Después, hable con su médico sobre estos remedios a base de hierbas. Si prueba con una alternativa natural, es posible que pueda enfrentar el problema sin tener que sufrir los efectos secundarios que provocan muchos de los productos farmacéuticos.

Jengibre *(Zingiber officinale)*. El herbolario de Nueva Inglaterra Paul Schulick, autor de *Ginger: Common Spice and Wonder Drug* (Jengibre: Especia común y medicina milagrosa), señala que esa raíz ácida es increíblemente eficaz contra algunos de los parásitos más peligrosos del mundo.

Entre estos, se encuentra la lombriz *anisakis*, una lombriz japonesa que se encuentra en el pescado crudo y que últimamente es cada vez más común en los Estados Unidos. No en balde los japoneses comen jengibre encurtido junto con sus platos de pescado crudo: en un estudio realizado, se encontró que el extracto de jengibre inmovilizó más del 90 por ciento de las larvas de *anisakis* en cuatro horas y las destruyó en 16 horas.

Si a usted le gusta comer el *sashimi*, la especialidad japonesa de pescado crudo, probablemente no sería mala idea que adoptara la costumbre japonesa de comer un poco de jengibre encurtido junto con sus comidas o poco después. Esto debe servirle como medida de protección. Si no lo sirven en el restaurante donde usted acostumbra a comer *sushi*, puede disfrutar un pedazo o dos cuando llegue a casa. El jengibre encurtido está disponible en los mercados asiáticos y en muchas tiendas de especialidades de productos naturales.

El mismo consejo es válido para los que gustan de comer ceviche, el plato latinoamericano de pescado crudo en escabeche: agregue a su cena un pedazo de jengibre encurtido.

Calabaza *(Cucurbita pepo).* Las semillas y los extractos de calabaza han demostrado ser capaces de inmovilizar y ayudar a la expulsión de lombrices intestinales y otros parásitos. Se ha concedido al menos una patente para el uso de un extracto de calabaza en un tratamiento de lombrices intestinales. Quienes ejercen la medicina alternativa a menudo sugieren que las personas con parásitos intestinales deben comer diariamente 1 onza (28 g) de semillas de calabaza, mientras dure el problema. Usted también puede masticar semillas de calabaza y jengibre entre las comidas para aprovechar el poder 'antilombriz' de ambas.

Epazote *(Chenopodium ambrosioides).* El epazote no sólo se usa en el trópico para combatir las lombrices. Como antiguo residente de Maryland, me enorgullezco en decir que el epazote fue una vez producido comercialmente en los condados de Carroll y Frederick como tratamiento contra las lombrices intestinales para niños y animales domésticos en los Estados Unidos. También he descubierto que el epazote ayuda a aliviar los gases, por lo que yo se lo añado a las sopas de frijoles (habichuelas). Para las lombrices, yo probaría con un té concentrado. Una advertencia de precaución: el aceite concentrado de epazote es demasiado fuerte para usarlo.

Esta hierba casi siempre se encuentra a la venta bajo su nombre en español, es decir, epazote, porque en las tiendas de productos naturales no les gusta venderla bajo su nombre en inglés, *wormseed*, que significa precisamente 'semilla de lombriz'.

Ajo *(Allium sativum).* El naturópata Chris Deatheridge, N.D., un herbolario de Misuri, utiliza el ajo para tratar el oxiuro, el ascáride, la giardia (una ameba) y otras infecciones parásitas. Él sugiere tomar un jugo con tres dientes de ajo y de 4 a 6 onzas (de 112 a 168 g) de jugo de zanahoria cada dos horas.

Papaya/Fruta bomba/Lechosa *(Carica papaya).* He aquí otra conexión entre Panamá y Perú: los indios chocos que yo estudié hace más de tres décadas acostumbraban a tomar el látex de la papaya para eliminar los parásitos intestinales. El látex de la papaya es proteolítica; es decir, digiere las proteínas. Y mis nuevos amigos indios del Perú han adquirido un hábito más eficaz y limpio: se tragan alrededor de una docena de las pequeñas semillas redonditas de papaya para lograr el mismo objetivo. Yo he masticado las semillas de la papaya, y son tan picantes como las semillas de mostaza.

Piña/Ananá *(Ananas comosus).* La tenia o solitaria puede eliminarse después de tres días de estar comiendo nada más que piña. La piña contiene bromelina, la enzima que descompone las proteínas.

Cúrcuma/Azafrán de las Indias *(Curcuma longa).* Curanderos tradicionales indios recomiendan esta especia agradable al paladar para deshacerse de las lombrices, particularmente de las nematodes. La cúrcuma contiene cuatro compuestos con acción antiparásita. Individualmente, cada uno de estos compuestos es ineficaz, pero cuando están juntos, tienen fuertes propiedades que destruyen las lombrices. La mejor manera de tomar la cúrcuma, de acuerdo a mi criterio, es disfrutando platos confeccionados con *curry*, en los que la cúrcuma es un ingrediente clave. Es precisamente la responsable del color amarillo en los *curries*.

Papaya

La papaya es una fruta muy rica en vitamina C, la cual fortalece el sistema inmunológico, y sus semillas, de sabor picante, ayudan a repeler las lombrices intestinales.

Clavo de olor *(Syzygium aromaticum).* Se ha demostrado que los clavos combaten activamente varios parásitos, incluyendo las lombrices intestinales. Yo recomendaría tomar un té de clavo fuerte o le añadiría clavo en polvo a jugos de piña o papaya.

Finalmente, debido a que las enzimas proteolíticas juegan un papel tan importante en los tratamientos contra las lombrices, yo recomendaría mi "Proteolada", un licuado (batido) de frutas hecho con jugo y pulpa de frutas que son ricas en estas enzimas. Estas incluyen al árbol del pan, los higos, la papaya y la piña. Dele gusto a la bebida con especias tales como clavos, jengibre y cúrcuma. (Si no vive en el trópico, probablemente le sea difícil conseguir el árbol del pan, en cuyo caso no importa que no lo incluya.) También puede añadirle un poco de jugo de ciruelas como laxante para ayudarlo a expulsar las lombrices.

Mal aliento

El herbolario Tom Wolfe, propietario de la tienda Smile Herb Shop en College Park, Maryland, y amigo mío por más de dos décadas, es un estudiante de la literatura persa y admirador de la cultura persa. Una vez me contó de una cena de alta cocina persa a la que asistió en Washington, D.C., en parte por la comida y en parte por practicar sus conocimientos del idioma farsi.

Encima de un tablero redondo en el centro de la mesa, había cuatro grandes recipientes llenos de cilantro, perejil, menta verde y estragón frescos; los invitados envolvían las hierbas en pan de pita y las comían entre cada plato para refrescar el paladar. Esto no es ninguna casualidad, dado que todas estas hierbas también tienen una larga historia de uso como refrescantes del aliento. Incluso, la antigua costumbre de finalizar la cena con un ramito de menta que ayudara a la digestión y aliviara el aliento, evolucionó hasta el uso actual de las mentas después de las comidas.

Según Tom me contó, para el tiempo que se terminó la cena, la gente se había comido casi una libra entera de las hierbas frescas encontradas en esos sandwiches persos. Esta historia me lleva a mi primer consejo sobre hierbas en este capítulo: para refrescarse el aliento rápidamente en un restaurante, guarde el perejil decorativo y cómaselo al final de la cena.

Causas típicas del mal aliento

Yo siempre he dicho que tener mal aliento es mejor que no tener aliento alguno. Pero cuando se trata de halitosis, soy un hipocondríaco. Y en esto no estoy solo en absoluto. Si se reunieran en un cuarto todas las personas que están seguros de que su aliento siempre huele bien, me juego la cabeza que el cuarto estaría vacío. No es por gusto que los estadounidenses se gastan más de $200 millones al año en productos para refrescar el aliento.

La mayoría de las veces el mal aliento está provocado por bacterias en la boca. Las bacterias producen residuos que huelen mal. Durante el día, la saliva rica en oxígeno actúa como un limpiador natural de la boca, manteniendo las bacterias fuera de la boca. Pero durante la noche mientras dormimos, la salivación disminuye y las sustancias químicas ambientales de la boca cambian de medio ácidas a medio alcalinas, lo cual estimula la presencia de bacterias que causan mal olor. Por lo tanto, lógicamente, muchos de nosotros nos quedamos sin besitos al despertar. Las tiendas están llenas de distintos productos que pueden llegar al rescate de su aliento —y su vida sentimental. No obstante, para los que les interesan los productos naturales, tengo una buenas noticias: un enjuague bucal a base de hierbas puede ayudar tanto, o más, que cualquiera de los productos que se compran en el mercado. La receta aparece en la otra página.

Hay unas causas del mal aliento. En por lo menos una tercera parte de las personas con halitosis, la causa es una enfermedad de las encías (periodontal). Las bacterias lograron llegar a las encías por debajo de la línea de los dientes, donde ni siquiera los cepillos de dientes más sofisticados logran llegar. En la medida en que estas bacterias se desarrollan, destruyen los tejidos de las encías. Si no se atiende a tiempo, este daño de las encías puede eventualmente provocar la caída de los dientes. Al mismo tiempo, las bacterias liberan los residuos que provocan el mal aliento.

El hilo dental puede ayudar a controlar la enfermedad de las encías. También puede ayudar un enjuague bucal que contenga las hierbas correctas. Pero la halitosis crónica puede ser un signo de varias otras afecciones, de acuerdo con el Dr. Israel Kleinberg, presidente del Departamento de Biología Oral y Patología en la Universidad Estatal de Nueva York en Stony Brook. Algunas de estas afecciones pueden ser bien serias: cirrosis hepática, diabetes, mal funcionamiento del riñón y cáncer en el conducto respiratorio superior, entre otras. Si usted no logra eliminar el mal aliento, es una buena idea que acuda al médico.

Remediándolo con La farmacia natural

La mayoría de las veces el mal aliento es simplemente un inconveniente pasajero, y hay varias hierbas que pueden ayudar a eliminarlo.

Cardamomo (Elettaria cardamomum). En mi base de datos aparece el cardamomo como la más rica fuente del compuesto cineol, un potente antiséptico que también mata las bacterias del mal aliento. Y puede que, en un momento dado, resulte decisivo para su cita romántica si lo usa para esa ocasión, porque además de refrescarle el aliento, las culturas árabes lo consideran un afrodisíaco. ¿Qué le parece? Si no le viene bien mi receta de "Boca fresca", pruebe a masticar semillas de cardamomo. Yo las mastico por un rato y luego las escupo. También las añado a los tés de hierbas y licores.

Eucalipto (Eucalyptus globulus). Muchos enjuagues bucales comerciales contienen alcohol, lo cual ayuda a matar las bacterias que provocan el mal aliento, y tambien contienen eucaliptol, un compuesto derivado del aceite de eucalipto que es rico en cineol.

En lugar de comprar enjuagues bucales caros, usted puede simplemente mezclar algunos de los ingredientes de mi "Boca fresca", utilizando hojas de eucalipto machacadas. ¿Que no tiene acceso al eucalipto? No hay problema.

Hay muchas otras hierbas que también son ricas en cineol. Aunque ninguna de ellas, excepto el cardamomo, se acercan al contenido de cineol que tiene el eucalipto, cualquiera de estas hierbas le ayudarían a refrescar el aliento: menta verde, romero, *sweet Annie*, jengibre, nuez moscada, lavanda (espliego, alhucema), monarda escarlatina (té de Osweogo), menta, tanaceto (hierba lombriguera), milenrama (real de oro, alcaina), canela, albahaca, cúrcuma, hoja de limón, hisopo, estragón, limón verbena o hinojo.

✿✿✿ **Perejil *(Petroselinum crispum)* y otras plantas ricas en clorofila.** Mi prima Suzie, quien padece de presión alta, me llamó recientemente para preguntarme qué le podía recomendar. Le aconsejé tomar ajo para bajar su presión arterial, además de perejil para minimizar la halitosis que provoca el ajo. El perejil verde brillante es una rica fuente del pigmento verde de las plantas, la clorofila, que es un poderoso refrescante del aliento. Mastique un poco de perejil después de las comidas, después de tomar café o después de comer o tomar cualquier cosa que pueda provocar mal aliento.

De hecho, sería una buena idea refrigerar ramitos frescos de perejil y otras plantas ricas en clorofila, como por ejemplo notablemente la albahaca y el cilantro, y mordisquearlas según sea necesario.

✿✿ **Anís *(Pimpinella anisum).*** Las semillas de esta hierba con sabor a regaliz (orozuz) se han utilizado durante miles de años para refrescar el aliento. Y no me sorprende, porque realmente funciona. Hierva unas cuantas cucharaditas de semillas en una taza de agua durante pocos minutos. Cuélelo, y luego tómeselo o úselo como enjuague bucal.

✿✿ **Cilantro *(Coriandrum sativum).*** El cilantro es un remedio cantonés tradicional para el mal

---

Boca fresca

Para preparar la "Boca fresca", mi alternativa refrescante herbaria a los enjuagues bucales comerciales, deje en infusión en vodka cualquier combinación de las hierbas que aparecen en este capítulo. Puede poner hasta varias onzas de hierbas por pinta (473 ml) de vodka en un pomo de boca ancha con una tapa de rosca.

Personalmente, yo prefiero el eucalipto, romero y menta verde, más cualquier otra cosa que tenga a mano. Normalmente yo no uso cardamomo porque es tan caro, pero sí les digo que tiene un sabor agradable.

Para mi uso personal, yo simplemente dejo las hierbas reposar en vodka indefinidamente. Cuando preparo un enjuague bucal para otra persona, puede que sea más elegante y cuele las hierbas después de varios días para que luzca mejor y más claro. Usted puede escoger, pero a mí me gusta ver las hierbas flotando dentro de mi botella de enjuague bucal.

aliento. Para usar esta hierba, añada unas cuantas onzas de cilantro fresco a dos tazas de agua y déjelo hervir durante unos minutos. Cuélelo, y tómeselo o úselo como enjuague bucal.

Eneldo *(Anethum graveolens)*. Al igual que el perejil, el eneldo es rico en clorofila. Pruebe con un té de eneldo después de las comidas; use de una a dos cucharaditas de hojas o semillas machacadas en una taza de agua hirviendo.

O simplemente mastique unas cuantas semillas para refrescar el aliento. (Si está embarazada, el uso del eneldo en cantidades medicinales pudiera causarle problemas. Debe reservarlo para un uso ocasional moderado.)

Menta/Hierbabuena *(Mentha piperita)*. El té de menta es altamente recomendado para la halitosis, y con razón. El aceite aromático de la menta es un potente antiséptico, pero es tóxico y nunca se debe ingerir.

Salvia *(Salvia officinalis)*. Un herbolario a quien yo respeto recomienda hacer gárgaras varias veces al día con un té tibio de salvia para tratar llagas en la boca y el mal aliento. La salvia tiene propiedades como refrescante del aliento similares al perejil y la menta, de manera que estoy de acuerdo con él.

Bergamota silvestre *(Monarda fistulosa)*. Si a usted le gusta el tomillo, le gustará la bergamota silvestre, tanto sola como mezclada dentro de tés de otras hierbas. Contiene algunos de los compuestos antisépticos usados en refrescantes del aliento comerciales. Use dos cucharaditas por una taza de agua hirviendo y déjelo en infusión durante diez minutos.

Clavo de olor *(Syzygium aromaticum)*. En algunas antiguas culturas asiáticas, las personas tenían que masticar clavo para refrescarse el aliento antes de que se les permitiera ver al rey. El poderoso aceite aromático de esta hierba es antibacterial. Añada varias cucharaditas a alrededor de 1 pinta (473 ml) de vodka y déjelo en infusión durante algunos días para lograr un agradable enjuague bucal. O, si prefiere, prepare un té usando una cucharadita o dos de hierba seca.

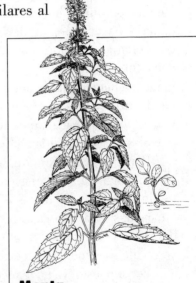

Menta

Esta menta hace tiempo que se cultiva comercialmente para darle sabor a todo, desde caramelos y licores hasta pastas de dientes.

Mal de alturas

Celebré mi cumpleaños 65 escalando el Machu Picchu, la famosa montaña de 9,000 pies de altura en el Perú. Y justamente el día anterior, había escalado su pico hermano más empinado, el Huainu Picchu. Dos días de fuerte escalamiento a cerca de dos millas por encima del nivel del mar podrían haberme provocado un ataque de mal de alturas, lo que los habitantes de los Andes llaman soroche.

Pero antes de realizar los dos escalamientos yo sabía que podían presentárseme los síntomas del mal de alturas: dolor de cabeza, sed, mareos, debilidad, palpitaciones del corazón y falta de respiración. De manera que hice lo que los excursionistas de montañas peruanos han venido haciendo durante miles de años: me tomé una taza de mate o té de coca.

Este té es perfectamente legal en Perú y en Bolivia pero no en los Estados Unidos, porque la hoja de la coca (*Erythroxylum coca*) es la fuente de la cocaína. La cocaína es un derivado altamente procesado de la coca, y el té de coca contiene sólo un poquito. Pero este poquito es suficiente para actuar como un estimulante, y es por eso que muchos peruanos toman té de coca de la misma manera que muchos de nosotros tomamos café. Incluso, hay hoteles en el Cuzco y La Paz que ofrecen el mate de coca como un refrescante vigorizador a los que acaban de llegar de las tierras bajas. Y además, ellos saben que el té de coca ayuda a aliviar el mal de alturas.

Para los nativos andinos, la hoja de la coca directa, sin procesar de ninguna manera, es el clásico vigorizador de los Andes. Durante un viaje ecoturístico al Perú, 27 de los 35 participantes, incluyéndome a mí, experimentamos masticando hojas de coca. Algunos de nosotros realmente parecíamos haber sido vigorizados. Tanto es así, que varias personas me comentaron que yo escalé esas montañas como si hubiera sido una cabra del monte.

Por supuesto, yo no le recomendaría a nadie que tratara de conseguir coca en los Estados Unidos. Su asociación con la cocaína ha dañado permanentemente su legalidad y reputación, y tratar de encontrar alivio para el mal de alturas de esta manera no valdría una sentencia a prisión. Pero dondequiera que la coca sea legal, sería mi máxima recomendación de tres estrellas para el alivio del mal de alturas. Yo nunca he sufrido efectos nocivos producto del té de coca, ni he visto a los peruanos convertirse en gángsters porque mastiquen hojas de coca.

En los Estados Unidos, usted podría considerar tomar sorbitos de *Coca-Cola* o *Pepsi-Cola* para aliviar el mal de alturas. La cocaína dejó de ser parte de los ingredientes de estas bebidas hace muchos años y ahora contienen hojas de coca descocainizadas. Las hojas de coca aún contienen más de una docena de compuestos que están estrechamente relacionados con la cocaína pero que son completamente legales, algunos de los cuales contribuyen a lograr efectos similares.

Cómo las montañas nos ponen mal

El mal de alturas en realidad no tiene que ver con el cambio de altitud sino con el cambio de los niveles de oxígeno. Mientras más alto se sube, menos oxígeno hay. A 8,000 pies de altura la atmósfera contiene la mitad de oxígeno en el aire del que hay al nivel del mar. Si usted ascendiera lentamente unos miles de pies cada día, probablemente su cuerpo se ajustaría a la disminución de oxígeno y sufriría pocos efectos. Pero los ascensos rápidos, como en el caso de fuertes escalamientos de montañas, dejan al cuerpo privado de capacidad de oxígeno y entonces se produce el mal de alturas.

Un elemento clave en el mal de alturas es la deshidratación. A grandes alturas, los líquidos se van de la sangre y penetran los tejidos del cuerpo. En la medida en que la sangre se hace más densa, la deshidratación interfiere en la distribución eficiente de los nutrientes y el oxígeno y también impide la eliminación de las toxinas. Como resultado, se producen dolores de cabeza, fatiga, los malestares del mal de alturas y sed.

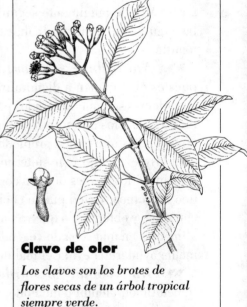

Clavo de olor

Los clavos son los brotes de flores secas de un árbol tropical siempre verde.

Algo que usted pudiera hacer para minimizar o evitar el mal de alturas es tomar grandes cantidades de líquidos no alcohólicos antes de comenzar a ascender y continuar tomando líquidos mientras va escalando. Agua nada más o jugo sería suficiente. En los Andes, yo tomo mucha sopa de vegetales para obtener líquidos, así como vegetales cocinados (los vegetales crudos pueden causar problemas). También tomo tés de hierbas.

Remediándolo con La farmacia natural

Ya que la hoja de la coca no va a poder ser su opción en la mayoría de los viajes, he aquí algunas otras hierbas que le pueden ayudar a evitar el mal de alturas.

Clavo de olor *(Syzygium aromaticum)*. El aceite de clavo es rico en eugenol, un compuesto que es un potente anticoagulante, es decir, que disminuye la densidad de la sangre. Otras hierbas en mi base de datos de alto contenido de eugenol, en orden descendente de potencia, incluyen la pimienta de Jamaica (*allspice*), hoja de laurel, galingale, semilla de zanahoria, arbusto de albahaca, canela, hoja seca de laurel y mejorana.

Mezcle varias de las hierbas anticoagulantes, y obtendrá mi "Té para subir sin sufrir". Para hacerlo, deje en infusión en un recipiente con agua hirviendo las siguientes hierbas: clavos, pimienta de Jamaica, hojas secas de laurel, semilla de apio, canela y mejorana de acuerdo a lo que tenga disponible y al gusto. Mezcle igualmente según lo que tenga a mano, cualquiera o todas de las siguientes mentas: albahaca, *dittany* (*Cunila oreganioides*), ajedrea y tomillo.

Ajo *(Allium sativum)*. El ajo contiene por lo menos nueve compuestos que ayudan a disminuir la densidad de la sangre. Sus efectos anticoagulantes son muy valorados para prevenir los ataques al corazón, pero también ayuda a los que sufren de mal de alturas. De acuerdo a mi base de datos, otras plantas que tienen propiedades anticoagulantes incluyen los tomates, el eneldo y el hinojo con siete compuestos anticoagulantes; las cebollas, la pimienta y los frijoles de soya con seis; y el apio, las zanahorias y perejil, cada uno con cinco. Usted puede cocinarlos todos juntos en un recipiente grande con agua, y obtendrá lo que yo llamo mi "Sopa anticoagulante". Disfrutar estos alimentos en una sopa de vegetales antes de escalar una montaña puede realmente ayudarle a evitar el mal de alturas.

Horse balm *(Monarda, varias especies)*. Muchas mentas contienen timol, mentol o mentone, compuestos que tienen actividad anticoagulante. En mi base de datos, *horse balm* es la ganadora por ser la que contiene mayor cantidad. He aquí varias hierbas más, en orden descendente de potencia, que contienen estos ingredientes útiles: tomillo, poleo de monte, bergamota silvestre, ajedrea de invierno, *dittany* de la montaña, menta de limón, albahaca y laurel de California.

Reishi *(Ganoderma lucidum)*. Las personas en las montañas asiáticas usan este hongo igual que los peruanos usan la hoja de coca. De acuerdo a informaciones científicas, el *reishi* reduce significativamente los síntomas del mal de alturas entre los trabajadores chinos que ascienden por encima de los 15,000 pies de altura en tres días en el Tibet. La teoría es que el *reishi* aumenta la capacidad de consumo de oxígeno del cuerpo.

➤ **Ginkgo/Biznaga (*Ginkgo biloba*).** Esta hierba aumenta el flujo de sangre a todo el cuerpo, especialmente al cerebro. En estudios realizados con animales se comprobó que las ratas a las que se les suministró extracto de *ginkgo*, decididamente mostraron un aumento de irrigación de sangre al cerebro y mayor tolerancia a los efectos causados por la falta de oxígeno. Esto me hace considerar que el *ginkgo* es potencialmente útil para prevenir y tratar el mal de alturas. Usted puede probar a consumir de 60 a 240 miligramos de extracto estandarizado al día, pero no se pase de ahí. Grandes cantidades de *ginkgo* pueden provocar diarrea, irritabilidad e insomnio.

Mal olor corporal

La química en las axilas (sobacos) es algo interesante. Gran parte del olor de nuestro cuerpo procede de las emanaciones de las glándulas sudoríparas apocrinas, cuya mayoría están localizadas en el área debajo del brazo. Todos nacemos con estas glándulas especializadas, pero no tienen mucha función hasta que alcanzamos la pubertad, que es cuando empiezan a segregar una humedad lechosa que no tiene olor. Si no la eliminamos lavándonos regularmente, más o menos cada seis horas, las bacterias comienzan a invadir las secreciones apocrinas. Y al rato, desarrollamos ese olor que aleja a los que tenemos al alrededor.

Los hombres tienen más y mayores glándulas apocrinas que las mujeres, por lo que tienen más olor corporal, aunque apuesto a que las mujeres gastan más en desodorantes.

Además de no mantener la higiene necesaria, el mal olor corporal puede estar provocado por una deficiencia de cinc, la diabetes o enfermedades del hígado, estreñimiento crónico y ciertos parásitos. Los vegetarianos afirman que los comedores de carne tienen más mal olor corporal.

Bañarse es probablemente la mejor manera de controlar el mal olor del cuerpo, pero si usted no se siente bien sin su desodorante, no hay necesidad de que use los desodorantes comerciales.

El asombroso arbusto amazónico afrodisíaco

Hace algunos años, el arbusto tropical que los habitantes amazónicos llaman picho huayo salió a colación en una conversación que sostenía con Alwyn Gentry, Ph.D., el desaparecido botánico tropical y encargado principal del Jardín Botánico de Misuri en St. Louis. Él me decía que los cazadores en el Amazonas se restregaban por todo el cuerpo el fruto de este arbusto, en la creencia de que esto impediría que sus presas pudieran olerlos. En otras palabras, el picho huayo enmascaraba el olor de sus cuerpos. Sin embargo, no es un verdadero desodorante, sino simplemente una máscara aromática.

Desde aquella plática, le he preguntado a varios guías amazónicos sobre el picho huayo. Ellos me cuentan que no sólo lo usan cuando van a cazar animales salvajes, sino también cuando van a cortejar a una mujer. Dicen los guías que hace que los hombres tengan un olor más atractivo para el sexo opuesto. ¿Será verdad?

Por lo pronto, un connotado taxonomista (especialista en clasificar las plantas) me juró que lo había probado con un éxito extraordinario, y me dijo con una sonrisa pícara: "Tengo buenas evidencias por experiencia propia que sí funciona." Picho huayo podría ser una mina de oro para aquellos que gustan del romance.

A los que les gustaría probar el picho huayo para atraer a los miembros del sexo opuesto, siento decirles que no está disponible en los Estados Unidos, al menos hasta la fecha.

Remediándolo con La farmacia natural

Las hierbas tienen una larga e ilustre historia de su uso como desodorante. Y no es sorprendente, las hierbas que más ampliamente se usan tienen todas acción antibactericida contra los microorganismos que hacen que nuestras secreciones apocrinas huelan desagradablemente. He aquí algunas que puede probar.

✺✺✺ **Cilantro (*Coriandrum sativum*), regaliz/orozuz (*Glycyrrhiza glabra*) y otras hierbas.** Mi confiable base de datos muestra que el cilantro y el regaliz contienen 20 sustancias químicas con acción antibactericida. El orégano y el romero tienen 19; el jengibre, 17; la nuez moscada, 15; la canela y el comino, 11; y laurel, 10. (La pimienta negra tiene 14 y el ajo 13, pero yo creo que sería un poco raro tratar de frotarse estos debajo de los brazos.)

Observando la cantidad de compuestos bactericidas en varias hierbas comparado con el número general de compuestos, encontramos que el regaliz contiene hasta el 33 por ciento de compuestos bactericidas (en base a su peso seco); el tomillo, hasta el 21.3 por ciento; el orégano, hasta el 8.8 por ciento;

romero, hasta el 4.8 por ciento; cilantro, hasta el 2.2 por ciento; y el hinojo, hasta el 1.5 por ciento.

Todas las hierbas mencionadas hasta ahora deben tener algún efecto contra la bacteria que causa el mal olor corporal. Una forma de usar estas hierbas como desodorante es pulverizarlas y restregárselas debajo de los brazos. Esta es una alternativa eficaz, pero también pudiera manchar la ropa. De manera que, en su lugar, yo sugeriría hacer un té fuerte de las hierbas que usted elija, mojar un paño en él y aplicárselo como una compresa durante algunos minutos. Añádale abundante salvia, y si varias fuentes bien informadas están en lo cierto, su té puede también proporcionarle beneficios antiperspirantes.

Usted también puede usar estas hierbas al bañarse. Envuélvalas dentro de una bolsa de tela y deje que corra agua caliente sobre ella.

Otra alternativa es comprar aceites esenciales de estas hierbas, diluirlos en aceite vegetal (pruebe con una o dos gotas de aceite esencial por una cucharadita de aceite vegetal) y utilice la mezcla resultante como una loción para aplicarse en forma de masaje debajo de los brazos. Sólo recuerde que no debe ingerir el aceite, porque incluso una pequeña cantidad puede resultar tóxica.

El antropólogo médico John Heinerman, Ph.D., autor de *Heinerman's Encyclopedia of Fruits, Vegetables and Herbs* (La enciclopedia de Heinerman de las frutas, vegetales y hierbas), sugiere en su libro hacer una tintura antitranspirante de salvia poniendo ½ taza de salvia seca pulverizada en 1¼ taza de vodka. Deje añejar la mezcla durante dos semanas, agitándola dos veces al día, luego cuele la salvia y almacene el líquido en una botella limpia. Pruebe a aplicárselo tres o cuatro veces al día. El alcohol pudiera secarle la piel, así es que si le causa irritación, deje de usarlo. (También puede tomar sorbos como licor de salvia.)

➤ **Bicarbonato de soda y maicena.** Aplique la mezcla de estos polvos en áreas de mal olor. La acción secante de ambos polvos ayuda y, como sabe cualquiera que haya utilizado alguna vez el bicarbonato de soda para controlar los malos olores dentro del refrigerador (nevera), el bicarbonato de soda tiene una acción desodorante. Yo sé que el bicarbonato de soda no es una hierba, pero es tan buena alternativa natural para este problema que consideré que valía la pena incluirlo.

➤ **Jugo de nabos.** El Dr. Heinerman me contó una anécdota personal que quiero compartir con ustedes porque me parece interesante: después de que un colega japonés le habló sobre el uso del jugo de nabos para controlar el mal olor del cuerpo, el Dr. Heinerman hizo un jugo con nabos y se restregó una cucharadita de este jugo debajo de cada brazo. Después de esta prueba llegó a la siguiente conclusión: "El jugo de nabo no evita la sudoración, pero sí evita que se produzca el mal olor del cuerpo hasta durante diez horas." Su conclusión parece demasiada positiva para ser cierta, pero tengo la intención de probarlo si estoy solo en la casa por unos tres días y tengo bastantes nabos a mano.

¿El olor a nuestro favor?

El mal olor corporal realmente tiene dos caras.

Desde el punto de vista social y cosmético, consideramos el olor corporal como algo "malo". Nos bañamos con frecuencia para deshacernos de él y nos gastamos muchísimo dinero tratando de encubrirlo. Pero resulta ser que los olores del cuerpo también contienen feromonas, que son unas misteriosas sustancias químicas que atraen al sexo opuesto con sus aromas sutiles.

Hace mucho que los científicos saben que las feromonas juegan un papel principal en el apareo de los animales. Hasta hace relativamente poco tiempo, la sabiduría convencional científica sostenía que estas sustancias químicas no tenían un efecto amoroso en nosotros los humanos. Pero ahora, los estudios han demostrado que las feromonas sí juegan un papel, sutil pero bien real, en la atracción humana.

Mi esposa tiende más a decirme que me dé una ducha que a arrullarse bajo mis axilas, pero, ¿quién sabe? A lo mejor fueron en parte nuestras aromas corporales las que nos atrajeron el uno al otro por primera vez. Yo me inclino a pensar que esto es cierto.

Vegetales que contienen cinc. La deficiencia de cinc puede contribuir al mal olor del cuerpo. No es fácil obtener cinc a través de alimentos procesados porque a menudo el cinc se elimina durante el procesamiento, pero los alimentos enteros naturales contienen grandes cantidades. Alimentos que son buenas fuentes de cinc incluyen la espinaca, el perejil, variedades de col rizada verdes, brotes de col, el pepino, las habichuelas verdes (ejotes, *green beans*), endibia, espárragos y ciruelas pasas. La espinaca es la que más contiene, y el resto de los alimentos aparecen en orden descendente de acuerdo a la cantidad de cinc que contienen. Si desea hacer un cóctel desodorante, considere la idea de hacer un jugo de uno o todos los vegetales mencionados. (Yo dejaría fuera las ciruelas pasas.)

Vinagre. El Dr. Heinerman recomienda usar vinagre de sidra en lugar de los desodorantes comerciales. Para mí esto tiene sentido, porque el vinagre es un antiséptico. Yo también agrego al vinagre algunas hierbas aromáticas, tales como la salvia.

Mareos

Una vez, mi esposa estaba sufriendo de mareos y fue a consultarse con su médico. Regresó a casa con un paquete de $18 de *TransDerm Scōp*, parches adhesivos producidos por Ciba Geigy para administrar la medicina escopolamina por absorción a través de la piel. Durante un buen tiempo, la escopolamina fue el medicamento estándar para tratar los mareos en general y los mareos causados por movimiento.

Mi esposa no sabía entonces que ella hubiera podido adquirir la escopolamina mucho más barata con sólo recoger algunas plantas en nuestro jardín. Mis especies de estramonio (manzana espinosa) y de la planta ornamental *Datura* contienen escopolamina, aunque quizás menos que el producto farmacéutico.

Personalmente, yo no recomendaría la escopolamina para el mareo, ni siquiera a través de fuentes naturales. Pudiera dar resultado, pero también pudiera causar efectos secundarios tales como vista nublada, boca reseca, alucinaciones y palpitaciones del corazón. Yo prefiero usar el jengibre para los mareos en alta mar, los causados por movimiento, los matinales que son producto del embarazo y para cualquier otro tipo de mareo o vértigo.

Los términos *mareos* y *vértigo* a menudo se usan indistintamente, pero desde el punto de vista técnico hay una diferencia. Los mareos es simplemente una sensación de inestabilidad. El vértigo es peor. Es una ilusión de desorientación del movimiento, como si todo girara alrededor de uno, o como si fuera uno quien girara alrededor.

Remediándolo con La farmacia natural

Si usted padece de mareos crónicos, debe ver al médico. Ataques de mareos prolongados o recurrentes puede ser un signo de infección en el oído interno, arritmia cardíaca, presión arterial alta o algunos otros problemas serios. Pero para ataques de mareos ocasionales, hay varias hierbas que podrían resultarle útiles.

➤➤➤ **Jengibre (*Zingiber officinale*).** Miles de años atrás, los antiguos marinos chinos masticaban raíces de jengibre para contrarrestar los mareos en alta mar, y a medida que avanzaban en su larga travesía, —de Asia a la India, al Medio Oriente y de ahí a Europa—, su remedio, el jengibre, avanzaba también.

La ciencia moderna ha demostrado que hay alguna validez en usar este antiguo remedio. Por ejemplo, un estudio realizado con 80 cadetes navales demostró que, tomando un gramo (media cucharadita) de jengibre en polvo poco antes de zarpar, se reducen los síntomas de mareos en la alta mar, incluyendo las náuseas, en un 38 por ciento y la frecuencia del vómito en un 72 por ciento.

En estudios anteriores realizados en tierra con 18 personas saludables, se comprobó que un gramo de jengibre alivia el vértigo y los mareos por movimiento mejor que la medicina estandarizada, dimenhidrinato (*Dramamine*).

"Para evitar los mareos causados por movimiento, tráguese dos cápsulas 30 minutos antes de partir y después de una a dos más según empiecen a aparecer los síntomas, probablemente alrededor de cada cuatro horas", sugiere Varro Tyler, Ph.D., decano y profesor emérito de farmacognosis (los estudios farmacéuticos de los productos naturales) en la Universidad Purdue en West Lafayette, Indiana. Las cápsulas de jengibre están disponibles en las tiendas de hierbas, de productos naturales y en otras tiendas de productos suplementarios.

Usted también puede probar con un té de jengibre fresco o pedazos de jengibre acaramelado, de acuerdo al Dr. Andrew Weil, profesor en el Colegio de Medicina de la Universidad de Arizona en Tucson, quien promueve el uso de las hierbas medicinales y es autor del libro *Natural Health, Natural Medicine* (Salud natural, medicina natural).

⚫ *Ginkgo*/Biznaga (*Ginkgo biloba*). El extracto de *ginkgo* se receta mucho en Europa para tratar el vértigo y muchas otras afecciones. Un estudio realizado en Francia con 70 personas que padecían de vértigo

Jengibre: hay que estudiarlo más

Yo creo firmemente en el jengibre para tratar los mareos en general, los mareos en alta mar y todo tipo de indisposición estomacal. Siglos de uso tradicional y varios estudios realizados lo apoyan. Pero no todos los estudios realizados han sido favorables.

Un estudio que sospecho que fue patrocinado por la industria farmacéutica, concluyó en que el jengibre era ineficaz y que el medicamento contra el mareo, escopolamina, sí funcionaba. Personalmente, no confío en los resultados de un solo estudio, pero sin un estudio comparativo imparcial, puede ser que nunca sepa cuál de estas alternativas es realmente más eficaz.

Si el gobierno de los Estados Unidos no patrocina estudios para comparar los nuevos fármacos (sintéticos y naturales) no sólo con placebos sino también con las mejores alternativas herbarias, podríamos no estar recibiendo las mejores medicinas posibles. Yo deseo lo mejor, sea lo que sea.

crónico demostró que el 47 por ciento de ellas mejoraron mientras estuvieron ingiriendo *ginkgo*. Usted puede probar a ingerir de 60 a 240 miligramos al día, pero no se pase de ahí porque el *ginkgo* en grandes cantidades puede provocar diarrea, irritabilidad e insomnio.

❧ **Apio *(Apium graveolens)*.** Las semillas de apio tienen una larga historia en la medicina tradicional china como tratamiento para los mareos.

❧ **Calabaza *(Cucurbita pepo)*.** Algunos herbolarios a quienes yo respeto dicen que las semillas de calabaza ayudan a aliviar los mareos. Si yo fuera a usar este remedio, comería mantequilla de semillas de calabaza.

❧ **Hierbas surtidas.** Como a mí me gusta crear recetas, no me puedo resistir a la tentación de combinar todas las hierbas contra el mareo con algunas hierbas para darle sabor a mi "Té para entonar el estómago". Combine cuatro cucharaditas de jengibre con una mezcla de semillas de calabaza, semillas de apio, flores de manzanilla, hinojo, corteza de naranja, menta (hierbabuena) y menta verde y déjelo en infusión por 15 minutos.

Mareos causados por movimiento

La palabra *náusea* viene de la palabra griega *naus*, que significa "barco." *Naus* es también la raíz de la palabra *náutica*. ¿Cuál es la relación entre náusea y náutica? Si alguna vez ha sufrido de mareo en alta mar, usted ya sabe de lo que estamos hablando.

Los mareos en alta mar es sólo una de las manifestaciones de los mareos causados por movimiento y las náuseas que sufren muchas personas cuando viajan en botes, carros, trenes o aviones.

Las farmacias almacenan diferentes remedios para los mareos causados por movimiento, fundamentalmente los antihistamínicos (como *Dramamine*). *Transderm Scōp*, que es un parche que suministra la medicina escopolamina a través de la piel, es un tratamiento popular, pero puede provocar efectos secundarios que hacen dudar de su seguridad. Se sabe que ha causado alucinaciones y convulsiones en algunas personas. La dimenidrinatina también puede causar problemas, porque puede provocarle somnolencia y aletargamiento.

Remediándolo con La farmacia natural

Afortunadamente, hay una alternativa a base de hierbas que siempre les gana a los fármacos para tratar el mareo causado por movimiento. Estoy hablando del jengibre. No es el único remedio herbario eficaz, pero sin duda, que yo sepa, es el mejor.

❧❧ Jengibre (*Zingiber officinale*). Hace algunos años atrás, en Utah, el farmacólogo de hierbas Daniel Mowrey, Ph.D., autor de *The Scientific Validation of Herbal Medicine* y *Herbal Tonic Therapies* (Terapias de tónicos de hierbas), probó el jengibre a la par contra la dimenidrinatina. Se equipó con una silla motorizada con garantía de provocar náuseas en cualquier persona susceptible de sufrir mareos causados por movimiento. La silla tenía una palanca que le permitía a la persona sentada en ella detenerla cuando lo deseara.

El Dr. Mowrey reclutó a un grupo de personas que padecieran de mareos causados por movimiento. A la mitad del grupo le administró una dosis estándar de dimenidrinatina; a la otra mitad le administró un gramo (alrededor de media cucharadita) de jengibre. Todos giraron en la silla y la apagaron cuando comenzaban a sentir náuseas. Los que tomaron jengibre duraron en la silla casi el doble de tiempo que los del grupo que tomaron dimenidrinatina.

No mucho tiempo después de que el Dr. Mowrey realizara este estudio, otros investigadores reclutaron a 80 cadetes navales que eran propensos a los mareos causados por movimiento y les suministraron a cada uno de ellos un gramo de jengibre en polvo. Los investigadores reportaron que hubo 38 por ciento menos de mareos y 72 por ciento menos de vómitos entre esos cadetes. A partir de esos estudios, todos los herbolarios que yo conozco recomiendan al jengibre para contrarrestar los mareos causados por movimiento.

Varro Tyler, Ph.D., decano y profesor emérito de la farmacognosis (los estudios farmacéuticos de los productos naturales) en la Universidad Purdue en West Lafayette, Indiana, aprueba el jengibre: "Para evitar los mareos causados por movimiento, tráguese dos cápsulas 30 minutos antes de partir y después una o dos más en la medida en que los síntomas comiencen a aparecer, probablemente alrededor de cada cuatro horas."

Yo personalmente uso el jengibre, y les digo que funciona. A veces yo mastico el jengibre crudo, pero posiblemente usted prefiera unas cuantas cucharaditas en un té. Usted también puede comprar cápsulas de jengibre en las tiendas de productos naturales. O puede simplemente tomar *ginger ale*, pero si lo hace, asegúrese de que la etiqueta diga que está confeccionado con jengibre el verdadero. Un montón de productos que se venden bajo el nombre *ginger ale* hoy en día tienen sabor artificial.

Otro remedio a base de jengibre es mi "Té para entonar el estómago": Corte un pedazo de raíz de jengibre de 2 pulgadas (5 cm) y revuélvala junto con unas ramitas de flores de manzanilla, hinojo, cáscara de naranja, menta (hierbabuena) y/o menta verde. Deje todo esto en infusión en unas cuantas tazas de agua durante 15 minutos. (También puede agregarle una ramita de canela. Allá por los tiempos del Rey Salomón, el té de canela se usaba para evitar las náuseas y hoy en día se sigue usando igual.)

Si tiene un exprimidor de jugos (juguera) disponible, usted podría probar el "Jengibrazo" del experto en jugos Jay Kordich, el cual consiste en dos manzanas, una pera y un pedazo de 1 pulgada (2.5 cm) de raíz de jengibre. Si sólo tiene disponible una licuadora (batidora), pruebe un licuado llamado "Encanto para su estómago", del naturópata Michael Murray, N.D., cuyos ingredientes son una taza de trocitos de piña (ananá), uno o dos kiwi, un pedazo de jengibre de una pulgada y unas pizcas de menta (hierbabuena).

➤ **Frambuesa (*Rubus idaeus*).** El té de hojas de frambuesa se recomienda ampliamente para tratar las náuseas matinales del embarazo. Algunos herbolarios sugieren que también puede servir para tratar los mareos causados por movimiento. Yo no le veo ningún problema, porque a mi gusto, el té de frambuesa y el jengibre hacen una mezcla divina.

Menopausia

Lo siguiente es un extracto de una carta que recibí en 1991: "Soy una mujer de 59 años de edad que ya ha pasado la menopausia. Debido a ello, mi piel se ha vuelto extremadamente fina y lo mismo ha pasado con mi pelo. Quisiera saber si hay alguna alternativa natural que sirva como terapia de reposición hormonal (*HRT* por sus siglas en inglés). No me siento segura de la terapia de reposición hormonal y no quisiera someterme a ella, porque temo que tiene muchos riesgos."

Esta es sólo una de las más de 10,000 cartas que recibí ese año, que fue un año en el que se produjo una verdadera explosión de cartas porque hice una presentación de tres minutos sobre la farmacia natural en un programa matutino nacional del canal CBS. Los teléfonos se caían sonando en el Departamento de Agricultura de los Estados Unidos (*USDA* por sus siglas en inglés), donde yo trabajaba en aquel momento. Y muchas de las secretarias, personal del correo y operadores del USDA (así como sus jefes) se lamentaban de mi fama momentánea. Por supuesto que yo no, porque fue otra oportunidad para entusiasmar a las personas a conocer sobre las hierbas y aprovechar la medicina natural.

La cuestión de las hormonas

Yo también tengo mis dudas respecto a la terapia de reposición hormonal. Aunque el estrógeno, la hormona sexual femenina, evidentemente alivia los sofocos (calentones), la resequedad vaginal y otras incomodidades que provoca la menopausia, un buen número de investigaciones muestran que también puede aumentar el riesgo de cáncer de mama en la mujer. (Los investigadores han encontrado que incluir progesterona como parte de la terapia hormonal puede reducir el riesgo de cáncer de mama.)

Quisiera citar al Dr. Andrew Weil, M.D., profesor en el Colegio de Medicina de la Universidad de Arizona en Tucson, quien promueve el uso de las hierbas medicinales y es autor de *Natural Health, Natural Medicine* (Salud natural, medicina natural), y que alerta a sus amigos con respecto a la terapia hormonal: "Si usted tiene factores de riesgo de cáncer de mama o del sistema reproductivo, incluyendo si tiene una historia personal o familiar de estos tipos de cáncer o cáncer de ovarios, usted debe evitar por completo la reposición de estrógeno. Si usted se decide a someterse a una terapia de reposición, use una dosis baja de estrógeno (1.25 miligramos al día, como máximo) y nunca lo haga sin incluir también la progesterona durante por lo menos parte del ciclo mensual." A mí me parece un buen consejo. El Dr. Weil no es el único que opina así. Muchos ginecólogos son de la misma opinión.

Conozco un naturópata que se opone absolutamente a la HRT y en su lugar recomienda comer grandes cantidades de vegetales y legumbres ricos en fitoestrógenos, que son compuestos similares al estrógeno. Él dice que, "si usted suma todas las alertas, precauciones y contraindicaciones, así como los efectos secundarios, el número llega a más de 100." Mi amigo se asombra de que cualquier médico recete esta terapia. Sin embargo, aún una gran mayoría de doctores recetan la HRT.

¿Por qué? Fundamentalmente porque la HRT también reduce el riesgo de enfermedades del corazón y la osteoporosis, que comportan un riesgo mayor para muchas mujeres que el cáncer de mama. Pero en mi humilde opinión, existen mejores formas de reducir estos riesgos que la HRT.

No obstante, muchos doctores están en desacuerdo conmigo. Esta es una decisión que usted tendrá que tomar por sí misma, y yo le sugeriría que le pida a su ginecólogo que le proporcione una información general de los pro y los contra. (Para más detalles sobre las enfermedades del corazón, vea la página 117; y para más información sobre la osteoporosis, vea la página 422.)

Cuando existen alternativas menos peligrosas que los fármacos, se deben probar antes de acudir a alternativas más drásticas y costosas que potencialmente pueden provocarle efectos secundarios dañinos. Me temo que, por razones económicas, las compañías farmacéuticas no están interesadas en demostrar que las alternativas naturales para tratar la menopausia, o cualquier otra cosa relacionada con este asunto, son más seguras y eficaces que las sintéticas. Personalmente creo que las alternativas naturales son mejores, y no soy el único de esa opinión. Lamentablemente, son pocos los médicos que la comparten.

Malestares a mediana edad

La menopausia significa la suspensión de la menstruación. La mayoría de las mujeres experimentan la menopausia a finales de sus años cuarenta o a principio de los cincuenta. A veces sucede rápidamente. Más frecuentemente, toma varios años para que los períodos mensuales cesen.

A medida que la menopausia se desarrolla, la producción de estrógeno declina, causando a menudo una o más de estos: ansiedad, sensibilidad de los senos, depresión, piel seca, dolor de cabeza, sofoco, incontinencia, insomnio, irritabilidad, nerviosismo, sudores nocturnos y resequedad vaginal.

De toda esta lista, los sofocos (calentones) son los más comunes, y afectan a casi el 85 por ciento de las mujeres menopáusicas. Los sofocos suelen ocurrir sin previo aviso, pero algunas mujeres notan que el estrés emocional, ejercicios, el alcohol y ciertas comidas pueden desencadenarlos.

Los "fitos" fabulosos

Déjeme recordarle que como botánico, yo no puedo recetar, y no lo hago. No obstante, pienso que como botánico tengo la prerrogativa de destacar las investigaciones de las alternativas a base de hierbas y nutricionales para enfrentar la menopausia, las cuales no dudaría ni por un instante en sugerirle a mi esposa o a mi hija.

Pero antes de mencionar algunas hierbas en específico que pueden ayudar, déjeme hacer un importante señalamiento sobre la dieta. Los sofocos y otros síntomas de la menopausia se presentan raramente entre las vegetarianas, especialmente entre las mujeres que consumen grandes cantidades de legumbres, tales como frijoles (habichuelas) negros, frijoles *mung* y frijoles de soya.

¿Por qué? Porque los frijoles y muchas otras plantas tienen una leve actividad estrogénica, gracias a los fitoestrógenos. Estos compuestos químicos incluyen isoflavonas, lignanos, fitoesteroles y saponinas.

Además de actuar como estrógeno en las mujeres cuya propia producción de hormona sexual ha declinado, aparentemente los fitoestrógenos también reducen el riesgo de los cánceres relacionados con el estrógeno, tales como el cáncer de mama. Experimentos realizados con animales muestran que los fitoestrógenos son sumamente eficaces en la prevención de tumores en los tejidos de los senos.

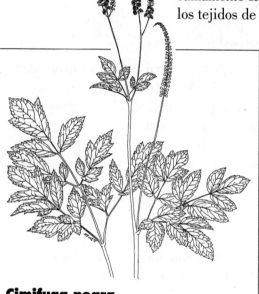

Cimifuga negra

Esta hierba crecía silvestre en el valle del río Ohio y las indias de la zona la usaban para problemas ginecológicos y en los partos.

El factor de la soya

Nosotros pensábamos que las mujeres asiáticas tenían un índice bajo de cáncer de mama simplemente porque comían una dieta baja en grasa. Ahora parece ser que su consumo considerable de legumbres, como soya y brotes de frijoles, es también una razón. ¿Cómo es posible que los fitoestrógenos ayuden a prevenir los síntomas menopáusicos y al mismo tiempo ayuden también a prevenir las enfermedades asociadas con el estrógeno?

Los fitoestrógenos son más débiles que el estrógeno del cuerpo. En las mujeres premenopáusicas, los fitoestrógenos compiten con el propio estrógeno de la mujer, que es más potente, reduciendo así los efectos totales del estrógeno. Pero en la medida que la producción del estrógeno de la mujer falla, los fitoestrógenos complementan esta hormona.

O sea, cuando una mujer tiene demasiado estrógeno biológico, los fitoestrógenos lo bajan; cuando tiene muy poco del mismo, los fitoestrógenos lo aumentan.

Yo no tengo ninguna evidencia de que los fitoestrógenos en cantidades moderadas causen daño. Una taza de frijoles de soya (cerca de 200 gramos) aporta cerca de 300 miligramos de la más importante clase de fitoestrógeno, los isoflavonas. Esa cantidad puede proporcionar más o menos el equivalente de una tableta de *Premarin*, la hormona sintética más comúnmente utilizada en HRT.

Estudios realizados muestran que las mujeres que regularmente comen alimentos de soya tienen pocos sofocos y tienen más células en el revestimiento vaginal. Estas células adicionales compensan la resequedad vaginal y la irritación que son tan comunes entre las mujeres menopáusicas.

Los frijoles de soya no son los únicos frijoles ricos en isoflavonas. La mayoría de los frijoles y muchas otras legumbres contienen cantidades razonables. Yo pienso que muy poco daño pudiera hacerle disfrutar de una dieta rica en una diversidad de frijoles, a no ser que usted sea alérgica a ellos o que le provoquen mucha flatulencia. (A mí no me hacen daño, pero si quiere conocer algunas técnicas para reducir el efecto de gases que los frijoles pueden provocar, vea la página 296.)

Remediándolo con La farmacia natural

Además de una dieta vegetariana rica en fitoestrógenos, hay varias hierbas específicas que pueden ayudar a aliviar muchos de los síntomas asociados a la menopausia. He aquí mi selección.

➤➤ **Cimifuga negra** (*Cimicifuga racemosa*). Esta hierba hace tiempo que se recomienda para "las molestias femeninas," porque contiene sustancias estrogénicas que ayudan a aliviar las molestias que provoca la menopausia, especialmente los sofocos. En un estudio realizado con 110 mujeres menopáusicas, a la mitad se le administró extracto de raíces de cimifuga negra, mientras que a la otra mitad se le administró un preparado inactivo (un placebo). Luego de ocho semanas, las pruebas de sangre mostraron una significativa actividad estrogénica entre las mujeres que tomaron la hierba.

Durante otro estudio, mujeres con resequedad vaginal debido a la menopausia experimentaron un alivio similar tomando lo mismo cimifuga negra que estrógeno farmacéutico.

➤➤ **Regaliz/Orozuz** (*Glycyrrhiza glabra*). El regaliz contiene compuestos estrógenos naturales. Al igual que los isoflavonas en la soya, la glicirrizina, el ingrediente activo en el regaliz, parece que reduce los niveles de estrógeno en las mujeres cuando están muy altos y los aumenta cuando están muy bajos.

¿Puede el caramelo de regaliz ayudar a las mujeres con molestias menopáusicas? Posiblemente, pero lea la etiqueta. La mayoría del regaliz en los Estados Unidos contiene extractos de regaliz más anís, que contiene una sustancia química (llamada anetol) que es menos estrogénica que la glicirrizina. Muchas tiendas de productos naturales tienen caramelos confeccionados con regaliz puro.

El regaliz y sus extractos son seguros si se hace un uso normal de ellos en cantidades moderadas, pero su uso durante un largo período de tiempo o su consumo en grandes cantidades puede causar dolor de cabeza, letargo, retención de sodio y agua, pérdida excesiva de potasio y presión arterial alta. Se dice que una dosis segura de una confección de verdadero regaliz sería cinco gramos, o menos de un cuarto de onza. Es difícil parar cuando algo sabe tan sabroso, pero simplemente tendrá que controlarse.

✎ **Alfalfa *(Medicago sativa)*.** Se ha demostrado que la alfalfa tiene actividad estrógena. Con sus hojas se puede hacer un té muy agradable al paladar. Sin embargo, si usted padece de lupus o tiene una historia familiar de lupus, saque los brotes de alfalfa, porque hay algunas evidencias de que pueden provocar el lupus en personas sensibles a padecerlo.

✎ **Chasteberry *(Vitex agnus-castus)*.** Esta hierba ha sido recomendada como una hierba normalizadora de las hormonas sexuales femeninas y se piensa que es especialmente beneficiosa durante los cambios menopáusicos.

La bioquímica es complicada, pero la *chasteberry* regula las hormonas involucradas en el ciclo menstrual: aumenta la producción de hormonas luteinizantes e inhibe a las hormonas foliculares. Todo esto se traduce en un efecto estrogénico beneficioso.

✎ **Angélica china *(Angelica sinensis)*.** También conocida como *dang-quai*, la angélica china tiene una antigua reputación como un tónico para las mujeres. Quienes creen en ella juran que alivia los sofocos y la resequedad vaginal e irritación, con lo que ayudan a la mujer durante la menopausia. Aunque no hay fundamento científico que apoye esto, esta hierba sí tiene el apoyo de siglos de uso tradicional. Yo no dudaría en recomendarla a mis familiares y amigos.

✎ **Clavo rojo *(Trifolium pratense)*.** Esta hierba contiene de 1 a 2.5 por ciento de isoflavones. En un estudio realizado, mujeres posmenopáusicas que han ingerido el clavo rojo, semillas de lino y soya durante dos semanas mostraron mayores niveles de estrógeno, los cuales han declinado cuando han abandonado esta dieta especial. Algunos clavos rojos son tan estrogénicos que provocan abortos espontáneos en el ganado que pasta en ellos. Con el clavo rojo se puede hacer un té muy agradable al paladar.

❧ **Fresa (*Fragaria, varias especies*) y otros alimentos que contienen boro.** Tiene mayor actividad de estrógeno que la propia hormona. Investigaciones del USDA muestran que tomar tan poco como tres miligramos de boro puede duplicar los niveles de circulación de estrógenos en la sangre. Por lo tanto, yo recomiendo a las mujeres posmenopáusicas y a aquellas que se estén acercando a la menopausia que coman alimentos ricos en este mineral.

De acuerdo a mi base de datos, los alimentos que más boro contienen, en orden descendente de potencia, incluyen las fresas, los melocotones (duraznos), la col (repollo), los tomates, el diente de león (amargón), las manzanas, los espárragos, las higueras, las semillas de amapola, el brócoli, las peras, las cerezas, las remolachas (betabeles), los albaricoques (chabacanos), las pasas de Corinto, el perejil, las semillas de eneldo y comino.

Con todas las hierbas y plantas estrogénicas y que contienen boro, usted puede confeccionar interesantes ensaladas y platos a base de vegetales.

❧ **Hierbas surtidas.** Hay un número de otras hierbas que contienen fitoestrógenos que pueden resultar útiles para ayudar durante la menopausia. Estas incluyen las manzanas, los tallos de apio, los dátiles, el saúco, raíz de falso unicornio, hinojo, zarzaparrilla hondureña, zapatilla de mujer, raíz de la vida, ñame silvestre mexicano, pasionaria (pasiflora), granadas y sasafrás.

Náusea

Un día, una compañera de trabajo y amiga mía, quien es una enfermera titulada, me dijo que una amiga de ella estaba sufriendo muchísimas náuseas. Me preguntó casualmente qué yo le recomendaría para aliviarla, y yo inmediatamente le sugerí el jengibre.

Seis meses más tarde, ella me mencionó al pasar que el jengibre había funcionado. Después me di cuenta de que ella no me había pedido ayuda para una amiga, sino para ella misma que estaba sometiéndose a quimioterapia para tratar el cáncer. Ya que este tratamiento muchas veces causa náusea, ella se basó en mi recomendación para aliviarse. La verdad es que la capacidad del jengibre para tratar las náuseas es así de impresionante.

Este incidente ocurrió hace varios años antes de que yo viera publicados estudios que muestran que el jengibre ayuda a aliviar las náuseas provocadas por el tratamiento de quimioterapia. (Sin embargo, los pacientes sometidos a quimioterapia no deben ingerir el jengibre si su capacidad de coagulación de la sangre está afectada.)

La náusea, como con seguridad usted conoce, es esa horrible sensación abdominal que le hace sentir deseos de vomitar. Y vomitar significa perder lo que se comió y una gran cantidad de ácidos estomacales, lo cual le provoca la sensación de ardor en el pecho y la garganta.

Las náuseas y los vómitos pueden ser debidos a muchas causas: infecciones del tubo digestivo (que se llama gastroenteritis), desórdenes del oído interno, exceso de ingestión de alcohol o alimentos, parásitos intestinales, náuseas matinales del embarazo, mareos causados por movimiento, estrés emocional y sobrecargas tóxicas en el hígado.

Remediándolo con La farmacia natural

Frecuentemente, vomitar es todo lo que hace falta para aliviar la náusea. Usted simplemente hace esto ya, se acabó, no hay problema. Pero en otros casos, la náusea persiste aun después de haber vaciado el estómago, y usted trata de vomitar sin lograrlo, afección que se conoce como vómitos en seco. Es entonces cuando los remedios a base de hierbas en este capítulo pueden ayudar.

ᗢᗢᗢ Jengibre *(Zingiber officinale)*. Un estudio realizado mostró que el jengibre parece ser tan eficaz como el fármaco de receta médica llamada metoclopramida (vendida bajo los nombres *Reglan* y *Clopra*), en reducir las náuseas y los vómitos que provocan el tratamiento de quimioterapia contra el cáncer. Usted debe de hablar con su médico sobre el uso del jengibre con este propósito. Si él le dice que su capacidad de coagulación de la sangre está afectada, para evitar problemas, usted no debe tomar esta hierba mientras esté sometido al tratamiento de quimioterapia.

Por supuesto, el jengibre ayuda también a aliviar las náuseas provocadas por causas menos extremas. Yo hablo sobre los beneficios del jengibre contra las náuseas en algunos puntos de los capítulos sobre náuseas matinales del embarazo y mareos causados por movimiento, pero basta con decir que para náuseas y vómitos, el jengibre es la opción de primera de muchos buenos herbolarios.

Con el jengibre en polvo se puede hacer un té agradable al paladar, pero cuando usted esté sufriendo de náuseas, nada parece dar mejor resultado que el *ginger ale*. Sólo fíjese bien en la etiqueta para asegurarse de que está confeccionado con jengibre verdadero, porque muchos de los productos llamados *ginger ale* tienen sabor artificial.

ᗢ Canela *(Cinnamomum, varias especies)*. Mi esposa toma té de canela cuando siente náuseas. Ayuda, y no me sorprende. La canela contiene sustancias químicas llamadas catequinas que ayudan a aliviar las náuseas.

Las catequinas también aparecen en la agrimonia, la cebada, los mirtillos (*bilberries*), las moras chinas, *dog rose*, el roble inglés, el lúpulo, el espino, la agripalma, el roble nórdico rojo, los olivos, las peras, la pacana, la salvia, las fresas, té y sauce blanco.

❧ **Menta/Hierbabuena** *(Mentha piperita)*. El té de menta es un poderoso antiespasmódico, lo cual significa que detiene los espasmos musculares en el tubo digestivo, incluyendo aquellos provocados por los vómitos. (Pero si está embarazada, no tome mucho porque algunos herbolarios han señalado que grandes cantidades de té de menta puede provocar un aborto espontáneo.)

❧ **Aceites esenciales surtidos.** La aromaterapia también puede ayudar a aliviar las náuseas y los vómitos. Los aceites esenciales de menta y palo de rosa se han sugerido como tratamiento contra las náuseas. Aceites de pimienta negra, manzanilla, alcanfor, hinojo, lavanda, menta y rosa se recomiendan para aliviar los vómitos.

Ponga una o dos gotas del aceite o los aceites esenciales que esté probando en una cucharada de aceite vegetal y dese un masaje con esa mezcla en el pecho de manera que el aroma pueda inhalarse fácilmente. Sin embargo, recuerde que los aceites esenciales son para uso externo solamente.

❧ **Hierbas carminativas.** *Carminativo* significa "entonador del estómago". Los carminativos se usan principalmente para tratar la indigestión y el cólico infantil, pero muchos herbolarios respetables también los recomiendan para las náuseas.

Las hierbas carminativas que más me gustan incluyen la manzanilla, el eneldo, el hinojo, el toronjil y cualquiera de las mentas. Yo sugeriría probar un té con varias cucharaditas de una o más de estas hierbas.

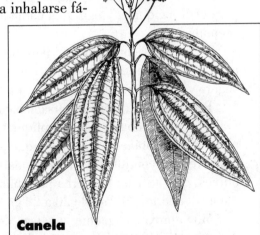

Canela

Originaria del sur de Asia, la canela se usaba para tratar la fiebre y la diarrea mucho antes de que se conociera como una especia de la cocina.

Náuseas matinales del embarazo

Hace un tiempo atrás, una de mis sobrinas me llamó por teléfono para preguntarme qué yo le recomendaría para las náuseas matinales del embarazo. Ella estaba embarazada y no podía sostener nada en el estómago. Me enfrentaba a mi problema de siempre: Yo soy botánico, no soy un clínico. ¿Y si estoy equivocado? En ningún momento quisiera yo recomendarle algo a mi sobrina que pudiera ser peligroso para ella o para su bebé.

Yo le había dicho una vez a mi hija que probara a tomar jengibre para las náuseas matinales del embarazo, y ahora yo estaba preparado para recomendarle lo mismo a mi sobrina. Mi única duda era la opinión de un farmacólogo, quien dijo que el jengibre podría provocar el aborto espontáneo. Pero yo no podía concebir que una taza o dos de té de jengibre pudiera provocar eso, así es que haciéndole la misma advertencia que le había hecho a mi hija —que lo tomara con medida— le sugerí esta hierba a mi sobrina. Más tarde me llamó para decirme que el jengibre la había ayudado, sin que notara ningún efecto secundario.

Yo seguiré aconsejando el jengibre hasta que tenga más evidencias que acrediten la advertencia del farmacólogo. Mientras tanto, no conozco nada más seguro y mejor para los mareos matinales del embarazo.

Poco después de mi conversación con mi sobrina, me enteré de un estudio realizado que probablemente explique la preocupación del farmacólogo sobre el aborto espontáneo. Resultó ser que sólo se necesita menos de 1 gramo de jengibre para controlar las náuseas matinales del embarazo, mientras que los chinos, que utilizan la hierba para hacer bajar la menstruación (y posiblemente el aborto) utilizan de 20 a 28 gramos con este propósito.

Muy aproximadamente, una taza de un té fuerte de jengibre puede contener cerca de 250 miligramos de la hierba, lo cual es alrededor de $\frac{1}{80}$ de la cantidad necesaria para provocar un aborto espontáneo. Un plato chino bien cargado de la especia puede contener 500 miligramos —$\frac{1}{40}$ de la dosis necesaria para un aborto— y un vaso de 8 onzas (240 ml) de *ginger ale* puede contener 1,000 miligramos, que es $\frac{1}{20}$ de la dosis para hacer bajar la menstruación. Tendría que tomarse un montón de jengibre antes de tener que preocuparse por cualquier tipo de problema.

Causas de las náuseas

Las náuseas matinales del embarazo son, precisamente, náuseas, mareos y sensación de malestar general que siente la mujer embarazada cuando se levanta por las mañanas, o a veces durante gran parte del día. Se calcula que un 50 por ciento de las mujeres embarazadas se quejan de las náuseas matinales, típicamente durante el primer trimestre del embarazo. Pero algunas mujeres lo padecen durante mucho más tiempo.

Los científicos no están seguros por qué se desarrollan las náuseas matinales del embarazo. Algunas tradiciones de la medicina popular dicen que es la forma que tiene la naturaleza de eliminar las toxinas del cuerpo de la madre. Yo no sé de eso, pero lo que sí sé es que nunca le sugeriría a mi hija ni a ninguna otra mujer que tratara de remediarlo con medicamentos. Así es que espero que, si usted está embarazada, que hable con su médico sobre estas suaves alternativas a base de hierbas antes de recurrir a los fármacos para aliviar el problema.

Remediándolo con La farmacia natural

Si usted cree, como yo, que los alimentos son su mejor medicina, entonces simplemente comer puede ayudarle. Muchas mujeres embarazadas dicen aliviarse de las náuseas matinales cuando se comen pan tostado o unas galletitas inmediatamente después de levantarse, y comiendo pequeñas y frecuentes comidas. Adicionalmente, he aquí las hierbas que pueden ayudar.

✒✒✒ Jengibre (Zingiber officinale). En un artículo que yo publiqué una vez llamado "Los alimentos como farmacéuticos", sólo mencioné al jengibre para las náuseas matinales del embarazo. Desde entonces, muchas mujeres me han dicho que sí les ayuda, y yo les creo.

No conozco de ningún estudio científico que demuestre que el jengibre alivie las náuseas matinales del embarazo, pero no faltan las investigaciones que demuestran que esta hierba es eficaz para los mareos causados por movimiento, una afección estrechamente relacionada con el desorden estomacal. Un excelente estudio demostró que el jengibre era muy superior a la comúnmente recetada dimenidrinatina (*Dramamine*) como tratamiento para los mareos por movimiento.

En varios estudios realizados, el jengibre también demostró ser un alivio para los mareos. En este capítulo se relacionan otros remedios para las náuseas matinales del embarazo, pero en mi opinión, el jengibre aún tiene el número uno. Yo sugeriría hasta dos tazas de té de jengibre al día.

✺ **Menta/Hierbabuena** *(Mentha piperita)* **y otras mentas.** La menta le debe su valor medicinal al mentol, un entonador del estómago refrescante y anestésico. Los médicos eclécticos del siglo XIX, que combinaban las hierbas con las medicinas principales de la época, recomendaban inhalaciones de mentol para las náuseas matinales del embarazo. Los antiguos romanos masticaban ramitos de menta para entonar sus estómagos después de grandes comelatas, y de ahí viene la costumbre de servir caramelos de menta en los restaurantes después de la cena, lo que en inglés se llaman *after-dinner mints*. (Sin embargo, debo señalar que, a pesar de su nombre, estos caramelos no se hacen de la menta verdadera.)

La menta, sin lugar a dudas, sirve para aliviar desórdenes estomacales, pero de acuerdo a mi base de datos, no es la mejor fuente de mentol. La menta de maíz encabeza la lista por su contenido de mentol, seguida por la poleo de monte (que usted no debe usar durante el embarazo), la menta de agua y la poleo de monte de Virginia.

Sólo debo decirle que no debe tomar grandes cantidades de un té fuerte de menta, porque algunos herbolarios advierten que grandes cantidades pudieran provocar un aborto espontáneo. Si mi sobrina quisiera usar té de menta, yo le sugeriría que no se tomara más de una o dos tazas a la vez.

✺ **Marrubio negro** *(Ballota nigra)*. Esta hierba tiene una buena reputación como tratamiento para las náuseas por mareos causados por movimiento. Yo pienso que también es útil para tratar los vómitos debidos al embarazo o por nerviosismo.

Pruebe el marrubio negro solo o en la siguiente combinación: partes iguales de marrubio negro y manzanilla y dos partes de ulmaria. La ulmaria contiene un componente similar a la aspirina, así es que si un poquito de aspirina le descompone el estómago, puede usted reemplazar la ulmaria con jengibre y/o corteza de cítrico. Pruebe a tomarse una taza o dos al día.

✺ **Repollo/Col** *(Brassica oleracea)*. El repollo crudo o cocinado, el jugo de repollo y/o en salmuera son antiguos remedios para los desórdenes estomacales. En particular, el jugo del repollo en salmuera supuestamente alivia los intestinos demasiado activos que contribuyen a la náusea matinal del embarazo.

✺ **Melocotón/Durazno** *(Prunus persica)*. Los chinos usan las hojas y los europeos la corteza del árbol de melocotón para hacer té para tratar las náuseas matinales del embarazo. Las hojas contienen el compuesto benzaldehido, que debe ayudar en algo para aliviar esta afección. Si usted opta por la corteza, no use más de una cucharadita.

* **Frambuesa (Rubus idaeus).** El té confeccionado con hojas de frambuesa ha sido ampliamente recomendado para frenar las náuseas matinales del embarazo. Este uso no ha sido investigado suficientemente bien. De cualquier manera, yo soy de los que piensan que el uso tradicional tiene un gran peso, y el té tiene una persistente reputación como tratamiento para las enfermedades que afectan a las mujeres, desde dolores menstruales hasta náuseas matinales del embarazo y dolores de parto.

Se dice que la hoja de frambuesa contiene un constituyente que se puede extraer con agua caliente y que relaja los músculos del útero. Yo sugeriría tomar hasta tres tazas al día. O también puede combinarla con jengibre, menta y un poquito de limón para hacer un agradable té que será divino para el estómago delicado.

* **Cítricos.** Añadir un pedacito de corteza de toronja (pomelo), naranja o mandarina al té se ha reportado siempre como un alivio para las náuseas matinales del embarazo.

* **Jugos.** Los que tienen un exprimidor de jugos (juguera) pueden considerar hacer una combinación de jengibre, kiwi, menta y piña (ananá); manzana, zanahoria y jengibre; o manzana, hinojo, jengibre y menta (hierbabuena) o menta verde. Los constituyentes químicos de estas hierbas me llevan a pensar que todas serían muy útiles para aliviar las náuseas matinales del embarazo. ¿Y qué mejor forma de hacer desaparecer este problema que con un saludable y delicioso jugo en el desayuno?

Neumonía

Allí estábamos en octubre de 1995, tres músicos de diferentes tradiciones musicales, intercambiando tonadas en el Campamento Napo en el Amazonas peruano. Mi amigo chamán, Antonio Montero Pisco, entonaba sus cánticos personales en alabanza a los espíritus de las plantas medicinales. Mientras Antonio cantaba, Joe Moreno, un músico terapeuta de la Universidad Maryville en St. Louis, hábilmente garabateaba para transcribir los cánticos en notas musicales.

Mientras esto ocurría, este servidor de ustedes, guitarrista y contrabajista malo pero entusiasta, permanecía sentado frente a ellos lleno de admiración por los dos. El año anterior, le habíamos pedido a Antonio que grabara sus cánticos dedicados a 30 plantas medicinales, incluyendo una llamada mucurita (*Petiveria alliacea*), una hierba que huele como la cebolla.

Después, Joe asombró a Antonio al cantarle su cántico, y terminaron cantándolo juntos con Antonio acompañando con su *shacapa*, un abanico hecho de hierbas que cuando se sacude, suena como las escobillas sobre un tambor. Fue uno de esos momentos que sólo ocurren en el Amazonas y que me hacen siempre volver en busca de más.

Cuento esta historia porque la planta a la que mis amigos le cantaban es una de las que más usa Antonio en los tratamientos para infecciones respiratorias. Si a mí se me presentara una neumonía, un médico estadounidense probablemente me recetaría un antibiótico basado en la probabilidad de que mi infección sería bacterial y no viral. Pero Antonio me recetaría la mucurita, y probablemente también me daría un poco de cebollas y ajo.

Los compuestos sulfuros responsables de las aromas de estas tres plantas tienen propiedades antisépticas, antibióticas y antivirales, y el mal aliento que ellas provocan es signo de que los sulfuros van directo a los pulmones, precisamente donde se necesitan.

Un profundo problema

Neumonía es un término general que define cualquier infección profunda en los pulmones. (La bronquitis, por el contrario, es una infección que se produce a la entrada de los pulmones, en los tubos bronquiales.)

Actualmente, la neumonía encabeza la lista de muertes por enfermedades infecciosas en los Estados Unidos, y es la quinta causa de muertes en general en toda la nación, cobrando más vidas cada año que el SIDA. La mayoría de estas muertes proceden de dos fuentes: la influenza, que puede derivarse en neumonía, especialmente en los ancianos, e infecciones adquiridas en los hospitales en aquellos ingresados por otras causas pero que desarrollan neumonía debido a que sus sistemas inmunológicos debilitados no son capaces de combatirla. Las bacterias que causan la neumonía son tan abundantes en los hospitales que, de acuerdo con el *Consumer's Report on Health* (El Informe sobre la Salud para el Consumidor), se calcula que el 4 por ciento de todos los pacientes desarrollan esta infección, y esto probablemente es un resultado de su estancia en el hospital.

Cerca de 40,000 estadounidenses de edad avanzada mueren de neumonía cada año, de manera que es algo con lo que no se puede estar jugando. Otras personas que están en riesgo de contraer neumonía incluyen aquellos que padecen de alcoholismo, cáncer, cirrosis, mal funcionamiento del corazón o los riñones, célula falsiforme, desórdenes del bazo o transplantes recientes de órganos.

La neumonía puede ser causada por una bacteria, un hongo, un protozoa o un virus. Por lo tanto, es inapropiado diagnosticarse uno mismo y mucho menos tratarse uno mismo con medicamentos. Los síntomas incluyen falta de aire, dolor en el pecho, tos, dificultad para respirar, fiebre y escalofríos con temblores. Si usted presenta síntomas de neumonía, debe acudir al médico inmediatamente.

Remediándolo con La farmacia natural

Además de aplicar cualquier medicamento que su médico le recete, usted podría probar con algunas alternativas a base de hierbas y nutricionales, con permiso de su médico.

Astrágalo *(Astragalus, varias especies)*. También conocido como *huang qi*, el astrágalo refuerza el sistema inmunológico y es el equivalente asiático de nuestra equinacia. No hay razón para no usar cualquiera de los dos.

Escutolaria baical *(Scutellaria baicalensis)*. Datos experimentales desde China muestran que las raíces de esta planta, que es pariente cercano de nuestra propia escutolaria, tiene una acción antimicrobiana de amplio espectro. Es capaz de inhibir los virus de la influenza y varios hongos que causan la neumonía. Los médicos chinos a veces inyectan una mezcla de extractos de escutolaria baical, coptis y corteza del alcornoque para tratar la neumonía, la influenza y otras infecciones respiratorias.

No estoy recomendando inyecciones, pero si yo tuviera neumonía, tomaría una mezcla de la escutolaria baical y nuestras propias hierbas antibióticas: agracejo (berberis), coptis, hidraste (sello de oro, acónito americano), mahonia (toronja de Oregón) y/o raíz amarilla. Aunque el baical, la escutolaria asiática, es difícil de encontrar en muchas tiendas de hierbas y de productos naturales, sí se puede encontrar en las tiendas de hierbas chinas.

Diente de león/Amargón *(Taraxacum officinale)*. Numerosas pruebas clínicas han demostrado que el diente de león es eficaz contra la neumonía, la bronquitis e infecciones respiratorias superiores, de acuerdo con el farmacognosista (farmacéutico de productos naturales) Albert Leung, Ph.D.

Yo sugeriría cocinar las verduras y las raíces. Recuerde tomarse el jugo que queda después de cocinar las verduras. Aunque yo puedo encontrar el diente de león durante los 12 meses del año en Maryland, pudiera ser que donde usted viva no tenga acceso a esta hierba fresca. En ese caso, puede usted tomarse un té hecho con hierba seca, o puede tomar cápsulas.

❧❧ Equinacia/Equiseto (*Echinacea*, varias especies). Los antibióticos pueden indicarse para tratar la neumonía bacterial, pero en cualquier tipo de neumonía infecciosa —bacterial, viral o por hongos— yo recomendaría hierbas que fortalecen el sistema inmunológico. La equinacia es una de las mejores. Una gran cantidad de estudios científicos demuestran que esta hierba ayuda al cuerpo a combatir todo tipo de bacterias, virus y hongos.

Los preparados de equinacia, tanto en té como en tinturas, se han convertido en productos muy populares en las tiendas de productos naturales para tratar el resfriado (catarro), la influenza y la bronquitis. Si yo tuviera neumonía, tomaría una o dos cucharaditas de tintura en jugo o té varias veces al día. (Aunque la equinacia puede hacerle sentir un cosquilleo en la lengua o que se le adormezca temporalmente, este efecto es totalmente inofensivo.)

❧❧ Ajo (*Allium sativum*). Mary Bove, N.D., presidenta del Departamento de Medicina Botánica en la Universidad Bastyr en Seattle y una de las herbolarias más adiestradas en el país, contrajo neumonía cuando ella tenía ocho meses de embarazo. Su médico le recetó antibióticos, pero ella los rechazó en favor de seis a diez dientes de ajo diarios, junto con la equinacia. Ella comenzó a sentirse mejor después de dos días y se curó en dos semanas.

No es de sorprenderse que la Dr. Bove recetara este tratamiento para la neumonía dentro de su propia consulta naturopática. Otros naturópatas también lo hacen. Jill Stansbury, N.D., miembro de la facultad del Colegio Nacional de Medicina Naturopática en Portland, Oregón, estimula a sus estudiantes a usar el ajo para tratar las infecciones respiratorias y del tracto digestivo. Es más, el ajo es lo más cercano que tenemos a una medicina herbaria milagrosa para tratar las infecciones.

❧❧ Hidraste/Sello de oro/Acónito americano (*Hydrastis canadensis*). Los indios de Estados Unidos usaban el hidraste para tratar todo tipo de infecciones, y los blancos lo adoptaron porque verdaderamente funciona. Resulta ser que el hidraste tiene dos constituyentes antimicrobianos de amplio espectro: la hidrastina y berberina.

Para usar esta hierba, compre una tintura en una tienda de productos naturales y siga las instrucciones del envase. Otras hierbas con una acción similar incluyen el agracejo (berberis), el coptis, la mahonia y la raíz amarilla. Todas estas hierbas se pueden usar por sí mismas, pero yo sugeriría también probar una mezcla. Y también recomendaría el uso del hidraste como parte de un plan integral para tratar la neumonía.

❧❧ Madreselva (*Lonicera japonica*). Los herbolarios chinos sugieren la madreselva para tratar la neumonía, la bronquitis, la influenza y los resfriados (catarros), pero ellos usan las flores en un preparado inyectable. Yo no recomiendo inyectarse esta hierba, pero usted puede tomarla oralmente. Los extractos de las flores son fuertemente activos contra muchas clases de bacterias y virus, y no dudaría en usarlos yo mismo.

Durante el verano, usted puede hervir una taza de flores en una taza de agua, luego cuele el té antes de tomarlo. Durante el invierno, usted puede arrancar de la enredadera las hojas viejas secas y usarlas para hacer un té. Aún mejor, usted puede tomar su madreselva en combinación con la forsitia. La forsitia también contiene potentes compuestos antisépticos y antivirales. En el invierno a veces me preparo un té con ramitas de madreselva y forsitia y lo endulzo con polvo de limonada.

Cebolla *(Allium cepa)*. La cebolla está estrechamente relacionada con el ajo, con muchos compuestos similares que contienen sulfuro. La mayoría de los herbolarios consideran al ajo más eficaz, pero la cebolla es, sin duda, beneficiosa. Yo recomiendo sopa de cebolla para problemas respiratorios, incluyendo la neumonía. Si prefiere la sopa de pollo para tratar los resfriados (catarros), la influenza, la bronquitis y la neumonía, asegúrese de añadirle un poco de cebollas y ajo a la receta.

Osha *(Lomatium dissectum)*. Los indios norteamericanos usaban esta hierba, que es parecida a la planta del perejil o el eneldo, para tratar todo tipo de dolencia respiratoria: neumonía, influenza, resfriados, bronquitis, tuberculosis, fiebre del heno y asma. Algunos naturópatas han venido solicitando pruebas clínicas para ver si pudiera ayudar en el tratamiento contra la neumonía, lo cual me parece una buena idea. Mientras tanto, podría probar a masticar las raíces, tal como lo hacían los indios norteamericanos.

Rosolí/Rocío de sol *(Drosera, varias especies)*. Un constituyente principal en el rosolí, la plumbagina, inhibe muchas de las bacterias que causan la neumonía. Esta hierba también contiene un componente que suprime la tos.

La Comisión E, el grupo de expertos que asesora al gobierno alemán con respecto al uso de las hierbas, recomienda tomar más o menos dos cucharaditas de tintura diariamente para tratar los problemas respiratorios, incluyendo la neumonía.

Orzuelos

Cuando usted considera lo común que son los orzuelos, es sorprendente cómo el mundo de las hierbas los ha ignorado completamente. Yo revisé 20 de mis mejores manuales de hierbas, y ni una de ellos tenia orzuelos en su índice de términos. Por lo tanto, parece que en cierto sentido, estoy innovando. De todos modos, yo creo que ya era tiempo, pues existen varias hierbas buenas para tratar los orzuelos, y la gente debe saber de ellas.

El orzuelo es una infección bacterial (típicamente un estafilococo) de un folículo de las pestañas. Esta infección hace que se forme una protuberancia llena de pus, dentro o fuera del párpado. La protuberancia crece durante una semana más o menos y luego normalmente cede, quizás rompiéndose de forma espontánea mientras se sana.

Los orzuelos no deben apretarse como los granos, porque si se aprietan, puede regarse la infección. Algunas personas nunca sufren de orzuelos, y entre las que sí los sufren suelen repetirse.

A menudo los doctores recomiendan sostener un paño tibio humedecido en el área del ojo afectada para acelerar el drenaje. También frecuentemente recetan antibióticos para atacar la bacteria.

Remediándolo con La farmacia natural

Los herbolarios también tienen dos alternativas para tratar los orzuelos: hierbas antibióticas, y también hierbas que fortalecen el sistema inmunológico de manera que el cuerpo pueda combatir la infección más eficazmente.

Equinacia/Equiseto (*Echinacea, varias especies*). Esta hierba es uno de mis estimulantes inmunológicos favoritos. Fue ampliamente utilizada para tratar las infecciones en los viejos tiempos antes de que existieran los antibióticos, y no me sorprende: las investigaciones han demostrado claramente sus propiedades como estimulante inmunológico.

Pero por si fuera poco, esta hierba tiene propiedades antibacterianas. Sólo seis miligramos del los constituyentes activos (que se llaman equinacosidas) presentes en la equinacia es el antibiótico equivalente a una unidad de penicilina, de acuerdo con el farmacólogo de hierbas Daniel Mowrey, Ph.D., autor de *The Scientific Validation of Herbal Medicine* (La validación científica de la medicina a base de hierbas) y *Herbal Tonic Therapies* (Terapias de tónicos de hierbas). (Una dosis estándar de penicilina es alrededor de 180 unidades.)

Esta hierba se toma oralmente, ya sea en té o en cápsulas, en vez de usarse como compresa. (Aunque la equinacia puede hacerle sentir un cosquilleo en la lengua o la sensación de que se le adormece temporalmente, este efecto es totalmente inofensivo.)

⧨⧨⧨ Hidraste/Sello de oro/Acónito americano *(Hydrastis canadensis)*. Al igual que la equinacia, el hidraste es tanto un estimulante inmunológico como un antibiótico. En un estudio realizado se demostró que la berberina, un activo constituyente en esta hierba, es más activa contra las infecciones de estafilococos (el tipo de bacteria que causa los orzuelos) que el cloramfenicol (*Chloromycetin*), un poderoso antibiótico farmacéutico.

Y la berberina es sólo uno de los compuestos medicinales presentes en el hidraste, así como en las hierbas que son sus parientes cercanos como el agracejo (berberis), el coptis , la mahonia (toronja de Oregón) y la raíz amarilla. Usted puede tomar el hidraste oralmente, ya sea en té o en cápsulas, pero también puede ser útil usándolo en una compresa.

⧨⧨⧨ Papa *(Solanum tuberosum)*. Me gusta siempre citar al herbolario conservador Varro Tyler, Ph.D., decano y profesor emérito de la farmacognosis (los estudios farmacéuticos de los productos naturales) en la Universidad Purdue en West Lafayette, Indiana: "Para tratar un orzuelo, saque pedazos frescos del interior de una papa, póngalos en un paño limpio y colóqueselo sobre el orzuelo. Cambie una o dos veces los pedazos frescos de papa. Fue increíblemente eficaz. En un par de horas la inflamación había cedido y el orzuelo había mejorado muchísimo. Al llegar la noche, prácticamente había desaparecido."

Si es bueno para el Dr. Tyler, es bueno para mí.

⧨⧨⧨ Tomillo *(Thymus vulgaris)*. Si yo tuviera un orzuelo, además de tomar la equinacia y el hidraste, pienso que me aplicaría un té concentrado de tomillo con un algodón o en una compresa.

El tomillo es rico en timol, un potente antiséptico, y contiene más de una docena de otros compuestos antisépticos.

⧨ Manzanilla *(Matricaria recutita)*. La manzanilla tiene flores que semejan ojitos en miniatura, de manera que no es sorprendente que los herbolarios tradicionales sugirieran baños de ojos con manzanilla para tratar los orzuelos. Los antiguos herbolarios solían basar muchos de sus tratamientos en la semblanza física de las plantas con las partes del cuerpo.

Bueno, curiosamente, resulta que los herbolarios científicos modernos han encontrado que la manzanilla efectivamente ayuda a sanar los orzuelos. El Dr. Rudolf Fritz Weiss, el más renombrado de los médicos alemanes que usan hierbas y el autor de *Herbal Medicine* (La medicina a base de las hierbas), sugiere el uso de compresas calientes hechas de té de manzanilla.

✎ **Ajo *(Allium sativum)*.** Los naturópatas parecen recomendar el ajo para prácticamente cualquier infección, y tengo que estar de acuerdo con ellos, porque el ajo es un potente antibiótico. Yo sugiero comer una docena de dientes de ajo. Si usted no es capaz de comerse esa cantidad, entonces use más ajo cuando tenga un orzuelo.

✎ **Frutas y vegetales.** Los naturópatas sugieren comer más frutas y vegetales para combatir las infecciones. Estos son ricos en vitaminas, particularmente el betacaroteno (el precursor de la vitamina A) y las vitaminas C y E. También puede tomar un suplemento de multivitaminas, si es que no lo está haciendo ya. En un estudio realizado con personas de edad avanzada, se demostró que un suplemento multivitamínico diario mejora significativamente el funcionamiento de sus sistemas inmunológicos.

Osteoporosis

La osteoporosis, como seguramente usted ya sabe, es una enfermedad causada por la pérdida del mineral calcio e implica un debilitamiento de los huesos. Es una de las afecciones más comúnmente relacionadas con el envejecimiento, y afecta mucho más a las mujeres que a los hombres. Cerca del 25 por ciento de las mujeres mayores de 65 años de edad muestran signos de osteoporosis, mientras que la cifra en hombres de edad avanzada es del 10 por ciento. Las mujeres delgadas y menudas son las que tienen mayor riesgo. (A mi esposa, Peggy, que es mayor de 65 años y es delgada, le han diagnosticado la osteoporosis.)

La osteoporosis causa varios posibles síntomas: lumbago, pérdida de peso (hasta varias pulgadas), postura encorvada y aumento del riesgo de fracturas, particularmente de la cadera. Actualmente, la atención a la osteoporosis cuesta a los Estados Unidos unos $6 mil millones de dólares al año.

Hasta hace poco tiempo relativamente, la Dirección de Alimentación y Fármacos y la mayoría de los médicos nos dijeron que los suplementos, incluyendo el calcio, era una pérdida de tiempo y de dinero. Ahora, bastante tardíamente, nos dicen que no estamos consumiendo suficiente calcio. En 1995 los Institutos Nacionales de la Salud (*NIH* por sus siglas en inglés) publicaron un informe llamado *Consensus Development Panel on Optimal Calcium Intake* (Panel de Desarrollo de Consenso sobre el Consumo Óptimo de Calcio).

El informe indica que los estadounidenses (especialmente las mujeres) deben consumir de 1,000 a 1,500 miligramos de calcio al día. Lamentablemente, la mayoría ingiere mucho menos que eso y muchos ni siquiera llega a la mitad de esa cantidad.

Cómo obtener una amplia gama de nutrientes

Irónicamente, los propios médicos y funcionarios federales en el panel de NIH, quienes años atrás hubieran dicho "acudan a los alimentos por encima de los suplementos", ahora parecen decir, "suplementos por encima de los alimentos", cuando se trata del calcio.

El panel sí dijo que, idealmente, las personas debieran obtener el calcio a través de los alimentos tales como productos derivados de la leche bajos en grasa, brócoli, tofu, col rizada, legumbres, pescado enlatado, nueces y semillas. Pero en el informe del panel también insinuó que hacer esto es imposible o al menos no práctico para la gran mayoría de los estadounidenses. El informe empleó gran parte de su espacio en decirle a la gente cómo adquirir calcio a través de los suplementos, entre las comidas, para minimizar la interferencia con la absorción de hierro.

Yo no tengo nada en contra de los suplementos de calcio, pero sí creo firmemente que todo el mundo debiera adquirir todo el calcio posible a través de los alimentos. No sólo esto es posible hacer esto, sino que también es mejor para sus huesos, porque el fortalecimiento mineral de los huesos no depende solamente del calcio. Para que el calcio verdaderamente fortalezca los huesos, se debe consumir junto con varios otros nutrientes, los cuales pocos expertos parecen tener en cuenta. El fósforo es particularmente importante, pero usted también necesita magnesio, boro, cinc, vitamina D y vitamina A. Puede adquirir todos estos nutrientes a través de los suplementos, pero yo prefiero hacerlo de la forma en que la naturaleza lo concibió, todos juntos en los alimentos.

Otra información acerca de la osteoporosis sobre la que pocas personas conocen es que las dietas ricas en proteínas extraen el calcio de los huesos. Expertos en nutrición en quienes yo confío sugieren que las personas que tengan riesgo de osteoporosis deben limitar su ingestión de proteínas a no más de un gramo de proteínas por kilogramo de peso corporal, lo que significa alrededor de 2 a 3 onzas (60 a 90 mg) de proteínas diarias —por ejemplo una pechuga de pollo— para la mujer promedio. La mayoría de los estadounidenses comen considerablemente más proteínas que esa cantidad, con lo que corren el riesgo de pérdida de calcio, aunque consuman una gran cantidad del mineral.

Remediándolo con La farmacia natural

Si usted quiere tratar de consumir menos proteínas y más nutrientes que le ayuden a prevenir la osteoporosis, he aquí las plantas comestibles que yo sugeriría.

✿✿✿ **Repollo/Col *(Brassica oleracea).*** El boro ayuda a elevar los niveles de estrógeno en la sangre, y el estrógeno ayuda a preservar los huesos. En mi base de datos, el repollo aparece como el vegetal de hojas de mayor contenido de boro, con 145 partes por millón (ppm), de acuerdo a su peso seco.

Yo como muchísima repollo picadito, y es fácil combinar lo con el brócoli, la col rizada, los frijoles (habichuelas) y el tofu, todos alimentos ricos en calcio, en ensaladas y platos de vegetales cocinados al vapor. El repollo es también un ingrediente clave en mi "Caldo cargado de calcio".

✿✿✿ **Diente de león/Amargón *(Taraxacum officinale).*** Y ya que hablamos del boro, los brotes de diente de león le siguen a la col en un segundo lugar en contenido de boro, con 125 ppm. El diente de león tiene más de 20,000 ppm de calcio, lo que significa que sólo diez gramos (poquito menos de siete cucharadas) de brotes de diente de león pueden aportar más de un miligramo de boro y 200 miligramos de calcio.

El diente de león es también una buena fuente de silicio, que algunos estudios realizados sugieren que ayuda a fortalecer los huesos. Les recomiendo que lo incluyan en mi "Caldo cargado de calcio".

✿✿✿ **Bledo/Amaranto *(Amaranthus, varias especies).*** De acuerdo a su peso en seco, las hojas de bledo son una de las mejores fuentes vegetales de calcio, con un 5.3 por ciento. Esto significa que una pequeña porción de hojas cocinadas al vapor (⅓ de onza o ⅒ de taza) proporciona 500 nutritivos miligramos de calcio. Otras plantas que son buenas fuentes de calcio, en orden descendente de potencia, incluyen el quenopodio, los frijoles (habichuelas), berro (mastuerzo), regaliz (orozuz), mejorana, ajedrea, brotes de clavo rojo, timol, repollo chino, albahaca, semillas de apio, diente de león y verdolaga.

✿✿ **Aguacate/Palta *(Persea americana).*** El aguacate, un vegetal de gran reputación como fuente de vitamina D, puede ayudar al cuerpo a llevar calcio a los huesos. Algunas personas evitan los aguacates porque son bastante altos en grasas, pero si usted lleva una dieta considerablemente baja en grasa, es vegetariano o semivegetariano, no creo que le haga daño, especialmente si usted tiene factores de riesgo de padecer de osteoporosis. Yo le sugeriría combinar un aguacate con queso bajo en grasa o yogur, de manera que obtenga calcio y vitamina D al mismo tiempo. Los aguacates también son ricos en vitamina E, que es muy saludable para el corazón.

Frijol de soya (*Glycine max*) y otros frijoles (habichuelas). Las mujeres vegetarianas y las japonesas tienen una incidencia más baja de osteoporosis y fracturas que las mujeres occidentales y las que consumen carnes. La razón, de acuerdo al Dr. James Anderson, del Colegio de Medicina de la Universidad de Kentucky en Lexington, parece ser que aquellas personas del mundo occidental que consumen carnes expulsan más calcio a través de la orina.

Los frijoles son una buena fuente de proteínas, pero provocan menos pérdida de calcio en la orina que la carne. Además, los frijoles de soya y otros frijoles contienen genisteína, un estrógeno de plantas (o fitoestrógeno) que actúa como la hormona sexual femenina en el cuerpo.

El estrógeno farmacéutico ayuda a preservar los huesos y previene enfermedades del corazón, pero también aumenta el riesgo del cáncer de mama. La genisteína en los frijoles nunca ha mostrado que aumente el riesgo de cáncer, y me apuesto a que una dieta rica en frijoles fortalece los huesos y previene las enfermedades del corazón casi tan bien, o de la misma forma, que las píldoras de estrógeno.

Pimienta negra (*Piper nigrum*). De acuerdo a mi base de datos, la pimienta negra contiene cuatro compuestos antiosteoporosis. Si a usted le gusta la pimienta,

Caldo cargado de calcio

He aquí una receta que le vendría bien a la mujer de mentalidad económica y que esté ansiosa de explorar cualquier vía posible de prevenir la osteoporosis. Los huesos de pescado y los vegetales proporcionan una gran cantidad de calcio y otros nutrientes que evitan esta enfermedad debilitadora.

En una cacerola grande con agua, ponga algunos huesos de pescado. (Si los huesos son muy pequeños, envuélvalos en una bolsita para que sea más fácil sacarlos después.) Deje hervir el agua, cubra la cacerola y cocínelo a fuego lento por 30 minutos. Añádale dos puñados de trocitos finamente picados de repollo, verduras de diente de león y ortiga, perejil, bledo y verdolaga. (Necesitará usar guantes para recoger las verduras de ortiga, pero estas hojas dejan de picar cuando se cocinan.) Cocínelo a fuego lento hasta que las verduras se ablanden un poco.

Sazónelo al gusto con sal y pimienta y cualquier otro tipo de sazón que le apetezca. Saque los huesos de pescado antes de servirlo. Puede servirlo como sopa de vegetales y hierbas acompañada de lascas de aguacate y pimienta negra.

O úselo como base para sopas de frijoles más sustanciosas aún.

Si está bien preparada, un buen plato este caldo puede fácilmente contener abundante calcio, magnesio, boro, betacaroteno (más otras vitaminas A, como carotenoides) y vitamina C, así como vitamina D, fluorina y silicio.

puede considerar espolvorearla abundantemente en su aguacate, o en su sopa de frijoles o en su ensalada, teniendo en cuenta que cada poquito ayuda.

❧ **Cola de caballo** *(Equisetum arvense)*. Investigaciones francesas sugieren que el silicio ayuda a prevenir la osteoporosis y que puede usarse para tratar las fracturas de huesos. La cola de caballo está entre las plantas que son mayores fuentes de este mineral, en forma de ácido monosílico compuesto, que el cuerpo puede usar cuando lo necesite.

El envejecimiento y los bajos niveles de estrógeno hacen que disminuya la capacidad del cuerpo de absorber el silicio. Algunas personas recomiendan tomar nueve cápsulas de 350 miligramos al día. Esta hierba sólo debe usarla bajo el asesoramiento de un profesional de la medicina holística. Si a usted le aconsejan usar un té de cola de caballo, añádale una cucharadita de azúcar al agua junto con la hierba seca. (El azúcar absorberá más silicio de la planta.) Déjelo hervir y luego cocínelo a fuego lento durante tres horas. Cuele las hojas y deje que el té se enfríe antes de tomárselo.

❧ **Perejil** *(Petroselinum crispum)*. Esa guarnición verde oscuro, que generalmente se bota en lugar de comérsela, está abundantemente enriquecida con boro. Serían necesarias cerca de 3 onzas (84 g) de perejil seco para proporcionar los tres miligramos que se establece como útiles para elevar los niveles de estrógeno. Eso es más de lo que la mayoría de las personas consumen, pero cada ramito ayuda.

En mi base de datos, el perejil está también entre las mayores fuentes de fluorina, que es otro compuesto que contribuye a fortalecer los huesos. Refresque su aliento a la vez que salva sus huesos, adoptando la costumbre de comerse cada ramito de perejil que le pongan como guarnición en su plato en los restaurantes.

Parásitos intestinales

A veces me parece que el mundo entero me llama para preguntarme sobre la curación de hierbas, desde mis parientes y amigos hasta personas desconocidas en otros países. Una de las preguntas más interesantes que me hicieron hace pocos años, vino de una amiga con inclinación a la medicina holística que padecía de amebiasis, más comúnmente conocida como disentería amébica.

Inicialmente no fue bien diagnosticada, y para cuando el médico pudo detectar lo que realmente la estaba afectando, ya se encontraba muy mal, con diarreas, flatulencia y severas dificultades intestinales. Su médico le recetó un fármaco estandarizado, metronidazol (vendida bajo la marca *Flagyl*), pero al igual que muchas personas, a ella le preocupaban los posibles efectos secundarios de este fármaco. La pregunta que ella me hizo fue: "¿Qué crees si pruebo un tratamiento a base de la hierba china *qing hao*?"

Le contesté que tres médicos que conozco en Nueva York estaban recetando la *qing hao*, para tratar la amebiasis, y han tendido unos buenos resultados. (Esta hierba no tiene un nombre equivalente en español, pues búsquela bajo su nombre chino o su nombre inglés, que es *sweet Annie*.) Yo sabía de esto porque algunos de sus pacientes habían acudido a mí en busca de una fuente gratis de esta hierba. Una muchacha que presentaba un caso serio de parásitos intestinales (la giardia), aparentemente había encontrado alivio por primera vez en más de dos años, usando *qing hao* en combinación con otro ingrediente herbario, el gosipol.

Nuestros enemigos pequeños

Se calcula que 500 millones de personas en todo el mundo están infectadas con parásitos intestinales, y estos microorganismos influyen en miles de muertes cada año. La amebiasis y la giardiasis, ambas causadas por pequeños parásitos conocidos como amebas, son cada vez más comunes en los Estados Unidos.

Muchos viajeros lo traen a casa desde el exterior, pero no hay que salir del país para enfermarse de estos parásitos problemáticos. La giardia se ha convertido en algo endémico en los bosques de los Estados Unidos. Veinte años atrás, era seguro beber en los bosques de los ríos en el oeste del país sin tener que hervir el agua, pero ya no. Los desagües naturales contaminados de giardia han introducido el parásito en casi todos los conductos de agua que años atrás eran puros.

El metronidazol es el fármaco por excelencia para deshacerse de los parásitos intestinales. Aunque es eficaz y en línea general seguro, la mujer que no quería tomarlo tenía razón en preocuparse porque puede causar serios efectos secundarios, incluyendo dificultades intestinales, náuseas y vómitos (especialmente si ingiere bebidas alcohólicas cuando lo está tomando). También pueden ocurrir efectos secundarios más serios, notables trombosis y daño en los nervios de las extremidades, una afección conocida como neuropatía periférica.

Remediándolo con La farmacia natural

Yo no criticaría a nadie porque tome metronidazol. Después de todo, si uno tiene parásitos intestinales, uno quiere salir de ellos lo más rápido posible. Pero si no quiere tomarse este fármaco, es bueno que sepa que hay un número de alternativas herbarias.

Algunas de las hierbas que menciono en este capítulo pueden producir efectos secundarios, tales como náusea, cuando se toman en dosis lo suficientemente elevadas como para echar afuera y matar los parásitos. Pero por otro lado, algunos de estos parásitos pueden amenazar su vida si usted no toma una acción drástica contra ellos. De manera que, independientemente de la decisión que usted tome, asegúrese de hacerlo en coordinación con su médico, inclusive si se decide por la alternativa herbaria. He aquí las hierbas que le pueden ayudar.

✸✸✸ **Cinchona (*Cinchona, varias especies*).** La corteza de la *cinchona* es la fuente herbaria de la quinina, el fármaco contra la malaria. Las amebas están estrechamente relacionadas con los microbios que causan la malaria, y los mismos tipos de compuestos parecen funcionar para ambas.

Hay más de 20 compuestos activos en la *cinchona* además de la quinina y la quinidina. Muchos de estos también son eficaces contra las amebas. La corteza de la *cinchona* puede adquirirse a través de algunos herbolarios que la tienen y puede prepararse como un té, el cual, debo advertirle, sabe bastante amargo. Pero si usted quiere probarlo, deje en infusión alrededor de media cucharadita de corteza en polvo en una taza de agua hirviendo durante diez minutos. Yo le sugeriría tomarse de dos a tres tazas al día.

✸✸✸ **Hidraste/Sello de oro/Acónito americano (*Hydrastis canadensis*).** La berberina, un compuesto que ha sido comprobado como un 'asesino de amebas', está presente en cinco hierbas que tienen raíces amarillas, fundamentalmente en el hidraste pero también en el coptis, el agracejo (berberis), la mahonia (toronja de Oregón) y la raíz amarilla. Pero tiene que tener mucho cuidado con el hidraste por lo siguiente: el LD50 (término médico para la dosis que mata a la mitad de los que la ingieren) es sólo alrededor de diez veces mayor que la dosis terapéutica necesaria para deshacerse de los parásitos intestinales. ¿Cuál es la lección? No se sobrepase con el hidraste.

Si desea probar con esta hierba, por favor, primero hable sobre esto con su médico. La dosis recomendada para matar los parásitos es de ⅓ a ½ onza (9 a 14 g) de hierba seca dividida en tres partes, para tomar durante el período de un día en té o en cápsulas.

Otra advertencia: debido a que esta cantidad de hidraste puede conducir al aborto espontáneo, no use este tratamiento si está embarazada.

Dicho todo esto, ahora debo puntualizar que nunca he sabido de nadie que haya sufrido efectos secundarios serios por la ingestión de esta hierba, y las investigaciones sí son bien claras en cuanto a los que se han beneficiado con ella.

En un estudio realizado, se comparó el compuesto de berberina puro con el metronidazol. Entre 40 niños con giardia, el 48 por ciento de ellos tratados con berberina dejaron de experimentar los síntomas, mientras que sólo el 33 por ciento de los tratados con metronidazol experimentaron un alivio similar.

Algunos farmacognosistas (farmacéuticos de productos naturales) están a favor de que se ingiera sulfato de berberina, pero advierten en contra del hidraste y otras hierbas que contienen este compuesto. Si yo tuviera parásitos intestinales, de todas formas probaría con una alternativa herbaria. Yo sí creo que da resultado.

ⅩⅩⅩ Ipecacuana *(Cephaelis ipecacuanha)*. En los Estados Unidos pensamos en la ipecacuana como un tratamiento de emergencia para provocar el vómito cuando un niño ha ingerido un veneno. Pero esta raíz de hierba originaria del trópico juega un papel más importante —mata las amebas. Contiene por lo menos tres compuestos contra las amebas: la cefaelina, la dehidroemetina y la emetina.

La Comisión E, el panel de expertos que analiza la seguridad y eficacia de las hierbas medicinales para asesorar al gobierno alemán, recomienda tomar 30 gotas de una tintura hecha de ipecacuana (parte ipecacuana y parte alcohol). Este es un tratamiento de una sola vez nada más.

ⅩⅩ Enula campana/Ala/Hierba del moro/Astabaca) *(Inula helenium)*. Esta

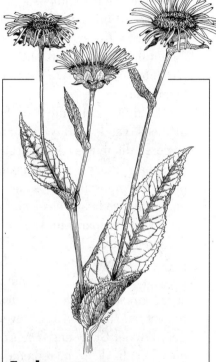

Enula campana

La enula campana se usó durante la Edad Media como medicina tanto veterinaria como para los humanos.

hierba tan común en los Estados Unidos contiene dos compuestos antiamébicos, alantolactona e isoalantolactona. Si yo tuviera amebas intestinales, sin duda probaría con enula campana, porque parece ser segura. Típicamente, los herbolarios recomiendan hervir una taza de agua, luego dejarle caer una cucharadita de hierba y dejarla en infusión durante 20 minutos. Puede tomarse hasta tres tazas al día.

ⅩⅩ Papaya/Fruta bomba/Lechosa *(Carica papaya)*. Esta fruta contiene compuestos antisépticos y antiparásitos, incluyendo uno llamado carpaína. En ocasiones, yo he masticado sus semillas picantitas, y si yo tuviera amebas no dudaría en añadirle algunas semillas machacadas a cualquier jugo de frutas. Los ingredientes activos son los que le dan ese sabor picante a las semillas.

🌿 **Sweet Annie (Artemisia annua).** Hasta donde yo sé, ni la *sweet Annie* ni su ingrediente activo, la artemisinina, han sido aprobados como seguros y eficaces para el tratamiento de parásitos intestinales. No obstante, tanto la hierba como el ingrediente activo puro han venido utilizándose con éxito sólo con este propósito.

Sweet Annie ha sido probada en investigaciones en China y en el Walter Reed Army Research Institute (Instituto Walter Reed de investigaciones del ejército) en Washington, D.C., para combatir el organismo de la malaria que es pariente de la ameba, así es que resulta razonable usar esta hierba para tratar la amebiasis.

Es difícil determinar la dosis segura y eficaz de esta hierba, ya que los médicos, vendedores y consumidores con los que he conversado al respecto sugieren diferentes cantidades. Es por eso que ésta no estaría entre las hierbas principales que yo escogería para tratar las amebas. No obstante, debido a su reputación, probaría juiciosamente con esta hierba si tuviera cualquiera de los malestares de la amebas y no tuviera un médico y/o un fármaco eficaz a mano. Le sugiero preparar un té usando de dos a cinco cucharaditas de la hierba y tomarse de una a tres tazas al día.

🌿 **Cubeba (Piper cubeba).** La cubeba es una especia que es pariente, pero no tan conocida, de la pimienta negra. Mis buenos amigos, el farmacognosista (farmacéutico de productos naturales) Albert Leung, Ph.D., y el herbolario renombrado de Arkansas, Steven Foster, se han juntado para hacer una revisión del libro del Dr. Leung, *The Encyclopedia of Common Natural Ingredients* (La enciclopedia de los ingredientes naturales). En esta revisión ellos citan estudios realizados que demuestran que la cubeba de tierra es muy eficaz en el tratamiento de la disentería amébica. La cubeba hace mucho tiempo que es importante dentro la medicina a base de hierbas tradicional de la India, y me parece que su popularidad dentro de los Estados Unidos está creciendo. Usted puede usar el polvo igual que usa la pimienta en las comidas.

Picaduras de insectos

Si saliéramos a la calle a preguntar a la gente sobre repelentes contra insectos, sin problema muchas personas podrían nombrar por lo menos una marca comercial. Ahora bien, si les preguntaríamos sobre la sustancia química principal en dichas marcas, apuesto que casi nadie podría nombrarla, y muchos menos pronunciarla, ya que el nombre tiene tantas sílabas que sólo los químicos lo pueden pronunciar sin problema. Por eso, para que no tengamos que enredarnos con el nombre largísmo, llamémosla por sus siglas en inglés, que son *DEET*.

Yo confieso que estoy opuesto al DEET. Derrite mis gafas plásticas, y si me cae en la piel, pasa rápidamente a través de ella al torrente sanguíneo, donde no deseo que hayan químicas sintéticas con nombres enredados.

Bajo algunas circunstancias y en algunos lugares, el DEET está totalmente prohibido. Por ejemplo, en el campamento del Centro Amazónico para la Educación e Investigación sobre el Medio Ambiente en el río Napo del Perú, donde dirijo algunos de mis talleres, prohiben cualquier uso del DEET. Esto no tiene nada que ver con sus efectos sobre las personas. Han prohibido esta sustancia química porque acelera el deterioro de las fibras sintéticas que sujetan los puentes para pasar a pie que serpentean a través de las ramas de los árboles, colocados a veces a 100 pies por encima del suelo del bosque.

Repelándolos con La farmacia natural

Por supuesto, de la misma manera que no me gusta el DEET, tampoco me gustan los insectos. Yo he pasado años probando varios repelentes contra insectos a base de hierbas, y les tengo buenas noticias.

Poleo de monte *(Pycnanthemum muticum)* y poleo *(Mentha pulegium o Hedeoma pulegioides)*. Estas dos hierbas contienen pulegona, un fuerte repelente contra insectos. El poleo es la más popular de las dos, y tiene una larga e ilustre historia. Ya en el primer siglo d.C., Plinio el Viejo, la destacada figura del Imperio Romano, notó que el poleo era eficaz contra las pulgas. De hecho, esta acción repelente contra insectos de esta hierba fue incorporada a su nombre científico: *pulegium*, que significa "pulga" en latín. Usted puede encontrar el poleo como ingrediente en muchos repelentes comerciales contra insectos fabricados a base de hierbas.

Sin embargo, basado en mi experiencia, opino que el poleo de monte da mejor resultado que el poleo. Si usted tiene acceso al poleo de monte, simplemente recoja algunas hojas y restriégueselas en la piel y la ropa. (Pero no use poleo ni poleo de monte si usted está embarazada, porque los ingredientes en estas hierbas se sabe que pueden conducir al riesgo de un aborto espontáneo.)

Albahaca *(Ocimum basilicum)*. Por lo general, la albahaca es considerada una especia en los Estados Unidos, pero en otro países se usa ampliamente en la medicina, particularmente en la India. Los ciudadanos de la India se restriegan las hojas en la piel para repeler los insectos, y los africanos hacen lo mismo. Si a mí me molestaran los insectos en mi jardín y tuviera a mano albahaca culinaria, posiblemente me restregara un poco en el cuerpo como un repelente inmediato.

Citronela *(Cymbopogon*, varias especies). La citronela, una planta originaria del Asia con olor a limón, hace tiempo que viene usándose como repelente contra insectos. A menudo se vende en velas que se prenden para ahuyentar a los mosquitos. Es también el ingrediente activo en varios repelentes contra insectos comerciales que no tienen DEET que usted puede aplicar en su piel o en su ropa.

Como sucede con muchos aceites esenciales, el aceite de citronela puro puede causar irritación en la piel (y nunca debe ingerirse). Si quiere usar el aceite, tendrá que diluirlo añadiendo varias gotas a una base de aceite vegetal. Usted puede restregarse el aceite diluido directamente en la piel.

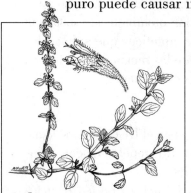

Poleo

Al poleo se le ha llamado "azotapulga", "hierba de garrapata" y "planta del mosquito", debido a su poder para repeler los insectos.

La desventaja de la citronela es que su protección desaparece más rápido que la del DEET. Durante un experimento, el aceite de citronela repelió a mosquitos portadores de la fiebre amarilla durante sólo un poco más de una hora, así es que si usted vive en un área exótica donde la fiebre amarilla aún es un problema, tal vez debiera usar mejor el DEET. Pero para el patio de su casa en los Estados Unidos, la citronela funciona bastante bien.

Hace poco, recibí una carta muy grata de una estudiante preuniversitaria, Rachel Smith, a quien yo le había enviado cierta información sobre los aceites esenciales, incluyendo la citronela, para ayudarla con su proyecto científico, que se llamaba "Aceites esenciales como pesticidas alternativos". Resulta que ganó un premio con su tesis basada en la demostración de que el aceite de citronela, y en menor grado el del árbol de té, controló los áfidos en su planta de hibisco. A mí no me sorprendió.

☙☙ Aceites esenciales de cítricos. Hay algo en los cítricos, y en las plantas con cualidades aromáticas similares a ellos, que repelan a los insectos. El geranio *Citrosa*, por ejemplo, que tiene un fuerte olor a cítrico, tiene del 30 al 40 por ciento del poder repelente del DEET. Y el tomillo de limón (*Thymus citriodora*) machacado tiene el 62 por ciento de la repelencia del DEET.

Por esta razón, me parece que cualquier aceite esencial con aroma cítrica, incluyendo aquella de las propias hojas de los cítricos, sería mejor que usar DEET. Después de todo, nuestros ancestros estuvieron expuestos a los cítricos en su evolución, pero no podemos decir lo mismo del DEET.

Si quiere probar los aceites esenciales cítricos, tendrá primero que diluirlos añadiendo varias gotas a una base de aceite vegetal. Puede experimentar usando un par de aceites esenciales juntos. Hasta podría preparar un repelente contra insectos personal, que de paso le serviría como esencia particularmente agradable para usted. Esto es válido para los hombres también, porque muchas colonias de hombres contienen esencias cítricas.

☙ Limoncillo/Hierba luisa (*Cymbopogon*, varias especies). Esta hierba es pariente cercana de la citronela y tiene muchos de los mismos compuestos repelentes contra insectos. Si tiene acceso a esta hierba fresca, simplemente macháquela y restriéguesela directamente en la piel.

☙ Aceites esenciales surtidos. Debo mencionar también una combinación de aceites esenciales herbarios que me encontré durante mi viaje en 1995 a la zona amazónica del Perú. Me quedé asombrado de la eficacia de un repelente que me dio el herbolario de North Hollywood, John DuVall. Contenía citronela, lavanda (espliego, alhucema) y poleo en una base de aceite vegetal, y era el repelente contra insectos más eficaz del que he visto en mi vida para repeler los malditos insectos del río Napo. Hicimos un experimento con un sombrero rojo. Le pusimos una gota del aceite en el centro, y esperamos que llegaran los insectos. El sombrero rojo se puso marrón por todos los insectos que le cayeron encima, con la excepcion de un círculo rojo que se parecía a un blanco. Este círculo era dónde le habiamos puesto el aceite. El shamán con el que trabaja en aquel tiempo, Antonio Montero, estaba más impresionado por el aroma y decía que contenía "todos los espíritus del mundo."

Lamentablemente, no tengo la receta completa para este repelente, pero usted podría experimentar mezclando varias gotas de cada uno de estos aceites en una base de aceite vegetal y quizás encuentre una fórmula que le resulte a usted. Simplemente recuerde que nunca puede ingerir los aceites esenciales.

Remediándolo con La farmacia natural

Los médicos generalmente recomiendan calmantes, bolsas de hielo y ablandadores de carnes para tratar las picaduras de insectos. (Aplicar una pizca de un ablandador de carnes comercial directamente sobre una picadura neutraliza el veneno.) Estas son todas alternativas razonables. También hay un número de buenas alternativas a base de hierbas.

Trucos con respecto a los insectos

Como yo paso mucho de mi tiempo en la selva, siempre me ocupo especialmente en primer lugar de mantener lejos de mí todos los insectos rastreros y hormigueantes. He aquí algunos truquitos que a mí me han dado resultado.

Las autoridades en materia de insectos siempre aconsejan vestir con pantalones largos y camisas de mangas largas cuando usted está en las afueras y los alrededores de un país donde haya chinches y garrapatas. Si usted desea seguir ese consejo, está muy bien, pero le confieso que yo no uso un vestuario así. Al contrario, me pongo pantalones cortos de manera que pueda detectar fácilmente cualquier chinche o garrapata que esté andando por mis piernas.

Cuando estoy en un país donde hay mucha garrapata, también riego sulfuro en mis medias (calcetines), un método que ya tenía comprobado en mí mismo contra las niguas, parientes cercanos de la garrapata que andaban en los sembrados de moras donde me crié allá en las Carolinas.

También aprendí en Panamá que es preferible sentarse en cuclillas, al estilo indio, en vez de sobre un invitador tronco de árbol caído que esté lleno de garrapatas y otras sabandijas.

Caléndula (*Calendula officinalis*). Yo soy un admirador de Maude Grieve, cuyo libro *Modern Herbal* (Manual de hierbas moderno), escrito en 1931, es ahora un clásico en este campo. Grieve escribió pintorescamente que la flor de la caléndula "cuando se restriega en la parte afectada, es un remedio admirable para el dolor y la inflamación que causan la picadura de una avispa o una abeja". Yo le creo, y lo probaría si me tocara la mala suerte de que me picaran y tuviera a mano caléndula fresca.

Ajo (*Allium sativum*) y cebolla (*A. cepa*) Tanto el ajo como la cebolla contienen enzimas que descomponen las sustancias químicas conocidas como prostaglandinas que el cuerpo libera en respuesta al dolor.

Lo interesante del ajo y la cebolla es que ambos funcionan interna y externamente. Usted puede hacer una cataplasma (emplasto) con estas hierbas y aplicarlas directamente sobre las picaduras de insectos. También puede alcanzar un nivel de alivio comiendo alimentos que los contengan.

Un dato más: La piel de la cebolla es una gran fuente de la quercetina, sustancia antialérgica que es especialmente buena para aliviar la inflamación. Usted puede obtener el beneficio adicional de la quercetina dejándole la piel a la cebolla cuando la eche en las sopas o guisos. Quítele la piel cuando la vaya a servir; habrá soltado una buena cantidad de quercetina en el platillo y además, le dará un lindo color marrón.

Llantén *(Plantago, varias especies).* Dondequiera que voy —desde los Apalaches, pasando por los Andes hasta las Rocallosas— el llantén es una de las primeras hierbas que mis amigos botánicos me mencionan para las picaduras de insectos. Es también lo primero que aplico en mi casa, ya que es algo común en mi jardín. (Es necesario restregarse la hierba fresca para que el remedio dé resultado.)

Edward E. Shook, el autor del libro *Advanced Treatise on Herbology* (Tratado avanzado sobre el estudio de las hierbas), cuenta la historia de una mujer a quien una abeja la picó en una mano, y todo el brazo se le empezó a inflamar. Él le dijo que lavara unas hojas de plátano, hiciera una cataplasma (emplasto) y se la aplicara en la picadura. Al otro día la mujer regresó, ya curada. Yo no lo vi con mis propios ojos, pero yo sí sé que el llantén es la hierba favorita de muchos herbolarios para tratar la picadura de abeja.

Hierbas surtidas. En mi base de datos aparece también una lista de varios otros remedios tradicionales para las picaduras de insectos: la manzanilla, la amapola cimarrona, el índigo y el corazoncillo (hipérico). El método típico de usar estas hierbas es frotarse hierba fresca en el lugar dónde le han picado. Ninguna de estas últimas son mi primera elección, pero si me pican y no tengo a mano ninguna de las hierbas mencionadas anteriormente, probaría cualquiera de estas.

Pie de atleta

Posiblemente usted piense que andar descalzo no es un remedio curativo, pero sí lo es. Para evitar y tratar el pie de atleta, los médicos a menudo recomiendan mantener el pie seco usando zapatos abiertos y sin medias (calcetines). Yo tengo una alternativa aún mejor: mi sugerencia es andar descalzo un fin de semana en la arena de la playa.

Yo personalmente practico este tipo de terapia tan a menudo como me sea posible. Y por raro que parezca, hasta en las selvas del Amazonas peruano ando descalzo. Y así logro mantenerme libre de la infección de hongos en los pies, conocida como pie de atleta.

El pie de atleta, conocido médicamente como *tinea pedis*, es una infección de hongos superficial. El hongo (en cualquiera de sus varias especies) puede infectar no sólo los pies sino también otras partes del cuerpo en la forma de *tinea corporis*, conocido comúnmente como tiña o culebrilla. Y cuando el hongo llega al muslo o la ingle, se le llama *tinea cruris*, o irritación por el uso del suspensorio (hongo que las mujeres pueden padecer aunque ellas no usan suspensorios).

El hongo del pie de atleta necesita humedad y oscuridad para poder desarrollarse. Es por eso que tanto los médicos convencionales como los que ejercen la medicina alternativa recomiendan mantener los pies secos. Y por supuesto, sus pies se mantienen secos si usted anda descalzo en lugar de llevarlos envueltos y húmedos en la oscuridad de un zapato cerrado.

Remediándolo con La farmacia natural

Si mi método principal de prevención, que es andar descalzo, dejara de darme resultado alguna vez y siento quemazón, picazón y la piel se me raja entre los dedos, yo estoy preparado para enfrentarlo: mi "Viñedo de Hierbas" en Maryland está lleno de hierbas que tienen una potente acción fungicida. He aquí las que yo recomiendo para el pie de atleta.

Ajo *(Allium sativum)*. El ajo es mi tratamiento de primera. Es uno de los antisépticos fungicidas más ampliamente recomendado, y por buenas razones. Muchos rigurosos estudios científicos demuestran que es eficaz en el tratamiento del pie de atleta y otras infecciones de hongos, notablemente contra las infecciones vaginales.

Un baño de ajo en los pies puede olerle mal, pero generalmente alivia la picazón y quemazón entre los dedos de los pies. Yo le sugiero poner varios dientes de ajo machacados en un recipiente con agua tibia y un poco de alcohol.

Si esta alternativa no le gusta, considere la alternativa tradicional china: machaque varios dientes de ajo y déjelos reposar en aceite de oliva de uno a tres días. Saque el ajo y con un pedazo de algodón o un paño limpio, aplique el aceite de ajo entre sus dedos de los pies una o dos veces al día.

Algunos herbolarios a quienes yo respeto hasta sugieren pegarse con cinta adhesiva ajo triturado en las zonas más afectadas del pie de atleta. Esto puede dar mejor resultado que muchos de los tratamientos comerciales, pero me parece que el problema con esto es que andar por ahí con ajo entre los dedos de los pies puede crearle otro problema: que lo miren como si estuviera loco y que ofenda las narices de los demás. De todos modos, usted puede probar esta alternativa en casa mientras disfruta de una buena película en la televisión, siempre y cuando no esté esperando ninguna visita.

Una advertencia: si cuando pruebe esta alternativa del ajo completo directo, le parece que se le irrita la piel, deje de usarlo y vuelva al baño de ajo o al aceite de ajo.

✹✹✹ Jengibre (*Zingiber officinale*). De acuerdo a mi base de datos, el jengibre tiene el segundo lugar entre las hierbas de mayor número de compuestos fungicidas, con un total de 23. Uno de los compeustos, el ácido caprílico, es tan potente que un químico que yo conozco sugiere que se tomen tres cápsulas al día para todo tipo de infección de hongos. Por supuesto que, a no ser que usted sea un químico, probablemente no podría conseguir ácido caprílico puro, razón por la cual yo recomiendo que en su lugar se use jengibre. Yo todavía soy un poco escéptico en cuanto a las sustancias químicas aisladas de las plantas (los fitoquímicos), porque son sacadas de su contexto de evolución.

Usted puede preparar un cocimiento fuerte al añadir 1 onza (28 g) de raíz de jengibre picadita a una taza de agua hirviendo. Déjelo cocinar a fuego lento durante 20 minutos y luego aplíqueselo directamente en las áreas problemáticas dos veces al día con un pedazo de algodón o un paño limpio.

✹✹✹ Regaliz/Orozuz (*Glycyrrhiza glabra*). El ajo puede ser el mejor de mis tratamientos para el pie de atleta pero, irónicamente, en mi base de datos no aparece entre los primeros en la lista de hierbas que contienen el mayor número de compuestos fungicidas. Esa distinción pertenece al regaliz, que supuestamente tiene 25 compuestos fungicidas. (El ajo sólo tiene diez, pero estos son muy potentes.)

La clara acción del regaliz contra los hongos le da crédito a la costumbre china de su uso para tratar la culebrilla. Yo le añadiría algunos trocitos de regaliz al baño de ajo en los pies mencionado anteriormente.

Usted también puede simplemente preparar un cocimiento fuerte usando de cinco a siete cucharaditas de hierba seca por cada taza de agua. Déjelo hervir, cocínelo a fuego lento durante 20 minutos y luego deje que se enfríe. Aplique este cocimiento directamente en las áreas afectadas con un pedazo de algodón o un paño limpio.

✹✹✹ Árbol de té (*Melaleuca*, varias especies). El aceite del árbol de té es un poderoso antiséptico que es muy útil contra el pie de atleta. Diluya el aceite en una cantidad igual de agua o aceite vegetal y aplíquelo directamente en el área afectada tres veces al día usando un pedazo de algodón o un paño limpio. Eso sí, nunca lo ingiera. Al igual que tantos otros aceites esenciales de plantas, pequeñas cantidades de aceite del árbol de té, aunque sean sólo unas cuantas cucharaditas, puede ser fatal.

Manzanilla *(Matricaria recutita).* El aceite de manzanilla es también un fungicida. En Europa se vende sin receta junto con muchos otros antisépticos. Yo sugeriría usar aceite de manzanilla igual que el aceite del árbol de té, o pudiera mezclar los dos.

Sin embargo, si usted tiene fiebre del heno, debe usar los productos de manzanilla con cuidado, porque la manzanilla es miembro de la familia de las ambrosías y en algunas personas puede desatar reacciones alérgicas. La primera vez que la pruebe, observe su reacción. Si le parece que le ayuda, úsela; pero si le parece que le causa o agrava la picazón o irritación, deje de usarlo.

Equinacia/Equiseto *(Echinacea,* **varias especies).** La acción de estimulación inmunológica de esta hierba es particularmente beneficiosa para tratar infecciones vaginales, pero yo la recomiendo también para el pie de atleta. Para fortalecer su sistema inmunológico, usted puede comprar una tintura en una tienda de productos naturales y añadirle a un jugo la cantidad recomendada tres veces al día para aumentar la eficacia de las otras alternativas herbarias para tratar el pie de atleta. (Aunque la equinacia puede provocarle un cosquilleo en la lengua o que se le adormezca temporalmente, este efecto es totalmente inofensivo.)

Hidraste/Sello dorado/Acónito americano *(Hydrastis canadensis).* Esta hierba contiene berberina, un poderoso fungicida y compuesto antibacteriano, que hace que sea un excelente antibiótico. Pero no es la única fuente de berberina. El agracejo (berberis), el coptis, la mahonia y la raíz amarilla también la contienen, y todas han sido usadas tradicionalmente para tratar infecciones vaginales y de otros hongos.

Usted puede comprar una tintura de hidraste y seguir las instrucciones del envase. Usualmente, estas instrucciones sugieren añadírselo a un jugo tres veces al día. Si desea usarlo externamente, usted puede preparar un cocimiento fuerte con la hierba seca. Añada de cinco a siete cucharaditas a una taza de agua, deje que hierva y cocínelo a fuego lento durante 20 minutos. Después que el líquido se refresque a una temperatura tolerable, aplíqueselo en el área afectada con un pedazo de algodón o un paño limpio. Probablemente usted querrá repetir la aplicación hasta tres veces al día.

Limoncillo/Hierba luisa *(Cymbopogon,* **varias especies).** Los científicos han demostrado la significativa actividad fungicida del aceite de esta planta contra muchas de las infecciones de hongos más comunes.

Disfrute de un té de limoncillo de una a cuatro veces al día. Y para lograr un beneficio adicional, aplíquese las bolsitas de té usadas como compresas directamente sobre el área afectada.

❧ **Arrurruz *(Maranta arundinacea)* y otros polvos de hierbas.** Ya que la humedad y la oscuridad contribuyen al desarrollo de los hongos en los pies, usted podría evitarlos si pone un poco de polvo secante dentro de sus medias (calcetines) y sus zapatos. Usted puede obtener un número de polvos hechos de hojas secas, tallos o raíces de las hierbas, incluyendo el arrurruz, la consuelda y el hidraste.

❧ **Canela *(Cinnamomum,* varias especies) y otros tipos de tés de hierbas fungicidas.** Además de los aceites y los tipos de tés de hierbas que usted puede aplicarse externamente, también hay un número de tipos de tés preparados con hierbas que compramos en el mercado, que tienen propiedades fungicidas que pueden ayudarle. Fui a mi base de datos y mandé a imprimir una lista de todas las plantas que contienen más de diez sustancias químicas fungicidas. No le tomó mucho tiempo a la computadora detectar 38 especies entre las que se encuentran la canela, el hinojo, la menta (hierbabuena), el eneldo, el estragón, la albahaca, el té, la naranja, la pasa de Corinto negra, la salvia, el tomillo, el clavo rojo, el limón y la menta verde. Simplemente prepare una combinación de ellas según su gusto para así reforzar la acción fungicida de cualquier otro tratamiento que usted pueda estar usando.

❧ **Cúrcuma/Azafrán de las Indias *(Curcuma longa).*** Estudios realizados en Pakistán demostraron que el aceite de cúrcuma inhibe muchos de los problemas de hongos más comunes, aun en niveles de concentración muy bajos. Yo usaría un aceite de cúrcuma comercial diluido en agua, con una parte de aceite y dos partes de agua, y lo aplicaría directamente sobre el área afectada con un pedazo de algodón o un paño limpio.

❧ **Salsa de tomate y hierbas.** He aquí otra forma de aprovechar algunas otras hierbas que tienen propiedades fungicidas. Haga una salsa de tomate y cárguela bien con albahaca, apio, zanahoria, eneldo, hinojo, salvia y tomillo. En una sola comida usted tendrá un plato con docenas de fungicidas: simplemente caliéntela y échela por encima de la pasta que le guste. Dudé un poco en decir lo siguiente pero, si está dispuesto a enfrentarse a la embarrazón, también puede regarse un poco de esta salsa entre los dedos de los pies y dejarla por un par de horas. Después de todo, puede ser hasta divertido porque se parece al festival del tomate en España, donde todo el mundo sale salpicado de tomate. En fin, cúrese y diviértase.

Piojos

Hace un tiempo atrás, después de quedarme en uno de los hoteles de campo en el bosque tropical de Madagascar, se me presentó una picazón por piojos.

Al menos yo pensaba que tenía piojos. Mis ojos viejos de 65 años no tenían la suficiente visibilidad para ver realmente ningún piojo corriendo sobre mí. Quizás fuera sólo mi imaginación. Pero aunque hubiese sido mi imaginación, no había mejor lugar para ello porque aquel hotel estaba sucio y lleno de insectos.

Como no tenía ningún conocimiento sobre remedios a base de hierbas contra los piojos, me abrí camino a través del follaje tropical en busca de un buen médico. Mi amiga, la Dra. Linnea Smith, pensó que más bien era que estaba impresionado y no que tenía piojos pero no obstante, por si acaso, me dio una botella de champú de *Kwell*, la medicina clásica para los piojos. Yo usé el champú. Bueno, no sé, pero yo creo que debo haber tenido piojos o una infección similar, porque el tratamiento con *Kwell* me calmó la picazón.

Los piojos es un problema común y molesto para unos diez millones de estadounidenses cada año. Eso significa grandes cantidades de *Kwell* y otros productos para eliminar los piojos. ¿Pero qué otras alternativas existen? Las siguientes.

Remediándolo con La farmacia natural

Pocos libros de referencia sobre hierbas recomiendan remedios botánicos contra los piojos, así es que espero que los herbolarios tomen nota de este capítulo y comiencen a incluir las hierbas que matan los piojos (pediculicidas) en sus obras. He aquí algunas hierbas que pueden ser útiles para combatir los piojos.

✎ **Neem (*Azadiracta indica*) y cúrcuma/azafrán de las Indias (*Curcuma longa*).** Durante un estudio realizado en la India, los investigadores trataron a 814 personas que se quejaban de los piojos con una combinación de estos dos remedios a base de hierbas.

El *neem* es un árbol parecido al roble que es originario de la India y que ahora se está plantando en lugares subtropicales como la Florida y California del Sur. El aceite de hojas y semillas contiene compuestos que parecen tener actividad pesticida contra muchos insectos. Es por ello que compañías de Estados Unidos que comercian con pesticidas no tóxicos ahora ofrecen varios productos a base de *neem* a los granjeros que utilizan productos orgánicos. (Algunos amigos míos en Hawaii están ahora sembrando y cosechando *neem*.)

La cúrcuma tiene una larga historia dentro del folclor asiático como exterminadora de las sabandijas, y es especialmente buena para combatir la sarna, que es un ácaro parásito. Por lo tanto, tiene sentido que los investigadores probaran con la cúrcuma para combatir los piojos y en un estudio realizado, ellos prepararon una pasta confeccionada con hojas frescas de *neem* pulverizada y raíces de cúrcuma (cuatro partes de *neem* por una parte de cúrcuma). Las personas que participaban en este estudio se restregaron la pasta por todo el cuerpo y la dejaron que se secara. Repitieron el tratamiento hasta que dejaron de sentir o ver los piojos. Mientras tanto, también hervían sus ropas y las ropas de cama, una recomendación estándar para combatir los piojos.

Los investigadores reportaron que el 98 por ciento de los participantes en el estudio se curaron completamente en un período de 3 a 15 días. También destacaron que el 2 por ciento que siguió infectado no había seguido el programa.

➤ **Ácoro (*Acorus calamus*).** La especie estadounidense de esta planta, que crece en regiones de diferentes temperaturas en todo el mundo, se ha comprobado que tiene propiedades que eliminan los piojos. La raíz aromática se puede convertir en polvo con el que se puede hacer una cataplasma (emplasto) o restregárselo directamente en las áreas afectadas.

Presión arterial alta

Hace varios años, yo estuve tres largos días filmando lo que yo esperaba fuera mi primer video sobre alimentos orgánicos. Pero el destino no lo quiso así, todo fue tiempo perdido porque resulta que el mal funcionamiento de un equipo arruinó la cinta de video.

Pensándolo bien, en realidad no fue un tiempo perdido porque tuve ocasión de conocer al camarógrafo. Él tenía presión arterial alta (hipertensión), y yo le sugerí algunas terapias naturales. Después que terminamos el rodaje, no volví a saber de él durante un tiempo hasta que me escribió: "He estado practicando lo que usted me predicó hace ya más de un año. Eliminé el alcohol, la carne de cerdo y res, y ahora como más plantas comestibles y hierbas y tomo suplementos: betacaroteno, vitamina C, vitamina E y complejo B. Y un chequeo médico que me hice recientemente fue muy revelador: mi presión arterial había bajado en cerca del 30 por ciento. Mi colesterol bajó de 192 a 159."

El asesino silencioso

La hipertensión generalmente se define como una presión arterial mayor que 140/90. La primera cifra (sistólica) es la fuerza que ejerce la sangre sobre las paredes de las arterias cuando el corazón está bombeando. La segunda cifra (diastólica) es la fuerza residual que queda cuando el corazón se relaja entre cada latido. Cualquier lectura de presión arterial por debajo de la línea de "alta" —digamos que la línea límite es 138/88— no es tan peligrosa pero usted todavia debe tratar de bajarla para que se acerque a lo que se considera normal, es decir, 120/80. Esto es porque cualquier subida de la presión arterial aumenta el riesgo de un ataque al corazón o un derrame cerebral.

Cerca de 50 millones de estadounidenses padecen de presión arterial alta, a lo que a menudo se le llama el asesino silencioso. A pesar de que por sí misma no provoca síntomas, prepara las condiciones para un ataque al corazón o un derrame cerebral. En las últimas décadas, los médicos y otros profesionales de la salud han insistido mucho en detectar la presión arterial alta y ser más agresivos en el tratamiento, y así el índice de ataques al corazón realmente ha bajado. Pero el problema, en mi opinión, es que los médicos se apresuran a tratar esta afección con fármacos sintéticos. Aproximadamente la mitad de las personas diagnosticadas con presión arterial alta la tienen sólo un poco sobre el límite de lo que se considera alto, o si la tienen alta, no la tienen muy alta sino moderadamente alta. Quiere decir que, en casos así, y hay muchísimas sólidas evidencias que lo confirman, que ciertas medidas naturales podrían funcionar tan bien para bajar la presión como los fármacos —sin efectos secundarios. Entre estas medidas se encuentran una buena dieta y un cambio de estilo de vida, lo cual incluye ejercicios, control del estrés y uno mismo revisar su presión arterial regularmente con aparatos que se pueden usar en casa.

Modificaciones en la dieta y el estilo de vida todos tienden a brindar un sentido de control sobre el problema que por sí solo tal vez sea beneficioso. Pero no espere que la industria farmacéutica estimule esta vía natural, porque reduciría en algo las ganancias anuales de $2.5 mil millones de dólares que vienen de los medicamentos recetados para la hipertensión.

Remediándolo con La farmacia natural

Comer nutritivas sopas de vegetales regularmente podría más que ayudar a normalizar la presión arterial y prevenir enfermedades del corazón. También puede ayudar a prevenir el cáncer, la obesidad, la diabetes y el estreñimiento. La sopa de vegetales es tan buena para la salud que ya yo no le llamo minestrón, sino más bien "Mediestrón".

¿Qué debe poner en su "Sopa Mediestrón"? Usted puede usar prácticamente cualquier vegetal, especialmente los mencionados en este capítulo.

También hay varias hierbas que ayudan a controlar la presión arterial, pero usted no tiene que echárselas a la sopa. En cambio, con ellas se puede hacer unos tipos de tés bien agradables.

❧❧❧ Apio (*Apium graveolens*). El apio hace mucho que se recomienda en la medicina tradicional china para bajar la presión arterial y esto está apoyado por evidencias en experimentos. En un estudio realizado, a animales de laboratorio a los que se les inyectó extracto de apio, les bajó significativamente la presión arterial. Entre los humanos, comerse tan poco como cuatro tallos de apio ha tenido el mismo efecto.

❧❧❧ Ajo (*Allium sativum*). Esta hierba mágica no sólo ayuda a normalizar la presión arterial, sino que también reduce el colesterol. En un riguroso estudio científico, a personas con presión arterial alta se les dio alrededor de un diente de ajo diario durante 12 semanas. Después de eso ellos exhibían una significativa disminución de la presión arterial diastólica y de los niveles de colesterol.

"Ahora ya sabemos que el ajo puede reducir la hipertensión, aun en cantidades tan pequeñas como media onza cada semana," dice Varro Tyler, Ph.D., decano y profesor emérito de la farmacognosis (los estudios farmacéuticos de los productos naturales) en la Universidad Purdue en West Lafayette, Indiana. Media onza (14 g) de ajo a la semana viene siendo más o menos un diente diario. Si cocina con ajo y lo usa en sus ensaladas, obtener esa cantidad es facilísimo. Si usted aún no ha desarrollado el gusto por el ajo, siempre puede tomarlo en forma de cápsula. Con tantos beneficios asociados con esta hierba, yo le recomendaría que encontrara muchas formas de disfrutarlo en sus comidas.

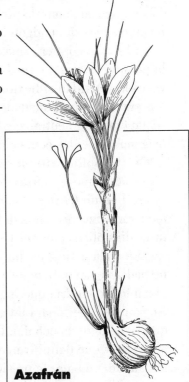

Azafrán

El azafrán es una especia rara que la produce el estigma de las flores de azafrán. Para una libra de especia, es necesario reunir el centro de 75,000 flores.

❧❧ Espino (*Crataegus*, varias especies). El extracto de espino puede ampliar (dilatar) los vasos sanguíneos, especialmente las arterias coronarias, de acuerdo con un informe publicado en *Lawrence Review of Natural Products* (La revista *Lawrence* de los productos naturales), un boletín informativo respetado. El espino se ha usado como un tónico para el corazón durante siglos.

Si a usted le gustaría probar esta poderosa medicina para el corazón, consúltelo con su médico. Puede probar a hacer un té con una cucharadita de hierba seca por cada taza de agua hirviendo y tomarse hasta dos tazas diarias.

❦❦ **Kudzu (Pueraria lobata).** Estudios chinos sugieren que esta enredadera ayuda a normalizar la presión arterial. En un estudio realizado, se le dio a beber diariamente a 52 personas un té preparado con cerca de ocho cucharaditas de raíz de *kudzu* durante un período de dos a ocho semanas. En 17 de estas personas, la presión arterial descendió marcadamente. Las treinta restantes mostraron algún beneficio.

El *kudzu* contiene una sustancia química (puerarina) que ha disminuido la presión arterial en un 15 por ciento en animales de laboratorio. Con 100 veces la actividad antioxidante de la vitamina E, la puerarina también ayuda a prevenir las enfermedades del corazón y el cáncer. (Los antioxidantes son sustancias que neutralizan el daño a las células que hacen las moléculas de oxígeno conocidas como radicales libres.)

❦❦ **Cebolla** *(Allium cepa).* En un estudio realizado, la ingestión de dos a tres cucharadas diarias de aceite esencial de cebolla hizo bajar la presión arterial en un 67 por ciento de las personas participantes con hipertensión moderada. Sus niveles sistólicos bajaron un promedio de 25 puntos y sus lecturas diastólicas bajaron 15 puntos.

La mala noticia es que usted no puede conseguir este aceite y que usted no podrá comer suficiente cebolla para conseguir este efecto. En mi caso, por ejemplo, yo tendría que ingerir tres veces el peso de mi cuerpo en cebollas. No sé usted, pero para mí eso sería un poco difícil. Aunque me encanta, no quiero tanta de la cebolla. Pero sí pienso que las cebollas tienen mucho que ofrecerle y que definitivamente usted debiera añadir más cebolla en su dieta para ayudar a bajar la presión arterial.

❦❦ **Tomate** *(Lycopersicon lycopersicum).* Un minestrón típico lleva una base de tomate. Eso es perfecto para la "Sopa Mediestrón", porque los tomates son ricos en gammaaminoácidos butíricos (*GABA* por sus siglas en inglés), un compuesto que ayuda a bajar la presión arterial. De acuerdo a mi base de datos, los tomates también contienen seis otros compuestos que hacen el mismo efecto.

❦ **Brócoli** *(Brassica oleracea).* Este vegetal tiene por lo menos seis sustancias químicas que reducen la presión arterial.

❦ **Zanahoria** *(Daucus carota).* De acuerdo a mi base de datos, las zanahorias contienen ocho compuestos que bajan la presión arterial.

❧ **Verdolaga** *(Portulaca oleracea)* **y otros alimentos que contienen magnesio.** La deficiencia de magnesio ha sido relacionada con la presión arterial alta. Muchos estadounidenses tienen deficiencia de este mineral y no lo saben. Una encuesta de Gallup realizada en 1994 indicó que el 72 por ciento de las personas encuestadas manifestaban que tenían una inadecuada adquisición de magnesio.

Para llevar magnesio a su cuerpo, acuda a las verduras, las legumbres y los granos enteros. La verdolaga, las semillas de amapola y las habichuelas verdes (ejotes, *green beans*) son las mejores fuentes dietéticas, de acuerdo a mi base de datos. Los nutricionistas sugieren que un suplemento diario de 400 miligramos de magnesio también puede ayudar, pero yo generalmente recomiendo nutrientes a través de los alimentos.

❧ **Azafrán** *(Crocus sativus).* Esta hierba costosa contiene una sustancia química que baja la presión arterial llamada crocetina. Autoridades en la materia especulan que la baja incidencia de enfermedades del corazón en España se debe al alto consumo nacional de azafrán. Usted puede usar el azafrán en sus comidas o hacer un té.

❧ **Valeriana** *(Valeriana officinalis).* Anteriormente en este capítulo mencioné que el gammaaminoácido butírico ayuda a controlar la presión arterial. Bueno, pues la hierba valeriana contiene una sustancia química llamada ácido valeriano que inhibe las enzimas que interfieren con el GABA. De manera que ingiriendo algo que contenga ácido valeriano, efectivamente le asegura niveles más altos de GABA y, por lo tanto, una presión arterial más baja. La valeriana es también un tranquilizante, que ayuda a reducir la presión arterial.

❧ **Hierbas surtidas.** En cuanto a las especias que usted puede añadir a su "Mediestrón", el hinojo contiene por lo menos diez compuestos que bajan la presión arterial, el orégano tiene siete y la pimienta negra, la albahaca y el estragón tienen seis cada uno.

Prevención del cáncer

Siento un gran placer por el hecho de estar vivo y con salud estando ya cerca de los 70 años de vida. Debo admitir que pasé momentos difíciles al cumplir los 65. Lo que sucedió fue que estaba impresionado por una preocupante estadística de salud en mi familia. Mi padre y dos de sus hermanos murieron a la edad de 65 de cáncer del colon o cáncer del tracto gastrointestinal. Para más coincidencia, también los tres se retiraron a esa misma

edad, de manera que yo decidí que iba a probar una táctica distinta. Quizás si no me retirara, tampoco me moriría. Por lo tanto, trabajé un año más en el Departamento de Agricultura de los Estados Unidos (*USDA* por sus siglas en inglés) y logré llegar a los 66 sin desarrollar cáncer del colon.

En realidad, yo creo que sé por qué mi padre y mis tíos desarrollaron el cáncer y yo no. Todos ellos se criaron al igual que muchos en los campos de Alabama, comiendo lo que tradicionalmente se come allá —una buena dieta rica en fibras y baja en grasa. Pero después se convirtieron en unos exitosos vendedores de seguros y comenzaron a comer más carnes y papas (más carnes que papas).

Yo creo que ese cambio de dieta fue lo que los mató; tan sencillo como eso. Fue particularmente malo para ellos haber abandonado el pan de maíz, los chícharos (guisantes), el repollo (col), las habichuelas verdes (ejotes, *green beans*), las habas blancas y el nabo y la col rizada a que estaban acostumbrados en su juventud. Rebelde como soy, corté por lo sano con las carnes y regresé a todos los alimentos ricos en fibras y bajos en grasa que mi padre había dejado de comer. Y resultó ser que esta es una dieta rica en sustancias químicas procedentes de las plantas (los fitoquímicos) que previenen el cáncer.

Elementos claves en el estilo de vida para prevenir el cáncer

Para prevenir el cáncer, son necesarios muchos de los mismos pasos sabios que hay que dar para prevenir otras enfermedades. Usted debe hacer el esfuerzo por tener:

- Más vegetales y frutas, menos grasas y carnes rojas.
- Más variedad en su dieta, menos monotonía.
- Más cereales y granos enteros, menos azúcar procesada.
- Más color natural de los alimentos, menos colores artificiales.
- Más especias herbarias, menos sabores artificiales.
- Más alimentos naturales, menos alimentos procesados.
- Más sustancias químicas parecidas al estrogeno provenientes de las plantas (los fitoestrógenos), menos hormonas sintéticas.
- Más jugos de frutas y vegetales, menos bebidas alcohólicas.
- Más aire fresco, menos aire lleno de humo y contaminación.
- Más tranquilidad, menos estrés.
- Más ejercicio, menos televisión.
- Más verdor público, menos pavimento.
- Más jardinería y cosechas orgánicas, menos pesticidas.
- Más alternativas herbarias, menos "curas mágicas" farmacéuticas.

Comidas que son medidas preventivas

Probablemente usted supone que ahora voy a explicar sobre un número de hierbas individuales, como hago en todos los otros capítulos, pero en éste simplemente no puedo hacer eso. Una definición de lo que es una *hierba* —la que yo prefiero, además— es una planta que puede usarse como elemento curativo. En la medida en que crece nuestra comprensión sobre el poder curativo de las plantas, así mismo crece el número de plantas que pueden calificarse como hierbas. Si hoy en día la definición abarca a muchos de nuestros alimentos, pues que así sea.

Y en cuanto a la prevención del cáncer, la clave parece ser comer una variedad de frutas y vegetales tan amplia como sea posible. A partir de este concepto, si usted quiere reducir su riesgo de padecer de cáncer, puede crear una dieta integral a base de hierbas curativas, en la que quedarían excluidos o minimizados las carnes y los productos derivados de la leche. Es por eso que digo que, en este caso, analizar las plantas individualmente le daría una idea errónea de cómo usar las hierbas para prevenir el cáncer.

Yo fui una de los primeros "locos" en favor de las dietas ricas en fibras, mucho tiempo antes de que los nutricionistas descubrieran la importancia de lo que ellos acostumbraban a llamar forraje. Inclusive, mi dieta diaria resultó ser más rica en fibras que las dietas altas en fibras con que se alimentaban a los voluntarios durante cinco estudios formales realizados por el USDA. Yo lo sé, porque yo era uno de los sujetos sometidos a estudios.

Por supuesto que yo no puedo *probar* que la dieta alta en grasa de mi padre fue lo que lo mató, ni que mi dieta basada en plantas es lo que ha evitado que yo forme parte de las estadísticas de muertes por cáncer. Pero las investigaciones son claras. En la medida en que aumenta el consumo de carnes y grasas, se elevan los índices de muerte por cáncer. Sin embargo, en la medida en que aumenta el consumo de frutas y vegetales, con lo que disminuyen las grasas en las dietas y aumentan las cantidades de fibras y de las útiles sustancias fitoquímicas, los índices de muerte por cáncer disminuyen.

Más vale prevenir que curar

El Instituto Nacional del Cáncer (*NCI* por sus siglas en inglés), ya lleva en este momento 30 años batallando contra el cáncer. Pero, de acuerdo a sus propias estadísticas, hasta 1996, en cada año se ha informado que las muertes por cáncer estaban aumentando. Algunos de los aumentos de muerte por cáncer tienen que ver con el hecho de que menos personas están muriendo debido a enfermedades del corazón y derrames cerebrales, y por tanto viven tiempo suficiente como para desarrollar un cáncer. Pero tomando en consideración todo el dinero y todo el esfuerzo que este país ha invertido en la lucha contra el cáncer, no tenemos grandes logros que mostrar.

A través de los años, se han desarrollado muchas nuevas medicinas quimoterapéuticas, y algunas han dado muy buen resultado para aumentar los años de vida del enfermo, pero no para curar el cáncer. Y sepa que algunas de las mejores de esas nuevos fármacos quimoterapéuticos proceden de las plantas: *Taxol*, un tratamiento contra el cáncer ovárico y de mamas, es original del árbol tejo Pacífico; el etoposido, que es un tratamiento contra el cáncer de los testículos y de pequeñas células del pulmón, es original del podofilo; y la vinblastina y vincristina, que trata la enfermedad de Hodgkin, la leucemia y los linfomas, son originales de la hierba doncella de Madagascar.

Pero en lo que a mí respecta, yo opino que algo anda muy mal en cuanto a la forma en que el NCI está enfrentando el cáncer. La gran mayoría de los recursos monetarios del NCI —nuestro dinero a través de los impuestos— se ha empleado en el desarrollo de quimoterapias, y se ha dedicado comparativamente muy poco a la prevención del cáncer.

Las quimoterapias ocupan su lugar en el gran escenario de la lucha contra el cáncer, pero no lo curan. Normalmente prolongan la vida unos pocos meses o años más en comparacíon con el promedio de sobrevivencia. Pero frecuentemente son meses o años más de mala calidad de vida debido a los muchos efectos secundarios que los fármacos quimoterapéuticos ocasionan.

De 1977 a 1982 estuve involucrado en un programa sobre el cáncer de investigación y selección desarrollado por el NCI; un esfuerzo de años durante los cuales se investigó el potencial para tratar el cáncer de miles de compuestos de las plantas, que arrojó como resultado las mencionadas anteriormente. También he estado involucrado con el programa embriónico *Designer Food* de los Institutos Nacionales de la Salud (*NIH* por sus siglas en inglés), que está trabajando en el empeño de diseñar una alimentación rica en los útiles componentes fitoquímicos que previenen el cáncer.

Tengo mayor respeto por los resultados potenciales del programa de alimentación que por los del programa de búsqueda de fármacos. Está claro que los programas de prevención del cáncer pueden salvar más vidas que los programas de tratamiento, y a mucho menos costo. A pesar de esto, el programa orientado hacia la cura del cáncer desde hace 30 años recibe la mayor cantidad de recursos económicos procedentes de los impuestos, mientras que los programas de prevención reciben muy poco.

Casi toda mi documentación respecto al cáncer tiene que ver con la prevención. Sí, por supuesto que tenemos que desarrollar tratamientos eficaces y nobles, pero yo pienso que es más importante, y menos costoso, trabajar orientados hacia la prevención de esta enfermedad.

Remediándolo con La farmacia natural

Hace veinte años atrás, mucho antes de que los científicos llegaran al consenso de que una dieta rica en frutas y vegetales ayuda a prevenir el cáncer, y mucho antes de que el NIH comenzara a estimular a todos a "tratar de llegar a cinco" —cinco porciones de frutas y vegetales al día— la revista *Prevention* (Prevención) me pidió que aportara ideas sobre la prevención del cáncer. Le entregué varias: una gran ensalada verde o *coleslaw* (col picadita), un gran plato hondo de sopa de minestrón mas una "Ensalada anticáncer a base de hierbas".

Estoy seguro de que usted sabe cómo preparar una gran ensalada verde, y hay cantidad de buenas recetas de ensaladas y minestrones disponibles, así es que sólo voy a decirle que es imposible usar demasiados vegetales diferentes. Trate de incluir la mayor variedad de frutas y vegetales en estos platos, y en su dieta, como le sea posible. Mi receta de ensalada de hierbas es un poquito más desconocida, así es que sobre eso trataré más ampliamente.

ꞰꞰꞰ Ensalada anticáncer a base de hierbas. El núcleo central de esta receta son varias plantas que aprendí del clásico etnobotánico de Jonathan Hartwell, *Plants Used against Cancer* (Plantas usadas contra el cáncer), un compendio de cerca de 3,000 plantas citadas en la literatura médica tradicional para el tratamiento del cáncer. Más de la mitad de las plantas de Hartwell resultaron contener un compuesto útil en el tratamiento de algunos tipos de cáncer, al menos en el tubo de ensayo.

Sorbete de cinco

Con este sorbete (nieve) sencillo, yo cumplo con los requerimientos nutricionales de cinco porciones de frutas y vegetales al día que fueron establecidos por los Institutos Nacionales de la Salud (*NIH* por sus siglas en inglés). Para hacerlo, pico una manzana, dos zanahorias, un limón verde y una toronja (pomelo) en cubitos. Luego licúo las frutas y les agrego un poco de agua —¡y así de facilito cumplo con los requisitos!

Para variar, a veces congelo mi sorbete con unos palitos para crear un dulce (palito, chupete) helado. Ya pronto pienso probarlos con mis nietos. Lo más probable es que ellos quieran que el dulce sea aún más dulce, pero eso no es ningún problema —tan sólo tengo que agregarle un poco de hierba dulce de Paraguay (*Stevia rebaudiana*), una hierba que sustituye al azúcar y es un edulcorante artificial. Ésta está disponible en las tiendas que venden hierbas; usted puede comprar una bolsita y agregar una pizca al sorbete y a otras bebidas.

Mi "Ensalada anticáncer a base de hierbas" ahora incluye el ajo, las cebollas, pimiento (ají, chile) picante, tomates, flores de clavo rojo, remolachas cocinadas en picante trocitos, flores de caléndula frescas, apio, flores frescas de achicoria, cebollinos, pepinos, comino, cacahuates (maníes), hierba carmín, verdolaga y salvia.

Además, también creé para usar con esta ensalada, un aliño (aderezo) de prevención de cáncer. Este incluye aceite de semilla de lino, aceite de prímula nocturna, ajo, romero, una pizca de jugo de limón y ese favorito latinoamericano que es el chile picante.

Quince años después de yo haber elaborado mi ensalada, para finales de 1989, Herbert Pierson, Ph.D., del NIH me invitó para solicitar mi participación en el programa *Designer Food* para la prevención del cáncer. Este fue un gran esfuerzo nacional para manipular los alimentos de manera que se aumentara su contenido nutracéutico (nutrientes con valor medicinal). Esta idea tenía el propósito de mejorar la cantidad de sustancias químicas contra el cáncer en los alimentos, ya fuera manipulando los genes de las plantas o aplicando técnicas necesarias para preservar o mejorar los efectos medicinales deseados.

El Dr. Pierson estaba muy interesado en mi base de datos de fitoquímicos medicinales en las plantas y las hierbas, que incluyen compuestos anticancerígenos —la misma base de datos en la que está basado este libro. Me invitó a asistir a una reunión donde los expertos explicarían los beneficios para la prevención del cáncer de varias plantas.

Imagínese mi alegría cuando mis colegas y compañeros investigadores hablaron sobre los fitoquímicos anticancerígenos que estaban encontrando en las plantas. Mis amigos científicos hicieron presentaciones sobre los súlfidos en el ajo, la capsaicina en los pimientos picantes, el limoneno en las frutas cítricas y el licopeno en los tomates. Ellos dieron información sobre la potencia contra el cáncer de hierbas tales como el lino, el regaliz (orozuz) y el romero. (A partir de esa conferencia, he estado agregando el romero a mi aliño de ensalada.)

El programa *Designer Food* tenía todavía muchísimo que andar. Me entusiasmé con el programa y me apresuré a anticipar unos cinco años de contribución con el NIH en este terreno. Pero el Dr. Pierson se fue del NIH, y ahora el programa se ve menos visible y menos entusiasta.

Afortunadamente, las investigaciones sobre el potencial medicinal de los alimentos continúa en otros programas e instituciones en toda la nación. En los próximos años, usted oirá mucho más sobre los nutracéuticos, fitoquímicos y los alimentos curativos. No hay duda de que los alimentos y las hierbas medicinales tradicionales tienen propiedades curativas, incluyendo la capacidad de prevenir el cáncer.

Problemas de amamantamiento

Yo nací en la Alabama rural, y durante mis primeros meses de vida fui amamantado por mi madre y por una nodriza negra. Las nodrizas en la Alabama rural consumían hierbas para estimular la lactación, particularmente el hinojo y el fenogreco (alholva). Basado en la revisión que he hecho de la literatura científica, tendría que votar a favor del hinojo por encima del fenogreco, pero nunca me deja de asombrar cuánto acierto hay en la sabiduría popular.

Comparada con las fórmulas, la leche materna es mejor para establecer el lazo entre la madre y el bebé, además de que es más fácil de digerir, no causa estreñimiento y protege al bebito de alergias y de varias enfermedades infecciosas. También tiene beneficiosos efectos anticonceptivos, aunque madres que estén amamantando aún pueden quedar embarazadas. Por todas estas razones, y luego de años de estimular las fórmulas, desde los años 80 hacia acá, los médicos han vuelto a insistir en el amamantamiento. (Otro caso de reversión de la medicina moderna. ¡Adelante la ciencia!) Inclusive, un nuevo tipo de especialista, el asesor de lactación, se ha apresurado a ayudar a las madres primerizas a enfrentar los problemas del amamantamiento: muy poca leche, demasiada leche, llagas e infecciones dolorosas en los pezones (mastitis).

Remediándolo con La farmacia natural

Yo no soy un asesor de la lactación, pero permítame sugerirle algunas hierbas que pueden ayudar a hacer del amamantamiento una experiencia más gratificante.

➤➤➤ Fenogreco/Alholva (*Trigonella foenum-graecum*). La semilla del fenogreco se ha usado para aumentar la producción de leche desde los tiempos bíblicos. Esta hierba contiene fitoestrógenos, que son plantas con sustancias químicas similares al estrógeno de la hormona sexual femenina. Se ha demostrado a través de experimentos que un compuesto clave de esa planta, la diosgenina, aumenta el flujo de leche. Estaría dispuesto a apostar que los niveles de consumo del fenogreco en algunas sociedades, por ejemplo en ciertas partes del Oriente Medio, pudieran tomarse como muestra del aumento del flujo de leche.

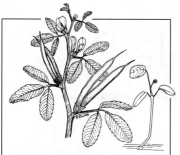

Fenogreco

*También conocido alholva,
el fenogreco hace tiempo
que se usa para curar tanto
a los animales como a los
humanos.*

Debido a que el fenogreco es mi hierba favorita para estimular la producción de leche, es también el ingrediente principal en mi "Té aumentaseno", el cual también recomiendo para el aumento del seno, como indica el nombre de esta receta que usted puede encontrar en la página 89.

Ajo *(Allium sativum)*. Para tratar la mastitis, los médicos a menudo recetan antibióticos. El problema es que los antibióticos se introducen en la leche de los senos, y no estoy muy seguro que sea una buena idea exponer a los bebitos a estos.

El naturópata de Misuri, Chris Deatheridge, N.D., tiene lo que yo considero una alternativa mejor. Él sugiere mezclar en una licuadora (batidora) un gotero entero de tintura de equinacia, tres dientes de ajo crudo y de 4 a 6 onzas (de 120 a 180 ml) de jugo de zanahoria, y tomarse esta mezcla cada dos horas. Él informa sobre muchas curas rápidas y permanentes. A mí no me sorprende porque el ajo es un potente antibiótico.

Además, el ajo ayuda a los bebitos a amamantar mejor. De acuerdo a estudios realizados por el Centro Monell de Sentidos Químicos en Filadelfia, si las madres se comen unos dientes de ajo más o menos una hora antes de amamantar, los bebitos toman el pecho más rápidamente, permanecen más tiempo, succionan mejor y toman más leche.

Anís *(Pimpinella anisum)*. De acuerdo al doctor Jean Valnet, un pionero de la aromaterapia y autor de *The Practice of Aromatherapy* (Ejercer la aromaterapia), el anís ayuda mucho a estimular la lactación. El Dr. Valnet también recomienda alcaravea, hinojo y limoncillo (hierba luisa). Él está un poco más seguro de esto que yo, pero me inclino a aceptar sus recomendaciones y por eso todas estas hierbas están incorporadas en mi "Té aumentaseno", y de paso mejoran el sabor del activo fenogreco.

Chasteberry *(Vitex agnuscastus)*. El dotado herbolario de cuarta generación, Christopher Hobbs, un botánico a quien yo respeto, sugiere usar *chasteberry* poco después del parto para estimular el flujo de leche. Esta recomendación va un poquito más allá de los usos habituales del *chasteberry* para los senos demasiados sensibles y dolorosos, síndrome premenstrual y problemas de la menstruación. Sin embargo, no tengo inconveniente en sugerir esta hierba femenina respetada para mejorar la lactación. Probablemente valga la pena probarla y además, es un hermoso árbol ornamental y festivo que da un toque muy lindo a la gran experiencia de ser madre.

Equinacia/Equiseto (*Echinacea*, varias especies). Deb Soule, una herbolaria de Maine, la fundadora de Avena Botanicals, una empresa de productos botánicos y autora de *The Roots of Healing* (Las raíces de la curación), dice que la equinacia es útil para tratar la mastitis y las fisuras del pezón. Esta recomendación no me sorprende, porque la equinacia es antibiótica y refuerza al sistema inmunológico.

Yo le sugiero licuar o batir un gotero completo de tintura de equinacia en un jugo, junto con unos cuantos dientes de ajo; tómeselo tres o cuatro veces al día. (Aunque la equinacia puede provocarle un cosquilleo en la lengua o una sensación de adormecimiento temporal, este efecto es totalmente inofensivo.)

Hinojo (*Foeniculum vulgare*). El hinojo, el cual se ha demostrado a través de las investigaciones realizadas que tiene suaves propiedades similares al fuerte estrógeno, la hormona femenina, se ha usado durante siglos para estimular la lactación. Usted puede probar con dos cucharaditas de semillas machacadas por cada taza de agua hirviendo y tomarse hasta tres tazas al día.

No use el hinojo en aceite. En las mujeres embarazadas, el aceite de hinojo puede provocar un aborto espontáneo, y en dosis mayores de más o menos una cucharadita, puede resultar tóxico.

Cacahuate/Maní (*Arachis hypogaea*). En China, cuando las mujeres producen poca leche, los herbolarios les dan cacahuates (maníes). Algo debe haber de cierto en este tratamiento. Al igual que muchas otras legumbres, los cacahuates contienen varios compuestos similares al estrógeno que pueden estimular la producción de leche.

Alfalfa (*Medicago sativa*). Al igual que el fenogreco, la alfalfa es estrogénica. Si usted desea aumentar su producción de leche, no le haría ningún daño añadir puñados de brotes de alfalfa a sus ensaladas. Sin embargo, si usted tiene lupus o una historia familiar de lupus, mejor sería que no usara los brotes de alfalfa, porque hay evidencias de que puede desatar el lupus en personas sensibles a ello.

Diente de león/Amargón (*Taraxacum officinale*). Los chinos hierven cerca de 1 onza (28 g) de raíz de diente de león desmenuzada en dos o tres tazas de agua, hasta que sólo queda la mitad del líquido, y después lo utilizan en com-

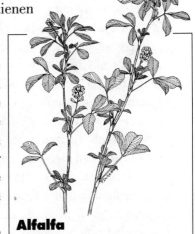

Alfalfa

La alfalfa, un alimento favorito para el ganado, puede ayudar a estimular la producción de leche.

presas para tratar la mastitis. A mí me parece un buen tratamiento. Si mi hija tuviera mastitis, yo le sugeriría que lo probara.

↘ Jazmín (*Jasminum sambac*). Para suspender el flujo de leche existe un antiguo tratamiento popular en la India, que es aplicar sobre los senos flores de jazmín frescas. En un estudio realizado por investigadores de la India, se comparó este tratamiento con las dosis de bromocriptina (vendida bajo el nombre *Parlodel*), un fármaco que corta la lactación inhibiendo la secreción de una hormona responsable de la producción de leche. En el transcurso de este estudio, la mitad de este grupo de mujeres tomaron bromocriptina, y la otra mitad se aplicaron jazmín machacado sobre los senos. Ambos tratamientos fueron igualmente eficaces como inhibidores de la lactación, aunque la bromocriptina hizo que bajaran más los niveles hormonales que las flores. Yo no sé cómo es que esto funciona, pero eso es lo que el estudio demostró.

↘ Perejil (*Petroselinum crispum*). Comer perejil fresco picadito es un antiguo tratamiento popular para la sensibilidad de los senos. Y tiene sentido, porque la sensibilidad de los senos, en algunos casos, se debe a la retención de agua y el perejil es un diurético, lo cual significa que ayuda a eliminar el exceso de líquido en el cuerpo.

La acción diurética de esta hierba es probablemente la razón por la cual el Dr. Valnet recomienda el uso del perejil para ayudar a reducir la producción de leche cuando se está preparando al niño para destetarlo. Él también recomienda la menta y la salvia con este propósito.

↘ Sésamo/Ajonjolí (*Sesamum indicum*). Los chinos tuestan las semillas de sésamo, las muelen y luego se las comen con un poquito de sal para aumentar el flujo de leche. A mí me encantan las semillas de sésamo y no puedo pensar en un alimento más completo que ese. Aunque no conozco ninguna investigación que demuestre su efecto, tampoco encuentro ninguna razón de peso para no probarlo.

↘ Michela/Fruta de la perdiz (*Mitchella repens*). De acuerdo al herbolario Paul Bergner, editor de *Medical Herbalism* (Estudios médicos de hierbas), esta hierba es útil para tratar las fisuras en los pezones a consecuencia del amamantamiento. Esta es su receta: hierva 2 onzas (56 g) de fruta de perdiz en 1 pinta (237 ml) de agua, añádale una pinta de crema espesa, luego hierva la mezcla hasta que tenga la consistencia de la salvia. Déjelo enfriar y aplíqueselo después de cada amamantamiento.

Problemas de erección

No hace mucho tiempo atrás, los médicos y sicólogos opinaban que el 90 por ciento de las dificultades de erección eran sicológicas y que una pareja que lo estimulara era todo lo que necesitaba el hombre. Ahora, autoridades en la materia concuerdan en que la mayoría de los casos de problemas de erección tienen una causa física: arterias obstruidas, ingestión de alcohol o drogas, diabetes, lesiones pélvicas, falta de sueño, hábito de fumar u operación de la próstata.

Pero, ¿cómo puede un hombre saber si su problema de erección es físico o sicológico? A mí me gusta la prueba de la estampilla (sello) de correo que menciona el Dr. Andrew Weil, profesor en el Colegio de Medicina de la Universidad de Arizona en Tucson, quien promueve el uso de las hierbas medicinales y es autor de *Natural Health, Natural Medicine* (Salud natural, medicina natural). Él se basa en el hecho de que el hombre que tiene un funcionamiento normal tiene erecciones espontáneas cada noche mientras duerme.

Para realizar esta prueba, fije una tira de estampillas alrededor del cuerpo de su pene antes de acostarse a dormir. Si en la mañana la tira está intacta, quiere decir que usted no tuvo ninguna erección mientras dormía, y es probable que exista algún problema físico. Si por el contrario, una erección espontánea de medianoche rompió las estampillas, quiere decir que su pene funciona bien y el problema debe ser sicológico.

Esta no es una prueba absoluta, pero es un primer paso. Y el siguiente paso lógico, por supuesto, es conversar sobre los resultados con su médico.

La impotencia es la incapacidad de lograr y mantener una erección adecuada para realizar el coito y llegar a la eyaculación. Unos 30 millones de hombres estadounidenses experimentan alguna forma de impotencia, de los cuales más de un millón se encuentran actualmente bajo tratamiento. Algunos toman medicamentos recetados y otros se someten a implantes del pene. Entre las últimas alternativas se encuentran un fármaco llamado *Viagra* y autoinyectarse una hormona conocida como prostaglandina E, la cual produce, a los pocos minutos de inyectada, una erección de 90 minutos de duración.

Remediándolo con La farmacia natural

Pero si desea explorar unas opciones naturales, usted podría probar algunas de estos remedios a base de hierbas.

Haba *(Vicia faba)*. La haba (frijol o habichuela *fava*), al que se le acredita haber incitado a la pasión a Cicerón, poeta de los antiguos romanos, es nuestra mejor fuente del compuesto *L-dopa*, que a menudo se usa para tratar la enfermedad de Parkinson. Grandes cantidades de *L-dopa* pueden provocar priapismo, una erección dolorosa persistente que no tiene nada que ver con la excitación sexual.

Yo no recomendaría el uso de dosis de *L-dopa* en cantidades tales que provoquen el priapismo, pero usted tendría que comer enormes cantidades de habas para que lleguen a causarle un problema. La habas tienen una antigua reputación como afrodisíaco. Yo pienso que una buena porción —de 8 a 16 onzas (de 224 a 448 g)— puede contener suficiente *L-dopa* para dar un buen impulso a la erección.

Si las habas parecen ayudar, pruebe también con los brotes. Los brotes contienen aún más *L-dopa*.

Ginkgo/Biznaga *(Ginkgo biloba)*. El *ginkgo* es más conocido para mejorar la circulación de sangre al cerebro. Pero también parece aumentar la circulación de sangre al pene, con lo que ayudaría en caso problemas de erección.

En varios pequeños estudios realizados, los médicos han obtenido muy buenos resultados con 60 a 240 miligramos diarios de extracto de *ginkgo* estandarizado. En un estudio de nueve meses de duración, el 78 por ciento de los hombres con problemas de impotencia debido a arteriosclerosis de las arterias que suministran sangre al pene, reportaron mejorías significativas sin efectos secundarios.

Normalmente las personas piensan en la arteriosclerosis como una enfermedad que obstruye los vasos sanguíneos que suministran sangre al corazón y que, consecuentemente, conducen a los ataques del corazón. Pues esta misma enfermedad también puede obstruir los vasos sanguíneos que suministran sangre al pene y, consecuentemente, provocar problemas de erección.

Durante otro estudio, este de seis meses de duración, la mitad de los hombres tratados con *ginkgo* recobraron la erección. Los compuestos activos presentes en las hojas de *ginkgo* están muy diluidos para dar muchos resultados, por lo que los extractos estandarizados lo tienen concentrado: un extracto de 50:1 significa que se han usado 50 libras de hojas para producir 1 libra (448 g) de extracto. Estos extractos están disponibles en muchas de las tiendas de productos naturales y tiendas de hierbas.

Usted puede probar con 60 a 240 miligramos al día, pero no sobrepase esa cantidad porque el *ginkgo* en grandes cantidades puede provocar diarrea, irritabilidad e insomnio. Y dele tiempo para que cause efecto. En unos seis meses, usted sabrá si va a lograr el efecto deseado.

¿Ponches potentes o curas de charlatanes?

Yo viajo muchísimo por toda América Latina, y las fórmulas a base de hierbas que encuentro en esa zona del mundo, así como la fe que las personas tienen en ellas, nunca deja de asombrarme. Y si de aumentar la potencia sexual masculina se trata, hay una larga lista de hierbas que tienen una buena reputación. Hay un par de bebidas alcohólicas elaboradas con fórmulas a base de hierbas que se añaden a una base de vino o ron, que yo encuentro particularmente curiosas.

Una es la llamada 'siete raíces', que es un nombre un poco raro porque en realidad esta bebida no lleva siete raíces sino siete cortezas secas. Y la otra es la 'rompe calzón'. Este nombre viene de su reputación popular de que produce erecciones lo suficientemente grandes como para forzar los calzones. (Les aseguro que esto no lo inventé yo.)

Las únicas evidencias que existen de que la bebida 'rompe calzón' estimula el interés erótico son las anécdotas, pero estas son suficientes para que esta bebida se venda muchísimo en países de América Latina. Debo confesar que yo la probé y la verdad es que no la encontré tan estimulante como dicen.

En los Estados Unidos no es posible comprar ninguna de estas fórmulas, pero un ingrediente común en las dos pudiera estar disponible: la clavohuasca (*Tynnanthus panurensis*), que es una enredadera aromática que a menudo se encuentra subiendo hacia la bóveda forestal en la zona amazónica peruana, donde dirijo mis talleres sobre hierbas.

Un viajero que participó en mi primer taller para médicos, que es un reconocido herbolario, dice que él tiene evidencias concretas de que la tintura de clavohuasca, un licor placentero y cálido, excita sexualmente tanto al macho como a la hembra de la especie humana: dígase en este caso específico, su mujer y él. Y no tengo por qué no creerle.

En los Estados Unidos sólo conozco una tienda de hierbas que tenga tintura de clavohuasca, la *Smile Herb Shop* en College Park, Maryland, por lo que supongo que es importada y podrá encontrarse también en otras tiendas similares. Si está ansioso por probar esta hierba, puede ser que tenga que ponerse a buscarla, pero más trabajo aún le costará poder tomarse un 'siete raíces' o un 'rompe calzón', si no visita o vive en un país latinoamericano.

Ojo de buey *(Mucuna, varias especies).* Hace años, mientras trabajaba en Panamá, más de uno de mis informantes me dijeron que las semillas del ojo de buey eran afrodisíacas. Esto fue antes de que yo supiera que estas semillas pueden contener tanta *L-dopa* como los frijoles habas (habichuelas habas), o quizás hasta más.

∿∿∿ Yohimbe *(Pausinystalia yohimbe)*. Desde hace por lo menos diez años, he mantenido que si hay una hierba que mejore la erección, esa es la yohimbe. Esta afirmación estaba basada en siglos de tradición sobre la corteza de este árbol africano y varias pruebas clínicas que mostraron que esta hierba produjo la erección en cerca de la mitad de los hombres con impotencia sicológica y cerca del 40 por ciento de los hombres con problemas de erección físicos.

Lamentablemente, los efectos secundarios fueron desconcertantes, incluyendo ansiedad, aumento del ritmo del corazón, elevación de la presión arterial, sofoco, alucinaciones y dolor de cabeza. Con esta hierba no se puede andar jugando.

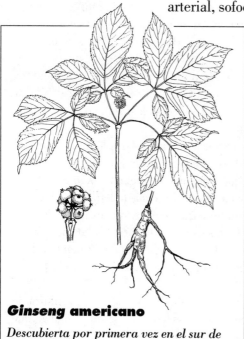

Ginseng americano

Descubierta por primera vez en el sur de Canadá por un explorador francés, esta hierba cara y poco común supuestamente "vigoriza los poderes viriles".

Pero entonces, las industrias farmacéuticas entraron en acción. Ellas buscaron la manera de extraer el compuesto activo y llegaron a lograr la aprobación de la yohimbina hidroclorida (vendida bajo las marcas *Yocon* y *Yohimex*) como medicamento de receta. Luego de un mes, 14 por ciento de los hombres tomando este medicamento reportaron una restauración completa y sostenida de la erección, 20 por ciento reportó una respuesta parcial y 65 por ciento reportó no haber tenido mejoría alguna. De cualquier manera, un tercio mejoró, lo cual no es un mal promedio.

Generalmente, yo estoy a favor de tomar la hierba natural mejor que un derivado farmacéutico, pero esta es la excepción de la regla. Comparado con la hierba natural, el fármaco por receta causa menos efectos secundarios y estos generalmente son benignos. Si yo tuviera problemas de erección, pudiera ser que le pidiera al médico que me recetara yohimbina.

∿∿ Anís *(Pimpinella anisum)*. El anís contiene varios compuestos que son estrogénicos, de manera que no parecería una hierba propia para tratar problemas de erección. El estrógeno es una hormona femenina, y hay un número de plantas que contienen sustancias que actúan en el cuerpo igual que esta hormona, razón por la cual son llamadas estrogénicas. No obstante, por extraño que parezca, algunas personas que han usado hierbas estrogénicas han reportado también efectos androgénicos (hormona sexual masculina). Y el anís tiene una buena reputación por su capacidad de aumentar la libido masculina.

Yo pienso que vale la pena probar el anís y por eso es uno de los ingredientes en mi "Té que levanta más que el ánimo": combine al gusto una o dos ramitas de anís, cardamomo, *epimedium*, jengibre y *ginseng*. Endúlcelo con raíz de regaliz (orozuz).

Cardamomo *(Elettaria cardamomum)*. Esta hierba contiene por lo menos dos compuestos androgénicos. Durante siglos, las culturas árabes han tenido en gran estima esta especia como afrodisíaco, tanto es así que a menudo las casas de café árabes mezclan un poquito en el café.

¿Qué acredita la reputación del cardamomo como afrodisíaco? En mi base de datos, el cardamomo aparece como la mejor fuente del compuesto cineol. El cineol es un estimulante del sistema nervioso central, y las personas piensan que cualquier estimulación implica también una estimulación sexual. No obstante, probablemente no haría ningún daño darle un toque a su café o té con un poquito de cardamomo y, además, esta hierba sabe bien.

Canela *(Cinnamomum,* varias especies). El Dr. Alan Hirsch, director de la Fundación para la Investigación del Gusto y el Olfato en Chicago, ató dispositivos de medición a los penes de estudiantes de medicina para probar sus reacciones a varios aromas. El olor de panecillos calientes con canela generaron la mayor cantidad de flujo de sangre, sugiriendo por lo tanto, la mayor ayuda para la erección. Una combinación de aromas de pastel *(pie)* de calabaza (calabaza y nuez moscada) más lavanda (espliego, alhucema) también estimuló el flujo de sangre al pene.

Ya sé que esto le suena un poco fantasioso, pero estamos hablando de estudios científicos válidos. ¿Cómo puede aprovecharse de esta investigación? Bueno, ¿no dicen que el amor entra por la cocina —y usted quiere llegar un poquito más allá también—, por qué no preparar panecillos con canela y pastel *(pie)* de calabaza?

Jengibre *(Zingiber officinale)*. En un artículo titulado "Estudios sobre hierbas afrodisíacas usadas en el sistema árabe de medicina", publicado en la *American Journal of Chinese Medicine* (Revista estadounidense de la medicina china), algunos científicos sauditas aseveran que los extractos de jengibre aumentan significativamente la movilidad y cantidad de esperma.

El jengibre, un pariente botánico cercano del cardamomo, tiene efectivamente un sabor cautivador, y quizás despierte suficiente interés sexual como para provocar una erección. No prometo nada, pero yo siento un gran respeto por las tradiciones médicas populares, que es la razón por la cual yo incluyo tanto el jengibre como el cardamomo en mi "Té que levanta más que el ánimo".

✿✿ **Ginseng *(Panax*, varias especies).** El *ginseng* americano (*P. quinquefolius*) es probablemente el afrodisíaco más famoso, y quizás el más sobreestimado, en los Estados Unidos. Aunque algunos estudios han demostrado que los animales elevan su actividad sexual cuando comen *ginseng*, yo no estoy totalmente convencido de que esta hierba funcione así con los seres humanos.

De cualquier manera, yo cultivo distintas variedades: el *ginseng* americano, el asiático y el siberiano (*Eleutherococcus senticosus*), que también se conoce como eleutero. Actualmente no estoy usando ninguna de estas hierbas porque son muy caras. Pero estoy preparando una reserva para cuando me ponga más viejo, por si acaso es verdad lo que dicen los chinos de que el *ginseng* hace a un hombre viejo sentirse joven otra vez. Por cierto, los Estados Unidos exportan cerca de un valor de $100 millones en *ginseng* anualmente, fundamentalmente a los asiáticos que tienen una gran fe en el *ginseng* americano y lo consideran como la hierba que es la fuente de la juventud.

✿✿ ***Muira puama (Ptychopetalum*, varias especies).** Hay un estudio que muestra que el conocido pequeño árbol amazónico "pudiera ser eficaz para restaurar la libido y tratar el mal funcionamiento de erección", de acuerdo al Dr. Melvin Werbach, profesor clínico auxiliar de psiquiatría en la Escuela de Medicina de la Universidad de California en Los Ángeles, y el naturópata Michael Murray, N.D., quienes citan este estudio en su libro *Botanical Influences on Illness* (Influencias botánicas sobre la enfermedad). De 262 hombres tomando de 1 a 2.5 gramos (de ½ a 1¼ cucharaditas) de extracto de *muira puama* al día durante dos semanas, el 51 por ciento de ellos con problemas de erección reportó una mejoría, al igual que el 62 por ciento de aquellos con pérdida de la libido. Yo confieso que no he revisado el estudio original, pero si yo tuviera un problema de erección, puede ser que probara con esta hierba. Usted puede encontrarla en algunas tiendas de hierbas. Hasta ahora, yo no he visto ningún informe sobre efectos secundarios. (Algunos hombres encuentran a las mujeres amazónicas tan atractivas que consideran innecesaria la *muira puama*.)

✿✿ **Avena *(Avena sativa).*** Los caballos sementales que son alimentados con avena supuestamente se vuelven mas retozones y libidinosos. Algunos estudios realizados sugieren que las avenas son un estimulante sexual para el hombre también. La respetada herbolaria californiana Kathi Keville, autora de *The Illustrated Herb Encyclopedia* (La enciclopedia ilustrada de hierbas) y *Herbs for Health and Healing* (Cómo usar las hierbas para la salud y la curación), incluye esta hierba en el té que ella recomienda a los hombres: media onzas (14 g) de avenas, hojas de *ginkgo* (biznaga), raíz de *ginseng*, corteza de yohimbe y hojas de damiana. Yo recomendaría lo mismo, pero no incluiría la corteza de yohimbe, por las razones que expuse anteriormente. (Si usted desea buscar los efectos de la corteza de yohimbe, en su lugar pídale a su médico que le recete yohimbina.) Deje en infusión esta mezcla en 1 ó 2 pintas (237 ó 474 ml) de agua hirviendo, luego déjela enfriar antes de tomársela.

Quebracho *(Aspidosperma quebracho-blanco)*. Esta hierba, que la Dirección de Alimentación y Fármacos de los Estados Unidos incluye en su lista de hierbas generalmente reconocidas como seguras, en América Latina se considera un afrodisíaco masculino. Efectivamente, contiene el compuesto yohimbina, comprobado para tratar problemas de erección, pero yo desconfío del yohimbe por las razones que ya expliqué anteriormente. Si usted se decide a usar el quebracho, haga un té dejando en infusión cerca de cinco cucharaditas de corteza por cada taza de agua hirviendo y endúlcelo con raíz de regaliz (orozuz). Pero no pruebe con esta hierba si tiene presión arterial alta, y si experimenta cualquier efecto secundario, tales como mareos, no la vuelva a usar.

Licio de china/Alquitria *(Lycium chinese)*. ¿Puede el licio de china convertir a un caballo viejo en un tigre joven? En un estudio realizado, hombres de más de 59 años de edad comieron cerca de 2 onzas (56 g) de licio de china diariamente durante diez días y resultó que tuvieron un incremento significativo de los niveles de testosterona. Elevar los niveles de testosterona refuerza la sexualidad masculina sólo en casos de deficiencia de esta hormona masculina, pero, efectivamente, muchos hombres de edad avanzada sufren de esta deficiencia. Quizás es por eso que los chinos consideran que el licio de china tiene propiedades contra el envejecimiento.

Ashwaganda *(Withania somnifera)*. Los que ejercen la medicina tradicional de la India a base de hierbas ven esta raíz como la versión india del *ginseng* en cuanto a su efecto en la libido masculina. Ellos proclaman que la *ashwaganda* puede ayudar a tratar la impotencia y la esterilidad masculinas. Pero yo no recomendaría tomar esta hierba en particular diariamente, sino en forma ocasional. Pruebe con una o dos tazas de té elaborado con cinco cucharaditas de hierba seca por cada taza de agua hirviendo.

Country mallow *(Sida cordifolia)*. Esta es otra hierba estimulante con una buena reputación popular como un afrodisíaco que mejora la erección. Su compuesto estimulante es la efedrina, el mismo presente en la efedra china, la hierba descongestionante que se usa contra el asma. *Country mallow* contiene unas 850 partes por millón de efedrina, lo cual probablemente explica su uso para tratar la impotencia. Al igual que la cafeína, la efedrina puede estimularlo, y algunos hombres experimentan este estimulo como excitación sexual.

461

 Guarana (Paullinia cupana). Los brasileños toman galones de té y bebidas ligeras de *guarana* y a menudo la mencionan como un afrodisíaco. La razón es que esta hierba contiene una buena cantidad de cafeína y, tradicionalmente, cualquier estimulante a veces se considera un estimulante sexual. Si quiere tomar *guarana*, pruebe varias cucharaditas por cada taza de agua hirviendo y después, observe a ver si se pone amoroso. (Usted puede simplemente tomar un poco de café, té, *Coca-Cola* o *Pepsi-Cola*, pero eso no tendría el mismo encanto exótico. Cuando se trata de estímulo sexual, cualquier cosa que provoque su imaginación en el proceso puede ayudar.)

 Palmera enana/Palmita de juncia *(Serenoa repens)*. Se ha demostrado que esta pequeña palmera originaria del sudeste ayuda a reducir los tejidos agrandados de la próstata. Pero hace un siglo atrás, también se consideraba útil para tratar la impotencia y la pérdida de la libido. El efecto fundamental de la palmera enana es que reduce el tamaño de la próstata, permitiendo a los hombres de edad avanzada orinar más fácilmente. El agrandamiento de la próstata no interfiere necesariamente con la función sexual, pero aliviar esta afección ayudaría al hombre a sentirse mejor con respecto a su órgano sexual, lo cual de por sí podría ayudar a la erección.

 Hierbas surtidas. Los aromaterapeutas a menudo recomiendan para enfrentar problemas de erección, un masaje corporal con una combinación de algunas gotas de aceites esenciales de salvia, jazmín y rosas sobre una base de aceite vegetal. (Sin embargo, recuerde que no debe ingerir el aceite, porque aún una pequeña cantidad puede ser tóxica.) Personalmente puedo decirles que, para mí, los masajes son un afrodisíaco maravilloso, aún sin aceites aromáticos.

Problemas del hígado

Yo tuve hepatitis estando en Panamá hace 25 años e hice lo que los médicos me indicaron: dejé de tomar bebidas alcohólicas hasta que me recuperara (lo cual es un verdadero reto en Panamá donde el ron es sabroso y barato) y reposé. Eso fue todo que hice. En aquel tiempo, la medicina convencional simplemente no tenía mucho más que ofrecerle a las personas con hepatitis —y aún no tiene.

Pero la medicina a base de hierbas, sí tiene. Cuando mi hijo tuvo hepatitis hace unos cuantos años atras, su médico le aconsejó lo mismo que me aconsejó el mío en Panamá. Pero ya para ese tiempo, yo sabía más de la medicina a base de hierbas, así es que le di a mi hijo dos frascos de cápsulas de cardo de leche (cardo de María).

El cardo de leche es mi hierba favorita para todos los problemas del hígado, incluyendo desde la hepatitis hasta la cirrosis.

Enfermedades principales

La causa principal de la enfermedad del hígado es el alcohol, que provoca la cirrosis. Se calcula que el alcoholismo afecta a unos diez millones de estadounidenses, siendo la causa de 200,000 muertes al año y haciendolo uno de nuestros más serios problemas de salud. La enfermedad del hígado a causa del consumo de alcohol es la cuarta causa de muerte entre los hombres de 25 a 64 años de edad.

Después del alcohol, la hepatitis es la causa número dos de enfermedades del hígado. La hepatitis, que simplemente significa una inflamación del hígado, no es una enfermedad sino muchas. Está la hepatitis aguda (que eventualmente se cura) o la hepatitis crónica (que puede mantenerse por mucho tiempo). La hepatitis puede ser debido a diferentes virus; los tipos de virus se indican con letras —A, B, C, D o E— y con seguridad se añadirán otras letras en la medida en que se identifiquen virus nuevos. También puede ser causado por el alcohol o medicamentos (inclusive productos de acetaminofén como el *Tylenol*), o por sobreexposición a sustancias químicas industriales, tales como las emanaciones de sustancias químicas para el lavado en seco como el tetracloruro de carbono.

Cada año hay en los Estados Unidos más de 300,000 casos de las distintas variedades de hepatitis. La hepatitis B es particularmente mala. Se contagia igual que el SIDA, sea por la vía sexual o por contacto directo de la sangre.

Unas 5,000 personas mueren cada año a causa de la hepatitis B, y si usted la sobrevive, tiene el riesgo de adquirir cáncer del hígado años después. Afortunadamente, ahora hay una vacuna contra la hepatitis B, pero no hay vacunas para los otros tipos de hepatitis.

Remediándolo con La farmacia natural

Ya que la medicina convencional no tiene mucho que ofrecer como tratamiento para la hepatitis aparte del reposo, yo creo que es una lástima que nuestros más altos representantes de la medicina no lean más a menudo la literatura sobre las hierbas y sus propiedades. Podrían así saber algo sobre el cardo de leche y acerca de muchas otras hierbas que pueden ayudar a tratar los problemas del hígado.

Zanahoria *(Daucus carota).* Científicos en la India han descubierto que las zanahorias aportan una protección considerable al hígado, al menos experimentalmente en los animales de laboratorio. Cuando se les ha inducido experimentalmente con sustancias químicas una lesión a las células del hígado, lo cual era parecido al daño producido en el hígado por las emanaciones químicas, se ha demostrado en este experimento que los animales de laboratorio pueden recuperarse con la ayuda de extractos de zanahoria. Estos extractos aumentan la actividad de varias enzimas que aceleran la desintoxicación del hígado y de otros órganos.

Diente de león/Amargón *(Taraxacum officinale).* "El farmacólogo de hierbas Daniel Mowrey, Ph.D., autor de *The Scientific Validation of Herbal Medicine* (La validación científica de la medicina a base de hierbas) y *Herbal Tonic Therapies* (Terapias de tónicos de hierbas), escribe que "la raíz de diente de león encabeza la lista de los alimentos excelentes para el hígado". Sus hojas son un diurético, por lo cual ayudan a eliminar el exceso de líquido del cuerpo. Y las raíces se han usado durante siglos para tratar la ictericia, el color amarillo que adquiere la piel como resultado de un mal funcionamiento serio del hígado.

Yo recomiendo usar tanto las hojas como las flores. Las flores de diente de león son ricas en lecitina, un nutriente que se ha probado que es útil para tratar varios problemas del hígado.

Ya que el diente de león es una planta comestible, yo le sugiero hervir las hojas y las flores como lo hace con la espinaca, y comer grandes cantidades de este delicioso vegetal. Si no le gusta su saborcito amargo, puede comprarlo en cápsulas y tinturas en las tiendas de hierbas y las de productos naturales. Siga las instrucciones del envase.

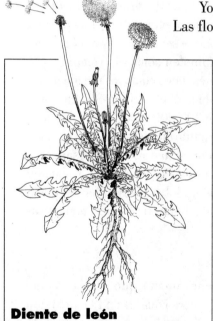

Diente de león

Esta hierba común fue recetada por médicos chinos por una gama amplia de problemas de salud.

Almendra de la India *(Terminalia catappa).* Se ha demostrado en estudios realizados que extractos de esta hierba previenen los daños al hígado producidos por sustancias químicas en animales de laboratorio. Lamentablemente, las almendras de la India no son tan fáciles de conseguir como las otras almendras a la venta en Estados Unidos, pero espero que estén más disponibles algún día. Se pueden encontrar creciendo silvestres en todas las costas tropicales, incluyendo la Florida y Hawaii.

⬗⬗⬗ Cardo de leche/Cardo de María *(Silybum marianum)*. El cardo de leche se ha usado como remedio para el hígado desde hace por lo menos 2,000 años. Las investigaciones muestran que los compuestos de las semillas ayudan a proteger al hígado contra el daño

> ## Ensalada protectora del hígado
>
> Las ensaladas son un magnífico medio para incluir ingredientes protectores del hígado. Cuando prepare una ensalada, trate de incluir hojas jóvenes de cardo de leche, zanahorias y flores de diente de león. También puede usar jengibre y cúrcuma en los aliños (aderezos).

que le provocan el alcohol y la hepatitis e incluso puede renovar las células del hígado que han sido dañadas. Es por esto que la Comisión E, el grupo de expertos alemanes que analizan la seguridad y eficacia de las hierbas para asesorar al gobierno alemán, aprueba el uso de las semillas de cardo de leche como tratamiento de apoyo contra la cirrosis y las afecciones inflamatorias crónicas del hígado.

Otros estudios muestran que el compuesto silimarin, que está presente en el cardo de leche, ayuda a proteger al hígado de muchas de las toxinas industriales, tales como el tetracloruro de carbono.

Aunque usted no tenga el hígado dañado o una enfermedad del hígado, el cardo de leche puede mejorar su funcionamiento al ayudar al hígado a eliminar las toxinas del cuerpo.

Usted puede comprar cápsulas de cardo de leche en las tiendas de hierbas o de productos naturales. Siga las instrucciones del envase.

Si a usted le gusta la jardinería, podría cultivarlo usted mismo. Las hojas más nuevas de esta hierba pueden usarse en ensaladas, aunque estas sólo contienen rastros del compuesto silimarin. Además de su valor medicinal, las semillas se pueden tostar, moler y usarlas como sustituto del café. (El cardo de leche es pariente de la endivia, que es otro sustituto del café.)

Debido a lo mucho que se abusa del consumo de alcohol en este país, a veces tengo la fantasía de hacerme rico vendiendo mis "Antojitos antialcohólicos", que son una mezcla de 20 partes (de acuerdo a su peso) de semillas tostadas de cardo de leche, frijol de soya (que tiene reputación de ser capaz de frenar el deseo por el alcohol) y nueces de *ginkgo* (biznaga) (que está probado que aceleran el metabolismo del alcohol). Yo tostaría todo esto y se lo ofrecería a amigos míos que toman mucho.

❧❧❧ Schisandra *(Schisandra chinensis).* Esta hierba se usa ampliamente en la medicina china como tónico masculino, y también tiene fuertes propiedades protectoras del hígado, de acuerdo al farmacognosista (farmacéutico de productos naturales) Albert Leung, Ph.D. Los médicos chinos usan sus extractos con gran eficacia para tratar la hepatitis viral y otros problemas del hígado. Las semillas contienen más de una docena de compuestos protectores del hígado.

A mí no me sorprendería si un día la *schisandra* se colocara a la cabeza junto con el cardo de leche en la lista de las mejores hierbas para los problemas del hígado. Usted debe poder encontrar las moras secas de esta hierba en algunas tiendas de hierbas y de productos naturales. En China las personas toman aproximadamente de una a siete cucharaditas al día durante por lo menos un mes después que la hepatitis ha cedido.

❧❧❧ Tamarindo *(Tamarindus indica).* En América Latina, el jugo de tamarindo es la bebida ligera por excelencia que se toma cuando estamos consumiendo bebidas alcohólicas, y eso se debe a su buena reputación para evitar la resaca (cruda). Lo he probado en ocasiones, y realmente pienso que da resultado. Y esto es lo que refuerza mis sospechas de que el tamarindo puede ayudar a proteger el hígado. Estas sospechas fueron parcialmente confirmadas por un estudio que reflejó que los extractos de tamarindo previnieron daños al hígado en animales de laboratorio a los que se les suministró sustancias químicas dañinas al hígado.

La pulpa azucarada de sus semillas se usa para elaborar una bebida dulce que se consume más como alimento que como medicina. Yo me tomo dos vasos diarios siempre que tengo. Sin embargo, hasta ahora sólo he encontrado pulpa seca en algunos mercados latinoamericanos.

❧❧ Endivia *(Cichorium intybus).* El acetaminofén en altas dosis es tóxico para el hígado, y en dosis suficientemente altas puede ser fatal. En un estudio realizado, 70 por ciento de los ratones de laboratorio a los que se les administró extractos de endivia sobrevivieron a la dosis mortal de acetaminofén que mató al 100 por ciento de los animales que a los que no se les administró. Y no me sorprende, ya que la endivia es pariente del cardo de leche.

Para medicarme en casa, yo saco las raíces de mi propio patio, las tuesto y las pulverizo para prepararme un "café" de endivia y me tomo de dos a cuatro tazas al día. La endivia es un magnífico sustituto del café libre de cafeína. Sin embargo, usted no tiene que pasar todo este trabajo, si no quiere. Extractos estandarizados de estas raíces están disponibles en las tiendas de hierbas y de productos naturales, así como en los mercados.

❧❧ Angélica china *(Angelica sinensis).* También conocida como *dang-quai,* esta hierba china se venera en el mundo oriental como una ayuda para la salud de la mujer. También ayuda a proteger el hígado, aparentemente ayudándolo a obtener más oxígeno. Los médicos chinos herbolarios aprueban su uso para tratar la cirrosis.

La recomendación usual es tomar de dos a seis cucharaditas al día en té, tintura o píldoras durante un mes. En los Estados Unidos, usted puede encontrar angélica china en las tiendas chinas de hierbas y en algunas tiendas de productos naturales. (Sin embargo, si usted está embarazada no debe ingerir esta hierba.)

Cúrcuma javanesa *(Curcuma xanthorrhiza)*. En la tradición asiática, esta hierba ha sido grandemente utilizada para tratar afecciones relacionadas con el hígado, particularmente en el caso del cálculo biliar y la ictericia. Científicos de Taiwan han descubierto por qué: los extractos de esta raíz amarilla protegen significativamente al hígado. Esta hierba probablemente no la pueda encontrar excepto en mercados de Indonesia o el sur de Asia, pero pudiera usted tener un mercado de ese tipo en su área.

Si logra encontrarla, le sugiero que tome hasta cinco cucharaditas al día durante un mes. Tómela con alimentos o en té.

Regaliz/Orozuz *(Glycyrrhiza glabra)*. La glicirrizina, el compuesto activo en la raíz del regaliz, inhibe el daño a las células del hígado que provocan las sustancias químicas y se usa en el tratamiento de la cirrosis y la hepatitis crónica, especialmente en Japón. Lamentablemente, los japoneses se lo inyectan, lo cual yo no recomiendo.

Estudios rusos sugieren que una combinación de hierbas que incluya regaliz, menta (hierbabuena), rosa, tanaceto (hierba lombriguera) y ortiga ayuda a estabilizar las membranas de las células del hígado en animales de laboratorio, protegiendo así a los animales de daño al hígado.

En Estados Unidos, los naturópatas Joseph Pizzorno, N.D., presidente de la Universidad Bastyr en Seattle y Michael Murray, N.D., quienes son los coautores de *A Textbook of Natural Medicine* (Un libro de texto de la medicina natural), mencionan buenas pruebas clínicas que reflejan que la glicirrizina es muy eficaz en el tratamiento de la hepatitis viral.

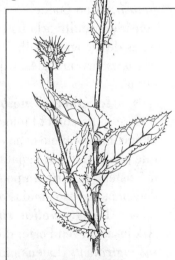

Cardo de leche

Usted puede cultivar cardo de leche en el jardín de su hogar o comprarlo en forma de cápsulas en las tiendas de productos naturales.

Un té para su hígado

Este té, que parece llevar de todo un poco, está hecho de hierbas que supuestamente tienen beneficios protectores del hígado. Mezcle a gusto lo siguiente: regaliz, diente de león, endibia, cúrcuma y jengibre. Si desea, usted también puede agregar alcaravea, anís, clavo, eneldo, hinojo, menta, romero, semilla de apio y vaina de vainilla. Usted puede mezclar las hierbas en un jarro y mantener la mezcla a mano para cuando quiera tomarse un té herbario.

Usted puede comprar extractos estandarizados en las tiendas de productos naturales. Siga las instrucciones del envase.

Camasa/Pepino chino/ Tecomate *(Lagenaria siceraria)*. Científicos de la Facultad de Medicina de la Universidad de Carolina del Norte en Chapel Hill encontraron en animales de laboratorio que una deficiencia de la vitamina B cholina daña el hígado y está asociada con el desarrollo del cáncer del hígado. Aún es no se sabe si cholina puede ayudar al hígado humano, pero sí se sabe que no le haría ningún daño un poco más de este nutriente.

De acuerdo a mi base de datos, la mejor fuente de cholina es la camasa (1.6 por ciento de acuerdo a su peso seco). Coma camasa igual que come *squash*. Si no puede encontrarla en los mercados cercanos a usted, podría considerar cultivarla usted mismo. Otras hierbas ricas en cholina incluyen hojas de fenogreco (alholva), bolsa de pastor, marrubio, *ginseng*, semillas de *cow peas*, arveja inglés, frijoles *mung*, calabacín (*zucchini*), lentejas y angélica china.

Jengibre *(Zingiber officinale)*. De acuerdo a investigaciones que realicé junto con el biólogo molecular Stephen Beckstrom-Sternberg, Ph.D., el jengibre contiene ocho compuestos protectores del hígado. No le voy a decir que pueda tratar la hepatitis, pero si a usted le gusta el jengibre tanto como a mí, usted recibiría un poquito de protección para su hígado cada vez que lo consuma en sus comidas o en un té.

Té *(Camellia sinensis)*. El Dr. Albert Leung y el herbolario de Arkansas Steven Foster dicen en su libro *The Encyclopedia of Common Natural Ingredients* (La enciclopedia de los ingredientes naturales comunes), que el té es clínicamente eficaz en el tratamiento de infecciones de hepatitis agudas. Si yo tuviera hepatitis, tomaría de dos a cuatro tazas al día.

Cúrcuma/Azafrán de las Indias *(Curcuma longa)*. Esta especia, que se incluye a menudo en los *curries*, contiene varios compuestos relacionados con la protección del hígado. Si yo tuviera hepatitis, añadiría más cúrcuma a lo que cocino.

Psoriasis

Hace unos 20 años fue la primera vez que desarrollé algo que un dermatólogo diagnosticó como *liquen planus*, un tipo de psoriais. Me empezaron a aparecer unas manchas escamosas con picazón, algo simétricas, en ambas piernas. Después me aparecieron manchas similares en ambos brazos.

Aunque mi médico llegó rápido a un diagnóstico, él no tenía idea qué me había provocado esta psoriasis ni cómo curarla. Me recetó ungüentos (pomadas), esteroides y vitaminas, pero nada parecía dar resultado. Yo hubiera probado a tomar sol, un tratamiento estándar para tratar la psoriasis, y bien natural por cierto, pero era invierno y no había suficiente sol. Por poco me arranco la piel hasta el hueso rascándome.

Y entonces algo curioso sucedió. Cuando me fui del clima destemplado de Maryland hacia el clima tropical del Ecuador, mi "psoriasis" desapareció. Ahora estoy convencido de que el médico estaba equivocado. No creo que yo tuviera psoriasis sino piel seca. Nosotros calentamos nuestra casa con radiadores de aceite y agua caliente. Esto produce un calor seco que aparentemente me afectó la piel al punto de que me aparecieran esos síntomas. Cada año, a la semana o dos después del deshielo, cuando empezamos a calentar la casa, mi piel se afecta y empieza a secarse, a picarme y a escamarse. El mejor tratamiento para mí es un viaje a los húmedos trópicos, una de las razones por las que me encanta el Amazonas. Pero la afección de mi piel sin duda despertó mi interés por la psoriasis.

Y también me lleva a la primera lección en este capítulo: los médicos no conocen tanto sobre el tratamiento de la psoriasis, y muchas veces se equivocan en su diagnóstico. Vale la pena entonces investigar las alternativas a base de hierbas antes de someternos a los más fuertes tratamientos médicos que, de todas formas, no siempre dan resultado.

Complicaciones del cutis

La psoriasis causa manchas escamosas rojas de diferentes tamaños, generalmente en el cuero cabelludo, la espalda y los codos, las rodillas y los nudillos de los pies. En las uñas de los pies y las manos, provoca descascaramiento y decoloración oscura, y a veces hace que las uñas se levanten y se rajen.

Típicamente, la erupción aparece primero en adolescentes y adultos jóvenes. Puede continuar a lo largo de toda la vida de una persona, en mayor o menor grado de intensidad, a veces sin ninguna razón aparente. La psoriasis no deja marcas y usualmente sólo da picazón cuando aparece en los pliegues del cuerpo. En casos severos, puede causar escamas, rajaduras y ampollas en las palmas de las manos y en las plantas de los pies. La psoriasis también puede causar una erupción en los genitales, que se mude la piel e incluso (aunque raramente) artritis relacionada con la espina dorsal y las articulaciones grandes.

Se calcula que la psoriasis aflige del 2 al 4 por ciento de los estadounidenses, la gran mayoría de los casos entre las personas de la raza blanca. Esta afección es un misterio médico. No es causada por una infección ni por una reacción alérgica, ni parece ser causada por el estrés, alimentos o deficiencias de vitaminas o minerales. Puede que sea una afección autoinmunológica, es decir, una enfermedad en que el sistema inmunológico ataca al cuerpo. No es contagioso.

También sabemos que la psoriasis no es hereditaria, aunque por razones desconocidas, a veces aparece en varios miembros de una familia. Enfermedades, arañazos y cardenales (moretones), así como alteraciones emocionales pueden empeorarla.

La psoriasis de alguna manera interfiere en el crecimiento y ciclo normal de reproducción de las células de la piel. Normalmente, el cuerpo reemplaza las células de la piel cada 28 días, más o menos. La psoriasis acelera este proceso cinco o diez veces su tiempo normal, lo que provoca que se creen las manchas escamosas.

Como ya mencioné, la luz solar a menudo ayuda a eliminar estas manchas. Muchos de nosotros hoy en día evitamos tostarnos al sol porque sabemos que exponerse al sol contribuye a elevar las tasas del cáncer de la piel maligno. Pero para las personas con psoriasis, sin embargo, los beneficios de la luz solar pudieran justificar los riesgos. Cuando las condiciones del tiempo o la temporada no le permita tomar baños de sol, las lámparas de sol es una alternativa.

En casos no muy graves, los médicos pueden recomendar las cremas sin receta de 0.5 por ciento de hidrocortisona. Otras cremas aun más fuertes están disponibles, pero tienen que ser recetadas por un médico. El último tratamiento para la psoriasis, el PUVA, consiste de una combinación de exposición a UVA, un tipo de rayo ultravioleta, y tomarse unos compuestos conocidos como psoralens. Los compuestos psoralens se encuentran en plantas y también en ciertos productos farmacéuticos. Debido a que el PUVA puede potencialmente provocar serios efectos secundarios, debe ser administrado sólo por un especialista en psoriasis.

Remediándolo con La farmacia natural

Afortunadamente, hay también varias hierbas que pueden a veces brindar un alivio considerable.

⸙⸙⸙ Hierba de la gota/Hierba de San Gerardo *(Ammi visnaga)*. El "nuevo" tratamiento PUVA en realidad tiene miles de años. Los antiguos egipcios y los habitantes de la India se restregaban las manchas escamosas rojas de la piel (presumiblemente psoriasis) con plantas que contenían psoralens y después se sentaban al sol.

La hierba de la gota contiene una buena cantidad de uno de estos psoralens (la metoxy-psoralen), de manera que su reputación en el tratamiento de la psoriasis tiene sentido. Los estudios más recientes indicado la razón por la cual el tratamiento con psoralen da resultado. Estos compuestos inhiben la división de las células, con lo cual hacen más lento el rápido proceso de división de las células que provoca las manchas de psoriasis. Si usted tiene acceso a esta hierba fresca, tal vez querría probar este antiguo tratamiento. Sin embargo, debe tener precaución; si le parece que este tratamiento le irrita la piel, deje de usarlo, ya que altas dosis de psoralens pueden ser cancerígenas.

⸙⸙⸙ Ají/Chile/Pimiento picante *(Capsicum, varias especies)*. Gracias a un artículo en la revista *Prevention* (Prevención), he encontrado también un tratamiento a base de hierbas que parece ayudar tanto en el caso de piel seca como la psoriasis: el pimiento picante, especialmente una de la muchas cremas que contienen 0.025 por ciento de capsaicina. La capsaicina es el compuesto que hace que el pimiento sea picante. Las cremas de capsaicina tales como *Zostrix* y *Capzasin-P* se venden como calmantes del dolor, y dan resultado.

En un estudio realizado, 98 personas padeciendo de psoriasis usaron la crema de capsaicina, mientras otras 99 trataron sus manchas de la piel con una crema inactiva (un placebo). El grupo que usó capsaicina disminuyó con éxito tanto las peladuras como lo rojizo, aunque la crema de pimiento picante les causó un poco de quemazón, urticaria y picazón.

Si usted usa una crema de capsaicina, asegúrese de lavarse bien las manos después para que no le vaya a caer en los ojos. Y, por supuesto, si siente más irritación que alivio, no la vuelva a usar.

⸙⸙ Angélica *(Angelica archangelica)* y otras hierbas que contienen psoralens. Muchas plantas contienen psoralens. Para obtener una versión natural de un tratamiento natural comúnmente recetado para la psoriasis, tome cualquier hierba o hierbas que contengan psoralens y luego pase un ratito bajo el sol que, por supuesto, suministra rayos ultravioletas. Entre las plantas comestibles que contienen psoralens se incluyen algunas de mis favoritas, tales como la angélica, las zanahorias, el apio, los cítricos, los higos, el hinojo y la chirivía.

He aquí un tratamiento agradable que usted probar: escoja una tarde soleada y haga la mezcla de mi "Jugo cítrico contra la psoriasis": simplemente mezcle en su exprimidor de jugos (juguera) frutas cítricas (con un poquito de cáscara), una zanahoria y un tallo de apio. O quizás prefiera cocinar mi "Sopa psoralen" añadiendo zanahorias, apio, chirivía e hinojo a su receta de sopa de vegetales favorita. Recuerde salir al sol o ponerse debajo de una lámpara solar inmediatamente después de comérsela. Pero tenga cuidado si se decide a probar las hierbas que contienen psoralens, porque en dosis altas estos compuestos pueden ser carcinógenos. Y si nota cualquier irritación, suspenda esta terapia.

Aguacate/Palta *(Persea americana)*. Curanderos tradicionales hace mucho tiempo que recomiendan restregarse un puré de aguacate en las manchas de psoriasis. Es realmente refrescante y suavizador. Si yo tuviera psoriasis, tomaría un pedazo de la parte de adentro de la cáscara con un poquito de pulpa verde aún adherida, y me la restregaría en las manchas escamosas.

Nuez del Brasil *(Bertholettia excelsa)*. Estas nueces contienen un aceite rico en vitamina E y selenio. En el Amazonas, sus habitantes usan este aceite para tratar afecciones de la piel, y algunas cremas de la piel en Estados Unidos contienen vitamina E.

Tenía curiosidad por conocer sus efectos y durante un par de semanas me apliqué este aceite religiosamente cada noche antes de irme a dormir. Como todo aceite emoliente, me suavizó la piel y alivió la picazón. El aceite de nuez del Brasil puede comprarse en las tiendas de productos naturales y parece que vale la pena probarlo.

Manzanilla *(Matricaria recutita)*. Los preparados a base de manzanilla se usan ampliamente en Europa para tratar la psoriasis, las eczemas y la piel seca y escamosa. Médicos naturópatas en Estados Unidos sostienen que aplicarse esta hierba externamente da mejor resultado que los medicamentos comúnmente recetados para tratar la psoriasis. Compuestos conocidos como flavonoides, que se encuentran en la manzanilla, tienen una considerable actividad antiinflamatoria. Usted puede comprar cremas comerciales que contengan manzanilla en las tiendas de productos naturales.

Sin embargo, si usted tiene fiebre del heno, debe usar los productos de manzanilla con precaución. La manzanilla es un miembro de la familia de las ambrosías, y en algunas personas pueden desatar reacciones alérgicas. La primera vez que la use, observe su reacción. Si le parece que le ayuda, puede continuar usándola. Pero si le parece que su irritación se agrava, simplemente deje de usarla.

✖✖. **Lino *(Linum usitatissimum).*** Varios aceites de plantas son químicamente similares a los aceites de pescado, que se dice que ayudan a aliviar la psoriasis. El aceite de semilla de lino contiene los compuestos beneficiosos que son el ácido eicoapentaénico y el ácido alfalinolénico. Yo he revisado estudios que revelan que de 10 a 12 gramos (de cinco a seis cucharaditas) de estos ácidos pueden ayudar a tratar la psoriasis. No le convendría tomarse esta cantidad de aceite de semilla de lino, pero como creo que cada poquito siempre ayuda, pienso que podría gustarle añadir un poco de aceite de semilla de lino a los aliños (aderezos) de sus ensaladas. (Sin embargo, el aceite de semilla de lino es muy rico en calorías, de manera que si usted usa esta terapia, asegúrese de ajustar el resto de su dieta para que no vaya a sobrepasar la cantidad de calorías necesarias.)

✖✖. **Regaliz/Orozuz *(Glycyrrhiza glabra).*** Los naturópatas consideran que las aplicaciones externas de regaliz son tan buenas o superiores a las cremas de hidrocortisona para tratar la psoriasis. Ellos señalan que el ácido glicirrenético (*GA* por sus siglas en inglés), que se encuentra en el regaliz, actúa como la hidrocortisona en el tratamiento de la psoriasis, las eczemas y la dermatitis alérgica. Otros científicos han mostrado que la hidrocortisona da un resultado considerablemente mejor cuando se usa en combinación con el GA.

Si usted desea probar con esta hierba, compre extracto de regaliz y aplíqueselo directamente en las áreas afectadas con un pedazo de algodón o un paño limpio.

✖✖. **Avena *(Avena sativa).*** La avena es un remedio tradicional muy estimado para aliviar la picazón. Algunos herbolarios recomiendan usar paquetes de pasta de harina de avena o baños de harina de avena para tratar la psoriais.

Puede prepararse un baño de agua tibia y echarle unos puñados de harina de avena al agua o poner dentro una tela con harina de avena bien amarrarla para evitar que se salga y tupa el drenaje. Este tratamiento alivió a mi nieta cuando tuvo varicela (viruela), así es que sé muy bien cómo alivia la picazón.

✖✖. **Mahonia *(Mahonia aquifolium).*** Todas las sustancias químicas antipsoriasis presentes en la mahonia, y hay varias, son potentes antioxidantes. Esto significa que ellas neutralizan las moléculas altamente reactivas conocidas como los radicales libres que dañan las células y juegan un papel en las enfermedades inflamatorias como la psoriasis. Las mismas sustancias químicas se encuentran en también en el agracejo (berberis), el hidraste (sello dorado, acónito americano), el coptis y la raíz amarilla.

En un estudio realizado, los investigadores demostraron que compuestos en estas hierbas —alcaloides mahonia— reducen la proliferación de ciertas células de la piel. Si yo tuviera psoriasis, yo probaría con las cortezas amarillas de cualquiera de estas plantas. Se pueden tomar en tés, en tinturas o en cápsulas.

➤➤ Verdolaga (*Portulaca oleracea*). El Dr. Andrew Weil, profesor en el Colegio de Medicina de la Universidad de Arizona en Tucson, quien promueve el uso de las hierbas medicinales y es el autor de *Natural Health, Natural Medicine* (Salud natural, medicina natural), recomienda varios nutrientes para tratar la psoriasis, incluyendo las vitaminas A, C y E, más el mineral selenio y el ácido alfalinolénico. En mi base de datos, la verdolaga es la mejor fuente procedente de las plantas de las vitaminas A, C y E. Si usted tiene acceso a la verdolaga fresca, puede disfrutarla cocinándola al vapor como la espinaca o usar las hojas nuevas en ensaladas.

➤ Fumaria (*Fumaria*, varias especies). Esta hierba contiene ácido fumárico, un compuesto que parece ser útil para tratar la psoriasis. Prepare un té de fumaria fuerte y aplíqueselo directamente en el área afectada con un pedazo de algodón o un paño limpio.

➤ Lavanda/Espliego/Alhucema (*Lavandula*, varias especies). Los aromaterapeutas sugieren una aplicación externa de aceite esencial de lavanda, seguido de una crema de aceite de almendra. Esto no me sorprende, porque los aromaterapeutas usan lavanda para problemas de la piel, incluyendo la psoriasis. Vale la pena probarlo. Pero no ingiera el aceite porque, aun en una pequeña cantidad, puede ser tóxico.

➤ Cardo de leche/Cardo de María (*Silybum marianum*). El cardo de leche tiene un ingrediente activo, la silimarina, que se ha reportado que es útil para aliviar la psoriasis. Inclusive, el cardo de leche contiene por lo menos ocho compuestos antiinflamatorios que pueden actuar sobre la piel. Esta hierba se puede ingerir en un té o en una tintura o en cápsulas.

Quemaduras

Mi esposa no es muy admiradora de la medicina a base de hierbas. Ella prefiere ir al médico y tomar píldoras en vez de lidiar con mis mejunjes y sopas que embarran la cocina. Pero a pesar de esto, como muchas amas de casa, Peggy tiene una pequeña planta de áloe vera (acíbar, sábila) en la ventana de la cocina, y ha usado su gel para tratar las quemaduras varias veces a través de los años.

Mi secretaria es otra a quien le gusta usar el áloe para tratar las quemaduras. Una vez se quedó dormida mientras se bronceaba en su patio y se quemó en los pies y los tobillos. En seguida le echó mano a su áloe y se alivió de lo más bien.

Distintos grados

Las quemaduras se clasifican en tres grados de acuerdo a su severidad. Las quemaduras de primer grado lesionan sólo la capa más superficial de la piel. Una quemadura de sol, por ejemplo, es una quemadura de primer grado.

Cuando una quemadura desarrolla ampollas, quiere decir que la lesión ha penetrado más profundamente en la piel, y entonces usted tiene una dolorosa quemadura de segundo grado.

El peor tipo de quemadura, la de tercer grado, curiosamente, a menudo no produce dolor. Eso es debido a que la lesión penetra tan profundamente que destruye los nervios que transmiten las señales de dolor al cerebro.

Las quemaduras de tercer grado son emergencias médicas que siempre requieren atención profesional y normalmente se necesita hospitalización. Y cualquier quemadura de segundo grado en un área de la piel mayor de un cuarto del cuerpo debe recibir atención médica.

Remediándolo con La farmacia natural

Para quemaduras de primer grado y pequeñas quemaduras de segundo grado, hay un número de tratamientos a base de hierbas que pueden tratar las quemaduras y ayudar a proporcionar alivio.

➤➤➤ **Áloe vera/Acíbar/Sábila** *(Aloe vera)*. Desde los tiempos antiguos, se ha usado el áloe vera para tratar las quemaduras y otras heridas. Pero no es sólo un remedio tradicional. Muchos estudios han demostrado que el gel que se obtiene al abrir las hojas alivia las quemaduras, incluyendo las quemaduras causadas por los tratamientos de radiación contra el cáncer.

Mi amigo Varro Tyler, Ph.D., decano y profesor emérito de la farmacognosis (los estudios farmacéuticos de los productos naturales) en la Universidad Purdue en West Lafayette, Indiana, cita muchos estudios que reflejan que el gel de áloe es útil en el tratamiento de las quemaduras, heridas y quemaduras por el frío.

Los científicos aún no están seguros cómo es que el áloe acelera la curación de las quemaduras, pero parece ser que la hierba tiene varios efectos beneficiosos. Un estudio realizado reflejó que el áloe aumenta la cantidad de flujo de sangre a las áreas con tejidos quemados, lo cual hace que llegue mayor cantidad de los recursos curativos del cuerpo a donde es necesario.

El áloe también contiene enzimas, carboxypeptidase y bradykininase, que alivian el dolor, reducen la inflamación y lo rojizo e hinchazón. Además, el gel de áloe tiene propiedades contra las bacterias y los hongos que pudiera ayudar a evitar que las quemaduras se infecten.

El lugar del áloe es la cocina, que es donde más quemaduras se producen dentro de la casa. Es mi hierba favorita para tratar las quemaduras. Lamentablemente, la Dirección de Alimentación y Fármacos (*FDA* por sus siglas en inglés), no está de acuerdo conmigo. Dos grupos de expertos asesores de la FDA encontraron que "no hay evidencias suficientes" de que el áloe es útil para las quemaduras.

Cuando la FDA dice que "no hay evidencias suficientes", no quiere decir que la evidencia no esté ahí presente, está ahí claramente, y muchísima. Sólo quiere decir que años atrás, cuando el grupo de expertos estaba considerando las medicinas sin recetas (y cuando la medicina a base de hierbas en Estados Unidos no estaba bien considerada), nadie le envió a este grupo de expertos suficientes estudios para convencerlos. ¿Y para qué hacer esto? Total, los que creen en la medicina a base de hierbas ya están convencidos, y no hay incentivo económico para que las compañías farmacéuticas hagan que el áloe sea aprobado, porque es algo que cualquiera puede cultivar y las compañías no pueden sacarle dinero.

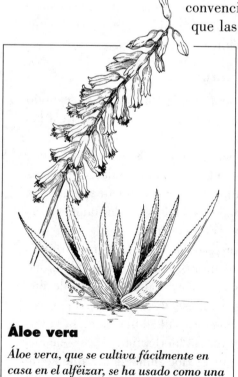

Áloe vera

Áloe vera, que se cultiva fácilmente en casa en el alféizar, se ha usado como una medicina desde los tiempos bíblicos.

◣ Equinacia/Equiseto (*Echinacea*, varias especies). La mayoría de las personas familiarizadas con las hierbas saben que la equinacia estimula las respuestas inmunológicas. Y precisamente por esto, si yo tuviera una quemadura, sacaría mi tintura de equinacia y me tomaría una o dos cucharaditas. (Aunque la equinacia puede provocarle un cosquilleo en la lengua o una sensación de adormecimiento temporal, este efecto es inofensivo.) Una de las preocupaciones fundamentales con cualquier tipo de quemadura es la infección, y un sistema inmunológico reforzado ayuda a protegerse contra la infección. Además, yo me aplicaría unas cuantas gotas directamente en la quemadura. Pocas personas saben que la equinacia también es un antiséptico suave que ayuda a prevenir una infección en el lugar de la quemadura.

✎ **Ajo** *(Allium sativum)* **y cebolla** *(A. cepa).* Desde África a Roma hasta las Américas, estas hierbas o sus parientes cercanos (cebollinos, puerros y cebollines) se han aplicado directamente en las quemaduras. Todas estas plantas tienen innegables propiedades antisépticas. Para usar cualquiera de estas plantas en las quemaduras, simplemente macháquelas y aplique la pasta como una cataplasma (emplasto).

✎ *Gotu kola (Centella asiatica).* Médicos naturópatas sugieren tomar esta hierba (junto con alimentos ricos en vitamina C) para tratar las quemaduras. Hay algunas evidencias de que la combinación de vitaminas y tres compuestos en el *gotu kola* —ácido asiático, asiaticosida y ácido madecásico— estimula la síntesis del colágeno, un elemento clave en la restauración de la piel. (El colágeno es una proteína que forma la estructura básica de la piel.)

✎ **Lavanda/Espliego/Alhucema)** *(Lavandula,* **varias especies).** Durante los años veinte, el químico de perfumes francés René-Maurice Gattefossé se quemó la mano en su laboratorio. La sumergió en el primer líquido que encontró —un recipiente con aceite de lavanda. El dolor se calmó rápidamente y la quemadura se curó sin dejar cicatrices. Este incidente puede haber sido el que llevó al desarrollo de la aromaterapia, el uso de aceites esenciales de las plantas, como elemento curativo.

Otros aceites esenciales, tales como el de la manzanilla, el alcanfor, el eucalipto, el geranio, la cebolla, la menta (hierbabuena), el romero y la salvia, también han sido reconocidos para el tratamiento de quemaduras. Pero los aromaterapeutas que yo conozco estiman el aceite de lavanda sobre todos estos. Considere entonces la idea de poner la lavanda en la ventana de su cocina, al ladito de la planta de áloe vera. (No obstante, recuerde que nunca debe ingerir los aceites esenciales, porque aún en dosis pequeñas pueden ser tóxicos.)

✎ **Llantén** *(Plantago,* **varias especies).** El llantén es uno de los remedios herbarios tradicionales más populares para las quemaduras en los Estados Unidos. El jugo de hojas frescas de esta planta se aplica directamente sobre quemaduras leves. Yo lo he usado muchas veces y encuentro que ayuda.

✎ **Corazoncillo/Hipérico** *(Hypericum perforatum).* La Comisión E, el grupo de científicos que asesora al gobierno alemán acerca de los tratamientos a base de hierbas, celebran al corazoncillo como un tratamiento antiinflamatorio externo para las quemaduras de primer grado. Un estudio alemán mostró que los ungüentos (pomadas) de corazoncillo aceleran el tiempo de curación de las quemaduras y reducen las cicatrices. Puede que en Estados Unidos le cueste mucho trabajo encontrar un ungüento que contenga esta hierba, pero las tinturas sí están disponibles. También usted puede elaborar un preparado eficaz poniendo una o dos cucharaditas de hierba seca, preferiblemente las florecitas, en unas cuantas onzas de aceite vegetal.

Quemaduras de sol

Desde niño, yo tuve la costumbre de broncearme regularmente todos los veranos. Y cuando llegué a la universidad, pasaba los veranos en la playa tocando la guitarra con mi banda. Disfruté el sol en lugares maravillosos como el Grand Haven, en Michigan, y Atlantic Beach, Ocean Drive y Myrtle Beach en las Carolinas.

Toda esa exposición al sol me abrió a un riesgo considerable de cáncer de la piel, y he vivido con esas consecuencias. Ya me han extirpado una mancha de cáncer, y han aparecido otras manchas que pronto necesitarán atención.

He aprendido la lección. Ahora, siempre que ando en un bote en los trópicos, uso loción antisolar y visto camisas de mangas largas, y a veces incluso uso guantes ligeros y un sombrero de ala ancha. Toda esta protección contra el sol va en contra de lo que estaba acostumbrado desde joven, pero debido a los lugares a donde viajo, resulta fundamental. Y aunque hago todo lo posible por protegerme del sol, en las Amazonas siempre me quemo con el sol aunque me cubra todo.

Remediándolo con La farmacia natural

La mayoría de las quemaduras de sol son leves en comparación con las formas de quemaduras en general. Pero las quemaduras de sol cubren una porción más grande del cuerpo que la mayoría de las otras quemaduras. Y además de aumentar el riesgo de cáncer de la piel, pueden también ser muy dolorosas. Afortunadamente, la naturaleza nos ha provisto con varios buenos remedios.

▸▸▸ Té (*Camellia sinensis*). Los chinos recomiendan aplicar té negro que se ha enfriado a la piel para calmar la quemadura de sol. Eso me parece bien debido a los varios compuestos químicos beneficiosos que contiene el té.

Un investigador que yo conozco dice que el ácido tánico y la teobromina presentes en el té ayudan a sacar el calor producto de la quemadura de sol. Otros compuestos en el té llamados catequinas, ayudan a prevenir y restaurar los daños a la piel y hasta pueden ayudar a prevenir el cáncer de piel causado por las sustancias químicas y radiaciones. Los estudios más recientes reflejan que el té verde es también rico en sustancias químicas llamadas polifinoles. Cuando se ingieren estas sustancias químicas ayudan a proteger la piel contra el daño de los rayos ultravioletas que causan las quemaduras de sol.

No hay duda de que es mejor evitar una quemadura de sol que enfrentar después sus efectos. Pero si usted pasa mucho tiempo bajo el sol sin suficiente crema protectora, alivie la quemadura tomando sorbos de té verde frío. Luego aplíquese compresas frías de este té sobre aquellas áreas que estuvieron expuestas por demasiado tiempo al sol.

Áloe vera/Acíbar/Sábila *(Aloe vera)*. Se ha demostrado que el gel interno de las hojas de áloe vera acelera la curación de quemaduras provocadas por los rayos del sol. Usted puede obtener este gel directamente de las hojas abiertas o comprar un gel preparado comercialmente en una tienda de hierbas o de productos naturales.

El Dr. Robert D. Willix, un cirujano cardíaco y especialista en la medicina deportiva en Boca Ratón, Florida, sugiere que se aplique gel de áloe después de bañarse y vuelva a aplicárselo unas cuantas veces más durante el día hasta que se alivie el dolor. Él dice que normalmente lo rojizo de la piel desaparece en un día o dos y la piel no se escama.

Belladona/Solano *(Solanum nigrum)*. Varro Tyler, Ph.D., decano y profesor emérito de la farmacognosis (los estudios farmacéuticos de los productos naturales) en la Universidad Purdue en West Lafayette, Indiana, cuenta que algunos herbolarios tradicionales de Indiana machacan hojas de belladona, las echan en una crema espesa y ponen esta mezcla sobre las quemaduras de sol.

Yo he sido testigo de una costumbre similar en el Amazonas. Un curandero chamanístico peruano que yo conozco usa una especie amazónica de la belladona para tratar todos los tipos de quemaduras, no sólo las de sol. Él corta las hojas en pedazos para sacar de ellas un jugo verdoso que aplica sobre la quemadura lo más pronto posible después de haberse producido, y jura que esto evita las cicatrices.

Si usted tiene acceso a una planta de belladona, quizás quisiera probar con ella. Se ha demostrado que compuestos presentes en otras especies de la belladona son útiles para prevenir el cáncer de la piel.

Caléndula *(Calendula officinalis)*. Las investigaciones realizadas reflejan que las flores de la caléndula aceleran la curación de las quemaduras porque cierran las heridas, reducen la inflamación y estimulan el crecimiento de las células de la piel nuevas. Usted puede comprar cremas comerciales para la piel que contienen caléndula en muchas tiendas de productos naturales.

Pepino *(Cucumis sativus)*. El farmacognosista Albert Leung, Ph.D. señala que el pepino frío se usa frecuentemente para calmar las quemaduras. Simplemente corte un pepino en lascas y aplíqueselo directamente sobre la piel.

Berenjena *(Solanum melongena)*. La berenjena, que es de la familia de la belladona y su prima amazónica, tiene al igual que ellas una reputación tradicional en el tratamiento de quemaduras de sol. Contiene compuestos que se usan en Australia para tratar el cáncer de piel.

Por supuesto que siempre es mejor que usted use una crema protectora en lugar de exponerse, pero si llega a quemarse por el sol, no hay ninguna razón para que usted no trate de buscar alivio aplicándose berenjena machacada sobre la piel.

Llantén *(Plantago*, varias especies). El desaparecido herbolario tradicional de Alabama, Tommie Bass, usaba el llantén para tratar las quemaduras de sol, las picaduras, y el envenenamiento con hiedra o roble. Y tenía razón, porque el llantén contiene alantoína, una sustancia que está probado que cura las células de la piel dañada.

Hamamelis/Hamamélide de Virginia *(Hamamelis virginiana)*. En un estudio realizado por investigadores se compararon tres tratamientos para las quemaduras de sol: hamamelis, 1 por ciento de hidrocortisona, y crema de manzanilla. La hidrocortisona le ganó a la hamamelis, la cual a su vez le ganó a la manzanilla. De todas maneras, la hamamelis dio buen resultado también y al menos donde yo vivo la consigo gratis.

Usted puede comprar una solución comercial y aplicársela directamente desde el frasco en una compresa. O puede probar una combinación de una cucharadita de hamamelis con una cucharadita de miel y una clara de huevo batida. También pudiera probar con una mezcla de una cucharadita de hamamelis, aceite de oliva y glicerina.

Vitaminas y minerales. En mi base de datos la vitamina E (tocoferol) aparece como el nutriente más citado por su actividad para tratar las quemaduras de sol. Quizás a usted le gustaría probar con una crema que contenga vitamina E para calmar la quemadura de sol en la piel.

Además, en un estudio realizado se demostró que l-selenometionina, un aminoácido natural, reduce el daño que la quemadura de sol causa a la piel. Este estudio fue llevado a cabo por la Dra. Karen E. Burke, del Centro Médico Cabrini en la ciudad de Nueva York. La selenometionina es eficaz tanto aplicada sobre la piel como tomada oralmente. La Dra. Burke recomienda tomar 100 microgramos al día durante los meses de verano y sugiere 200 microgramos al día para cualquiera que tenga una historia familiar de cualquier tipo de cáncer. (Las nueces de Brasil son particularmente ricas en este nutriente.)

Resaca

Yo me considero un bebedor antisocial. No me gusta mucho enredarme en una conversación, así que si estoy en una fiesta, me la paso llevándome el vaso a la boca y, de vez en cuando, bebo demasiado. Yo defino "beber demasiado" cuando es cualquier cantidad que me dé dolor de cabeza, me altere el estómago, me dé sed y ese malestar general que provoca lo que conocemos por varios nombres, entre ellos 'resaca', 'cruda', 'goma' 'guayabo' y 'ratón'. Hablando en términos conservadores, todo más allá de dos tragos al día sería demasiado.

A lo mejor usted nunca ha vivido esa experiencia. Pero si la ha experimentado y tiene el riesgo de volverla a vivir, podría usar algunos remedios naturales contra la resaca.

Lamentablemente la resaca es algo bastante común, porque el alcoholismo es un gran problema de la salud pública que afecta a unos diez millones de estadounidenses. Pero no hay que abusar constantemente del alcohol para sufrir ocasionalmente una resaca. Inclusive ni hay que llegar a emborracharse terriblemente para sentirla.

El motivo de este malestar mañanero

La resaca es una versión menor del síndrome de la dependencia del alcohol que causa *delirium tremens* (*DT* por sus siglas en inglés) en las personas alcohólicas. El dolor de cabeza suele producirse en parte por el efecto relajante que causa el alcohol en los vasos sanguíneos. En la medida en que los vasos se dilatan, más sangre fluye a través de ellos, que es lo que provoca esa sensación cálida cuando bebemos. Pero si los vasos sanguíneos de la cabeza se abren demasiado, pueden hacer disparar los nervios que responden al dolor.

El alcohol es también un diurético, por lo que la pérdida de líquido contribuye a la sed que se siente al amanecer y que puede aumentar el dolor de cabeza.

Las náuseas y los vómitos son una combinación de los efectos irritantes del alcohol en el estómago y sus muchos efectos sobre el sistema nervioso central.

La fatiga y una sensación general de asco se producen como resultado de los efectos depresivos del alcohol y la acumulación de ácidos en la sangre (acidosis). La sustancia química acetaldehído también se puede acumular en la sangre y provocar vómitos.

Finalmente, los aditivos y las impurezas en el alcohol (congéneres) contribuyen a las resacas. Por regla general mientras más oscura es la bebida alcohólica, peor es la resaca. Por ejemplo, el vodka y el vino blanco contienen pocos congéneres, pero el bourbon, el scotch y el vino rojo están llenos de ellos.

Remediándolo con La farmacia natural

Odio decir algo que es obvio, pero hay que decir que una buena alternativa básica contra la resaca es, en primer lugar, no beber. O puede probar a beber licores claros o vino blanco en lugar del rojo. También ayuda tomar grandes cantidades de bebidas no alcohólicas para mantenerse bien hidratado y limpiar los ácidos de su sangre. Todo esto ayuda a aliviar el dolor de cabeza y el malestar estomacal.

Además, pruebe estos auxiliares naturales contra la resaca.

✎ **Cinchona (*Cinchona*, varias especies).** La corteza amarga que le da al agua tónica su sabor y que es la fuente de la quinina, se usa en China como remedio para la resaca. El agua por sí misma ayuda, pero yo pienso que las hierbas amargas como la *cinchona* proporcionan un beneficio adicional. Otras hierbas amargas que a menudo se recomiendan para la resaca incluyen el diente de león, la genciana, la artemisa (altamisa, ajenja) y la angostura, que es la misma hierba que se usa en las Angosturas Amargas, un remedio favorito contra la resaca entre los cantineros.

Usted puede preparar un té contra la resaca añadiendo unas cuantas gotas de Angostura Amarga a una taza de agua hirviendo. Hasta puede hacer un té bien amargo con cualquiera de estas hierbas. Yo le sugeriría que para cortar el sabor amargo puede añadirle rosela y tamarindo, que son hierbas de agradable sabor y que también tienen una buena reputación para ayudar a aliviar la resaca.

✎ **Ginkgo/Biznaga (*Ginkgo biloba*).** Las semillas de *ginkgo* no están aprobadas como alimento por la Dirección de Alimentación y Fármacos de los Estados Unidos (*FDA* por sus siglas en inglés), pero sí están disponibles. Los japoneses hace mucho tiempo que sirven semillas de *ginkgo* en las fiestas guiados por la creencia popular de que evita la borrachera y la resaca. Estudios científicos realizados fuera de Japón han demostrado que hay buenas razones para pensar que, efectivamente, las semillas de *ginkgo* son capaces de lograr esto. Resulta ser que las semillas contienen una enzima que acelera el metabolismo de alcohol en la sangre.

Para realizar un estudio al respecto, los investigadores les dieron a animales de laboratorio suficiente alcohol como para que se emborracharan. Cuando a estos animales se les daba extractos de semillas de *ginkgo* antes, ellos eran capaces de eliminar mejor el alcohol en la sangre. No estoy seguro si las semillas de *ginkgo* tienen un efecto similar en los seres humanos, pero yo creo que sí. De cualquier manera, si se le vuelve a ir la mano y lo agarra la resaca, no pierde nada probando con el *ginkgo*.

➤ **Kudzu (*Pueraria lobata*).** Algunos científicos señalan a una sustancia química en específico, acetaldehído, como la gran culpable de la resaca. El *kudzu* puede hacer que el acetaldehído se acumule más rápido en la sangre, de manera que su resaca, es decir, el sentir dolor de cabeza y náuseas, podría producirse cuando esté bebiendo y no a la mañana siguiente. El truco está en tomarse una o dos cápsulas de *kudzu* seco antes de empezar a beber. Ahora usted debe estar pensando: '¿Estará loco este hombre? ¿Cómo voy a evitar la resaca tomándome algo que me va a dar resaca mientras que estoy tomando?'

Bueno, póngase a pensar por un momento. Si se toma la hierba y después de unos cuantos tragos empieza a sentirse mal, ya sabe que es hora de parar. La acumulación de acetaldehído hace que beber no sea tan placentero y le ayuda a no excederse. Los chinos usan raíces y flores de *kudzu* con este propósito.

Usted también puede tomar un té de *kudzu* al otro día por la mañana y los expertos dicen que puede ayudar a proporcionar alivio.

Después de leer todo esto, particularmente si usted vive en el sur de los Estados Unidos, probablemente se esté preguntando si estoy hablando de esa molesta enredadera que se las arregla para enredarse en los campos y los bosques por millas y millas interminables. Pues sí, esa misma es. ¡Después de todo sirve para algo este monstruo rastrero verde!

➤ **Gaulteria (*Gaultheria procumbens*) y sauce (*Salix*, varias especies).** Yo no recomendaría tomar aspirina para la resaca porque puede agravar el malestar estomacal. Pero sí puedo siempre encontrar formas de aspirina a base de hierbas que son mejores para su estómago, que es por lo que recomendaría la gaulteria, una planta linda y

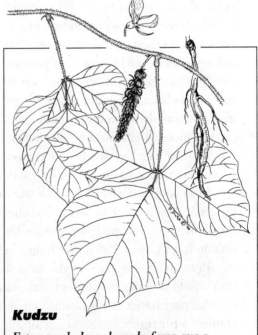

Kudzu

Esta enredadera de mala fama que a veces cubre por completo los árboles de pino en el sur de Estados Unidos puede comprarse en cápsulas medicinales.

aromática. Esta hierba está llena de un pariente de la aspirina, el metilsalicilato, de manera que puede aliviar un dolor de cabeza provocado por la resaca. (Sin embargo, si usted es alérgico a la aspirina, quizás sería mejor que evite también las hierbas similares a la aspirina.)

Si lo desea, usted puede mezclar la gaulteria con corteza de sauce, que también contiene salicilatos. Ambas hierbas están disponibles todo el año, al menos donde yo vivo. (Por supuesto, si no las puede recoger frescas, siempre puede comprar estas hierbas secas.)

La corteza de abedul dulce también puede usarse como fuente de los salicilatos. Yo prepararía un té de corteza de abedul dulce y le agregaría tanta salsa picante como fuera mi paladar capaz de aguantar. La salsa picante contiene capsaicina, un excelente calmante del dolor.

O probaría a reemplazar la aspirina con la mezcla de hierbas de Christopher Hobbs, un destacado herbolario californiano de cuarta generación, que además es botánico y autor de *Handbook for Herbal Healing* (Manual para la curación con hierbas): dos partes de pasionaria, dos de sauce blanco y dos de madera betónica, y una parte de lavanda (espliego, alhucema). Hobbs sugiere echar dos cucharaditas de esta mezcla en una taza de agua hirviendo.

➤ **Hierbas tradicionales.** Muchas hierbas se han usado tradicionalmente para aliviar la resaca. Puede ser que ayuden, o quizás sea simplemente resultado del agua del té que hace que las personas se sientan mejor. Yo tengo un gran respeto por la medicina tradicional, así es que voy a compartir estas hierbas con usted: albahaca, pimienta negra, alcaravea, canela, cilantro, forsitia, jengibre, *gotu kola*, madreselva, lavanda, limoncillo (hierba luisa), cebolla, poleo, menta (hierbabuena), plátano, semillas de amapola, romero, ruda, té y milenrama (real de oro, alcaína). Las mentas contienen antioxidantes potentes, sustancias que ayudan a evitar algo del daño al nivel celular que causa el alcohol.

Los guatemaltecos usan jugos o té de rosela roja, pero los latinoamericanos en general recomiendan una bebida hecha de pulpa de tamarindo. Los dos son favoritos míos. Los podríamos mezclar juntos y endulzarlos con miel, que es alta en fructuosa, y podríamos llamarle "El remedio rojo para la resaca".

Personalmente, mi remedio favorito es un cóctel de jugo de vegetales con un poquito de salsa de pimiento (ají, chile) picante. Todos estos vegetales que se usan para hacer el jugo contienen antioxidantes y, por supuesto, la salsa de pimiento picante contiene capsaicina, un calmante del dolor. También me gusta la sopa de cebolla, otro remedio tradicional para la resaca y que es, sorprendentemente, una buena fuente de fructuosa.

➤ **Fructuosa.** Fructuosa es azúcar de fruta. Científicos coreanos han sugerido que la fructuosa puede acelerar el metabolismo del alcohol en el cuerpo en aproximadamente un 25 por ciento.

La raíz de *ginseng* es una hierba favorita en Corea que contiene aproximadamente 0.5 por ciento de fructuosa. Quizás es por eso que tanto el *ginseng* asiático (*Panax ginseng*) y el americano (*P. quinquefolius*) tienen una larga historia de uso para tratar la resaca. Personalmente, yo de rareza recomiendo el *ginseng* porque es muy caro.

Afortunadamente, hay fuentes de fructuosa mejores y más baratas. Pruebe a poner un poco de miel en su té matutino; tiene más de 40 por ciento de fructuosa. Quizás es por eso que un viejo remedio contra la resaca entre los cantineros es simplemente miel en agua caliente.

No muy lejos de la miel están los dátiles, con 30 por ciento de fructuosa. Si usted no desea tomarse un té por la mañana, trate de comerse un par de dátiles.

Resfriados y gripe

Cathy Wilkinson Barash, una amiga mía que vive en Cold Spring Harbor, en Nueva York, quien es la autora de *Edible Flowers: From Garden to Palate* (Flores comestibles: desde el jardín al paladar), me escribió una carta pidiéndome que revisara su lista de flores comestibles antes de que su libro fuera para la imprenta, en la cual me mencionaba: "He seguido el consejo que me diste sobre la equinacia (equiseto) cuando nos encontramos en la cena que se celebró en el Jardín Botánico de Nueva York." Mi consejo fue que tomara equinacia al primer síntoma de coriza que sintiera, y dice Barash que no ha tenido ni siquiera un solo resfriado (catarro) desde que empezó a hacerlo.

Durante siglos, los indios norteamericanos de las grandes llanuras han masticado raíces de equinacia o la han usado en té para tratar los resfriados, la gripe y muchos otros malestares. La publicidad que ha recibido en los últimos años en diferentes publicaciones ha convertido a la equinacia en el remedio para los resfriados más vendido en las tiendas de productos naturales.

No hace mucho, una publicación importante sobre la salud exaltó ampliamente a la equinacia como remedio para los resfriados, citando evidencia anecdótica ofrecida por varios de mis colegas herbolarios. Mark Blumenthal, el director ejecutivo del Consejo Botánico de los Estados Unidos en Austin, Texas, dijo: "Yo no he tenido un resfriado en cuatro años gracias al ajo, la equinacia, el astrágalo y el hidraste (sello dorado, acónito americano)." Steven

Foster, el renombrado herbolario y fotógrafo de Arkansas y coautor de *Encyclopedia of Common Natural Ingredients* (La enciclopedia de los ingredientes naturales comunes), dijo: "He logrado mantenerme dos o tres años sin tener resfriado ni gripe, tomando equinacia." Y el Dr. Andrew Weil, profesor en el Colegio de Medicina de la Universidad de Arizona en Tucson y autor de *Natural Health, Natural Medicine* (Salud natural, medicina natural), coincidió en lo mismo: "Hace años que no me da . . . yo como ajo crudo y tomo equinacia."

Malestar universal

El resfriado común, que es una infección del conducto respiratorio superior, lo causan 200 tipos de virus diferentes. La infección viral y la batalla que libra el sistema inmunológico contra ella producen esos síntomas que todos conocemos muy bien: dolor de garganta, congestión nasal, el goteo constante de la nariz, ojos aguados, tos persistente y a veces fiebre.

El contagio de los resfriados se produce directamente de persona a persona a través de la tos o el estornudo o por el contacto de las manos. El virus puede estar presente en las manos de una persona y pasar a las manos de los demás. Si sus manos ya contaminadas tocan su nariz o sus ojos, usted contrae el resfriado. El virus también puede sobrevivir durante varias horas en superficies comunes como los mostradores y las agarraderas de las puertas. Sus manos pueden recoger el virus de estos lugares. Es por eso que es importante lavarse las manos a menudo en épocas en que abundan los resfriados y las gripes.

El adulto estadounidense promedio sufre de dos a tres resfriados al año; el niño promedio tiene hasta nueve. Esto hace un total de más o menos mil millones de resfriados al año.

Si usted está padeciendo más de esa cantidad promedio de resfriados, puede ser que su sistema inmunológico necesite ayuda. Quizás las hierbas correctas lo puedan ayudar como me han ayudado a mí. Yo no dejo de tomar estar hierbas y, decididamente, a mí me dan menos resfriados que a mi esposa, mis hijos y mis nietos.

Remediándolo con La farmacia natural

Hay unas cuantas hierbas que pueden ayudarle a fortalecer su sistema inmunológico para que pueda combatir los resfriados.

✷✷✷ Equinacia/Equiseto (*Echinacea*, varias especies). Yo uso la equinacia, también conocida como equiseto. Existen buenas investigaciones, la mayoría de ellas alemanas, que demuestran que la equinacia fortalece el sistema inmunológico para combatir los virus del resfriado, así como otros muchos gérmenes. La equinacia aumenta los niveles en el cuerpo de una sustancia química llamada properdina, la cual activa la parte del sistema inmunológico responsable de aumentar los mecanismos de defensa contra virus y bacterias.

Los extractos de raíces de equinacia también poseen actividad antiviral contra las gripes, los herpes y otros virus. En un estudio realizado con 180 personas con gripe, un científico encontró que 900 miligramos de extracto de equinacia redujeron los síntomas considerablemente.

Sin embargo, la equinacia tiene una cualidad extraña: poco después de ingerir un té o una tintura, uno siente una sensación de cosquilleo o adormecimiento en la lengua. Pero no se preocupe, porque esta reacción es completamente inofensiva.

Pero por muy eficaz que sea la equinacia, tampoco es una cura milagrosa. Aunque usted tome esta hierba regularmente, aún es posible que le den resfriados. Inclusive algunos herbolarios advierten que usted no debe tomar equinacia todos los días para fortalecer el sistema inmunológico, sino que debe tomarla sólo cuando sienta que le va a dar resfriado o cuando personas cercanas a usted lo tengan. Yo todavía me estoy debatiendo respecto a esto.

Ajo (*Allium sativum*). Coma mucho ajo y así la mayoría de las personas, incluyendo las que tienen resfriado, se mantendrán alejado de usted. Estoy bromeando, esto sería una exageración, pero hay razones realmente excelentes para usar esta hierba para evitar los resfriados y las gripes. El ajo contiene varios compuestos beneficiosos, incluyendo alicina, uno de los antibióticos más potentes y de más amplio espectro en el mundo de las plantas.

Como conoce todo el que ha tenido aliento a ajo, los compuestos aromáticos de esta hierba se liberan a través de los pulmones y el conducto respiratorio, con lo que ponen los ingredientes activos del ajo precisamente donde pueden ser más eficaces contra el virus del resfriado.

Jengibre (*Zingiber officinale*). Echar una taza de agua hirviendo sobre un par de cucharaditas de raíz de jengibre fresca triturada para hacer un buen té sería muy apropiado para tratar un resfriado. Eso es debido a que esta hierba contiene casi una docena de compuestos antivirales.

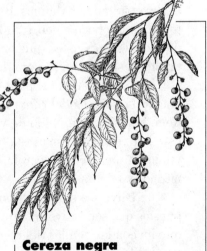

Cereza negra

La cereza negra, miembro de la familia de las rosas, es rica en la vitamina C y hará que su limonada sea menos acre.

Los científicos han aislado varias sustancias químicas (llamadas sesquiterpenas) presentes en el jengibre que tienen efectos específicos contra la familia más común de los virus del resfriado: los virus rinales. Algunas de estas sustancias químicas son increíblemente potentes en sus efectos contra los virus rinales.

Además, otros constituyentes en el jengibre, los gingeroles y los shogaoles, ayudan a aliviar los síntomas del resfriado porque reducen el dolor y la fiebre, suprimen la tos y tienen un efecto relajante que fomenta el descanso.

El jengibre tiene algo más a su favor: su rico sabor. Yo diría que hay un montón de buenas razones para hacer del jengibre un arma regular en su arsenal para combatir el resfriado.

Cereza negra (*Prunus serotina*). Durante la temporada de verano yo le echo cerezas machacadas a mi limonada. Para los resfriados se han usado tés básicos, pero yo prefiero las frutas porque contienen vitamina C y benzaldehído, y además son sabrosas y realmente mejoran mi limonada rosada.

Frutas cítricas y otros alimentos que contienen vitamina C. Al igual que el ya desaparecido Linus Pauling, Ph.D., muchos herbolarios y médicos sugieren que se tome 500 miligramos de vitamina C cuatro veces al día para aliviar los síntomas. Varios estudios realizados por Elliot Dick, Ph.D., epidemiólogo en el Laboratorio de Investigaciones de los Virus Respiratorios en la Universidad de Wisconsin en Madison, han demostrado que la vitamina C da resultado. (Algunas personas presentan diarreas después de estar tomando tan poco como 1,200 miligramos de vitamina C al día, pero esto se da raramente. Si usted quisiera probar esta terapia, reduzca la cantidad de vitamina C si se le presentara diarrea.)

Yo tomo vitamina C para los resfriados pero no con píldoras. Yo prefiero obtenerla a través del *camu-camu* (*Myrciaria dubia*), la fruta amazónica que tiene el mayor contenido de vitamina C en el mundo. Lo más seguro es que usted no tenga acceso a esta fruta todavía, pero otras buenas fuentes de esta vitamina incluyen la acerola, los pimientos (ajíes) verdes, el cantaloup, los cítricos y la piña (ananá).

Baya de saúco (*Sambucus nigra*). Esta hierba contiene dos compuestos que son activos contra el virus de la gripe. También le impide al virus que invada las células del conducto respiratorio.

Un fármaco israelí patentado (*Sambucol*) que contiene baya de saúco es muy activo contra varios tipos de virus. Una epidemia de gripe que se desató en Kibbutz Aza en Israel propició la oportunidad de probar el *Sambucol*. Veinte por ciento de las personas que estaban padeciendo de gripe y que usaron esta medicina mostraron un alivio considerable de la fiebre, los dolores musculares y otros síntomas dentro de 24 horas, y otro 73 por ciento se sintió mejor después del segundo día. El 90 por ciento se reportó como curado a los tres días. Dentro de un grupo similar que recibió un tratamiento inactivo (placebo), sólo el 26 por ciento mejoró en dos días y a la mayoría le tomó seis días para volver a sentirse bien.

A consecuencia de la publicidad que recibió esta prueba, se vendieron más de 30,000 frascos de *Sambucol* en Israel en un año. El *Sambucol* también estimula el sistema inmunológico y en pruebas anteriores ha mostrado tener alguna actividad contra otros virus, tales como Epstein-Barr, herpes e incluso VIH.

El *Sambucol* acaba de ponerse a la venta en Estados Unidos y usted puede encontrarlo en las farmacias o las tiendas de productos naturales. La próxima vez que me atrape una gripe, yo lo voy a probar. Usted también puede prepararse un té con la misma hierba.

≫ Forsitia (*Forsythia suspensa*) y madreselva (*Lonicera japonica*). Estas hierbas son la alternativa tradicional china para tratar los resfriados, las gripes y otros virus. Revisando las investigaciones, me convenzo de que tienen verdaderos beneficios antivirales. Cuando yo siento un resfriado o una gripe que se me viene encima, yo mezclo madreselva y forsitia con un té de toronjil (pomelo), que también tiene acción antiviral. Yo encuentro que un té caliente preparado con una combinación de estas tres hierbas es especialmente agradable antes de acostarme.

≫ Cebolla (*Allium cepa*). La cebolla es un pariente cercano del ajo y contiene muchas sustancias químicas antivirales similares. Un antiguo remedio tradicional contra el resfriado era remojar lascas de cebolla cruda en un poco de miel por una noche entera y luego tomarse la mezcla a intervalos como si fuera un jarabe contra la tos. Por supuesto, usted también podría simplemente usar más cebollas en sus comidas cuando tenga un resfriado.

≫ Anís (*Pimpinella anisum*). La Comisión E, el grupo de expertos que asesora al gobierno alemán respecto al uso de las hierbas, reconoce al anís como un expectorante para eliminar las flemas. En grandes dosis también tiene algunos beneficios antivirales.

Usted puede preparar un té poniendo en infusión una o dos cucharaditas de anís machacado en una o dos tazas de agua hirviendo durante 10 a 15 minutos. Luego cuélelo. Le sugiero una dosis de una taza de té por la mañana y/o por la noche. Esto debe ayudarlo a aflojar el pecho y a combatir el resfriado; además le será agradable porque sabe bien.

≫ Efedra/Belcho (*Ephedra sinica*). También conocida como *ma huang* o efedra china, la efedra es un poderoso descongestionante que contiene las sustancias químicas efedrina y pseudoefedrina, las cuales abren los conductos bronquiales. La pseudoefedrina da tan buen resultado que se usa en muchos descongestionantes que se venden sin receta e inspiró a la conocida marca llamada *Sudafed*.

Sin embargo, junto con su acción descongestionante, la efedra es también un fuerte estimulante que puede elevar la presión arterial y causar insomnio y nerviosismo. Inclusive, en los últimos años varias personas han muerto por abusar de esta hierba en sobredosis en un intento equivocado de drogarse y a consecuencia de ello la Dirección de Alimentación y Fármacos ha tomado medidas para sacar del mercado los suplementos de efedrina. Debido a la acción estimulante de la efedra y las lamentables fatalidades ocurridas, esta hierba es polémica y algunos herbolarios aconsejan no usarla en absoluto.

Para mí, aún así la efedra es la mejor hierba descongestionante. Es segura cuando se usa responsablemente, pero debido a sus muchos efectos secundarios, no me atrevería a recomendarla sin la siguiente advertencia: antes de tomar efedra, por favor, hable sobre la hierba con su médico. Y para aún más seguridad, comience con un té bien suave.

Hidraste/Sello dorado/Acónito americano (*Hydrastis canadensis*). Además de ser un antiséptico y estimulante del sistema inmunológico, se dice que el hidraste aumenta el suministro de sangre al bazo, precisamente el órgano en el que se agrupan las células combativas del sistema inmunológico.

El compuesto curativo principal en el hidraste, la berberina, activa glóbulos blancos especiales (llamados macrófagos) que son los responsables de destruir las bacterias, los hongos, los virus y las células tumorosas. Varias sustancias químicas asociadas en esta hierba parecen ayudar a la berberina en esta función.

Regaliz/Orozuz (*Glycyrrhiza glabra*). El regaliz contiene compuestos antivirales que hacen que el cuerpo libere el interferón, el constituyente antiviral del propio cuerpo. El regaliz también tiene un agradable sabor dulzón que atenúa lo amargo de varias otras hierbas buenas para el resfriado, como el hidraste y el sauce, por lo que es bueno para combinarlo con ellas.

Malvavisco (*Althaea officinalis*) y otras malvas. La malvavisco se ha usado durante miles de años como una hierba que alivia la tos asociada al resfriado, el dolor de garganta y otras afecciones respiratorias. Las raíces de malvavisco contienen un material esponjoso llamado mucílago que alivia la inflamación de las membranas mucosas, quizás debido a los compuestos antiinflamatorios y antisépticos que se sabe que esta planta contiene.

La Comisión E recomienda al malvavisco, la malvarrosa (malva real, malva loca) y a otras malvas para tratar la tos y el dolor de garganta.

La mayoría de los miembros de la familia de las malvas, incluyendo quimbombó (quingombó, calalú) y rosela, contienen mucílago. Yo le sugeriría que, por lo menos una vez, le añada gran cantidad de quimbombó a su sopa de pollo, para que así aumente los beneficios de una sopa que le alivie el resfriado.

❧ Gordolobo/Verbasco (*Verbascum thapsus*). Un té preparado con flores de gordolobo le proporciona mucílago que le alivia la garganta y también tiene efecto expectorante. Se dice que esta planta contiene compuestos que inhiben los virus de la gripe o influenza. A mí también me ha dado muy buen resultado un té de hojas de gordolobo.

❧ Serpentaria de séneca (*Polygala senega*). La Comisión E recomienda serpentaria de séneca como un expectorante para reducir las flemas en el conducto respiratorio superior. Para hacer un té, use aproximadamente una cucharadita por cada taza de agua hirviendo. (Esta hierba se recomienda también para tratar la bronquitis y la enfisema.)

❧ Olmo/Olmedo (*Ulmus rubra*). Al fin la Dirección de Alimentación y Fármacos ha hecho algo bien: declaró al olmo como seguro y eficaz para la garganta y problemas respiratorios. El olmo ha sido un apoyo principal médico en Estados Unidos por más de 150 años y hace mucho tiempo que aparece en las listas de guías terapéuticas oficiales de la nación. Su raíz contiene grandes cantidades de mucílago que actúa como un eficaz calmante para la garganta y para suprimir la tos.

❧ Berro/Mastuerzo (*Nasturtium officinale*). La Comisión E sugiere usar de dos a tres cucharaditas de berro seco para hacer un té para tratar el abundante líquido por la nariz y la tos. O pruebe con una onza de berro fresco, que es delicioso en una ensalada.

El jengibre y el berro hacen una combinación picante. Para los resfriados de la temporada de verano, en que hay berro abundante, yo le sugeriría combinarlos.

❧ Sauce (*Salix*, varias especies). La corteza de sauce es una fuente herbaria de la aspirina; el compuesto salicilato, que se encuentra en el sauce, es un precursor químico de la aspirina moderna que tiene prácticamente un efecto idéntico. La Comisión E reconoce a la corteza del sauce como un calmante para el dolor y un antiinflamatorio que reduce la fiebre y ayuda a aliviar muchos de los síntomas del resfriado y la gripe, incluyendo el dolor de garganta, la fiebre, el dolor de cabeza y otros malestares.

Muchos herbolarios recomiendan la corteza del sauce blanco (*S. alba*), pero no contiene tanto salicilato —sólo 0.5 a 1 por ciento de acuerdo a su peso en seco. Otras especies contienen mucha más aspirina herbaria, incluyendo el sauce violeta (*S. daphnoides*), *crack willow* (*S. fragilis*) y mimbre púrpura

(*S. purpurea*). Si es posible, use estos sauces más ricos en salicilato, pero en un apuro puede usar sauce blanco. Solamente hace falta media cucharadita de hierba seca en un té para proporcionar 100 miligramos de salicilato, lo cual sería suficiente para aliviar los malestares asociados con el resfriado. No obstante, recuerde que si usted es alérgico a la aspirina, probablemente tampoco debería ingerir hierbas similares a la aspirina.

Recuerde también que no debe suministrarle aspirina ni las alternativas de aspirina a base de hierbas a los niños con resfriado, porque cuando los niños toman medicinas como la aspirina para tratar infecciones virales (especialmente resfriados, gripes o varicela), existe la posibilidad de que desarrollen el síndrome de Reye, una afección potencialmente fatal que daña el hígado y el cerebro.

➤ Sopa de pollo con ajo y cebolla. Yo estoy absolutamente de acuerdo con la tradición popular de que una sopa de pollo calientita y bien condimentada es buena para tratar los resfriados y las gripes. Sólo asegúrese de que tenga bastante ajo y cebollas. Y junto con sus vegetales échele un poco de jengibre y pimienta. Como dijo el padre de la medicina moderna, el médico griego de los tiempos antiguos, Hipócrates: "Que tu alimento sea tu medicina y tu medicina tu alimento".

Sarna

Hace más de 30 años, el huracán Hazel me obligó a pasar la noche en un granero en Carolina del Sur. Andaba yo paseándome por las carreteras rurales, pidiéndole a los carros que pasaban que me llevaran de pueblo en pueblo sin saber que una tormenta muy seria amenazaba, hasta que me vi obligado a buscar refugio. Encontré donde guarecerme para pasar la tormenta, pero también cogí sarna porque probablemente los diminutos ácaros que infectan a los animales afectan igualmente a los humanos.

La sarna es una infección parasitaria de la piel altamente contagiosa provocada por ácaros del género de los *Sarcoptes*. Esta infección es especialmente común en los niños, y causa pequeñas protuberancias con picazón. A veces estas se dan en todo el cuerpo y a veces localmente entre los dedos, en las muñecas, en la cadera, en la ingle o en los genitales.

Remediándolo con La farmacia natural

Las compañías farmacéuticas han creado todo tipo de medicamentos con o sin receta para tratar la sarna, pero yo recomendaría comenzar con alternativas naturales y después usar las sintéticas sólo si usted presenta un caso tan grave que las hierbas no logren curarlo. Hay un número de hierbas que podrían ayudarle. Pero independientemente de lo que usted decida usar, es necesario tomar otras medidas. Además de tratar su cuerpo, usted tiene que hervir toda su ropa y la ropa de cama para que mate los ácaros que puedan haber en ellas de manera que usted no se vuelva a infectar.

Prímula/Primavera nocturna (*Oenothera biennis*) y corazoncillo/hipérico (*Hypericum perforatum*). El aceite de prímula nocturna está aprobado en el Reino Unido para tratar la eczema porque alivia la piel. Pero no está aprobado en los Estados Unidos porque la Dirección de Alimentación y Fármacos ha desconocido la investigación europea y ninguna compañía farmacéutica en los Estados Unidos quiere invertir cientos de millones de dólares para aprobar la seguridad y eficacia de algo que ellos no puedan patentar.

En cuanto al corazoncillo, yo he visto informes de anécdotas muy convincentes que dicen que aplicar esta hierba directamente sobre la piel puede proporcionar alivio inmediato de la picazón que provocan las picaduras de insectos.

Si yo tuviera sarna, pondría en infusión flores de corazoncillo durante algunos días en bastante aceite esencial de prímula nocturna como para que las cubra y luego me untaría este aceite en las áreas afectadas. Si usted no tiene posibilidades de conseguir la hierba fresca, puede usar una tintura de corazoncillo.

Neem (*Azadiracta indica*) y cúrcuma/azafrán de las Indias (*Curcuma longa*). El *neem* es un árbol de la India que tiene un extracto que es activo de manera muy poderosa contra muchos insectos dañinos. En los Estados Unidos hay varios pesticidas naturales en el mercado basados en el *neem*, que lo utilizan los granjeros y jardineros que gustan de productos orgánicos. Por su parte, la cúrcuma tiene una larga historia tradicional como tratamiento para afecciones de la piel que causan picazón, como la sarna.

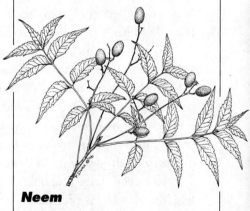

Neem

Originario de la India, el neem está introduciéndose en los Estados Unidos como cosmético, dentífrico y repelente de insectos naturales.

Hace algunos años, el investigador de la India, S. X. Charles, Ph.D., usó estas dos hierbas para tratar a 814 personas con sarna. Él preparó una pasta con cuatro partes de hojas de *neem* frescas y una parte de raíz de cúrcuma. Las personas que participaban en este estudio se frotaron esta pasta por todo el cuerpo diariamente. Casi 800 de ellas (el 98 por ciento), mostraron una mejoría sustancial entre tres a cinco días y estaban completamente curadas al cabo de dos semanas. Usted puede comprar productos para el cuidado de la piel que contengan *neem* en algunas tiendas de productos naturales. Luego simplemente mézclele varias cucharaditas de cúrcuma y aplíqueselo en las áreas afectadas.

Cebolla (*Allium cepa*). Cuando era niño, yo acostumbraba a hervir cáscaras de cebolla para hacer un tinte amarillo. Ahora, en mi segunda infancia, yo hiervo las cáscaras de cebolla para extraer quercetina, uno de los mejores compuestos que la naturaleza nos ofrece para cuidar la piel. Algunas cáscaras de cebolla tienen un 3 por ciento de quercetina, lo cual significa que tiene bastante poder para aliviar la sarna y otros problemas de la piel.

En el caso de la sarna, yo sugiero hervir las cáscaras de media docena de cebollas de 15 a 30 minutos en un cuarto de galón (946 ml) de agua. Deje que el líquido se enfríe y luego aplíqueselo por todo el cuerpo. (Guarde las cebollas peladas para usarlas en las comidas.)

Poleo americano (*Hedeoma pulegioides*). Hace casi 2,000 años, el naturalista romano Plinio dijo que el poleo europeo (*Mentha pulegium*) es un repelente contra las pulgas. Precisamente, el nombre científico de esta planta, *pulegioides*, se deriva de la palabra en latín *pulga*, y esta planta ha sido conocida popularmente durante siglos como el veneno para las pulgas. El aceite de poleo es el ingrediente activo en casi todos los collares antipulgas a base de hierbas para los mascotas.

Yo sugiero aplicar un té fuerte o preferiblemente una tintura directamente sobre el área afectada para aliviar la picazón.

Poleo de monte (*Pycnanthemum muticum*). Esta hierba de tres pies de alto crece abundantemente y está llena de pulegona, el mismo repelente contra insectos que se encuentra en el poleo. No es una hierba muy popular y la verdad es que no entiendo por qué, ya que es una buena planta para que crezca alrededor de la casa y tiene muchos usos.

Yo a veces hago una bola de poleo de monte fresca y me restriego las hojas machacadas en las piernas para mantener las garrapatas alejadas. Yo me imagino que esta hierba sería igualmente eficaz contra los ácaros y los piojos.

Avena (*Avena sativa*). Mientras espera que la hierba mate los ácaros, supongo que querrá aliviar la picazón. Pues la avena es muy buena para eso. Simplemente échele varios puñados de avena al agua caliente de su baño y remójese.

❧❧ **Anís estrellado (*Illicium verum*).** El aceite de anís estrellado es más conocido como antiséptico, pero también se dice que es útil contra la sarna, los piojos y las chinches. Simplemente únteselo en las áreas afectadas.

❧❧ **Árbol de té (*Melaleuca*, varias especies).** Al igual que el anís estrellado, el aceite del árbol de té es más conocido como un antiséptico pero es también útil contra los parásitos, incluyendo a aquellos que causan la sarna. Antes de aplicarse el aceite sobre la piel, usted debe diluirlo añadiendo varias gotas a un par de cucharaditas de aceite vegetal.

> ## Aviso para las embarazadas
>
> **E**ntre las hierbas en este capítulo hay unas cuantas que las mujeres embarazadas deben evitar, que son: poleo, menta, poleo de monte y tanaceto. Si está embarazada no debe ni ingerirlas ni aplicárselas a la piel. Ya sea echándola al agua al bañarse o en forma de aceite esencial, algunos de los ingredientes activos penetran en la piel y llegan al torrente sanguíneo.

Sin embargo, recuerde que no debe ingerir el aceite del árbol de té ni ningún otro aceite esencial porque son extremadamente concentrados y aún en pequeñas cantidades pueden ser venenosos.

❧❧ **Nuez (*Juglans*, varias especies).** Las nueces contienen una sustancia química llamada juglona que es útil para tratar las infecciones provocadas por los ácaros, de acuerdo al farmacognosista (farmacéutico de productos naturales) Albert Leung, Ph.D. El Dr. Leung recomienda preparar un enjuague hirviendo unas cuantas cáscaras de nueces en una taza de agua hasta que se evapore aproximadamente la mitad. Para crear una solución concentrada, cubra varias nueces enteras con agua y hiérvala hasta que desaparezca la mitad del agua. Aplíquese el agua en la piel.

❧ **Áloe vera/Acíbar/Sábila (*Aloe vera*).** El gel suavizante del áloe vera (sábila) contiene el compuesto bradikininasa, el cual debe ayudar a aliviar la molesta picazón y la irritación que provoca la sarna.

❧ ***Five-leaved chastetree (Vitex negundo).*** Las hojas de este arbusto chino tienen una larga historia de uso tradicional como una cataplasma (emplasto) para tratar la sarna, eczemas y culebrillas. El *five-leaved chastetree* está disponible en los Estados Unidos como planta ornamental. Usted puede machacar las hojas y aplicárselas directamente sobre las áreas afectadas de la piel.

❧ **Menta/Hierbabuena (*Mentha piperita*).** El ingrediente activo en la menta es el mentol, que tiene propiedades refrescantes, anestésicas y antisépticas. Algunos reconocidos herbolarios recomiendan el mentol y compuestos asociados para tratar la sarna. Por tanto, aquí les tengo una receta de un té de hierbas que usted puede usar al bañarse para matar los ácaros que provocan la sarna y que también alivia la picazón. Mezcle menta, poleo, romero, sauce, menta verde y tomillo en cualquier proporción que usted lo desee. Prepare bastante té como para que pueda echar varias tazas en el agua tibia para bañarse y también disfrute de una taza o dos de esta bebida sabrosa antiestrés.

➤ **Tanaceto/Hierba lombriguera (*Tanacetum vulgare*).** Los que ejercen la medicina alternativa frecuentemente recomiendan lavarse con un fuerte té de tanaceto como tratamiento para la sarna y los piojos.

Síndrome de fatiga crónica

La fatiga solía considerarse sólo un síntoma, pero desde hace más o menos una década el síndrome de la fatiga crónica (*CFS* por sus siglas en inglés), se ha convertido en una de las enfermedades más controvertidas. Dependiendo de con quién usted hable, esta enfermedad o no existe en absoluto o es una epidemia.

Todo tipo de causas han sido señaladas como responsables: alergias, intolerancia a algunos alimentos, reacción a un fármaco, infección vaginal, problemas psicológicos e infecciones crónicas con el virus Epstein-Barr (el que causa la mononucleosis), por sólo mencionar algunas.

Se calcula que unos 3 millones de estadounidenses —90 millones de personas en todo el mundo— sufren los bien definidos síntomas asociados con el síndrome de la fatiga crónica. Dicen los médicos que estos síntomas incluyen un profundo letargo que no se disipa durmiendo, además de depresión, dolor de cabeza, fiebres, intranquilidad, pérdida de la memoria, confusión mental, pobre concentración, dolor y debilidad en las articulaciones y los músculos, infecciones recurrentes, gran cansancio al realizar actividades menores, dolor de garganta, malestar estomacal e inflamación de los ganglios. Por raro que parezca, aun las personas que tienen todos estos síntomas no parecen estar enfermas; los médicos no encuentran prácticamente ningún problema durante un examen físico y con frecuencia las pruebas de laboratorio no reflejan ninguna anormalidad.

Los Institutos Nacionales de Salud consideran que las personas que tienen mayor riesgo de padecer del síndrome de fatiga crónica son las mujeres blancas de clase media.

Yo pienso que el síndrome de fatiga crónica es una afección real. Y también estoy de acuerdo con muchos expertos en este terreno en que resulta muy confuso. Varias infecciones, alergias, alimentos, fármacos, deficiencias nutricionales y otras enfermedades pueden contribuir a que se presente este síndrome. Dado que esta enfermedad es tan polifacética, yo no confío en nadie que proclame que diga que comprenda perfectamente su 'causa' o 'cura'.

Yo le aconsejaría a cualquiera que tuviera fatiga crónica que buscara un buen médico que comprenda esta afección y siga sus consejos para ayudar a explorar las causas posibles. Para tratar de averiguar qué le puede ayudar y qué le hace daño, sería ideal que su médico le hiciera pruebas alérgicas, incluyendo de alergias a los alimentos.

Un último comentario antes de entrar en el tema de las hierbas: casi todos los expertos en el síndrome de fatiga crónica recomiendan probar con una dieta vegetariana o casi vegetariana para ver si esto le ayuda. Aun suponiendo que no le cure su fatiga, debe reducirle el riesgo de un ataque al corazón, del cáncer, la presión arterial alta, la obesidad y muchas otras afecciones serias. Y además, cualquiera de estas afecciones sin duda contribuirían a la fatiga crónica, aunque no la provoquen.

Remediándolo con La farmacia natural

Hay un número de hierbas que pudieran resultar útiles.

Hierbas antivirales surtidas. Varios herbolarios a quienes yo respeto proclaman que han aliviado la fatiga crónica con éxito en un alto por ciento de personas, utilizando combinaciones de hierbas antivirales: equinacia (equiseto), hidraste (sello de oro, acónito americano), regaliz (orozuz), limoncillo (hierba luisa) y jengibre. Yo pienso que esta es una alternativa que vale la pena probar. Usted puede mezclar estas hierbas a partes iguales o usar distintas cantidades de acuerdo a su gusto personal. Haga un té con una o dos cucharaditas de su mezcla favorita y tómese dos o tres tazas al día. Estos tés de hierbas pueden darle energía.

Ginseng **asiático (*Panax ginseng*) y *ginseng* siberiano (*Eleutherococcus senticosus*).** La Comisión E, el grupo de científicos que asesora al gobierno alemán acerca de las hierbas, aprueban el *ginseng* como "un tónico que combate las sensaciones de fatiga y debilidad, falta de energía y capacidad de concentración, y también para usarlo durante los períodos de convalecencia". Se sugiere una dosis diaria de aproximadamente una cucharadita en una taza de agua hirviendo para hacer un té.

Estudios clínicos indican que el *ginseng* mejora el rendimiento atlético, aunque es necesario estar tomándolo regularmente durante un mes para notar los beneficios de esta hierba. El *ginseng* también estimula al sistema inmunológico, un efecto que ha sido repetidamente confirmado en experimentos con animales.

El *ginseng*, reverenciado en Asia durante miles de años como un tónico energético, se usa hoy en día por los cosmonautas rusos y los atletas olímpicos asiáticos como un 'adaptógeno', una hierba que aumenta la resistencia general a todo tipo de estrés, además de reducir la fatiga y mejorar la agudeza, la coordinación, la memoria y la capacidad de enfrentar situaciones que generen estrés.

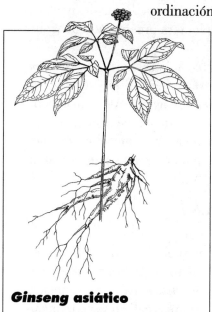

Ginseng asiático

Una raíz originalmente importada de la China y Corea, este tipo de ginseng tiene una fama mítica de aumentar la longevidad.

Hace algunos años, un compañero de trabajo me preguntó si había cafeína en un "preparado energético" que él estaba tomando para combatir la fatiga. La fórmula incluía damiana, *ginseng*, jalea real y palmera enana (palmito de juncia) . Me dijo que realmente lo estaba ayudando pero que lo estaba haciendo levantarse temprano en la mañana y que cuando se levantaba, decía, sentía una tremenda urgencia por irse a trabajar. Le dije que no, que no había ninguna cafeína en esa fórmula pero le agregué que el *ginseng* puede ser un fuerte estimulante. Le dije que siguiera tomando la fórmula y que se levantara y se fuera a trabajar. (Es mejor que no desperdicie esa energía.)

🖋 **Mate (*Ilex paraguayensis*).** La Comisión E aprueba el uso de una o dos cucharaditas al día en un té para disipar la fatiga física y mental. La mayoría de la actividad energética del mate viene de su contenido de cafeína. Aunque puede ser bueno como un estimulante ocasional, yo no recomendaría tomarlo diariamente como tratamiento para el síndrome de fatiga crónica.

🖋 **Verdolaga (*Portulaca oleracea*) y otros alimentos que contienen magnesio.** Las personas que defienden los jugos para la salud a menudo subrayan la importancia de obtener magnesio a través de las verduras para reforzar el vigor y la energía. Si usted desea obtener más magnesio, pruebe con la verdolaga, las habichuelas verdes (ejotes, *green beans*), la espinaca, los *cow peas* (una especie de garbanzo), la lechuga, la ortiga, las semillas de amapola, la raíz de regaliz y el cilantro.

Usted puede tomarse un suplemento de magnesio (el Valor Diario es de 400 miligramos), pero personalmente preferiría comerme una ensalada de verdolaga, habichuelas verdes y espinaca con un aliño (aderezo) de semillas de amapola. Con los suplementos usted obtiene un mineral o algunas sustancias químicas de la planta (fitoquímicos), pero con la hierba completa, usted obtiene todos las sustancias fitoquímicas en la planta —tal vez cientos de ellas.

❧ **Espinaca (*Spinacia oleracea*) y otros alimentos que contienen folato.** Aunque yo prefiero recomendar que obtengan las vitaminas y minerales a través de los alimentos mejor que con los suplementos, las deficiencias de folato (forma natural del ácido fólico) son muy comunes y pudiera ser que usted necesitara un suplemento de ácido fólico. El estadounidense común consume sólo el 61 por ciento del Valor Diario de 400 microgramos de folato. Sin embargo, aunque usted esté tomando o no un suplemento, no desprecie buenas fuentes alimenticias naturales tales como la espinaca, los frijoles (habichuelas) pintos, los espárragos, el brócoli, el quimbombó (quingombó, calalú) y el col de Bruselas.

❧ **Grama del norte (*Agropyron*, varias especies) y otras gramas.** Los defensores de los jugos recomiendan con frecuencia tomar jugo de grama del norte para la fatiga. Personalmente pienso que jugo de cualquier hierba integral, incluyendo cebada, avena, grama o trigo, podría ayudar.

Síndrome del túnel carpo

Kathi Keville es una herbolaria de California a quien yo respeto. Al igual que yo, con frecuencia se pasa días enteros pegada a la computadora. Pero ella desarrolló el síndrome de túnel carpo (*CTS* por sus siglas en inglés), provocado por la compresión del nervio que pasa a través del "túnel" que forman los huesos de la muñeca. Los síntomas del síndrome de túnel carpo son dolor, debilidad, rigidez en los dedos y sensación de pinchazos.

El síndrome de túnel carpo de Keville fue empeorando hasta que ella perdió tanta sensibilidad en los dedos que tuvo que dejar de practicar masaje y hasta dejar de tocar la flauta. A duras penas pudo terminar de mecanografiar su libro *The Illustrated Herb Encyclopedia* (La enciclopedia ilustrada de hierbas). Finalmente, llegó a ser tan grave su CTS que perdió la capacidad de hacer girar la perilla de la puerta de su casa.

Fue entonces cuando un amigo herbolario le recordó a Keville que ella también lo era, y que debiera recurrir a las hierbas para mejorarse. Adoptó un programa fuerte de curación natural. Consultó a un excelente osteópata, el cual examinó sus muñecas y la estimuló a hacer ejercicios, usar más hierbas y manejar más eficazmente su estrés. Recibió masajes regularmente con aceites aromáticos relajantes. Tomó su propia fórmula a base de hierbas para los nervios que controlan el dolor y también se echaba grandes cantidades de aceites a base de hierbas en las muñecas durante todo el día.

Su recuperación fue lenta pero llegó a recuperarse y sin tener que recurrir a la operación que con frecuencia se realiza ante un caso de síndrome del túnel carpo.

Manos a la obra

De entrada, el hecho de ser un hombre ya es, sin duda, un factor. Las mujeres desarrollan problemas con el túnel carpo más que los hombres debido a que las fluctuaciones cíclicas hormonales, el embarazo y la menopausia pueden contribuir a la inflamación de los tejidos que rodean el túnel carpo. Pero pienso que los ejercicios de manos que yo hago también tienen que ver con eso. Siguiendo una técnica china que mejora la flexibilidad, yo sostengo dos bolas de acero en una mano y les doy vueltas cuando no estoy mecanografiando. Las bolas chinas proporcionan una forma de ejercicio suave, y el movimiento rotatorio le da masajes a los pequeños músculos y ligamentos de las manos y las muñecas. Cuando estoy trabajando con la computadora, hago recesos frecuentes para darle vueltas a las bolas chinas en cada mano.

El síndrome del túnel carpo se considera una lesión causada por movimientos repetitivos —trauma acumulativo asociado con el uso constante rápido de los dedos (labor con los dedos de baja intensidad y alta frecuencia). El síndrome del túnel carpo ha estado presente durante décadas, ha sido la amenaza ocupacional de los contadores y los cajeros de los supermercados que aprietan botones todo el día. Pero no se convirtió en algo tan padecido y conocido hasta los años 80, cuando las computadoras personales invadieron tantos puesto de trabajo. De pronto, millones de empleos requieren ese tipo de movimientos constantes y rápidos de los dedos que causan las lesiones por moción repetitiva como el síndrome del túnel carpo. Es también un problema que se presenta en los músicos, obreros de factorías y otras personas que tienen que usar sus manos constantemente.

Remediándolo con La farmacia natural

Afortunadamente, hay unas cuantas hierbas que ayudan a aliviar este problema.

❦❦❦ **Sauce (*Salix*, varias especies).** La corteza de sauce, fuente original de la aspirina, contiene sustancias químicas llamados salicilatos que alivian el dolor y reducen la inflamación. Usted también puede probar otras hierbas ricas en salicilatos, fundamentalmente la ulmaria y la gaulteria.

Con cualquiera de estas hierbas, yo pondría en infusión una o dos cucharaditas de corteza seca pulverizada o cinco cucharaditas de corteza fresca durante más o menos diez minutos y luego sacaría los materiales de las plantas. Usted le puede añadir limonada para enmascarar un poco el sabor amargo y tomarse dos o tres tazas de té al día. Sin embargo, recuerde que si usted es alérgico a la aspirina, probablemente tampoco deba ingerir hierbas similares a la aspirina.

❦❦ **Manzanilla (*Matricaria recutita*).** El té de manzanilla es más conocido como un té sabroso que es bueno para calmar los nervios

Manzanilla

Las flores de la manzanilla se usan para preparar una tintura que induce al sueño y un té con propiedades antiinflamatorias.

alterados. Pero sus compuestos activos (bisabolol, camazulena y éteres cíclicos) también tienen una fuerte acción antiinflamatoria. La manzanilla se usa ampliamente en Europa para tratar muchas enfermedades inflamatorias. Si yo tuviera el síndrome del túnel carpo me tomaría varias tazas de té de manzanilla al día.

❦❦ **Piña/Ananá (*Ananas comosus*).** La piña contiene bromelina, una enzima que disuelve las proteínas (proteolítica), que con frecuencia se recomienda para tratar el síndrome del túnel carpo.

De acuerdo a los naturópatas Joseph Pizzorno, N.D., presidente de la Universidad Bastyr en Seattle, y Michael Murray, N.D., quienes son los coautores de *A Textbook of Natural Medicine* (Un libro de texto de la medicina natural), "la bromelina tiene efectos bien fundamentados en prácticamente todas las afecciones inflamatorias sea cual sea la causa; reduce la inflamación y el dolor. La bromelina es extremadamente segura. En estudios realizados con seres humanos, se les administró a las personas grandes dosis (cerca de dos gramos) sin que se produjera ningún efecto secundario."

Los naturópatas sugieren que se tome de 250 a 1,500 miligramos de bromelina pura al día entre las comidas para tratar afecciones inflamatorias tales como el síndrome del túnel carpo. La bromelina está disponible en muchas tiendas de productos naturales. Sin embargo, como yo estoy a favor de las fuentes naturales, prefiero obtener la bromelina de la propia piña. El jengibre y la papaya (fruta bomba, lechosa) también contienen útiles enzimas proteolíticas. Usted podría disfrutar de una "Ensalada proteolítica de frutas CTS" compuesta de piña, papaya y sazonada con jengibre rallado.

Ají/Chile/Pimiento picante (*Capsicum*, varias especies). También conocido como pimienta de cayena, el pimiento picante contiene seis compuestos que alivian el dolor y siete que son antiinflamatorios. Especialmente digna de mencionar es la capsaicina. Ungüentos (pomadas) comerciales que contienen capsaicina, tales como *Zostrix* y *Capzasin-P*, se usan ampliamente para tratar el dolor.

Yo probaría esta hierba si tuviera CTS. Usted podría añadir varias cucharaditas de cayena en polvo a un cuarto de taza de loción para la piel y restregárselo en las muñecas. O podría preparar una loción de capsaicina dejando reposar de cinco a diez pimientos picantes en 2 pintas (casi 1 litro) de alcohol medicinal durante varios días. Sólo debe tener cuidado de lavarse las manos cuando use un tratamiento de capsaicina para que no vaya a caerle en los ojos. Como algunas personas son muy sensibles a este compuesto, también debe probar primero en una pequeña área de la piel antes de usarlo en un área mayor. Si le parece que le irrita la piel, deje de usarlo.

Yo también le sugeriría añadir unas cuantas gotas de aceite de lavanda (alhucema, espliego) a su ungüento de pimiento picante. El aceite de lavanda es fundamental en la aromaterapia porque es útil para tratar las inflamaciones y las quemaduras. Su aroma es muy relajante, lo cual ayuda cuando usted está sintiendo el dolor que provoca el síndrome del túnel carpo.

Cúrcuma/Azafrán de las Indias (*Curcuma longa*). Esta hierba contiene curcumina, una potente sustancia química antiinflamatoria. De acuerdo a algunos estudios realizados, se considera que la curcumina sólo tiene aproximadamente la mitad de la eficacia de la cortisona, el medicamento farmacéutico antiinflamatorio, pero tenga en cuenta que la cortisona es cara y puede tener efectos secundarios severos. La cúrcuma es mucho mejor para su cuerpo y para su bolsillo, sin mencionar que es mucho más sabrosa.

Los naturópatas sugieren que se tome de 250 a 500 miligramos de curcumina pura al día entre las comidas. La cúrcuma seca contiene cerca de 1 a 4 por ciento de curcumina, de manera que para obtener la dosis que los naturópatas recomiendan, usted debe consumir de 10 a 50 gramos (de 5 a 25 cucharaditas) de cúrcuma seca. Esa cantidad es mucho más de lo que yo le echaría a un plato de arroz con *curry*. En su lugar, pruebe a usar la cúrcuma ampliamente en las comidas y luego tomar más en cápsulas.

➤ **Consuelda (*Symphytum officinale*).** Mis buenos amigos, el farmacognosista (farmacéutico de productos naturales) Albert Leung, Ph.D., y el renombrado herbolario y fotógrafo de Arkansas, Steven Foster, explican en su excelente libro *Encyclopedia of Common Natural Ingredients* (La enciclopedia de los ingredientes naturales comunes), que aplicar la consuelda a la piel puede ayudar a aliviar el dolor y la inflamación. Esto ha sido confirmado a través de estudios realizados con animales de laboratorio. Los compuestos activos son la alantoína y el ácido rosmérico.

La consuelda ha tenido mucha mala publicidad en los últimos años porque también contiene alcaloides pirrolicidinos, compuestos que pueden dañar el hígado cuando se ingiere la hierba. Pero no existen evidencias de que la consuelda sea riesgosa cuando se aplica a la piel, que es lo que yo sugeriría hacer para tratar el síndrome del túnel carpo y la artritis. Añada unas cuantas cucharaditas de consuelda seca en polvo a la receta que mencionamos anteriormente para el pimiento picante o a cualquier crema para la piel que usted prefiera.

➤ **Comino (*Cuminum cyminum*).** El comino se usa ampliamente en comidas mexicanas. Mi antiguo colega del Departamento de Agricultura de los EE.UU., el biólogo molecular Stephen Beckstrom-Sternberg, Ph.D., y yo estudiamos las propiedades de esta especia y descubrimos 3 compuestos que calman el dolor, y 11 antiinflamatorios. Si yo tuviera síndrome del túnel carpo, usaría grandes cantidades de comino en las comidas y se lo agregaría a mi arroz con *curry*.

➤ **Salvia (*Salvia officinalis*).** El Dr. Beckstrom-Sternberg y yo identificamos seis compuestos antiinflamatorios en la salvia. Si yo tuviera síndrome del túnel carpo, usaría esta especia ampliamente en todo tipo de comidas.

❧ **Alimentos ricos en vitamina B$_6$.** Los naturópatas sugieren obtener de 40 a 80 miligramos de vitamina B$_6$ dos veces al día para tratar el CTS. En un estudio realizado con personas que padecían esta afección, dos tercios que usaron esta cantidad de vitamina B$_6$ informaron de una mejoría.

Los alimentos ricos en vitamina B$_6$ incluyen la coliflor, el berro (mastuerzo), la espinaca, los plátanos y el quimbombó. Sería difícil obtener suficiente vitamina B$_6$ para tratar el CTS sólo a través de los alimentos. Si usted tiene esta afección debería considerar la posibilidad de tomar suplementos. El Valor Diario es sólo de 2 miligramos, sin embargo, ingerir demasiado de esta vitamina se ha vinculado a desórdenes nerviosos. Si usted quisiera probar esta terapia, por favor, consúltelo con su médico.

Síndrome premenstrual

Recientemente leí una etiqueta pegada al paragolpes de un automóvil que decía: "Advertencia: tengo PMS y tengo una pistola." Quizás esta mujer que iba manejando debiera apuntar hacia la Dirección de Alimentación y Fármacos de los Estados Unidos (*FDA* por sus siglas en inglés). Digo esto porque a través de los años, esa organización ha tratado de convencerle a la gente que no use el aceite de prímula (primavera) nocturna (*EPO* por sus siglas en inglés) para tratar la irritabilidad y otros síntomas del síndrome premenstrual (*PMS* por sus siglas en inglés).

Yo soy un botánico, no un médico, y por eso soy muy cuidadoso con respecto a recetar medicinas, especialmente cuando se trata de la salud de la mujer. Pero según todo lo que conozco sobre el aceite de prímula, yo le aconsejaría a mi hija o a cualquier otra mujer que probara con EPO. También le he enseñado a muchas mujeres con síndrome premenstrual a que recojan esta planta comestible india norteamericana y hagan con las semillas un cereal que contiene EPO.

El síndrome premenstrual puede provocar una serie de síntomas cuando la mujer está próxima a su menstruación: ansiedad, hinchazón, sensibilidad en los senos, irritabilidad, cambios de estados de ánimo y aumento de peso. La mayoría de las autoridades en la materia creen que todos estos síntomas están causados por los cambios en los niveles de las hormonas sexuales femeninas, estrógeno y progesterona, que preceden a la menstruación.

Los científicos dicen que mientras más alto es el nivel de estrógeno, mayor es el riesgo de padecer el síndrome premenstrual. Los estimados varían pero del 25 al 50 por ciento de las mujeres menstruando sufren en alguna medida de PMS, y del 8 al 15 por ciento experimentan síntomas severos.

Remediándolo con La farmacia natural

Afortunadamente, hay bastantes hierbas, incluyendo la prímula nocturna, que pueden ayudar a aliviar los síntomas.

Chasteberry (*Vitex agnus-castus*). Los pequeños frutos de este árbol se han usado para tratar los malestares menstruales desde los tiempos de la cultura grecorromana.

Los investigadores han descubierto que el *chasteberry* ayuda a aliviar el PMS debido a sus efectos sobre las hormonas sexuales femeninas. Ayuda a equilibrar las hormonas producidas durante los ciclos mensuales de las mujeres, aumentando la producción de hormona luteinizante e inhibiendo la liberación de hormona folicular. Esto lleva a un cambio en los niveles de estrógeno y progesterona, lo que trae como resultado menos estrógeno para causar o agravar el síndrome premenstrual.

La única advertencia es que las mujeres que tienen bastante depresión junto con el PMS probablemente no deben usar el *chasteberry*, porque de acuerdo a algunas investigaciones, la depresión con PMS se debe al exceso de progesterona y se dice que el *chasteberry* eleva los niveles de progesterona.

No obstante, a la mayoría de las mujeres el *chasteberry* les da resultado. En un estudio realizado durante un año, las mujeres padeciendo del síndrome premenstrual tomaron o 175 miligramos al día de extracto de *chasteberry* o 200 miligramos al día de vitamina B_6, un suplemento que se considera que controla el PMS. El *chasteberry* probó ser claramente superior a la vitamina B_6.

Por lo menos un producto a base de *chasteberry* está aprobado en Alemania para usarlo en el tratamiento del PMS, las molestias menstruales y la sensibilidad en los senos. Usted puede comprar tanto la hierba como las tinturas de esta hierba en muchas tiendas que ofrecen productos a base de hierbas.

Angélica china (*Angelica sinensis*). La angélica china o *dang-quai*, una de las hierbas más respetadas en la medicina tradicional china, se usa principalmente como un tónico de la mujer para tratar el PMS y los dolores menstruales. Muchas mujeres se toman dos cápsulas dos veces al día para evitar el síndrome premenstrual. (No debe usar la angélica china si está embarazada.)

Prímula/Primavera nocturna (*Oenothera biennis*). Durante siglos, las indias norteamericanas han masticado semillas de prímula nocturna para los malestares premenstruales y menstruales. Y la prímula nocturna es un tratamiento para el PMS aprobado en Gran Bretaña.

Yo no soy el único amante de las hierbas que apoya el uso de prímula nocturna para tratar el síndrome premenstrual. Ya se está regando la voz. Durante mi último viaje ecoturístico y farmacéutico a Costa Rica, escuché una conversación entre dos mujeres farmacéuticas que no sabían que yo estaba escuchando. Una decía que ella se tomaba una cápsula de EPO al día durante todo el mes hasta que sentía que llegaba su período premenstrual y entonces aumentaba la dosis a cuatro cápsulas diarias hasta que el período terminaba. Dijo que ella lo había hecho durante varios años y había convencido a todas sus compañeras de trabajo, otras cinco mujeres, a adoptar el mismo régimen.

"Las seis", dijo, "venimos trabajando juntas hace tanto tiempo que hasta nuestros períodos menstruales casi se han sincronizado. No quiero ni pensar qué pasaría si no existiera EPO, ya que todas las seis tuviéramos el PMS al mismo tiempo cada mes."

Yo doy muchísimas conferencias sobre la medicina a base de hierbas alrededor del mundo y me gusta hablarle al público sobre la prímula nocturna. Después de una conferencia, una mujer me dijo con mucho orgullo que ella ha estado tomado EPO para su síndrome premenstrual durante años y que ha tenido un alivio considerable. Y luego me dijo en voz baja que trabaja para la FDA, la misma cuyas regulaciones a veces han negado este valioso tratamiento natural a millones de mujeres estadounidenses que sufren las molestias premenstruales.

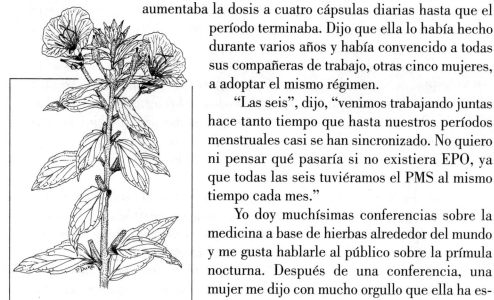

Prímula nocturna

Las hojas y las flores de la prímula nocturna producen un valioso aceite de las semillas que ayuda a aliviar las molestias premenstruales.

Debo aclarar aquí que EPO está ahora disponible comercialmente para que las mujeres lo usen. De lo que me quejo es que la FDA prohibe que en la etiqueta aparezca que este producto es útil para el tratamiento del síndrome premenstrual.

La FDA debe saber que la prímula nocturna no es dañina. Y además de la señora que conocí, hay muchas personas dentro de la FDA que saben que alivia los síntomas del síndrome premenstrual. Pero la FDA no la aprueba porque no acepta los estudios británicos sobre su seguridad y eficacia.

La FDA necesita que le sometan estudios estadounidenses de una compañía farmacéutica de los Estados Unidos que pretenda comercializar la prímula nocturna, pero una compañía farmacéutica tendría que registrar a la prímula nocturna como un nuevo fármaco y gastarse hasta $500 millones para demostrar que es segura y eficaz. ¿Qué compañía farmacéutica en su sano juicio va a invertir esa cantidad para demostrar que la prímula nocturna alivia el síndrome premenstrual, cuando cualquiera puede simplemente salir y recoger las semillas y usarlas?

En los alrededores de Maryland, donde yo vivo, las semillas de prímula nocturna se pueden recoger libremente durante todo el invierno. Yo he recogido hasta una libra durante un paseo de dos horas. Y sea que usted recoja las semillas o las compre en una tienda de productos naturales o en una farmacia, no hay nada que le impida usarlas para tratar el síndrome premenstrual.

Ortiga (*Urtica dioica*). Este es un tónico tradicional para el hígado recomendado a menudo para eliminar todo tipo de toxinas del cuerpo. Cuando el hígado está lento demora en procesar el estrógeno, con lo cual contribuye a los altos niveles que pueden causar o agravar el síndrome premenstrual. Esta hierba también puede reducir la hinchazón y la sensibilidad en los senos. Yo sugiero que pruebe a hacer un té de ortiga y bardana a partes iguales.

Bardana/Cadillo (*Arctium lappa*). La bardana es otro tónico tradicional para el hígado, y pienso que sus efectos estimulantes sobre ese órgano la hacen útil para tratar la irritabilidad que provoca el síndrome premenstrual. La bardana es también un diurético, por lo cual puede ayudar a aliviar la hinchazón y la sensibilidad en los senos relacionados con el PMS, ya que se cree que ambos síntomas se deben a la retención de líquidos en el cuerpo.

Frambuesa (*Rubus idaeus*). La frambuesa es más conocida como un tónico para el embarazo que alivia los úteros irritados. Pero yo he escuchado a muchos buenos herbolarios alabar la frambuesa por ser buena para el síndrome premenstrual también. Como sería una bebida sana y agradable al paladar, probablemente valga la pena probarla.

Escutolaria (*Scutellaria lateriflora*) y valeriana (*Valeriana officinalis*). Ambas hierbas son sedantes/tranquilizantes que pueden ayudar a aliviar la tensión nerviosa y la irritabilidad que provoca el síndrome premenstrual.

Productos de soya, cacahuate (maní) y otras legumbres. El tofu y otros productos de soya contienen estrógeno de las plantas (fitoestrógenos) naturales pero débiles que limitan que aumente la producción de estrógeno del cuerpo. Se ha reconocido que este efecto antiestrógeno ayuda a prevenir el cáncer de mama y no veo por qué no ayudaría también a aliviar los síntomas de PMS. Aunque los frijoles (habichuelas) de soya han recibido una gran atención porque contienen el compuesto estrogénico llamado genisteína, los cacahuates, los frijoles negros y los frijoles lima a veces contienen aún más de este compuesto. Y la soralea (*Psoralea corylifolia*) tiene unas 50 veces más genisteína que los frijoles de soya.

Sinusitis

Posiblemente usted conoce la pomada asiática *Tiger Balm* (Bálsamo de Tigre), la cual se vende en una lata roja adornada con un dibujo de un tigre. Yo la he usado para los resfriados y dolores de cabeza, y me gusta. El *Tiger Balm* está lleno de potentes extractos de hierbas aromáticas. Tiene mentol del la menta (hierbabuena), eugenol del clavo, cineol del *cayeputi* (un pariente cercano al árbol de té), cinamaldehído de la canela, y también alcanfor. Destapa los senos más rápido que lo que salta un tigre.

Alguien me dijo una vez que el *Tiger Balm* estaba siendo usado como alucinógeno. Me pareció tonto pero para estar seguro llamé a un amigo a la Dirección de Alimentación y Fármacos (*FDA* por sus siglas en inglés), para preguntarle. Él se rió y me dijo que no, que él no había oído decir eso. Le pregunté por qué se reía y me dijo que siempre que tenía sinusitis, un colega chino le 'empujaba' el *Tiger Balm*. Finalmente se decidió a usarlo y tuvo que reconocer que daba resultado.

Cuando le recordé que era básicamente una mezcla de hierbas aromáticas, él me contestó, "No en balde da resultado". Yo quisiera que todos en la FDA pensaran como él. Quizás así veríamos las hierbas aprobadas para todos los usos medicinales para los cuales son útiles.

La sinusitis es una inflamación, y casi siempre una infección, de las cavidades óseas llenas de aire que rodean los conductos nasales. Generalmente se desarrolla después de un resfriado (catarro) o un ataque de fiebre del heno. También puede asociarse a una infección dental. La mucosidad llena los senos y entonces ellos se infectan, normalmente con bacterias como hemofilos, pneumococos, stafilococos o streptococos.

La sinusitis causa congestión nasal, a veces dolor severo por toda la nariz y las mejillas y a menudo también dolor de cabeza. Sólo muy pocos resfriados se convierten en sinusitis pero en personas susceptibles, prácticamente cualquier resfriado puede llegar a ser una infección de los senos.

Remediándolo con La farmacia natural

Hay varias hierbas que pueden ayudar a tratar esta afección.

Ajo (*Allium sativum*) y cebolla (*A. cepa*). Estas hierbas relacionadas entre sí son antibióticos de amplio espectro. El ajo es el más potente, pero la cebolla también es buena. Muchos estudios realizados han confirmado la actividad antibiótica del ajo y más recientemente un estudio con personas afectadas de SIDA que tomaron esta hierba para evitar todo tipo de infecciones oportunistas, incluyendo la sinusitis.

Tome cápsulas si lo desea pero yo prefiero pelar y picar dientes de ajo y usarlos como alimento. La naturópata Jane Guiltinan, N.D., oficial médico principal en la Universidad Bastyr en Seattle, piensa igual.

Como a mí me gusta hacer recetas con combinaciones, permítame sugerirle mi "Sopasenos". Comience por su minestrón vegetariano y añádale grandes cantidades de ajo y cebollas, además de rábano picante, pimienta y jengibre. En un día frío de invierno, esta sopa es perfecta para calentarlo en cuerpo y alma, más destaparle los senos nasales.

Hidraste/Sello dorado/Acónito americano (*Hydrastis canadensis*). Esta es otra hierba que es un potente antibiótico de amplio espectro, que tiene por lo menos dos ingredientes activos, la berberina y la hidrastina. Los naturópatas Michael Murray, N.D., y Joseph Pizzorno, N.D., presidente de la Universidad Bastyr, calificaron al hidraste como el tratamiento botánico más eficaz para una infección bacteriana aguda. Yo estoy de acuerdo con ellos. Últimamente he combinado el hidraste con la equinacia (equiseto) y lo he usado para tratar todo tipo de infecciones menores, inclusive lo llevo conmigo en mi botiquín de primeros auxilios.

Equinacia/Equiseto (*Echinacea*, varias especies). Esta hierba era un remedio favorito de los indios norteamericanos para todo tipo de infecciones. Investigadores alemanes han demostrado sin lugar a dudas que la equinacia es un estimulante inmunológico que acelera la curación de infecciones bacterianas, de hongos y virales. Estudios realizados en otros países apoyan estos descubrimientos.

Eucalipto (*Eucalyptus globulus*) y menta (hierbabuena) (*Mentha piperita*). Los aromaterapeutas sugieren frotarse aceites esenciales diluidos de eucalipto o menta en la frente y las sienes para aliviar la sinusitis. Mezcle unas cuantas gotas de cualquiera de los dos aceites o de los dos en un par de cucharaditas de aceite vegetal antes de aplicárselo sobre la piel. También puede añadir unas cuantas gotas de aceites esenciales al agua al bañarse. Pero use poco estos aceites porque demasiado puede ser sumamente cáustico. Y nunca ingiera los aceites esenciales porque aún en una pequeña cantidad pueden ser tóxicos.

Si no tiene estos aceites de hierbas a mano, las hojas machacadas también dan buen resultado. Usted puede machacar algunas hojas, mojarlas con agua y hacer un ungüento (pomada). Puede untárselo en el pecho o dentro de las ventanas de la nariz teniendo cuidando de no empujarlo muy adentro.

En Lesoto, Africa, las personas se introducen hojas de menta machacadas en las ventanas de la nariz para hacer llegar el aceite antiséptico a los senos infectados. Yo he probado a hacer esto y creo que ayuda. Si usted no tiene menta a mano, puede usar cualquier otra menta, incluyendo menta verde, poleo de monte (excepto si está embarazada) y orégano, que también contienen aceites esenciales antisépticos. Yo también sugeriría tomar té hecho de eucalipto y cualquiera de las mentas.

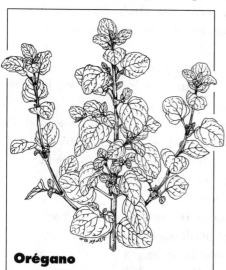

Orégano

El orégano, antes recetado por los médicos chinos para tratar la fiebre y otras afecciones, ha demostrado estar bien dotado de compuestos antisépticos.

Orégano (*Origanum vulgare*). Este es un miembro de la familia de las mentas que está cargado de compuestos antisépticos. El orégano es útil como un té caliente (inhale sus vapores o tómeselo) o úselo como loción para un masaje. Usted puede añadir unas cuantas gotas de aceite esencial a cualquier loción para la piel o en aceite vegetal.

***Ginkgo*/Biznaga (*Ginkgo biloba*).** El *ginkgo* es más conocido como tratamiento para las enfermedades propias de la vejez, particularmente el derrame cerebral, porque aumenta el flujo sanguíneo en y alrededor del cerebro. Pero esta hierba también ofrece beneficios respiratorios. Varios herbolarios a quienes yo respeto lo recomiendan para tratar la sinusitis.

Los constituyentes activos en el *ginkgo* (*ginkgoloides*) ocurren naturalmente en un nivel de concentración muy bajo para ser beneficiosos. El proceso de extracción comercial estándar hierve 50 libras de hojas para obtener una libra del extracto medicinal. Cuando compre *ginkgo*, busque un extracto de 50:1 y siga las instrucciones del paquete. Puede probar con 60 a 240 miligramos al día, pero no sobrepase esa dosis porque en grandes cantidades, el *ginkgo* puede provocar diarrea, irritabilidad e insomnio.

➤ **Rábano picante (*Armoracia rusticana*).** Yo creo mucho en el rábano picante (y en el *wasabi* japonés) para despejar los senos. Puede probar con una cucharada de rábano picante, si usted es muy valiente, o puede añadir esta hierba picante a mi "Sopasenos".

➤ **Piña/Ananá (*Ananas comosus*).** La bromelina, un compuesto que se encuentra en la piña, es útil en el tratamiento de la sinusitis, de acuerdo al farmacognosista (farmacéutico de productos naturales) Albert Leung, Ph.D., coautor de *The Encyclopedia of Common Natural Ingredients* (La enciclopedia de los ingredientes naturales comunes).

Los naturópatas dicen que combinar de 250 a 500 miligramos de bromelina pura con hidraste aumenta la eficacia de por sí ya potente de la hierba. Yo disfruto de la piña y su jugo, así es que probablemente me tome una cápsula de hidraste con el jugo de piña en lugar de tomarme una píldora de bromelina.

Sobrepeso

Siempre me ha gustado esta carta: "¡¡¡Por favor, por favor, por favor!!! Yo sé que usted tiene que estar muy ocupado, Dr. Duke, pero espero que yo no sea muy presuntuosa si le pido que me envíe su receta de esos "*Muffins* magros" que usted mencionó en *USA Today*. ¡¡Ay, necesito tanto activar mi serotonina!!

"Yo nunca tuve problema con el peso hasta desde hace diez años, cuando al fin entré en la vejez. Por favor, acoja en su generoso corazón mi solicitud y ayúdeme a deshacerme de estas 25 libras de más. Gracias por compartir sus conocimientos (¡¡¡y muchos besitos!!!)."

Eso es lo que pasa cuando uno habla un poquito sobre la bioquímica en la prensa nacional. Hace unos años un reportero de *USA Today* me entrevistó sobre los secretos naturales para controlar el peso. En realidad, no hay grandes secretos: uno simplemente tiene que seguir una dieta baja en grasas y cargada de frutas, vegetales y granos enteros y hacer mucho ejercicio. Pero ustedes saben cómo son los medios de comunicación, siempre andan buscando algo nuevo. Así es que le mencioné al reportero que la serotonina es la sustancia

"Muffins magros"

Después que *USA Today* mencionó mi receta de "*Muffins* magros", recibí decenas de cartas pidiéndomela. Los que me escribieron las cartas no sabían que nunca hago la misma combinación en mis *muffins*, tés, sopas o ensaladas. Utilizo un puñado de esto y una pizca de lo otro de acuerdo a lo que desee y lo que tenga a mano. Sé que hay personas que prefieren recetas específicas, así que le pedí esta receta a mi amiga, la nutricionista Leigh Broadhurst, Ph.D., para usarla especialmente en este libro.

Para esta receta debe conseguir plantas de prímula nocturna. Antes recolecte algunas semillas de prímula nocturna, guárdelas en la nevera y justo antes de hacer los *muffins* muélalas.

2	onzas (57 g) copos de salvado (**bran flakes**)
¼	de taza de pedazos de nuez o de semillas de girasol o ambos
¼	de taza de pasas o cerezas secas
2	cucharadas de semillas de prímula nocturna, molidas
1	taza (4.5 onzas o 128 g) de harina multiuso sin blanquear
⅔	de taza (2 onzas o 57 g) de avena tradicional enrollada
½	de taza (2.5 onzas o 71 g) de harina de maíz molida tradicionalmente
½	taza de azúcar
1–1½	cucharaditas de canela, especie de pastel de manzana o especie de pastel de calabaza (en inglés, **apple pie spice** o **pumpkin pie spice**) (opcional)
2	cucharaditas de polvo de hornear
¾	de cucharadita de bicarbonato de soda
½	cucharadita de sal de mar
1	manzana o pera, picada en trozos
1	taza de suero de leche baja en o sin grasa
1	huevo grande
3	cucharadas de aceite de sésamo (ajonjolí) prensada en forma fría (**cold-pressed**) y sin refinar
	Semillas de sésamo (opcional)

química del cerebro responsable de la sensación de saciedad, y elevar la serotonina pudiera ayudar a cerrar la puerta del refrigerador.

Un ingrediente clave en la serotonina es el aminoácido triptófano. Quizás usted haya oído decir que el triptófano es un sedante. Hace algunos años existía un gran mercado de suplementos de triptófano pero entonces algunas personas se enfermaron después de tomar suplementos de un lote contaminado y la Dirección de Administración y Fármacos (*FDA* por sus siglas en inglés) tomó medidas extremas y lo eliminó de las tiendas de productos natu-

Precaliente el horno a 475°F (248°C). Coloque la parrilla en el centro del horno.

Llene una bandeja para *muffins* de 12 tazas con tazas de papel. (No use una bandeja que se pegue sin forrarla con papel.)

Aplaste los copos de salvado hasta lograr pequeños pedazos, no mendrugos. En un pequeño tazón, mezcle los copos de salvado con las nueces y/o las semillas de girasol, las pasas o cerezas secas y las semillas de prímula nocturna. Póngalo aparte.

En un tazón grande, revuelva juntos la harina, la avena, la harina de maíz, el azúcar, el polvo de hornear, la canela o la especie de pastel (si lo va a usar), el bicarbonato de soda y la sal. Añada la mezcla de copos de salvado y revuélvalo todo.

Coloque las manzanas o peras, el suero de leche, el huevo y el aceite en un procesador de alimentos o licuadora (batidora) hasta que la fruta se haga un puré. Combine la mezcla de fruta con la de harina revolviendo suavemente.

Llene las tazas de *muffin* y espolvoréelas con semillas de sésamo. Coloque la bandeja en el horno y reduzca la temperatura a 375°F (192°C). Déjelo hornear de 20 a 25 minutos, o hasta que estén ligeramente dorados y firmes.

Deje que la bandeja se refresque por unos minutos y sáquelos de la bandeja y colóquelos en la rejilla para postres para que se enfríen. Sírvalos dentro de las próximas 24 horas o guárdelos en un recipiente hermético o en una bolsa dentro de la nevera.

Notas: Los cereales varían, así que use la información de la etiqueta de los copos de salvado para la conversión de peso a volumen. Dos onzas pueden ser de 1⅓ a 1½ tazas, en dependencia del cereal.

El aceite de sésamo está disponible en muchas tiendas de productos naturales y en mercados de productos de la India.

Variación: Sustituya 1 plátano amarillo (banana) o 1 taza de salsa de manzana u otra fruta por la manzana o la pera.

DA PARA 12 MUFFINS

rales. Pero la FDA no puede eliminar el triptófano de los alimentos.

Y ahí es donde entran a jugar mis '*Muffins* magros'. (La receta aparece arriba.) Proporcionan suficiente triptófano como para apoyar la síntesis de serotonina en el cerebro que ayuda a enviarle el mensaje de saciedad.

Remediándolo con La farmacia natural

Si los *muffins* no le interesan, usted puede probar con las hierbas que pueden ayudar a controlar el peso.

➤➤➤ Llantén o *psyllium* (*Plantago*, varias especies). El llantén es una planta frondosa cuyas semillas, que se llaman *psyllium*, se usan en la curación herbaria. En un estudio realizado en Italia, los científicos le dieron a mujeres muy obesas —que tenían por lo menos un 60 por ciento de sobrepeso— tres gramos de llantén en agua 30 minutos antes de las comidas. El grupo al que se le dio llantén perdió más peso que un grupo similar de mujeres que simplemente redujeron su dieta.

Investigadores rusos han encontrado que el efecto de pérdida de peso del llantén está relacionado con la fibra esponjosa (mucílago) en las cepas y a sustancias químicas específicas (polifenoles) en las hojas.

Puede que no sea práctico hacer mezcla de plátano en agua, pero obtener *psyllium* no es ningún problema, ya que el *Metamucil* y productos similares contienen *psyllium*. Simplemente mezcle una cucharadita repleta con jugo o agua y tómeselo antes de las comidas. Sin embargo, usted debe observar cómo reacciona con esta hierba si padece de alergias. Si se le presentan síntomas alérgicos después de haberla tomado por primera vez, no la vuelva a tomar.

➤➤➤ Ají/Chile/Pimiento picante (*Capsicum*, varias especies) y otras especias picantes. Durante un experimento, investigadores en el Instituto Politécnico Oxford en Inglaterra midieron el ritmo metabólico de personas sometidas a una dieta estandarizada, y luego le agregaron una cucharadita de salsa de pimiento picante y una cucharadita de mostaza a todas las comidas. El estudio reflejó que las hierbas picantes elevan los ritmos metabólicos hasta en un 25 por ciento.

Si está tratando de perder peso, hay otro beneficio que obtendría al comer alimentos picantes. Las especias picantes estimulan la sed y por lo tanto usted tomará más líquidos. Si toma mucha agua en lugar de comida, obviamente consumirá menos calorías y perderá más peso.

Así es que los alimentos picantes pueden ayudarle a mantenerse bajo de peso. No obstante, hay una advertencia: muchas personas usan las especias picantes en salsa para barbacoa (*barbecue*) para comidas altas en grasa tales como costillas de cerdo, perros calientes y embutidos. En ese caso, por más picante que sea la salsa, usted no va a perder peso. Pero, lo que usted podría hacer es echarle la salsa para barbacoa a mis "Perritos picantes". A un pan de perro caliente échele col picadita, salsa para barbacoa, mostaza y cebolla. Le parecerá raro pero esta combinación llena muchísimo. (Es mejor dejar el perro caliente fuera de la receta, pero si aún quiere comerse uno, asegúrese de que sea uno perrito confeccionado con vegetales.)

❧❧ Hierba de pollito/Pajarera/Hierba riquera (*Stellaria media*). Esta hierba tiene una gran reputación popular para adelgazar. Pruebe a agregarla en su dieta a ver qué pasa.

Algunas personas la comen cruda en ensalada y otras la cocinan y la comen como un vegetal. Personalmente prefiero disfrazarla mezclándola junto con otras verduras. Si lo desea, puede probar mi mezcla de hierbas para adelgazar que incluye la hierba de pollito, diente de león, prímula (primavera) nocturna, ortiga (cocinada y enfriada), plátano y verdolaga. Puede comerse esta mezcla de hierbas frescas en ensalada. También puede cocinar todas estas verduras y quizás darle un sabor picantito con salsa picante que también ayuda uno a adelgazar.

❧❧ Prímula/Primavera nocturna (*Oenothera biennis*). Si usted no quiere moler las semillas de prímula nocturna para hacer una harina como sugiero en mi receta de "*Muffins* magros", pruebe a tomar media cucharadita de aceite de prímula nocturna tres veces al día. Este aceite contiene algo de triptófano, pero no tanto como la harina.

❧❧ Piña/Ananá (*Ananas comosus*). Cuando yo estaba en Costa Rica, hospedado en las Cabañas de Monte Verde y disfrutando de la belleza y tranquilidad del bosque nublado de Monte Verde, el dueño de la cabaña me dijo que él había perdido 100 libras de peso sometiéndose a un régimen a base de piña (ananá). Él se comía una piña fresca entera cada día.

Aunque su historia pueda parecer exagerada, hay más de cierto en una dieta a base de piña de lo que usted pueda creer. La piña contiene una enzima llamada bromelina, que ayuda a digerir tanto las proteínas como las grasas.

❧❧ Nuez (*Juglans*, varias especies). Ya que son altas en grasa, quizá usted piensa que hay que evitar las nueces para perder peso. Pero un estudio realizado con más de 25,000 Adventistas del Séptimo Día reflejó que aquellos que más nueces comieron eran los menos obesos. Las nueces son nuestra fuente más rica de serotonina, la cual, como mencioné anteriormente, ayuda a que nos sintamos llenos. Posiblemente las nueces producen una sensación de saciedad.

De cualquier manera, es importante tener en cuenta que los Adventistas del Séptimo Día son vegetarianos que viven un estilo de vida más saludable que el típico estadounidense. No está claro que las nueces ayuden a controlar su peso si usted come tanto carne como vegetales. Pero podría hacer un experimento a ver si comiendo puñados de nueces lo ayuda a controlar los antojos de otros alimentos.

Tinnitus

Mi cuñada, Barb, que vive en Hawaii, tiene tinnitus, o zumbido en los oídos. Ella me preguntó si había algunas hierbas que pudiera usar como tratamiento y le dije que sí, que cómo no, el *ginkgo* (biznaga). Ella probó esta maravillosa hierba y los zumbidos desaparecieron.

Pero Barb ya no está tomando *ginkgo*. La última vez que hablé con ella, había vuelto a los fármacos recetados para tratar esta afección. ¿Por qué? Resulta que Barb obtiene sus fármacos sintéticos gratis a través de su seguro médico HMO y el Medicare, pero no puede obtener el *ginkgo* gratis. Y el *ginkgo* suele ser bastante caro.

Por supuesto que los fármacos de Barb no son realmente gratis. Ella los paga a través de su cuota como miembro del HMO y a través de sus impuestos que apoyan los gastos del Medicare.

El fármaco de Barb fue aprobado por la Dirección de Alimentación y Fármacos (*FDA* por sus siglas en inglés) sin haberlo probado en comparación con el *ginkgo*. La FDA debiera hacer pruebas con el *ginkgo* también. Es más barato que el fármaco si uno tuviera que pagarlo directamente de su bolsillo. También es más natural y tan o quizás más eficaz.

Remediándolo con La farmacia natural

Tinnitus es un zumbido crónico en los oídos, aunque a veces es como un ronquido o un chillido. Los médicos no saben realmente cuál es la causa y a menudo tienen poco éxito al tratar de aliviarlo. Afortunadamente hay alternativas naturales que pueden ayudar.

➤➤➤ **Ginkgo/Biznaga (*Ginkgo biloba*).** Cientos de estudios europeos realizados han confirmado el uso de extracto de *ginkgo* estandarizado para una amplia variedad de afecciones asociadas al envejecimiento, incluyendo tinnitus, vértigo, pérdida de la memoria y mala circulación. El *ginkgo* no da resultado en todos los casos de tinnitus pero sería la primera hierba con la que yo lo intentaría.

Los constituyentes activos en la hoja de *ginkgo*, *ginkgoloides*, ocurren en niveles de concentración demasiado diluidos como para permitir su uso en té o tinturas. La forma de obtener el *ginkgo* es a través de un extracto estandarizado de 50:1, lo cual significa que hay 50 libras de hojas de *ginkgo* en 1 libra de extracto. Tendría que comprar este extracto en la farmacia o la tienda de productos naturales; busque que en la etiqueta aparezca 50:1. La mayoría de los expertos recomiendan tomar 40 miligramos de extracto de *ginkgo* tres veces al día para tratar el tinnitus.

�™ **Sésamo/Ajonjolí (*Sesamum indicum*).** Los herbolarios chinos recomiendan las semillas de sésamo (ajonjolí) para tratar el tinnitus, visión nublada y mareos. Si quisiera probar con las semillas de sésamo, probablemente no le haga ningún daño agregárselas a las comidas. O pruebe *tahini*, una mantequilla similar a la de cacahuate (maní) hecha de semillas de sésamo, o *halvah*, que es el caramelo de sésamo.

�™ **Cimifuga negra (*Cimicifuga racemosa*).** En su manual feminista de hierbas llamado *The Roots of Healing* (Las raíces de la curación), Deb Soule, una destacada herbolaria de Maine y la fundadora de Avena Botanicals, una empresa de productos botánicos, le resolvió el problema a un flautista profesional vecino de ella que hacía años sufría de tinnitus. Este vecino tomó tintura de cimifuga negra durante varias semanas, y su tinnitus prácticamente desapareció. Se convirtió en un discípulo del herbalismo. Deb añade que la cimifuga negra y el *ginkgo* son una buena combinación.

�™ **Hidraste/Sello dorado/Acónito americano (*Hydrastis canadensis*).** El herbolario británico David Hoffmann, autor de *The Herbal Handbook* (El manual de las hierbas) y uno de mis herbolarios favoritos, sugiere que el hidraste puede ayudar en algunos casos de tinnitus. Parece que vale la pena probarlo.

🌙 **Vincapervinca/Hierba doncella menor (*Vinca minor*).** Esta planta siempre verde que cubre el suelo adorna mis laderas soleadas y arenosas, pero nunca había oído decir de que se usara con fines medicinales hasta que revisé una referencia hecha por el Dr. Rudolph Fritz Weiss, el más renombrado de los médicos alemanes que usan hierbas y el autor de *Herbal Medicine* (La medicina a base de las hierbas). El Dr. Weiss informa que la vincapervinca menor contiene vincamina, un compuesto químico que se dice que da buenos resultados para tratar tinnitus y el síndrome de Meniéré. Él sugiere que se tome 20 miligramos de hierba seca tres veces al día. No obstante, como hay ciertas cuestiones en cuanto a la seguridad de esta hierba, usted debe seguir los consejos de su médico si desea probarla.

🌙 **Espinaca (*Spinacia oleracea*) y otros alimentos que contienen cinc.** El Dr. Melvyn Werbach, profesor clínico auxiliar de psiquiatría en la Escuela de Medicina de la Universidad de California, Los Ángeles y autor de *Nutritional Influences on Illness* (Influencias nutricionales en la enfermedad), notó que la deficiencia de cinc parecía estar asociada con el tinnitus y ciertos tipos de pérdida auditiva, por lo que él sugiere tomar de 60 a 120 miligramos de cinc al día. Esta es una gran cantidad de cinc (el Valor Diario es de 15 miligramos), así es que usted no debe probar esta terapia sin consultarlo con su médico.

Yo preferiría simplemente aumentar la cantidad de cinc que se obtiene a través de los alimentos. De acuerdo a mi base de datos, las buenas fuentes de cinc incluyen la espinaca (la mejor), perejil, col rizada, col de Bruselas, pepinos, habichuelas verdes (ejotes, *green beans*), endibia, *cowpeas* (una especie de garbanzo), ciruelas secas y espárragos. Dudo que nadie pueda obtener 60 miligramos de cinc diarios sólo a través de una dieta, pero usted sí puede proponerse obtener todo el cinc posible de sus alimentos mientras a la vez prueba otras hierbas para tratar el tinnitus. También puedo recomendarle que prepare una sabrosa "Sopa de Cinc". Eche cualquiera o todos los vegetales mencionado (menos ciruelas secas) dentro de una buena sopa de vegetales.

Hierbas que debe evitar. Si el tinnitus le está molestando, no tome aspirina ni hierbas similares a la aspirina, como la corteza de sauce, la ulmaria y la gaulteria, porque altas dosis de aspirina pueden provocar zumbidos en los oídos. También he visto informes de que algunas otras hierbas pueden agravar el tinnitus, entre ellas la *chinchona*, el viburno y gayuba.

Tonsilitis

Aunque yo tuve problemas a menudo con mis tonsilas (amígdalas) cuando era niño, mi madre nunca hizo que me las sacaran a pesar de la insistencia del médico que ella consultaba. Sin embargo, cuando nació mi hermano menor sí siguió los consejos del médico.

Le sacaron las tonsilas a mi hermano Dan. Y desde entonces ha tenido que sufrir constantes alergias e infecciones. ¿Eran estos problemas causados por sus genes? Lo dudo. ¿Puede tener que ver con su tonsilectomía? Nunca lo sabré con seguridad pero sospecho que pudo haber sido un factor. Los médicos conocen ahora que las tonsilas ayudan a combatir las infecciones. Y la opinión médica de hoy en día es que demasiadas amígdalas fueron operadas innecesariamente en los tiempos en que operaron a mi hermano.

Yo todavía tengo infecciones en mis tonsilas. ¿Acaso estaría mejor sin ellas? No podría asegurarlo que sí, pero de todos modos le agradezco a mi mamá que me las haya dejado donde están.

La tonsilitis es una inflamación de las tonsilas, los pequeños ganglios redondos que están a los lados de la garganta. Ocurre con más frecuencia entre los niños menores de nueve años. Normalmente las tonsilas se inflaman porque se han expuesto a una infección causada por microorganismos, casi siempre una bacteria streptococo o un virus. Si usted tiene tonsilitis, debe ver a un médico para que le ponga un tratamiento. Es especialmente importante tratar una infección de este tipo con antibióticos porque puede conducir a un ataque de fiebre reumática que afecte al corazón.

Remediándolo con La farmacia natural

La tonsilitis y la inflamación de las glándulas relacionadas, las adenoides, es una muestra de que el cuerpo se está defendiendo de la infección. Estas son las hierbas que pueden ayudar a combatir la infección y bajar la inflamación.

➤➤➤ **Equinacia/Equiseto (*Echinacea*, varias especies).** Las hierbas que fortalecen el sistema inmunológico son útiles para prácticamente todas las infecciones. Y de acuerdo a estudios europeos realizados, la equinacia, también conocida como equiseto, es una muy buena. La equinacia estimula la fagocitosis, que es el proceso por el cual ciertos tipos de glóbulos blancos devoran a bacterias y virus. Al igual que para muchas infecciones de la boca y la garganta, recomendaría que doblara el efecto combinando la equinacia con el hidraste (sello dorado, acónito americano), otro potente antiséptico, antibiótico y estimulante inmunológico.

➤➤ **Ajo (*Allium sativum*).** El ajo es útil para tratar cualquier tipo de infección de la garganta, incluyendo la tonsilitis. El Dr. James Balch, un urólogo y su esposa, Phyllis, una asesora de nutrición certificada, recomiendan tomar dos cápsulas de ajo al día tanto para el dolor de garganta como la tonsilitis. También sugieren comer más cebolla, una pariente cercana del ajo.

Las cápsulas son una forma conveniente de tomar el ajo, pero no todos los expertos concuerdan en esto. La naturópata Jane Guiltinan, N.D., oficial médico principal en la Universidad Bastyr en Seattle, por ejemplo, prefiere los dientes de ajo enteros a las cápsulas o los extractos. Yo estoy de acuerdo con ella.

Otro tratamiento que también me parece bueno es mi "Sopa para la tonsilitis". Para prepararla, use cualquier receta favorita para una sopa de cebolla o ajo. Luego agréguele abundantemente todas las especias picantes que contienen vitamina C y otros buenos combatientes contra el dolor de garganta, incluyendo el pimiento (ají, chile) picante, el jengibre, el rábano picante, la semilla de mostaza y la pimienta.

Madreselva (*Lonicera japonica*). Las flores de la madreselva se usan en China para tratar la tonsilitis, la bronquitis, los resfriados (catarros), la gripe y la neumonía. Los extractos de estas flores actúan fuertemente contra un amplio espectro de bacterias. Y no es de extrañarse porque las flores contienen más de una docena de compuestos antisépticos.

Investigadores chinos realizaron un estudio con 425 estudiantes que tenían inflamación de la garganta. Ahora, aunque ésta no era tonsilitis en sí, era una infección de la garganta relacionada. En este estudio, los investigadores lograron una curación rápida al introducir en la parte de atrás de la garganta de los estudiantes un preparado a base de hierbas que incluía flores secas en polvo de madreselva.

Yo no dudaría en usar la madreselva sola o combinada con la forsitia para tratar la tonsilitis. Inclusive, yo uso las hojas de las dos plantas para tratar mis infecciones respiratorias durante el invierno.

Salvia (*Salvia officinalis*). En Alemania, donde la medicina a base de hierbas está más generalizada que en los Estados Unidos, los médicos recomiendan gárgaras calientes de salvia para la tonsilitis. La razón parece ser que la salvia tiene niveles considerablemente altos de tanino, sustancia que tiene una acción calmante y astringente y efecto antimicrobiano. La salvia está llena de otros antisépticos también.

Cítricos y otros alimentos que contienen vitamina C. Hay evidencias de que la vitamina C en los cítricos es eficaz contra la bacteria estreptocóccica que frecuentemente causa la tonsilitis. La vitamina C también estimula el sistema inmunológico para producir más macrófagos, que son las células limpiadoras que literalmente devoran las bacterias estreptocóccicas.

Además de los cítricos, otras plantas que son buenas fuentes de vitamina C incluyen melón amargo, escaramujos (*rosehips*), pimientos (ajíes) verdes o rojos en forma de campana, pimiento (ají, chile) picante, carmín, guayaba y berro.

Zarzamora (*Rubus*, varias especies) y placaminero (*Diospyros virginiana*). La raíz de mora y el placaminero, solos o combinados, eran los remedios tradicionales en los Estados Unidos para la tonsilitis. Dado que ambos son ricos en tanino, es una buena fórmula.

Diente de león/Amargón (*Taraxacum officinale*). Los chinos sugieren hervir a fuego lento 1 onza (28 g) de raíz de diente de león en dos o tres tazas de agua hirviendo hasta que sólo quede la mitad del líquido. El sirope que resulta de este proceso se recomienda para tratar la tonsilitis.

Baya de saúco (*Sambucus nigra*). De acuerdo al antropólogo médico John Heinerman, Ph.D., autor de *Heinerman's Encyclopedia of Fruits, Vegetables and Herbs* (La enciclopedia de Heinerman de las frutas, vegetales y hierbas), en muchas culturas se usa el jugo de baya para tratar la tonsilitis. Esto tiene sentido teniendo en cuenta las investigaciones médicas que demuestran que esta hierba tiene una acción antiviral que ayuda a tratar la influenza.

✎ **Raíz roja (*Ceanothus americanus*).** El ya desaparecido herbolario de Alabama, Tommie Bass, a quien yo respetaba, usaba raíz roja para tratar la tonsilitis, el dolor de garganta, la tos y algodoncillo (sapo), que es un tipo de infección de la garganta producida por hongos. El constituyente activo de esta hierba parece ser el tanino. La sanguinaria puede tener hasta 10 por ciento de tanino.

✎ **Frutas surtidas.** En muchas partes alrededor del mundo la frambuesa, pariente cercana de la zarzamora, se usa para tratar las tonsilas inflamadas. Una receta sería añadir azúcar a un jugo de frambuesa hervido y después que se enfríe hacer gárgaras con él y después tragárselo. Bueno . . . ¡esa sí sería una medicina que yo disfrutaría!

Se han proclamado curaciones proporcionadas por siropes de zarzamora, arándano, papaya (fruta bomba, lechosa), uvas rojas y fresas. Inclusive, esta alternativa podría fácilmente usarse para preparar lo que yo llamo "Tonsilada": comience con una taza de jugo de cualquiera o de todas las frutas mencionadas antes. Luego añádale un poquito de jugo de las frutas cítricas como limón, limón verde o naranja, más un poquito de té de salvia y azúcar al gusto.

✎ **Fórmulas a base de hierbas.** El herbolario británico David Hoffmann, autor de *The Herbal Handbook* (El manual de las hierbas), sugiere un tratamiento para la tonsilitis que puede ser que yo mismo pruebe: un té hecho de dos partes de equinacia, dos partes de salvia de jardín o salvia roja y una parte de bálsamo de *gilead*. Si a usted le gusta el té dulce, le puede agregar regaliz (orozuz), que es un calmante.

Tos

La tos común es quizás más común que el resfriado (catarro) común. Aproximadamente la mitad de las personas que buscan ayuda médica en el invierno sufren de inflamación del conducto respiratorio, con tos y otros síntomas asociados. Independientemente de la causa, la tos es casi siempre igual; la tos productiva provoca mucosidad, mientras que la que es no productiva o seca, no provoca mucosidad.

Recuerde, si usted tiene una tos persistente que no se le quita, esto significa que su cuerpo le está enviando algún tipo de mensaje. Puede ser algo tan simple como "deje de fumar" o "cúrese esa infección de los senos". Además de atenderse la tos, también es necesario que preste atención a lo que su cuerpo está tratando de decirle. Si los remedios caseros no parecen ayudarle y su tos persiste durante varios días, vea al médico.

Remediándolo con La farmacia natural

Sin embargo, sea cual sea la causa, las hierbas pueden proporcionarle cierto alivio. Los tratamientos a base de hierbas para la tos han sido recomendados desde tiempos inmemoriales. He aquí algunas que yo recomendaría.

Fárfara/Tusílago (*Tussilago farfara*). Christopher Hobbs, un herbolario californiano de cuarta generación que ha escrito varios libros buenos sobre la medicina a base de hierbas, sugiere un té hecho con cuatro partes de fárfara, cuatro partes de llantén, una parte de regaliz (orozuz) una parte de malvavisco y dos partes de tomillo, más un poquito de equinacia (equiseto) para fortalecer el sistema inmunológico. A mí me parece excelente esta combinación.

La fárfara se ha usado como un remedio para la tos desde los tiempos de la antigüedad. Inclusive, su nombre genérico, *Tussilago*, proviene de la palabra en latín para "tos". Pero la fárfara, al igual que otras muchas hierbas, contiene sustancias químicas llamadas alcaloides pirrolizidinos (*PA* por sus siglas en inglés). En dosis muy altas estas sustancias pueden dañar el hígado y su uso durante períodos largos pudieran conducir al cáncer del hígado. Debido a esto, algunos herbolarios han llegado al punto de decir que las hierbas como la fárfara que contienen PA no debieran ingerirse nunca.

Pero la Comisión E, el grupo de expertos que asesora al gobierno alemán en relación con la seguridad y eficacia de las hierbas, aprueba que se usen hasta tres cucharaditas de fárfara al día para preparar un té contra la tos. Con esa dosis, usted no consumiría más de diez miligramos de PA, un nivel que el grupo de expertos considera sano como uso ocasional para tratar la tos.

Personalmente pienso que no hay nada malo en consumir un poquito de fárfara de vez en cuando. Yo mismo la uso alguna que otra vez. Alivia la garganta y reduce la urgencia de toser. Pero no use esta hierba si usted toma muchos medicamentos porque puede cargar mucho a su hígado mientras que éste esté procesando esos medicamentos para sacarlos del cuerpo. Y no la use si usted tiene un historial de enfermedad del hígado o abuso de bebidas alcohólicas.

Baya de saúco (*Sambucus nigra*). Científicos israelíes alaban la baya como tratamiento para los resfriados (catarros), la tos y la fiebre. Un estudio realizado en Israel reflejó que un fármaco (*Sambucol*, disponible ahora en los Estados Unidos) hecho a base de la baya de saúco, es eficaz contra la gripe, incluyendo la tos que suele acompañarla. También puede comprar una tintura de baya o usar la hierba seca para preparar un té. Yo no dudaría en usar la baya de saúco americana en su lugar.

Jengibre (*Zingiber officinale*). Se ha demostrado en estudios realizados con animales de laboratorio que varias sustancias químicas presentes en el jengibre (gingerol y shogaol) controlan la tos, alivian el dolor y reducen la fiebre. Efectos similares no se han demostrado en los seres humanos, pero yo pienso que el jengibre puede ayudar a aliviar la tos. Puede probar a agregárselo a cualquier medicina que usted tome para la tos.

Limón (*Citrus limon*). He aquí otra fórmula de Chris Hobbs para la tos: deje en infusión 2 cucharaditas de cáscara de limón orgánica, 1 cucharadita de salvia y ½ cucharadita de tomillo en agua hirviendo durante 15 minutos. Luego añádale el jugo de ½ limón y 1 cucharadita de miel. A mí me gusta mucho la limonada y por cierto creo que este remedio vale la pena probarlo. Es más, debe tomarlo dos o tres veces al día. (Hobbs menciona cáscaras orgánicas porque es prácticamente imposible lavar los pesticidas que se usan en el cultivo de los cítricos.)

Regaliz/Orozuz (*Glycyrrhiza glabra*). Entre sus muchas propiedades beneficiosas, el regaliz calma las membranas mucosas y tiene una larga historia de su uso para tratar la tos y el asma. Usted puede probar con un té de regaliz (preparado con una cucharadita de raíz seca por cada taza de agua hirviendo) o puede añadir raíz de regaliz a otras fórmulas a base de hierbas para la tos.

El regaliz y sus extractos son seguros para uso normal en cantidades moderadas, digamos, hasta unas tres tazas de té al día. Sin embargo, un uso prolongado o la ingestión en grandes cantidades pueden producir dolor de cabeza, letargo, retención de sodio y líquido, pérdida excesiva de potasio y alta presión arterial.

Olmo/Olmo americano/Olmedo (*Ulmus rubra*). La Dirección de Alimentación y Fármacos de los Estados Unidos ha declarado al olmo como seguro y eficaz para calmar la tos. La corteza contiene grandes cantidades de mucílago que actúa como un calmante eficaz para la garganta y la tos. Usted puede comprar tabletas comerciales para la garganta que contienen olmo o puede usar la hierba seca para prepararse un té.

Anís (*Pimpinella anisum*). La Comisión E aprueba el anís como un expectorante para sacar las flemas del conducto respiratorio y como un calmante para la tos.

Puede probar con un té hecho con una o dos cucharaditas de anís machacado por cada taza de agua hirviendo. Déjelo en infusión de 10 a 15 minutos y luego cuélelo. Dosis recomendada: una taza por la mañana y otra por la noche.

Pimpinela blanca (*Pimpinella major*). La Comisión E aprueba la raíz de pimpinela blanca (de tres a seis cucharaditas) para tratar afecciones del conducto respiratorio superior. Los estudios realizados reflejan que tiene las propiedades de un expectorante y calmante para la tos. Se usa ampliamente para tratar la bronquitis, la ronquera y el dolor de garganta.

Malvavisco (*Althaea officinalis*). Yo encuentro que las raíces y los extractos de malvavisco, que también contienen mucílago, son muy útiles para aliviar la tos y el dolor de garganta. La Comisión E recomienda raíces de malvavisco para tratar la irritación de las membranas mucosas de la garganta y cualquier tos seca asociada. Usted puede preparar un té con dos cucharaditas de hierba seca por cada taza de agua hirviendo.

Gordolobo/Verbasco (*Verbascum thapsus*). Al igual que el malvavisco, el gordolobo contiene mucílago, el cual es un calmante para la garganta. También tiene sustancias químicas llamadas saponinas que tienen un efecto expectorante. La Comisión E aprueba el uso de las flores del gordolobo para tratar la tos.

Miembros de mi familia han usado hojas de gordolobo para tratar la tos, y yo pienso que es seguro y eficaz. Yo sugeriría colar el té para sacar las pelusas que pudieran resultar irritantes y agregarle limón, miel y otras hierbas que atenúen el sabor amargo.

Prímula/Primavera (*Primula veris*). La Comisión E aprueba el uso de una a dos cucharaditas de flores de prímula secas para hacer un té que alivie la tos. Fíjese, no obstante, que esta recomendación en particular es para la prímula, no la prímula nocturna (*Oenothera biennis*).

Ortiga (*Urtica dioica*). Un té hecho de esta hierba es un viejo remedio para la tos. La ortiga también tiene una larga historia de uso en el tratamiento de resfriados, tos ferina y tuberculosis. Sin duda, vale la pena probarla. Yo sugeriría un té hecho con las hojas para tratar la tos y la fiebre del heno.

Rosolí/Rocío de sol (*Drosera*, varias especies). Esta es otra hierba que tiene la aprobación de la Comisión E. Usted puede probar a hacer un té con una o dos cucharaditas de hierba seca por cada taza de agua hirviendo. Tómeselo una vez al día.

El rosolí se ha usado durante cientos de años para tratar la bronquitis, la tos, la tos ferina y especialmente para la tos seca e irritante en los niños. Las investigaciones modernas han confirmado la validez de estos usos, demostrando que esta hierba tiene propiedades expectorantes y es un calmante para la tos y la bronquitis.

Tuberculosis

En el año 1995 pronuncié un discurso ante un grupo de más de 100 médicos en el Flower Hospital en Toledo, Ohio. Después de mi conferencia sobre medicina a base de hierbas, un médico de edad avanzada me llevó aparte y me contó esta historia: décadas atrás, siendo él mucho más joven, conoció a un hombre que había sido ingresado en un sanatorio porque tenía tuberculosis (*TB* por sus siglas en inglés). Era la época en que los sanatorios estaban de moda y a las personas con TB generalmente se les apartaba ahí por el resto de sus días. Una vez que ingresaban en un sanatorio, pocas personas regresaban a sus hogares.

Sin embargo este hombre sobre el cual el médico me contaba, de alguna manera había logrado que lo dejaran abandonar el sanatorio. Y esto es lo curioso. De acuerdo al médico, este paciente con tuberculosis casualmente se encontró con una carga de cebollas que habían desechado en los terrenos del sanatorio. Cansado y agotado por el tuberculosis, comenzó a comer las cebollas, disfrutando de varias cada día. Al cabo de un mes había mejorado lo suficiente como para poder abandonar la institución.

He aquí una historia para deleitar e intrigar a un entusiasta de las plantas medicinales. Resultó ser que, efectivamente, las cebollas tienen propiedades antibacterianas, de manera que es en verdad posible que esta amplia dieta de cebollas haya tenido algo que ver con su curación.

De nuevo otra vez

La tuberculosis es una infección bacteriana crónica y usualmente contagiosa que puede extenderse por todo el cuerpo a través del torrente sanguíneo y los ganglios linfáticos, pero que generalmente se concentra en los pulmones. Para infectarse, la mayoría de las personas necesitan estar constantemente expuestas al vivir o trabajar muy cerca de un portador de la enfermedad. Si usted permanece ocho horas al día durante seis meses o 24 horas al día durante dos meses al lado de alguien con TB activa, hay un 50 por ciento de posibilidades de que usted se contagie. Es por eso que esta enfermedad se da más en las áreas pobres donde las personas viven amontonadas y sin una atención médica adecuada.

Afortunadamente, mi familia tenía una vivienda muy espaciosa en Panamá hace 30 años cuando supimos que a la señora que ayudaba en la casa le había resultado positiva la prueba de TB que se le realizó. Toda mi familia fue inmediatamente sometida a un chequeo y, por suerte, los resultados fueron todos negativos.

TB es la causa de muerte por infección más común en los países subdesarrollados, siendo la causante del 26 por ciento de muertes de adultos que se pudieran evitar y el 6.7 por ciento de muertes en general. En los Estados Unidos, las personas expuestas al mayor riesgo de contraer esta enfermedad son los trabajadores de la salud, pacientes hospitalizados por largos períodos, los reclusos y guardas de las prisiones y personas con VIH, el virus que causa el SIDA.

La bacteria generalmente permanece inactiva después de entrar en el cuerpo, y sólo alrededor del 10 por ciento de los individuos afectados desarrollan la tuberculosis. El 90 por ciento restante produce anticuerpos contra la TB, pero no muestran signos de la infección y no riegan la enfermedad. En la mayoría de los casos, los antibióticos erradican la tuberculosis pero en los últimos años, en la medida en que el SIDA ha hecho que aumente el número de casos, la bacteria se ha vuelto resistente a algunos antibióticos estandarizados. En la actualidad, cerca de un 1 por ciento de casos nuevos de TB en la ciudad de Nueva York son debido a la resistencia de la bacteria a un antibiótico, mientras que hasta un 7 por ciento de casos recurrentes son resistentes a dos o más antibióticos. Las personas con tuberculosis resistente a varios fármacos sólo tienen un 50 por ciento de posibilidad de sobrevivir, más o menos las mismas posibilidades que tenían las personas antes de que se desarrollaran los antibióticos.

La tuberculosis es algo muy grave. Si usted obtiene una respuesta positiva al hacerse una prueba, debe someterse inmediatamente a la atención médica. Si su médico le recomienda medicamentos, tómelos y tómeselos todos.

Remediándolo con La farmacia natural

Además de su tratamiento médico, hay hierbas bastantes lo que pudieran ayudar con esta enfermedad.

✺✺✺ **Equinacia/Equiseto (*Echinacea*, varias especies).** Si tuviera que combatir una bacteria, incluyendo del tipo que causa la TB, yo tomaría equinacia para reforzar el sistema inmunológico, aún después de comenzar con los antibióticos. Eso es precisamente lo que hice en 1996 cuando pensé que había contraído la enfermedad de Lyme. Me tomaba dos cápsulas de 450 miligramos tres veces al día, en la esperanza de que reforzara mi sistema inmunológico para resistir contra la bacteria. Como una alternativa, puede también probar con hasta 40 gotas de tintura tres veces al día. (Aunque la equinacia puede causar una sensación de cosquilleo o adormecimiento temporal en la lengua, este efecto es completamente inofensivo.)

❧❧❧ **Forsitia (*Forsythia suspensa*).** Los chinos usan la forsitia como un antiséptico antibacteriano. Un té fuerte es muy activo contra varias bacterias. Esta planta ha sido usada clínicamente contra la TB, a menudo combinada con la madreselva. Para combatir una variedad de infecciones, uso ramitas de forsitia en una relación de 1:2 con la madreselva en un té o una limonada caliente. Yo creo que esta alternativa sería buena para tratar la tuberculosis.

❧❧❧ **Ajo (*Allium sativum*).** Si yo sospechara que tuviera TB, tomaría ajo hasta que pudiera ver a un médico e incluso quizás después que lo viera. Según he oído, los chinos usan el ajo para tratar la tuberculosis con resultados aceptables. Si yo temiera que he estado expuesto a la tuberculosis, tomaría por lo menos una cápsula de ajo al día, y me aseguraría de que la etiqueta dijera que cada cápsula ha sido estandarizada a ser un equivalente de por lo menos un gramo de ajo fresco.

En su nuevo libro excelente, *Garlic: The Science and Therapeutic Application of Allium Sativum and Related Species* (Ajo: la ciencia y la aplicación terapéutica de *Allium sativum* y sus variedades relacionadas), Heinrich P. Koch, Ph.D., profesor de química farmacéutica y biofarmacéutica en la Universidad de Viena, y Larry D. Lawson, Ph.D., un investigador científico en una compañía de hierbas en Utah, sugieren que el ajo podría ayudar a los antibióticos a combatir la tuberculosis. Los estudios realizados demuestran que el allicin, compuesto antibacteriano presente en el ajo, fortalece la acción de antibióticos tales como el cloramfenicol (*Cloromicetina*) y estreptomicina contra la bacteria de la TB.

❧❧❧ **Madreselva (*Lonicera japonica*).** La madreselva se ha usado durante siglos en China para tratar una variedad de problemas respiratorios, incluyendo la TB, la bronquitis, los resfriados (catarros), la gripe y la neumonía. Los extractos de flores de madreselva son fuertemente activos contra varias bacterias, incluyendo aquellas que causan la tuberculosis.

Yo no dudaría en usar esta hierba si tuviera TB. En el verano me prepararía un té con puñados de flores en una taza de agua hirviendo y me tomaría hasta tres tazas al día. En invierno herviría unas ramitas y hojas secas para prepararme un té amargo que atenuaría con limón y miel, convirtiéndolo en una limonada de madreselva caliente.

❧❧❧ **Regaliz/Orozuz (*Glycyrrhiza glabra*).** Ya que en mi base de datos el regaliz aparece con un 33 por ciento de compuestos antibacterianos, de acuerdo a su peso seco, no es de sorprenderse que los chinos usen el regaliz para tratar la tuberculosis. A menudo yo uso raíces de regaliz, que también son antivirales, para endulzar mis tés de hierbas cuando tengo resfriado y tomé té de regaliz cuando estuve en peligro de contraer la enfermedad de Lyme. Yo probablemente añadiría el regaliz a cualquier preparado de hierbas que tomara para la tuberculosis si estuviera combatiendo esta enfermedad.

➤➤ **Eucalipto (*Eucalyptus globulus*).** Esta es otra hierba que se usa en Asia para tratar la tuberculosis. A no ser que usted viva en una zona tropical del continente americano o en el área de la bahía de San Francisco, es posible que le resulte difícil encontrar hojas frescas de eucalipto, pero el aceite esencial está disponible en las tiendas que venden productos de aromaterapia.

Pruebe a echarle una o dos gotas al agua o al té. Esa sería una dosis aproximada a la dosis china. Usted no puede ingerir mucho aceite esencial, pero el de eucalipto es una excepción, siempre y cuando no se entusiasme más de la cuenta. No use más de una o dos gotas: esto es algo bien potente.

➤➤ **Cebolla (*Allium cepa*).** Las cebollas tienen casi tanta acción antibacteriana como su pariente cercano, el ajo, por lo que no me sorprendió escuchar aquella historia del residente en el sanatorio para tuberculosos que se curó a sí mismo comiendo mucha cebolla. Si yo tuviera tuberculosis comería grandes cantidades de ajo y cebolla, lo cual, al menos para mí, no sería un gran sacrificio.

Úlceras

Allá por el año 1991, tuve una lesión que me provocó el dolor más agudo que jamás he sentido. Mi médico me recetó grandes dosis de fármacos antiinflamatorios no esteroides (*NSAID* por sus siglas en inglés), que son fuertes calmantes para el dolor.

Lamentablemente para mí y para cualquiera que alguna vez haya tomado los NSAID, estos fármacos también son muy conocidos por ser causantes de úlceras. No obstante, yo tuve la suerte de que conocía sobre el regaliz (orozuz) y aún regularmente endulzo algunos tés de hierbas con él. Ahora diría que tal vez fue por esta costumbre que quedé libre de las úlceras.

Nunca me dio úlcera debido a la ingestión de aquellos fármacos NSAID. Y más asombroso aún, nunca desarrollé una úlcera durante los 30 años que fui empleado del gobierno federal en el Departamento de Agricultura de los Estados Unidos.

Yo no creo que esto pruebe que tengo un estómago de acero sino más bien creo que estar libre de úlceras se lo debo al hecho de que las raíces de regaliz dulce contienen compuestos que tienen increíbles efectos contra las úlceras. Y quizás también me he beneficiado de las hierbas y alimentos que me he comido que previenen las úlceras que se tratan en este capítulo.

Una llaga que llega para quedarse

Hablando con propiedad, una úlcera puede ser cualquier llaga en cualquier parte del cuerpo. Pero cuando las personas dicen que tienen una úlcera, casi siempre se refieren a una llaga interna en el estómago o el duodeno, la puerta de entrada al intestino delgado hacia abajo del estómago. Este tipo de úlceras también se les llama úlceras pépticas porque ocurren en áreas expuestas a la acción de la enzima digestiva pepsina.

Se calcula que el 10 por ciento de los estadounidenses tienen una úlcera en algún momento de sus vidas, con cerca de un millón de nuevos diagnósticos cada año. Los hombres son cuatro veces más susceptibles que las mujeres y el riesgo aumenta con la edad. Las alergias de alguna manera hacen que las personas sean más propensas a las úlceras: en un estudio realizado, el 98 por ciento de las personas con úlcera péptica también presentaban alergias respiratorias.

No hace mucho tiempo, los científicos pensaban que el estrés provocaba las úlceras. Puede muy bien jugar un papel pero ahora sabemos que el verdadero culpable es a menudo una infección causada por la bacteria *Helicobacter pylori*, a veces conocida como *Campylobacter pylori*. Tener simplemente la bacteria *H. pylori* dentro de su sistema no significa que va a tener úlcera. No obstante, más del 75 por ciento de las personas con úlceras muestran evidencias de infección *H. pylori* y esta información está tomada directamente de las páginas de *Journal of the American Medical Association* (Revista de la Asociación Médica de los Estados Unidos).

Remediándolo con La farmacia natural

Actualmente, los médicos generalmente tratan las úlceras causadas por *H. pylori* con una combinación de antibióticos más bismuto (*Pepto-Bismol*) o fármacos similares. Usted puede además probar con un número de alternativas a base de hierbas contra las úlceras.

≫≫ Jengibre (*Zingiber officinale*). ¿Qué le parece probar el jengibre azucarado como una alternativa de la cimetidina (*Tagamet*), ranitidina (*Zantac*) y famotidina (*Pepcid*)? ¡Seguro que va a saberle mucho mejor!

El jengibre es bien conocido por su actividad antiinflamatoria, pero es mucho menos conocido como una hierba para tratar las úlceras. Inclusive, el jengibre contiene 11 compuestos que han demostrado surtir efecto contra las úlceras. La verdad es que estos compuestos químicos son tremendos trabalenguas todos, pero pienso que le resultaría interesante saber cuántas sustancias químicas contra las úlceras puede haber concentrada en sólo esta humilde especia. Hélas aquí en orden de abundancia: 6-shogaol, 6-gingerol, 8-shogaol, 8-gingerol, 10-gingerol, arcurcumena, betabisalena, 6-gingediol, betases-quifelandrena, 6-gingerdione y 6-paradol.

Cóctel de frutas antiúlceras

Cada uno de los ingredientes en este agradable postre sin grasa contiene gran cantidad de compuestos antiúlceras y que entonan el estómago. Probablemente le resulte difícil pensar en esta delicia como una fuerte medicina, pero eso es exactamente lo que es.

> *Plátanos amarillos (guineos)*
> *Piña (ananá)*
> *Arándanos azules*
> *Canela molida*
> *Clavos molidos*
> *Jengibre molido*
> *Miel (opcional)*

Pique los plátanos amarillos y la piña; las cantidades y proporciones varían con el número de personas y a las frutas que más le gusten. Colóquelas en una fuente y añádales los arándanos. Échele por encima al gusto la canela, los clavos y el jengibre (sea amplio) y si quiere, endúlcelo con miel.

Si lo desea puede preparar una bebida entre las comidas licuando (batiendo) jugo de arándano, piña, plátano y las especias mencionadas anteriormente. Adorne las porciones con una ramita de menta (hierbabuena).

Según el herbolario de Nueva Inglaterra Paul Schulick, el autor de *Ginger: Common Spice and Wonder Drug* (Jengibre: especia común y medicina milagrosa), comer caramelos de jengibre con miel es un tratamiento agradable para las úlceras. La combinación de miel y jengibre es particularmente eficaz, señala él. Además de los compuestos antibacterianos que se encuentran en el jengibre, la miel tiene una acción antibacteriana, y los dos juntos parecen producir efectos sinergistas. El jengibre es un ingrediente clave en mi "Cóctel de frutas antiúlceras".

➤➤➤ **Regaliz/Orozuz (*Glycyrrhiza glabra*).** Los médicos alemanes siempre han sido más abiertos a la medicina a base de hierbas que los médicos de Estados Unidos, y han investigado extensamente sobre las alternativas con hierbas. La Comisión E, el grupo de científicos que asesora a la institución alemana equivalente a la Dirección de Alimentación y Fármacos de los Estados Unidos, aprueba el regaliz como un tratamiento natural para las úlceras. Esta recomendación está basada en las tradiciones médicas de Asia, el Medio Oriente y Europa, más decenas de estudios científicos.

El regaliz contiene varios compuestos contra las úlceras, incluyendo el ácido glicirrízico. El regaliz y sus extractos son seguros si se usan normalmente en cantidades moderadas, que sería hasta unas tres tazas de té al día. Sin embargo, el uso continuado por períodos largos —uso diario por más de seis semanas— o ingerir cantidades excesivas puede producir síntomas tales como dolor de cabeza, letargo, retención de sodio y líquido, pérdida excesiva de potasio y presión arterial alta.

Estos efectos secundarios, sin embargo, se pueden eliminar perfectamente usando una forma algo procesada de la hierba llamada regaliz desglicirricinado (*DGL* por sus siglas en inglés). En un buen estudio realizado, el DGL resultó tan eficaz en la curación de la úlcera como los agentes bloqueadores de histaminas, una clase más reciente de fármacos que fue diseñada para este fin. El DGL también parece proteger el revestimiento digestivo de los efectos de la aspirina que promueven las úlceras.

Preparados comerciales de regaliz que contienen DGL están disponibles en las tiendas de productos naturales que venden hierbas. Si usted padece de úlcera, ésta es la mejor forma en la cual debe tomar regaliz, aunque algo del poder de esta hierba se pierde sin la glicirricina.

Si usted quisiera tomar regaliz de vez en cuando como medida preventiva contra la úlcera, puede hacer lo que yo hago. Cuando esté preparando algún otro té de hierbas, añádale un poquito de regaliz. Con el regaliz se puede preparar un dulce té agradable al paladar y cuando se le añade a otro té sirve para endulzarlo.

➤➤➤ **Raíz amarilla (*Xanthorrhiza simplicissima*).** Si la experiencia vivida por el ya desaparecido herbolario de Alabama Tommie Bass con la raíz amarilla es creíble —y yo me inclino a creerla— vale la pena probar esta hierba. (Para conocer los detalles vea "Una cura tradicional para dejar de fumar" en la página 301.) La raíz amarilla es un antibiótico que debe ayudar a controlar la bacteria *H. pylori*.

Yo probaría con una cucharadita de tintura de raíz amarilla en un jugo o un té una o dos veces al día antes de tomar los antibióticos que el médico me pudiera recetar para la úlcera. Sin embargo, si ya usted está tomando antibióticos, no cambie para la hierba sin consultarlo primero con su médico. Le advierto: el virus *H. pylori* desatendido está asociado al cáncer de estómago, así es que usted debe tomar esta afección en serio.

➤➤ **Plátano amarillo/Guineo/Banana (*Musa paradisiaca*).** El plátano amarillo es un viejo remedio tradicional para muchos problemas gastrointestinales porque alivia el tubo digestivo. Y estudios realizados con animales de laboratorio reflejan que en realidad los plátanos amarillos tienen un efecto contra la úlcera.

Un investigador ha señalado que "el plátano amarillo puede ser una ayuda adicional además de los alimentos ya establecidos contra la úlcera tales como el repollo crudo, el té verde, el ajo y las legumbres".

Repollo/Col (*Brassica oleracea*). El jugo de repollo crudo es un remedio popular venerado para las úlceras. Resulta que el repollo y su jugo contienen cantidades considerables de compuestos que son activos contra las úlceras, glutamina y metilmetionina (*S-methyl-methionine*).

El Dr. Melvyn Werbach, profesor clínico auxiliar de psiquiatría en la Escuela de Medicina de la Universidad de California en Los Ángeles y autor de *Nutritional Influences on Illness* (Influencias nutricionales en la enfermedad), cita los resultados de un estudio realizado con personas con úlceras a las que se les dio jugo de repollo crudo como tratamiento. Noventa y dos por ciento mostró mejorías significativas dentro de las tres semanas, en comparación con el 32 por ciento de aquellos que estaban tomando un tratamiento inactivo (un placebo) sin jugo de repollo.

En estudios realizados sólo con el compuesto activo glutamina, se demostró que una dosis diaria de 1,600 miligramos es tan eficaz como los antiácidos convencionales que se usan para tratar las úlceras.

La recomendación popular tradicional para tratar las úlceras es tomarse un cuarto de jugo de repollo crudo al día. Esto pudiera resultarle difícil de tragar, así es que le ofrezco mi receta que le pudiera ayudar: "Sopa antiúlcera de repollo".

Caléndula (*Calendula officinalis*). La caléndula tiene propiedades antivirales e inmunoestimulantes. La caléndula ha demostrado que alivia los síntomas de inflamación crónica del estómago, lo que los médicos llaman gastritis hipersecretoria, una afección que ha sido asociada con las úlceras. Pruebas clínicas realizadas en Europa sugieren que esta hierba también puede ser útil en el tratamiento de las úlceras.

Usted puede preparar un té con la hierba seca o tomar una tintura. A mí me gusta disfrutar de una o dos tazas de té hecho con unas cinco cucharaditas de flores frescas de caléndula. Es especialmente buena con limoncillo (hierba luisa) y limón.

También he disfrutado del licor de caléndula (los pétalos le dan a la bebida su color dorado) pero no puedo recomendarlo para tratar las úlceras. Es más, es buena idea tener medida con las bebidas alcohólicas si padece de úlcera. Investigadores finlandeses han descubierto que el abuso del alcohol aumenta el riesgo

De nuevo se confirma la sabiduría popular

Quiero compartir con ustedes una historia sobre la sabiduría popular y la ciencia moderna. Un antiguo herbolario a quien yo respetaba, A. L. "Tommie" Bass, que tenía una finquita de hierbas en las afueras de Leesburg, Alabama, se convirtió en el tema del libro, *Herbal Medicine: Past and Present* (La medicina a base de hierbas: pasado y presente) por John K. Crellin y Jane Philpott, publicado por Duke University Press en 1989.

En este libro, Crellin y Philpott trataron sobre 300 hierbas que Tommie recomendó durante años. Los autores retomaron lo que Tommie había dicho de cada hierba y luego lo interpretaban a la luz de las investigaciones farmacológicas.

Una hierba que Tommie recomendaba para las úlceras era *yellowroot* (raíz amarilla), la cual contiene algunas de las sustancias químicas del hidraste (sello dorado, acónito americano). Tommie decía sobre ella: "Más personas la están tomando para las úlceras que cualquier otra cosa. Yo la he usado para ayudar a muchas personas con úlceras que me lo agradecen y ofrecen dinero, pero yo no lo hago por dinero, sino para ayudar a la gente. La raíz amarilla ayuda a tratar la úlcera más que el *Tagamet*. Las personas botan el *Tagamet* una vez que prueban con la raíz amarilla."

Crellin y Philpott señalaron que "existen pocas evidencias fisiológicas para sugerir una actividad específica contra las úlceras" en los compuestos activos conocidos de la raíz amarilla, particularmente en la berberina.

Quizás subestimaban el caso. Cuando revisé mi base de datos, encontré que se ha reportado que la berberina tiene efectos contra las úlceras. Además, el comentario de Crellin y Philpott fue escrito antes de que se descubriera que la mayoría de las úlceras eran causadas por infecciones bacterianas. La raíz amarilla es un antibiótico potente y la berberina es un compuesto con efectos antibacterianos inclusive en niveles de concentración bajos. O sea, unas cuantas cucharaditas de tintura al día pueden curar una úlcera, como decía Tommie.

Esta historia es un ejemplo de la frecuencia con que la sabiduría popular sobre las plantas resulta científicamente válida y un recordatorio de que a veces los científicos deben reevaluar lo que han rechazado por no ser científico, especialmente cuando hay información nueva sobre el tema. Es posible que la sabiduría acumulada a través de largas experiencias al final prevalezca.

de una infección de *H. pylori* tanto como en un 500 por ciento. Debo advertirle que si usted tiene fiebre del heno quizás debiera evitar esta hierba porque las personas alérgicas a la ambrosía pueden tener una reacción alérgica también con la caléndula. Si usted toma la caléndula y siente una reacción de picazón o cualquier otra molestia, deje de usarla.

Manzanilla (*Matricaria recutita*). Varios herbolarios a los que yo admiro recomiendan el té de manzanilla para las úlceras, destacándose entre ellos el Dr. Rudolf Fritz Wiess, el más renombrado de los médicos alemanes que usan hierbas y autor de *Herbal Medicine* (La medicina a base de las hierbas). Él escribe que para las úlceras del estómago "el remedio ideal es la manzanilla . . . No puede haber un remedio más hecho a la medida, incluyendo todos los productos sintéticos". Usada ampliamente en Europa para ayudar a la digestión, la manzanilla es única en el tratamiento de afecciones del tubo digestivo, incluyendo las úlceras. Esto es debido a que combina las propiedades antiinflamatorias, antisépticas y antiespasmódicas y entona el estómago. Si yo tuviera úlcera, tomaría mi té de manzanilla con regaliz.

Ajo (*Allium sativum*). El ajo es un antibiótico potente de amplio espectro. El herbolario Paul Bergner, editor de *Medical Herbalism* (El estudio médico de las hierbas), sugiere que aquellos que recelan del tratamiento para la úlcera a base de antibióticos farmacéuticos podrían desear probar con una terapia a base de ajo. Eso significaría comerse nueve dientes de ajo crudos al día. Usted puede cortar el ajo en pedacitos y mezclarlo con cualquier alimento que le combine, como el jugo de zanahoria, por ejemplo. Pruebe un licuado (batido) de dos dientes de ajo crudos con una zanahoria y agua. Yo hice uno en mi licuadora (batidora) y lo probé. La verdad es que la combinación me supo mejor de lo que yo pensaba. Es una forma más agradable de comerse un par de dientes de ajo. También puede probar hacer un gazpacho antiúlcera cargado de ajo y pimiento (ají, chile) picante.

Genciana (*Gentiana officinalis*). Esta es una de las varias hierbas amargas usadas tradicionalmente para ayudar a la digestión. La Comisión E informa que los compuestos amargos en la genciana estimulan el flujo de la saliva y las segregaciones estomacales.

Estudios realizados con animales de laboratorio sugieren que la genciana también podría ser útil en el tratamiento de úlceras. El farmacólogo de hierbas Daniel Mowrey, Ph.D., autor de *The Scientific Validation of Herbal Medicine* (La validación científica de la medicina a base de hierbas) y *Herbal Tonic Therapies* (Terapias de tónicos de hierbas), cuya opinión yo respeto, recomienda usar genciana junto con el jengibre, el hidraste (sello dorado, acónito americano) y la raíz de regaliz para tratar las úlceras.

Piña/Ananá (*Ananas comosus*). Al igual que el repollo, la piña (ananá) está considerablemente bien enriquecida con glutamina, un compuesto que se ha verificado en experimentos que tiene efectos contra las úlceras. La piña también contiene bromelina, un auxiliar digestivo general.

✒✒ Ají/Chile/Pimiento picante (*Capsicum*, varias especies). Muchos estadounidenses piensan que las especias picantes causan úlceras. En realidad, no —y hasta puede ser que protejan el revestimiento del estómago y del duodeno contra las úlceras. La capsaicina, el ingrediente que hace que los pimientos picantes sean picantes, ha mostrado prevenir las úlceras en animales de laboratorio a los que se les dio altas dosis de aspirina suficientes para provocar úlceras.

✒ Mirtillo/*Bilberry* y arándano azul (*Vaccinium*, varias especies). Estas dos frutas contienen compuestos conocidos como antocianinas. En experimentos realizados con animales, estos compuestos han demostrado ofrecer una protección significativa contra las úlceras. Ayudan a estimular la producción de mucus que protege el revestimiento del estómago de los ácidos digestivos.

✒ Ulmaria (*Filipendula ulmaria*). Al igual que la corteza de sauce, la ulmaria es un tipo de aspirina a base de hierba. La aspirina en altas dosis causa úlceras y de acuerdo a esto pudiera parecer extraño que se recomiende la ulmaria para tratar la úlcera. Sin embargo, muchos herbolarios prominentes lo hacen, entre ellos el herbolario británico David Hoffmann, autor de *The Herbal Handbook* (El manual de las hierbas). Los compuestos ac-

---

Sopa antiúlcera de repollo

He aquí una receta básica de sopa de repollo que está repleta de compuestos antiúlcera. Va a tener que experimentar un poco para llegar al sabor que le complazca a usted. Si prueba con las especias opcionales, úselas moderadamente. Aunque son deliciosas en la sopa de repollo, su sabor es un poco exótico.

3	*tazas de agua*
2	*tazas de repollo desmenuzado*
1	*taza de apio picado en trocitos*
1	*taza de papas picadas en cuadritos*
$1/2$	*taza de quimbombó (quingombó, calalú) picado en trocitos*
$1/2$	*taza de cebollas picadas en cuadritos*
$1/2$	*taza de pimiento (ají) verde picado en trocitos*
	Pimiento rojo molido
	Jengibre molido
	Pimienta negra molida
	Canela molida (opcional)
	Clavos de olor molidos (opcional)
	Raíz seca de regaliz/orozuz (opcional)

Coloque el agua, el repollo, el apio, las papas, el quimbombó, las cebollas y los pimientos verdes en un tazón de sopa. Déjelo que llegue a hervir y reduzca la temperatura, tápelo y déjelo cocinar a fuego lento hasta que se ablanden los vegetales. Sazónelo al gusto con el pimiento rojo, el jengibre, la pimienta, la canela (si la usa), los clavos (si los usa) y el regaliz (si lo usa).

---

tivos en la ulmaria son salicilatos y la aspirina no es más que eso, salicilatos. Hoffmann dice que mientras los salicilatos puros efectivamente causan úlceras, la ulmaria por el contrario ayuda a prevenirlas y tratarlas a pesar de su contenido de salicilato.

Otros compuestos químicos en la ulmaria, entre ellos los taninos, fenolglicósidos y el aceite esencial de la hierba, proporcionan efectos contra la úlcera. Hoffmann resueltamente mantiene que la ulmaria es una de las mejores hierbas digestivas y la recomienda para las úlceras y la acidez. Para mí esto tiene sentido. Varias plantas con efectos probados contra las úlceras, incluyendo la manzanilla, también contienen salicilatos.

❧ **Ruibarbo (*Rheum officinale*).** En un estudio chino realizado con 312 personas con úlceras sangrantes, el ruibarbo ayudó al 90 por ciento a mejorarse en pocos días. Yo tendría cuidado al usar esta hierba porque es también un poderoso laxante. Si se le presenta diarrea, reduzca la cantidad que esté tomando o deje de tomarla.

❧ **Cúrcuma/Azafrán de las Indias(*Curcuma longa*).** Esta hierba culinaria que se usa en la India y en el Asia para los platos con *curry*, podría llamársele el tratamiento para las úlceras de las personas pobres. En un buen estudio realizado en Tailandia, la cúrcuma (cápsulas de 250 miligramos tres veces al día) alivió el dolor de úlcera en cerca de la mitad después de seis semanas, al igual que los antiácidos farmacéuticos. Sin embargo, los antiácidos son ocho veces más caros que la cúrcuma. Si está corto de dinero, esta hierba pudiera ser una buena solución.

Úlceras en la boca

Los primeros peregrinos que se establecieron en tierras de lo que es hoy Estados Unidos introdujeron la mirra en el Nuevo Mundo. Aunque la mayoría de nosotros asociamos la mirra con los regalos de los Tres Reyes Magos al Niño Jesús, estos peregrinos no llevaban consigo la mirra por motivos religiosos, sino que la usaban como tratamiento para las úlceras (aftas) y otros tipos de llagas en la boca, de acuerdo a Walter Lewis, Ph.D., y Memory Elvin-Lewis, Ph.D., profesores en la Universidad Washington en St. Louis y coautores del libro clásico, *Medical Botany* (Botánica médica).

Las úlceras en la boca son dolorosas y tienen un aspecto de cráter; se forman en la boca o en los labios interiores. Estas úlceras, también conocidas como aftas, boquera o fuego, normalmente desaparecen solas en una semana más o menos, pero a menudo se repiten y a veces en forma de llagas múltiples. Los estimados varían pero entre el 20 y el 50 por ciento de los estadounidenses conocen del dolor de las úlceras en la boca.

Trátelo tradicionalmente

Los médicos no tienen mucho que ofrecerle a las personas con úlceras en la boca. A menudo recetan antibióticos o corticosteroides, medicamentos que ayudan a aliviar el dolor y la inflamación. Pero ninguno de estos tratamientos ayudan mucho. Es por esto que incluso los médicos recomiendan buscar alivio en la forma tradicional —hielo para aliviar el dolor y enjuagarse la boca con agua salada tibia varias veces al día.

Los médicos también sugieren eliminar todo aquello que pueda desatar o agravar las úlceras en la boca tales como el alcohol, los chicles o gomas de mascar, los cítricos, el café, los productos derivados de la leche, la carne, la piña (ananá), alimentos picantes, los tomates, la pasta de dientes y el vinagre, y otros alimentos ácidos. (Si no está seguro cuáles alimentos son ácidos, ponga en la lista todo lo que sea agrio.)

Otra cosa que sugieren los médicos es evitar cualquier cosa a la que usted sea alérgico. A veces la gente come un poquito de algo que sabe que le puede provocar alguna alergia "sólo para saborearlo", pero sólo mordisquear uno de estos alimentos "prohibidos" para usted es una conocida causa de las úlceras en la boca.

Remediándolo con La farmacia natural

Mirra (*Commiphora*, varias especies). La mirra es más que un remedio tradicional para las úlceras en la boca. La Comisión E de Alemania, el grupo de científicos que asesora sobre los asuntos concernientes a las hierbas, ha aprobado la mirra en polvo para tratar inflamaciones menores de la boca y la garganta porque contiene altas cantidades de tanino.

El tanino, nombre común para el ácido tánico, es el constituyente de muchas plantas y el que les da un sabor astringente. Es un antiséptico de amplio espectro con actividad antibacteriana y antiviral, especialmente útil para tratar las úlceras en la boca que pueden ser causadas por una bacteria, un hongo, un virus o una alergia.

Para usar la mirra en polvo, simplemente abra una cápsula (disponible en las tiendas de productos naturales) y póngase un poquito directamente en la llaga.

Té (*Camellia sinensis*). La mirra no es la única hierba rica en tanino: el té regular también lo es. Pruebe a ponerse en la úlcera en la boca una bolsita de té usada. O prepárese un té con algunas otras hierbas también ricas en tanino, tales como gayuba, eucalipto, corazoncillo (hipérico), salvia, frambuesa, menta (hierbabuena) y regaliz (orozuz).

Coptis (*Coptis groenlandica*). Los indios norteamericanos y los primeros peregrinos ingleses que llegaron a los EE.UU. usaban coptis en forma de té para tratar tanto el dolor de garganta como las úlceras en la boca. Los indios Penobscot masticaban raíces crudas para las úlceras en la boca y la fiebre provocada por las ampollas.

Esta planta comparte muchos de los ingredientes activos y las propiedades curativas de los más conocidos hidraste (sello dorado, acónito americano), agracejo (berberis) y mahonia.

Hidraste/Sello dorado/Acónito americano (*Hydrastis canadensis*). Esta era una hierba favorita de los indios norteamericanos para tratar todo tipo de heridas. Cuando los científicos examinaron esta hierba, encontraron que los indios sabían lo que hacían. Resulta que el hidraste contiene sustancias químicas astringentes y antisépticas que ayudan a tratar las heridas y las infecciones.

Para preparar un enjuague bucal para las úlceras en la boca, use dos cucharaditas de hidraste seco por cada taza de agua hirviendo y déjelo en infusión hasta que se enfríe. Úselo como enjuague bucal tres o cuatro veces al día.

El agracejo y la mahonia tienen constituyentes y efectos curativos similares a los del hidraste.

Regaliz/Orozuz (*Glycyrrhiza glabra*). En un estudio realizado para analizar el poder del regaliz para curar las úlceras en la boca, un enjuague bucal que contenía esta hierba proporcionó alivio al 75 por ciento de las personas que lo usaron. Aquellos que se aliviaron notaron una mejoría considerable en un día y curación total al tercer día. Este estudio fue citado por el Dr. Melvyn Werbach, profesor clínico auxiliar de psiquiatría en la Escuela de Medicina de la Universidad de California en Los Ángeles, en su libro *Nutritional Influences on Illness* (Influencias nutricionales en la enfermedad).

Además de tanino, el regaliz tiene otros dos elementos a su favor: el ácido glicirricino y la glicirrizina, los cuales ayudan a acelerar la curación de las úlceras. Usted puede endulzar los tés recomendados aquí con regaliz.

➤ **Salvia (*Salvia officinalis*).** Aunque no está entre las más ricas fuentes de tanino, muchos herbolarios sugieren tomar un té de salvia fuerte para tratar las inflamaciones de la boca y la garganta.

Para preparar un té, use dos cucharaditas de hierba seca por cada taza de agua hirviendo. Déjela en infusión hasta que se enfríe y después haga gárgaras.

No debe tomar mucho de este té porque la salvia contiene una cantidad considerable de tujón, un compuesto que en dosis muy altas puede causar convulsiones. Aunque la salvia es una excelente hierba curativa y un té de salvia suave se recomienda en otras partes de este libro, la salvia es una de esas cosas, como la aspirina, que es buena en pequeñas cantidades pero no tan buena en grandes cantidades.

➤ **Geranio silvestre (*Geranium maculatum*).** La raíz de esta planta tan común la usaban como medicina los indios norteamericanos y los primeros peregrinos. Los indios Cherokee, por ejemplo, la usaban como astringente para detener la pérdida de sangre de las heridas y como enjuague bucal para tratar las úlceras en la boca. Dado su amplio uso tradicional para tratar las úlceras en la boca, pienso vale la pena probar esta hierba rica en tanino.

Urticaria

Hace muchos años mi hijo, John, ahora ya en sus treinta, tuvo una crisis de urticaria. John había estado cavando en el jardín, así es que su urticaria podía haber sido una reacción alérgica a una o más de las cientos de plantas que había en mi jardín. O quizás era alérgico a uno de los animales que teníamos en casa: gatos, pollos, cabras, caballos, conejitos, sin mencionar algunos que solían acercarse como los venados, las zorras, las marmotas y los oposums (zarigüeyas).

La urticaria de John le iba y venía por un año hasta que él salió de su adolescencia y entonces no volvió jamás.

Nunca pudimos descifrar qué le había provocado la urticaria a John. Nunca fueron tan graves como para consultar a un costoso alergista y probablemente hubiera dado igual, porque a excepción de algunas alergias comunes, con frecuencia resulta muy difícil hasta para los profesionales poder determinar qué desata una urticaria.

Siempre que aparecía la urticaria le dábamos a John benadrilina, el antihistamínico sintético que se vende sin receta, en lugar de antihistamínicos a base de hierbas. Hoy en día le daría hierbas, pero John tuvo su urticaria antes de que yo cambiara completamente para la medicina natural.

Razones por las cuales salen ronchas

La urticaria son ronchas rojas en la piel con un centro blancuzco y que dan picazón. Se conoce médicamente como urticaria y en inglés *nettle rash*, que significa erupción de ortiga, un nombre inspirado en el hecho de que la ortiga es una planta que puede provocar la urticaria.

La urticaria es una reacción a la histamina, una sustancia segregada por células especiales conocidas como células cebadas (mastocitos) que están distribuidas por todo el cuerpo. A propósito, cuando usted tropieza con las pelusas que cubren a la ortiga, estas le inyectan pequeñas cantidades de histamina.

La histamina producida por el cuerpo juega un papel en los síntomas que se presentan del tipo de alergias como la fiebre del heno, incluyendo los estornudos y los ojos aguados. Es por eso que los antihistamínicos, sustancias que bloquean la acción natural de las histaminas, pueden ayudar a tratar tantos síntomas de alergia, incluyendo la urticaria.

Del 15 al 20 por ciento de los estadounidenses ha experimentado la urticaria en algún momento de sus vidas, casi siempre siendo adultos jóvenes.

Prácticamente cualquier cosa que pueda causar una reacción alérgica también causa urticaria, incluyendo ciertos alimentos, la aspirina y otros muchos fármacos. A veces lo más inesperado puede causar urticaria; por ejemplo, cerca del 3 por ciento de las personas que usan lociones antisolares sufren urticaria. Pero en muchos casos, la causa de la urticaria sigue siendo un misterio.

Remediándolo con La farmacia natural

Los antihistamínicos con o sin receta son el tratamiento médico estándar para la urticaria. Hay también un número de alternativas a base de hierbas.

❧❧❧ **Balsamina del monte (*Impatiens capensis*).** Esta es una de mis hierbas favoritas para la urticaria. Contiene un compuesto llamado *lawsone* que funciona de maravilla.

Yo supe de la acción de este compuesto contra la urticaria en 1995, durante la celebración de la Excursión Anual de Primavera de las Flores Silvestres en Wintergreen, Virginia. Mi viejo amigo, el herbolario Jim Troy, me dio en ambas muñecas con una planta de ortiga hasta que en las dos sentí una gran picazón. Yo tenía una solución de *lawsone* en una botella que me había dado Robert Rosen, Ph.D., un químico en la Universidad Rutgers en New Brunswick, New Jersey. Me froté esta solución en la muñeca derecha e inmediatamente sentí alivio. La urticaria en mi muñeca izquierda me siguió picando. Este pequeño experimento me convenció de que cualquier planta que contenga el compuesto *lawsone*, como la balsamina del monte, vale la pena tenerla en cuenta para tratar las urticarias.

Inclusive, varios de los participantes en esta excursión probaron con hojas machacadas de balsamina del monte para calmarse la urticaria provocada por la ortiga con muy buenos resultados. Mientras no aparezca algo mejor, sin reservas apruebo la balsamina del monte para las ronchas provocadas por la ortiga y la recomendaría para tratar urticarias debidas a otras causas también.

Nunca sabré si una aplicación de balsamina del monte hubiera ayudado a mi hijo con sus urticarias, pero tenga la seguridad de que la probaré en mí mismo si alguna vez tengo el mismo problema.

Si usted quisiera probar este remedio, tendrá que buscar balsamina del monte fresca, que es bastante común en todos los Estados Unidos. Si usted no está seguro de qué aspecto tiene la balsamina del monte, debe encontrar alguien en su área quien pueda enseñarle la hierba, como un herbolario o un agente de agricultura o simplemente un vecino que sí la conoce.

Ortiga (*Urtica dioica*). Sí, estoy hablando de la mismísima planta que le produciría ronchas si sus pelusas le inyectaran su histamina. El Dr. Andrew Weil, profesor en el Colegio de Medicina de la Universidad de Arizona en Tucson y autor de *Natural Health, Natural Medicine* (Salud natural, medicina natural), sugiere usar extracto frío de hojas de ortiga secas para tratar las urticarias y las alergias. Esto pudiera parecer ilógico pero aparentemente la planta no contiene suficiente histamina como para que sea un problema cuando se toma oralmente y en realidad contiene sustancias que ayudan a curar las urticarias.

La ortiga se vende en cápsulas en las tiendas de productos naturales. El Dr. Weil sugiere tomar una o dos cada dos o cuatro horas, según sea necesario.

Yo tengo una ortiga atrás de mi granja, así que yo personalmente optaría por consumir un té hecho de las hojas o de las hojas y tallos tiernos cocinados. Es necesario que use guantes cuando recoja estas partes de la planta, pero las pelusas de la ortiga pierden su picazón cuando la planta se cocina y las hojas y tallos son deliciosos. Usted puede conseguir la ortiga fresca porque esta es una planta bastante común en todos los Estados Unidos.

Estudios más recientes sugieren que la raíz puede ser aún más beneficiosa que las hojas. Cápsulas hechas de la raíz aún no están disponibles pero sí se puede conseguir la hierba fresca. Pruebe a colgar algunas raíces para que se sequen y luego haga un té con algunas raíces secas cortadas en pedazos.

Antihistamínicos naturales. Lo que los médicos no dicen —porque generalmente no lo saben— es que muchas plantas contienen compuestos antihistamínicos.

Mi base de datos está llena de estas plantas. La manzanilla y el orégano silvestre tienen por lo menos siete antihistamínicos químicos diferentes y la ruda tiene seis. Con cinco compuestos tenemos la albahaca, la equinacia, el estragón, el *ginkgo* (biznaga), el higo, el hinojo, la milenrama (real de oro, alcaina) la pasionaria (pasiflora), el té, el tomillo y la toronja (pomelo).

Algunos expertos en el tema de las hierbas advierten que la manzanilla puede *causar* reacciones alérgicas histamínicas. Eso puede que sea así en personas muy sensibles, pero estos son los compuestos antihistamínicos en esta hierba: apigenina, isorametina, caempferol, luteolina, quercetina, rutin y umbeliferona. Estos compuestos son una buena razón para probar esta hierba. Si no le ayuda o le parece que le empeora la urticaria, simplemente deje de usarla.

Para lograr la mayor variedad de compuestos antihistamínicos, mi computadora sugiere hacer un té con una combinación de varias hierbas antihistamínicas incluyendo la albahaca, la manzanilla, el hinojo, el orégano, el estragón y el té. (Quiero aclarar para que no haya confusión, que estoy hablando de confeccionar una bebida usando el método herbario de preparar un té a base de hierbas y luego incluirlo en el típico té que se compra en la tienda.)

Le sugiero echar unas cuantas tazas del té de hierbas resultante en el agua al bañarse o empapar un paño limpio en él y aplicárselo como una compresa. También puede beberlo porque los antihistamínicos le trabajarían por dentro igual que por fuera.

Si este té le ayuda, valórelo y úselo. Si no parece ayudarle, olvídelo. No obstante, todas estas hierbas generalmente están calificadas como seguras.

Perejil (*Petroselinum crispum*). Un estudio científico realizado reflejó que el perejil inhibe la segregación de la histamina. Si usted tiene urticaria pruebe a sacar un poco de jugo de perejil y añádalo a otro jugo de vegetal, como la zanahoria o el tomate, para hacerlo más agradable al paladar.

Amaranto/Bledo (*Amaranthus*, varias especies). Según el muy viajado antropólogo médico John Heinerman, Ph.D., el autor de *Heinerman's Encyclopedia of Fruits, Vegetables and Herbs* (La enciclopedia de Heinerman de las frutas, vegetales y hierbas) y muchos otros libros relacionados con la curación a base de hierbas y alimentos, un té hecho con semillas de amaranto es un buen baño para tratar las urticarias, las eczemas y la psoriasis. Para preparar este té, añada dos cucharaditas de semillas de amaranto a tres tazas de agua hirviendo y déjelas en infusión de 10 a 20 minutos. Si yo estuviera tratándome la urticaria, le añadiría también balsamina del monte.

❧ **Jengibre (*Zingiber officinale*).** Cuando por una alergia de alimentos le dio urticaria a Terry Willard, un herbolario canadiense quien es el presidente de la Asociación Canadiense de Profesionales de Hierbas y el autor de *Textbook of Modern Herbology* (Libro de texto sobre el estudio moderno de las hierbas), él hirvió ½ libra (227 g) de jengibre en 1 galón (3.8 1) de agua en una olla grande por cinco minutos y lo agregó a un baño de agua caliente. Al mismo tiempo, en una olla más pequeña él hirvió una cucharadita de té de manzanilla en una taza de agua. Después de remojarse por un tiempo en el baño de jengibre, Terry salió de la bañera (bañadera, tina) y se pasó una esponja remojada en el té de manzanilla por todo el cuerpo. "Esto siempre me dio resultado," dice él.

❧ **Aceites esenciales surtidos.** Los aromaterapeutas sugieren usar aceite de manzanilla para tratar las urticarias y yo estoy de acuerdo: ponga una o dos gotas directamente en sus urticarias y dese un masaje. Ya que estamos en el tema de aceites esenciales, según el farmacognocista (farmacólogo de productos naturales) Albert Leung, Ph.D., los aceites de alcaravea, clavo y limoncillo (hierba luisa) son todos antihistamínicos. Si mezcla unas cuantas gotas de cada uno de estos aceites en un par de onzas de aceite vegetal, usted obtendrá un ungüento (pomada) que puede ayudarle a aliviar la picazón. Sólo recuerde que no debe ingerir los aceites esenciales porque aún en pequeñas cantidades pueden ser tóxicos.

❧ **Hierbas surtidas.** Algunos herbolarios sugieren tomarse un té de valeriana para aliviar las urticarias que sean debido a la ansiedad o el estrés porque la valeriana es un buen sedante natural. Otros sugieren aplicar gel de áloe vera para aliviar las ronchas.

Para urticarias que provoquen una picazón intensa, pruebe a echar puñados de avena en el agua tibia para bañarse. Da un resultado sorprendente.

Si se toman como té o se usan para lavar, la menta (hierbabuena) y su pariente *cornmint* (*Mentha arvensis*) también pueden ayudar a tratar la urticaria. El mentol, uno de los ingredientes en las mentas, ha demostrado que alivia la picazón.

Urticaria causada por hiedra venenosa o zumaque venenoso

Ahora les voy a confesarles una de las razones por las que me interesé en la botánica. Hace mucho tiempo, siendo yo un niño, estaba jugando en un local vacante en Mordecai Drive en Raleigh, Carolina del Norte, y sin saber lo que hacía usé hiedra venenosa como papel sanitario. Me dio una erupción muy mala en un lugar muy malo y me atormentó durante más de una semana. Para evitar que una experiencia como esta se repitiera, pensé que sería bueno que aprendiera a reconocer las plantas venenosas. Bueno, pues una cosa me llevó a la otra y terminé convirtiéndome en un botánico.

Aunque nunca repetí este error en particular, aún tengo una relación bastante cercana, aunque libre de urticaria, con la hiedra venenosa. Prácticamente ha rodeado los alrededores de mi buzón y si no la reduzco periódicamente se convierte en un problema para mi vecino, cuyo buzón está al lado del mío y quien es extremadamente sensible a esta planta.

De manera que cuando la hiedra venenosa crece demasiado, yo salgo y agarro un montón de balsamina del monte, una planta con flores naranjas que crece abundantemente todo el año en las praderas húmedas de mi tierra, hago una bola con mis manos y me restriego todo el jugo que suelta en la piel. Y entonces me paso 15 ó 20 minutos quitando la hiedra venenosa y restregándome más jugo de la balsamina a cada rato. ¿Resultado? Mi vecino es feliz y a mí no me da urticaria por haber tocado la hiedra venenosa.

La mayoría de los estadounidenses —pero no todos— son sensibles al irritante aceite *urushiol*, que se encuentra en plantas como la hiedra venenosa o el zumaque venenoso. Los que tienen esta sensibilidad desarrollan una erupción desagradable y persistente con ampollas si tienen contacto con estos aceites. No está claro por qué algunas personas son relativamente o por completo inmunes a ellos. Se calcula que cada año, unos 350,000 estadounidenses sufren urticaria causada por la hiedra venenosa, aunque yo me figuro que esa cifra es baja. Muchas personas nunca llaman al médico, por lo tanto es difícil de hacer un cálculo preciso.

Remediándolo con La farmacia natural

El remedio farmacéutico tradicional para tratar las reacciones a plantas venenosas es la loción de calamina. Alivia la urticaria y un poco de la picazón. Pero personalmente pienso que hay varias alternativas a base de hierbas que dan mucho mejor resultado.

❧❧ **Balsamina del monte (*Impatiens capensis*).** Yo no soy el único fanático de la balsamina del monte para evitar los desagradables síntomas que se presentan después de haberse expuesto al contacto de plantas venenosas. Cuando la menciono en mis talleres de estudio, cada vez más los participantes aportan sus propias experiencias con la balsamina del monte. Sé perfectamente que estas historias, y la mía propia, son lo que los científicos llaman anécdotas y por lo tanto ellos les tienen un escepticismo científico. Pero ver para creer. Reúna todas las anécdotas y tendrá un caso bien convincente.

Por supuesto que las evidencias de los experimentos es aún mejor. Es por eso que siempre que imparto una clase de tres días sobre medicina a base de hierbas, someto a los estudiantes a una pequeña dramática demostración. Busco una planta venenosa, casi siempre la hiedra, y me aplico su jugo en la piel sensible de abajo de las muñecas. Luego de uno dos minutos me restriego una muñeca con una bola de hojas y tallos machacados de balsamina del monte. Tres días después, la muñeca a la que no le unté la hierba presenta la típica urticaria, e invariablemente, la muñeca a la que sí se la unté presenta mucho menos erupción y a veces ninguna en absoluto.

Mi amigo Robert Rosen, Ph.D., un químico en la Universidad Rutgers en New Brunswick, New Jersey, es un campeón cuando se trata de aislar sustancias químicas de las plantas. Aparentemente él ha descubierto por qué la balsamina del monte es tan eficaz con este tipo de urticaria. Resulta que el *urushiol* nos hace la vida imposible porque se une a las células de nuestra piel y después causa la irritación que produce la picazón. Tan sólo una mil millonésima parte de un gramo de *urushiol* basta para afectar a los que son sumamente sensibles.

El Dr. Rosen ha identificado el ingrediente activo en la balsamina del monte como una sustancia química llamada *lawsone*. Esta sustancia se une a la misma célula de nuestra piel que el *urushiol*. Por lo tanto, si la *lawsone* se aplica rápidamente después del contacto con la planta venenosa, vence al *urushiol* y lo neutraliza. El resultado es que simplemente no le da la urticaria.

Los mayores niveles de concentración de *lawsone* no se encuentran necesariamente en las hojas de la balsamina del monte. Aunque las hojas tienen algo de *lawsone*, puede que haya más en las rojizas protuberancias que lucen como pequeñas raíces que brotan del tallo más cercano al suelo. Aplíquese el jugo que segregan estos nódulos rojos y probablemente obtendrá mejor protección.

⚘ Áloe vera/Acíbar/Sábila (*Aloe vera*). El gel dentro las hojas de áloe vera ha demostrado una y otra vez que ayuda a curar las heridas y otros problemas de la piel. Los herbolarios también recomiendan su uso para ayudar a calmar y curar la urticaria que se produce al contacto de una planta venenosa. Si yo tuviera una urticaria que sospechara que había sido causada por una planta venenosa, abriría una hoja fresca de áloe vera y me untaría el gel en el área afectada.

⚘ Llantén (*Plantago*, varias especies). La prestigiosa *New England Journal of Medicine* (La Revista de Medicina de Nueva Inglaterra) reportó que cataplasmas (emplastos) de hojas de llantén pueden ayudar a controlar la picazón que provoca la hiedra venenosa.

⚘ Soapwort (*Saponaria officinalis*). Los médicos solían recomendar que tan pronto como usted se diera cuenta de que se había expuesto al contacto con una planta venenosa, se lavara vigorosamente esa área con agua y jabón para quitarse el *urushiol*. Pero si usted está en un lugar donde no tiene acceso al jabón, puede probar con jugo de *soapwort* para lavarse.

Estoy hablando de la planta *soapwort* en particular en este instante, cuya traducción vendría siendo algo así como hierba jabonera, pero yo pienso que cualquiera de las plantas "jaboneras" que contienen compuestos conocidos como saponinas pudieran dar mejor resultado que el agua y el jabón para minimizar los efectos irritantes del *urushiol*. Otras plantas ricas en saponina incluyen castaño de la India, regaliz (orozuz), serpentaria de séneca, *soapbark* (corteza jabonera), hojas de rosas y *gotu kola*. (Recuerde, estoy hablando de uso externo de estas plantas. El castaño de la India y la serpentaria de séneca no son comestibles.)

Vaginitis

Una herbolaria a quien yo respecto y admiro, Deb Soule, es la fundadora de Avena Botanicals, una empresa de productos botánicos y la autora de *The Roots of Healing* (Las raíces de la curación), un manual feminista de hierbas.

A través de los años, muchas mujeres le han pedido que les trate sus infecciones vaginales. A menudo ella recomienda que se pele cuidadosamente un diente de ajo de manera que no se rompa y envolverlo en una gasa limpia amarrada con un cordel sin blanquear, de manera que quede como los tampones sanitarios . Ella dice que se introduzca un preparado fresco en la vagina cada noche durante seis noches consecutivas. Dice que en muchos casos este tratamiento cura la infección. Y a mí no me sorprende porque el ajo tiene potentes propiedades fungicidas.

Según los estimados, la vaginitis, que es cualquier inflamación del revestimiento mucoso de la vagina, es el motivo de más de la mitad de las consultas ginecológicas. Hay varias causas diferentes de la vaginitis, pero las infecciones vaginales son las más comunes. (Para más información sobre las infecciones vaginales, vea la página 359.)

Hasta hace pocos años, el tratamiento más común para la vaginitis eran los medicamentos fungicidas por receta. Y desde años más recientes, muchos de esos medicamentos están disponibles sin receta para que la mujer pueda tratarse ella misma si sabe al seguro que tiene una infección vaginal.

Aprovecho este punto para señalar que los médicos no recomiendan automedicarse para tratar la vaginitis a no ser que usted sepa exactamente lo que está enfrentando. Si usted ha sido diagnosticada antes y tiene la certeza de la causa, puede probar a automedicarse. Pero si los síntomas no están claros después de unos días, o si se le presentan constantes crisis de vaginitis, debe consultarse con su médico.

Remediándolo con La farmacia natural

Hay varias hierbas que pueden ayudar a tratar la vaginitis.

✒✒✒ **Ajo (*Allium sativum*).** Si introducirse un diente de ajo envuelto en gasa no le acomoda como tratamiento para la vaginitis, y puedo comprender por qué así sea, pruebe a añadir una cucharadita de jugo de ajo fresco a unas cuantas cucharadas del yogur. Entonces remoje un tampón sanitario en la mezcla resultante o úselo como ducha vaginal dos veces al día mientras los síntomas persistan. Este tratamiento no ganaría un premio en el departamento aromático, pero puede ser muy eficaz.

Hay un buen libro publicado que se llama *Garlic: The Science and Therapeutic Application of Allium Sativum and Related Species* (Ajo: la ciencia y la aplicación terapéutica de *Allium sativium* y variedades relacionadas) por Heinrich P. Koch, Ph.D., profesor de química farmacéutica y biofarmacéutica en la Universidad de Viena, y Larry D. Lawson, Ph.D., un investigador científico en una compañía de hierbas en Utah. Los doctores Koch y Lawson alaban la "extraordinaria actividad fungicida del jugo de ajo fresco y del ajo seco." Y ellos identifican al alicina como el compuesto principal en el ajo que mata los *Candida albicans*, el hongo que causa las infecciones vaginales.

➤➤➤ Árbol de té (*Melaleuca*, varias especies). Últimamente, el aceite del árbol de té australiano ha venido a destacarse como un antiséptico, pero en la medida en que se ha dado a conocer su considerable poder curativo, la producción anual en Australia se ha incrementado de 20 toneladas de aceite a más de 140 toneladas.

Los químicos australianos han demostrado que el aceite del árbol de té es particularmente eficaz contra la cándida. Un compuesto en el aceite, *terpinen-4-ol*, parece ser la clave de la acción 'anticándida' de esta hierba. Los estudios realizados han demostrado que las cremas y lavados vaginales que contienen grandes cantidades de este compuesto han sido tan eficaces contra las infecciones vaginales como los fungicidas farmacéuticos nistatin (*Mycostatin*) y clotrimazol (*Gyne-Lotrimin*).

Para las infecciones vaginales recurrentes, Soule sugiere mezclar dos o tres gotas de aceite de árbol de té en una cucharada de yogur y después empapar un tampón sanitario en él. Introdúzcase el tampón por las noches durante seis noches. Eso sí, no vaya a ingerir el aceite del árbol de té, ni ningún aceite esencial porque son extremadamente concentrados y aún en pequeñas cantidades pueden ser venenosos.

➤➤ Cardamomo (*Elettaria cardamomum*). El cardamomo puede tener el doble de *terpinen-4-ol* que el árbol de té. Usted puede seguir las instrucciones dadas para el árbol de té, pero en su lugar use dos o tres gotas de aceite de cardamomo.

➤➤ Hidraste/Sello dorado/Acónito americano (*Hydrastis canadensis*). El hidraste es un antibiótico de amplio espectro gracias a los dos compuestos químicos que contiene, la berberina y la hidrastina. Varios estudios demuestran que estos compuestos ayudan a tratar la trichomona vaginal, un tipo de infección que es causada por una ameba.

El hidraste también estimula el sistema inmunológico. Yo a menudo lo combino con la equinacia (equiseto), que también es un estimulante inmunológico y antibiótico. Ambas hierbas se toman oralmente en forma de té, tintura o cápsulas.

➤ Consuelda (*Symphytum officinale*). La mayoría de los casos de vaginitis son debidos a una infección, pero a veces, particularmente en mujeres posmenopáusicas, la resequedad vaginal puede provocar irritación e inflamación durante o después del coito. Rose recomienda aplicarse una loción humectante o una clara de huevo mezclada con el contenido de una cápsula de vitamina E y un par de gotas de tintura de consuelda justo antes del coito.

❧ **Lavanda/Espliego/Alhucema (*Lavandula*, varias especies).** Mi amiga Jeanne Rose, herbolaria californiana y autora de varios libros buenos sobre las hierbas, sugiere los aceites esenciales, fundamentalmente de lavanda, para el tratamiento de las trichomonas y las gardnerellas vaginales. Ella recomienda añadir unas cuantas gotas a las duchas y lavados vaginales, cremas, lociones y tampones. (Recuerde que los aceites esenciales son sólo para uso externo.) Además de la lavanda, ella incluye entre los favoritos al aceite de árbol de té y ocasionalmente la salvia y la manzanilla alemana.

Muy sabiamente, ella advierte contra las duchas vaginales de rutina; usted debe acudir a las duchas vaginales sólo como tratamiento para la vaginitis. La ducha vaginal con regularidad puede matar microorganismos beneficiosos y exponer la vagina a la invasión de variedades que causan infecciones. Inclusive, los estudios demuestran que las mujeres que se duchan con regularidad incrementan el riesgo de enfermedades inflamatorias pélvicas.

❧ **Lengua de vaca (*Rumex crispus*).** Rose a menudo recomienda usar una combinación de lengua de vaca y otras hierbas para la mayoría de los tipos de vaginitis. Su fórmula incluye 1 onza (28 g) de raíz de lengua de vaca, 2 onzas (56 g) de raíz de equinacia, 1 onza de raíz de hidraste y 1 onza de raíz de *ginseng* como un tónico para la salud en general.

Usted puede usar una mezcla de hierbas secas en las proporciones mencionadas arriba para hacer un té. También puede pulverizarlas e insertar la mezcla dentro de cápsulas gelatinosas vacías que están disponibles en muchas tiendas de productos naturales que venden hierbas. Admito que esto cuesta mucho trabajo. Sin embargo, las mujeres que sufren de vaginitis repetidamente están dispuestas a hacer un esfuerzo adicional si encuentran un tratamiento que les dé resultado. Puede probar a tomarse dos o tres cápsulas al día.

❧ **Vinagre de cidra de manzana.** Este es un viejo remedio tradicional que muchos médicos también recomiendan

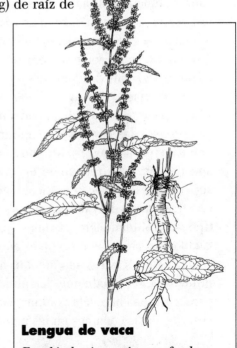

Lengua de vaca

Esta hierba tiene raíces profundas que se separan y se dejan secar para usarlas en tónicos y ungüentos.

para varios tipos de vaginitis: añada tres tazas de vinagre de cidra de manzana al agua para bañarse y sumérjase en la bañera (bañadera, tina) durante por lo menos 20 minutos, abriendo las piernas para permitir que el agua fluya dentro de la vagina. Rose sugiere que esos baños y duchas de vinagre ayudan a restaurar la acidez normal de la vagina. La acidez normal ayuda a eliminar la cándida, las trichomonas y las gardnerellas.

Venas varicosas

Normalmente a mí no me gusta entrar en controversias, pero voy a plantearle una: yo soy de la opinión que comer las flores de la violeta puede ayudar a tratar las venas varicosas (várices).

Esto pudiera parecerle absurdo. En ninguno de los tantos libros recientes sobre "alimentos farmacéuticos" se mencionan las violetas para este problema tan común. Pero yo conozco de algunas evidencias curiosas que apoyan mi creencia de que las violetas pudieran evitar y tratar algunas venas varicosas y venas de ramificaciones. Pero antes de entrar de lleno en este planteamiento, es necesario comprender qué sabemos sobre las causas de estos problemas.

Las venas varicosas se producen cuando las válvulas que impiden que la sangre retroceda no trabajan adecuadamente. Cuando esto ocurre, la sangre se estanca y las venas y los capilares alrededor se distienden, se inflaman y entonces pasa sangre y líquido hacia los tejidos que rodean esa área. Esto sucede con más frecuencia en las piernas; en áreas donde las venas son superficiales, provoca ramificaciones. Pero esta afección puede desarrollarse en otras partes del cuerpo también. Cuando ocurren alrededor del ano, este tipo de problema con las venas (varicosis), es conocido como hemorroides. Cuando ocurre en el escroto, es conocido como varicocele.

Las venas varicosas afectan a cerca del 15 por ciento de los estadounidenses, especialmente las mujeres, y la tendencia a sufrir esta afección parece ser una herencia familiar. Cuando ocurre en las piernas, las venas varicosas son más comunes en las pantorrillas y la parte interior de los muslos.

Remediándolo con La farmacia natural

Hay un número de hierbas, incluyendo las violetas, que pueden ayudar a evitar o tratar este problema.

❦❦❦ **Castaño de la India (*Aesculus hippocastanum*).** Dentro de la medicina tradicional a base de hierbas, las semillas de castaño de la India se han usado para tratar las venas varicosas y las hemorroides. Los botánicos aislaron su más activo compuesto, la aescina, que en experimentos con animales de laboratorio ha venido a apoyar su uso tradicional como un remedio para este problema al fortalecer las células capilares y reducir el flujo de líquido.

La Comisión E, el grupo de científicos expertos que asesora a la institución alemana equivalente a la Dirección de Alimentación y Fármacos de los Estados Unidos, aprueba el castaño de la India para tratar las venas varicosas. Varro Tyler, Ph.D., decano y profesor emérito de la farmacognosis (los estudios farmacéuticos de los productos naturales) en la Universidad Purdue en West Lafayette, Indiana, también lo recomienda. En su excelente libro *Herbs of Choice* (Las hierbas preferidas), él destaca ampliamente a la semilla del castaño de la India como la planta más eficaz para tratar las venas varicosas.

En Europa, preparados de castaño de la India se venden comercialmente como extractos de las semillas, de la corteza o de ambos, que se toman oralmente. Igual que la mayoría de las plantas medicinales europeas, los extractos de castaño de la India son estandarizados y la dosis debe aparecer en la etiqueta. Lamentablemente, estos extractos estandarizados todavía no están disponibles en los Estados Unidos.

Usted tiene que adquirir un extracto estandarizado y seguir las instrucciones del envase si va a usar el castaño de la India como hierba curativa. No es segura usar esta hierba de otro modo. Si no logra encontrar el extracto, tendrá que recurrir a otras hierbas que se mencionan en este capítulo.

❦❦❦ **Violeta (*Viola*, varias especies).** Las flores de la violeta contienen grandes cantidades de un compuesto llamado *rutin*, que ayuda a mantener la fortaleza e integridad de las paredes capilares. En los libros de texto médicos se dice que tomar de 20 a 100 miligramos de *rutin* diariamente puede fortalecer las venas capilares considerablemente.

De acuerdo a mi base de datos y a algunos cálculos, yo considero que media taza de flores de violeta frescas deben contener entre 200 a 2,300 miligramos de *rutin*. Usted probablemente necesite sólo unas pocas cucharaditas para obtener 100 miligramos.

¿Se podrán comer las violetas sin problema? Sí. Yo me he comido unas 100 flores de violeta en varias ocasiones y nunca he sufrido ningún efecto secundario. Tanto las violetas como los pensamientos, que también contienen cantidades considerables de *rutin*, generalmente se mencionan en los libros sobre flores comestibles. Hasta donde yo soy capaz de determinar, ambas plantas son seguras para consumir en estos niveles bajos, y además, son una flores que pueden causar una agradable impresión al presentarlas en ensaladas.

Si no quiere comerse las flores, puede probar con el trigo sarraceno o alforjón (*buckwheat*), que también es rico en *rutin*. Media taza puede contener cerca de 6,000 miligramos de *rutin*, más que suficiente para mejorar la fragilidad capilar. Comerse un plato de panqués hechos con harina de trigo sarraceno me parece una deliciosa manera de administrarse una medicina. También podría probar *kasha*, un producto que es como un cereal que está hecho del trigo sarraceno. Los paquetes de *kasha* están disponibles en muchos supermercados.

Hamamelis (*Hamamelis virginiana*). La hamamelis se vende en dos preparados comerciales, extractos con agua (agua de hamamelis) y extractos con alcohol (tintura de hamamelis). Ambos preparados son astringentes, lo que hace de la hamamelis un tratamiento externo a base de hierbas muy popular para tratar diferentes afecciones de la piel, desde los cardenales hasta las venas varicosas.

En estudios realizados con animales de laboratorio se ha demostrado que esta hierba ayuda a fortalecer los vasos sanguíneos. La Comisión E aprueba el uso externo de extractos de hammamelis para tratar tanto las hemorroides como las venas varicosas. Simplemente pásese por el área afectada un pedazo de algodón empapado en este extracto.

Según *Lawrence Review of Natural Products* (La Revista *Lawrence* de los Productos Naturales), un boletín informativo respetado, la tintura de hamamelis puede ingerirse para tratar las venas varicosas. O puede usted prepararse un té dejando en infusión durante 10 minutos una o dos cucharaditas de hojas de hammamelis secas en una taza de agua hirviendo. Puede tomarse de dos a tres tazas al día.

Rusco (*Ruscus aculeatus*). Esta hierba tiene una larga historia en el tratamiento de problemas de las venas tales como las hemorroides y las venas varicosas. Contiene dos compuestos antiinflamatorios, ruscogenina y neoruscogenina, que estrechan y fortalecen las venas.

Limón (*Citrus limon*). La cáscara de limón ayuda a aliviar las venas varicosas. Contiene sustancias conocidas como flavonoides, incluyendo *rutin*, que reducen la permeabilidad de los vasos sanguíneos, especialmente los capilares. Yo siempre le añado cáscara de cítricos a mis jugos de frutas. Vale la pena probarlo.

Cebolla (*Allium cepa*). La piel de la cebolla es una de nuestras mejores fuentes del compuesto quercetina. Al igual que el *rutin*, se dice que la quercetina reduce la fragilidad capilar. Para obtener el mayor beneficio de la quercetina, usted debe cocinar la cebolla entera, sin pelar, siempre que sea posible y desechar la piel después antes de servirla.

❧ **Mirtillo/*Bilberry* (*Vaccinium myrtillus*).** El mirtillo ayuda a la circulación al estimular la formación de nuevos capilares, fortalecer las paredes capilares y aumentar la salud del sistema circulatorio en línea general. Aunque hay cápsulas en existencia, yo prefiero los mirtillos naturales siempre que sea posible. Otras plantas de la misma familia que tienen los mismos beneficios, incluyen las moras negras y los arándanos azules.

❧ ***Ginkgo*/Biznaga (*Ginkgo biloba*).** El *ginkgo* refuerza la circulación general. Es más ampliamente conocido por su capacidad de aumentar el flujo de sangre al cerebro, pero también mejora la circulación en otras partes del cuerpo. Médicos alemanes utilizan preparados de *ginkgo* para tratar las venas varicosas. Sin embargo, puede ser que necesite grandes dosis orales que pudieran resultar muy caras.

Para usar esta hierba usted necesita comprar un extracto de 50:1, que debe especificarse en la etiqueta. Nunca se han reportado efectos secundarios tóxicos por el uso de extractos estandarizados de sus hojas, aunque cantidades mayores de 240 miligramos diarios pudieran causar diarrea, irritabilidad e insomnio.

❧ ***Gotu kola* (*Centella asiatica*).** Varios estudios realizados reflejan que extractos de esta hierba asiática son útiles en el tratamiento de problemas circulatorios en las extremidades inferiores, incluyendo insuficiencia venosa, retención de líquido en los tobillos, inflamación y venas varicosas en los pies. La planta tiene tres compuestos activos: el ácido asiático, el ácido asiaticósido y el ácido madecásico, los cuales parecen actuar juntos. Aunque el *gotu kola* está disponible en cápsulas, y está bien que se tome así, yo prefiero añadirle hojas frescas a los jugos y ensaladas.

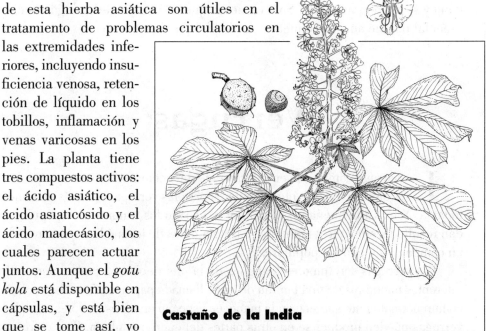

Castaño de la India

Extractos estandarizados de las hojas, corteza y semillas de esta hierba, que ayudan a tratar las venas varicosas, están ampliamente disponibles en Europa.

✎ **Cacahuate/Maní español. (*Arachis hypogaea*).** El agente curativo aquí no es el cacahuate en sí sino más bien su cáscara rojiza y delgada, parecida al papel. La cáscara de los cacahuates es una de las mejores fuentes dietéticas de la procianidina oligomérica (*OPC* por sus siglas en inglés), que son compuestos que reducen la fragilidad capilar y permeabilidad, ayudando así a evitar y tratar las venas varicosas.

Existe en los Estados Unidos un suplemento bastante caro, *Pycnogenol*, que es una fuente de OPC, aunque pienso que le dan demasiada publicidad. De todos modos, dado que la OPC se encuentra naturalmente en muchas frutas y vegetales, yo prefiero obtenerla a través de los alimentos. Comerse unos cuantos puñados de cacahuates españoles, con cáscara y todo, es una agradable manera de obtener una dosis diaria de OPC.

✎ **Aceites esenciales surtidos.** Los aromaterapeutas sugieren darse un masaje en el área afectada con aceites esenciales de ciprés, enebro (nebrina, tascate), lavanda (espliego, alhucema), limón y mejorana. Los aceites deben diluirse antes de que entren en contacto con la piel, así es que debe añadir unas cuantas gotas de los aceites que elija a un par de cucharadas de cualquier aceite vegetal. Este tratamiento de masaje no puede hacerle ningún daño y sí pudiera ayudarle. Sólo recuerde que no debe ingerir ningún aceite esencial porque aún en pequeñas cantidades puede ser tóxico.

Verrugas

La verruga común es verdaderamente muy común. Pero a veces parece ser que los tratamientos populares para las verrugas son más comunes todavía. Y hay una buena razón para ello: no sólo los tratamientos populares dan resultado, sino que a menudo los tratamientos de los médicos no son nada en comparación con los populares.

Las verrugas son tumores benignos de la piel debidos a por lo menos 35 diferentes miembros de una familia de virus llamada papilomavirus. La verruga común normalmente aparece en la mano, en especial en niños mayores, pero las verrugas pueden producirse en otras partes del cuerpo también. (Las verrugas plantares son las que aparecen sólo en los pies.) Los investigadores han observado que los individuos con sistemas inmunológicos débiles son mucho más susceptibles a las verrugas que aquellos inmunológicamente normales.

Remediándolo con La farmacia natural

He aquí algunas hierbas que usted quizás quisiera tener en cuenta si está combatiendo este persistente problema tan molesto.

❧❧❧ **Abedul (*Betula*, varias especies).** La corteza de abedul se ha usado para tratar las verrugas en lugares tan diversos como China, Escandinavia y Michigan. Contiene dos compuestos, betulina y ácido betulínico, que tienen actividad antiviral. La corteza del abedul también contiene salicilatos, que están aprobados por la Dirección de Alimentación y Fármacos para tratar las verrugas.

Si usted tiene acceso a la corteza fresca de abedul, puede pegarse un pedazo de corteza humedecida directamente sobre la verruga. También puede prepararse un té de corteza de abedul añadiendo una o dos cucharaditas de corteza en polvo a una taza de agua hirviendo y dejarlo en infusión durante diez minutos. Puede tomarse el té y también restregárselo directamente en las verrugas.

❧❧ **Sanguinaria (*Sanguinaria officinalis*).** Esta hierba contiene compuestos irritantes para la piel (cheleritrina y sanguinarina) más enzimas proteolíticas, sustancias que ayudan a descomponer las proteínas y los tejidos infectados con verrugas. Esto puede que explique el uso popular de la sanguinaria para quitar las verrugas. Busque un ungüento (pomada) que contenga esta hierba.

❧❧ **Ricino/Higuerilla/Palmacristi (*Ricinus communis*).** Muchas personas en muchos países recomiendan el aceite de ricino para tratar las verrugas. Dicen que usted debe darse un masaje con el aceite directamente en las verrugas varias veces al día.

Hay varias formas en las que puede probar a reforzar los efectos antiverrugas de este aceite. Yo le sugeriría poner un puñado de corteza de sauce en el aceite y dejarlo así por un par de días. El sauce contiene compuestos similares a la aspirina conocidos como salicilatos que pudieran resultar útiles. Otros herbolarios echan algunos dientes de ajo, que es otro remedio popular para las verrugas, y dejan que esta mezcla se integre por unos días.

❧❧ **Celidonia (*Chelidonium majus*).** La celidonia contiene algunos de los mismos compuestos de la sanguinaria (cheleritrina, sanguinarina y enzimas proteolíticas). El jugo de celidonia puede inhibir el virus de las verrugas o hasta matarlo, de acuerdo a lo expresado por el Dr. Rudolph Fritz Weiss, el más renombrado de los médicos alemanes que usan hierbas y el autor de *Herbal Medicine* (La medicina a base de las hierbas). Si usted tiene acceso a la planta fresca, puede aplicarse su jugo amarillo directamente sobre las verrugas una o dos veces al día durante cinco o siete días. De lo contrario, puede probar a aplicarse un té fuerte hecho con la hierba seca.

•• Diente de león/Amargón (*Taraxacum officinale*). Varios herbolarios prominentes recomiendan tratar las verrugas con la sustancia lechosa del diente de león que brota cuando usted corta las hojas y los tallos. Yo sugiero aplicarse esta sustancia lechosa una vez al día durante cinco a siete días. A mí no me dio muy buen resultado pero cada persona reacciona distinto y quizás a usted le gustaría probarlo.

•• Higo (*Ficus carica*). Los higos contienen enzimas proteolíticas conocidas como ficinas. En muchas culturas, las personas usan varias especies de higos para tratar las verrugas. Dicen que la sustancia lechosa que brota del fruto y las ramas ayuda a quitar los callos y las verrugas. (Este tratamiento sigue a la tradición del Rey Salomón, quien usaba jugo de higos en sus forúnculos.) Si usted desea probar este antiguo remedio, le sugiero que se aplique la sustancia lechosa una vez al día durante cinco o siete días.

•• Algodoncillo/Asclepiadea (*Asclepias*, varias especies). Muchas personas en muchos lugares recomiendan usar el líquido blanco lechoso que brota del algodoncillo para tratar las verrugas. Yo le sugiero darse un poco de masaje en las verrugas con este líquido fresco varias veces al día.

Quiero hacerle notar que alrededor de la mitad de los remedios populares para tratar las verrugas tienen que ver con plantas que tienen resinas blancas lechosas, verdes, naranja, rojas o amarillas. Muchas de estas resinas contienen enzimas proteolíticas. Estas enzimas activas pueden contribuir a suavizar las verrugas y quizás a inhibir el virus también.

•• Piña/Ananá (*Ananas comosus*). Esta es otra planta rica en enzimas proteolíticas. El antropólogo médico John Heinerman, Ph.D., autor de *Heinerman's Encyclopedia of Fruits, Vegetables and Herbs* (La enciclopedia de Heinerman de las frutas, vegetales y hierbas), sugiere cortar un pedazo de la cáscara de la piña (ananá) y ponerse la parte de adentro sobre las verrugas en la planta del pie sujeta con cinta adhesiva durante toda la noche. Dice que a la mañana siguiente se quita el parche y se lava el pie con agua caliente. En casos muy resistentes esto puede requerir varias aplicaciones.

•• Frijol de soya (*Glycine max*). Los frijoles (habichuelas) de soya son un viejo tratamiento médico chino para las verrugas, de acuerdo a lo expresado por el farmacognosista (farmacéutico de productos naturales) Albert Leung, Ph.D. Él cita a un periódico médico chino que publicó un estudio curioso al respecto. A cuatro personas con verrugas se les alimentó exclusivamente con brotes de frijoles de soya amarillos hervidos en agua, sin sazonar y sin sal, tres veces al día durante tres días. El Dr. Leung sostuvo que "los cuatro pacientes tratados así se curaron y sus verrugas no volvieron a aparecer".

Este es un tratamiento que yo probaría. Hay también buenas evidencias de que los frijoles de soya ayudan a prevenir el cáncer y las enfermedades del corazón.

ꙮꙮ **Sauce (*Salix*, varias especies).** La Dirección de Alimentación y Fármacos de los Estados Unidos aprobó el ácido salicílico, que se encuentra abundantemente en el sauce, para quitar las verrugas, y se encuentra presente en muchos preparados sin receta para quitar las verrugas, los juanetes y los callos. Usted puede comprar uno de estos preparados si lo desea y seguir las instrucciones del envase. Mi preferencia sería sujetar con cinta adhesiva un pedazo de corteza interior humedecida de un árbol de sauce sobre la verruga y cambiármela todos los días durante cinco o siete días.

ꙮꙮ **Cedro amarillo (*Thuja occidentalis*).** Los naturópatas sugieren aplicarse aceite de cedro amarillo en las verrugas. Contiene compuestos antivirales, algunos de los cuales se encuentran también en la manzana de mayo. El Dr. Weiss sugiere untarse tintura en las verrugas cada mañana y cada noche durante varias semanas. Esto da buen resultado en las verrugas pequeñas, dice, pero no tanto en las verrugas grandes y compactas. A mí me parece que vale la pena probarlo.

ꙮ **Plátano amarillo/Guineo/Banana (*Musa paradisiaca*).** Algunos curanderos populares recomiendan raspar la parte interior blanca de la cáscara de un plátano amarillo y restregárselo en la verruga dos o cuatro veces al día durante cinco o siete días. Inclusive hay un informe del *Journal of Reconstructive Surgery* (La Revista de Cirugía Reconstructiva), sobre una prueba clínica que sugiere que este tratamiento a veces ayuda. Yo estaría dispuesto a probarlo.

ꙮ **Albahaca (*Ocimum basilicum*).** Esta hierba aromática contiene muchos compuestos antivirales. Un remedio popular ampliamente practicado para las verrugas es a base de restregarse hojas de albahaca machacadas donde nacen las verrugas. Si yo tuviera una verruga simplemente me aplicaría un poco de hojas de albahaca frescas machacadas sobre la verruga y la

---

Cuídese el cutis

Algunas de las sustancias recomendadas en este capítulo pueden resultar ser bastante irritantes para la piel. No todos somos iguales en cuanto a las reacciones de la piel, así que si usted prueba uno de estos remedios y ve que éste aparentemente enrojece e irrita la piel alrededor de la verruga, lave el área completamente y deje de usar la hierba.

cubriría con un vendaje. Me cambiaría las hojas y el vendaje diariamente durante cinco o siete días.

⬤ **Papaya/Fruta bomba/Lechosa (*Carica papaya*).** Yo he probado con esta fruta y no me ha dado resultado, pero muchos curanderos populares alrededor del mundo recomiendan usar papaya para quitar las verrugas. Si desea probarla, apliquese jugo de una papaya fresca dos veces al día. Quizás usted tenga más suerte que yo. Y si no, pues termine tomándose el jugo que es sabroso y siempre beneficioso.

Epílogo del autor
Amando las plantas mi vida entera

Yo tengo 68 años de edad, y durante 63 de ellos, he estado fascinado por el mundo de las plantas. Mi interés se despertó gracias a mi mamá, quien amaba la naturaleza y me enseñó a quererla también.

La mayoría de mis primeros contactos con las plantas están perdidos en la noche de los tiempos. Sólo me vienen a la mente unos fragmentos: jugando con mis primitos y vecinos en los bosques al lado del río Koosa en las afueras de Birmingham, cerca de la finca de mi abuelo Truss; visitando el vivero de mi tío Bill y bañándome en el río Cahaba. Aunque yo nací en East Lake, un pueblo en las afueras de Birmingham, yo visitaba a mis primos en el campo frecuentemente y jugábamos juntos en los bosques.

Birmingham era una ciudad bastante grande, pero los bosques quedaban cerca. Criábamos pollos y teníamos una pequeña huerta de vegetales y unas pérgolas que daban unas uvas de muscadino magníficas. Mi abuela hacía un jugo de muscadino delicioso, y yo siempre he estado loco por esta fruta, que en latín se llama *Vitis rotundifolia*. Si por alguna casualidad este pecador llega al cielo, yo me imagino que allí me estará esperando mi abuela, y que me brindará un vaso helado lleno de jugo de muscadino.

Comiendo hierbas "malas"

En Birmingham, un viejo solitario llamado Señor Brooks vivía frente a casa. Él no tenía ni familia ni amigos; se pasaba mucho tiempo conversando con los conejos en su conejera —y conmigo también. Nosotros íbamos de paseo en los bosques que quedaban cerca, y él me inició en el mundo de las plantas silvestres comestibles como los castaños y el berro. Desde aquellos tiempos, yo he tenido mucho interés en las plantas comestibles, y pasear por el bosque es aún mi terapia número uno para rejuvenecimiento personal.

Aparte de las plantas, me empecé a interesar en otras cosas. A los cinco años, vendía revistas en la Universidad de Samford, que quedaba a unas cuantas cuadras de casa. Éramos pobres en aquella época y creo que los muchachos de la universidad me compraban las revistas más porque me tenían lastima que porque las querían.

En una de las residencias de los estudiantes, había un grupito que tocaba música de *bluegrass*. Me encantaba lo que ellos tocaban, y esta variante de música de *country*, o campestre, parecía que hacía una combinación linda con todas las plantas del campo que aprendí a amar gracias a mamá y al Sr. Brooks. La botánica y la música *country* —quizá no peguen para muchos, pero para mí sí.

Jardines e invernaderos

Cuando yo tenía siete años, nos llevaron de los campos de Alabama y caímos en Durham, Carolina del Norte, donde mi papá pensaba que podía levantar cabeza en otro tipo de campo, el de vender seguros. Aún éramos pobres, pero yo era feliz, igual que Ed, mi hermano mayor, y Dan, mi hermano menor, igualito que otros niños pobres por todo el mundo.

Durante un tiempo, vivimos en varios apartamentos y casitas baratas. Uno de los apartamentos era de tres pisos y estaba al lado de un terreno desocupado donde florecía la malvarrosa (malvarreal). Tengo unos recuerdos felices de mis hermanos y yo haciendo túneles por las hierbas en nuestros juegos. Una de las casitas en que vivíamos en aquel tiempo quedaba cerca de los famosos Jardines Duke de la Universidad Duke. Mamá sembró un jardín en un patio detrás de esa casa, y en broma le llamábamos 'Los Pequeños Jardines Duke'.

Debo aclarar que no soy pariente de los Duke de la industria tabacalera (la Universidad Duke fue nombrada por uno de esa familia) ni tampoco de la famosa millonaria Doris Duke. Yo soy de los Duke que cosechaban algodón en los campos de Alabama, y yo aún tengo docenas de primos allá. Hace poco, un primo me dijo que mi tatarabuelo por parte de padre era un médico especializado en hierbas, así que sabe Dios, puede ser que mi afición por las hierbas lo lleve en la sangre.

Del jardín de mi mamá, me pasé al invernadero cercano, donde trabajé a tiempo parcial como ayudante; allí aprendí mucho más sobre las flores ornamentales.

Cuando tenía más o menos nueve años, le empezó a ir muy bien a papá en su negocio de seguros, por lo que nos mudamos a Raleigh, North Carolina, y allí compramos una casa grande con un patio grandísimo. Mamá, papá y yo sembramos nuestro primer jardín de vegetales, y ahora mis horizontes botánicos se expandieron para incluir los vegetales. Mamá también sembró una parcela de maravillas del Perú, y esto me introdujo a unas plantas que resultaron ser de gran interés para mí en el futuro.

El atractivo de la naturaleza

Había un bosque cerca de la casa nueva, y yo lo exploraba continuamente, a veces solo y a veces con mis amigos. El papá de uno de mis amiguitos tenía una finca en el campo, y nosotros acampábamos allá, montando nuestras casitas de campaña entre los pinos, pescando en un lago y haciendo concursos a ver quién podría nombrar las flores silvestres.

Estando allá, cometí una de mis peores travesuras, la cual aún me persigue. Observábamos cómo las gargantas de las ranas se inflaban como globos mientras croaban. Con la crueldad inconsciente de los niños, les disparamos a las ranas con nuestras pistolas de BB. Le di a una de las ranas, desinflando el globo por donde salía su canto. No creo que eso la haya matado, pero más nunca cantó, y el bosque se hizo un poco más silencioso por ello. Desde ese tiempo, he matado algunas ranas y animales en el campo sólo para comer; pero nunca más he vuelto a mutilar o a matar ningún animal como una diversión.

No pude ingresar en los Cub Scouts, pero sí pude unirme a los *Boy Scouts* (los niños exploradores) en la iglesia bautista cerca de casa. No me llamaban mucho la atención los rituales y uniformes, pero sí me encantaban las excursiones de acampar y fui cuantas veces pude a través de los años; así aprendí aún más sobre el bosque y sus plantas. Mamá usó parafina para hacerme un saco para dormir impermeable. Pesaba una tonelada, pero por lo menos me mantuvo seco y abrigado en las noches frías. También salí en muchas excursiones no relacionadas con los *Scouts*.

Otro tipo de fe

Ya para cuando entré en la escuela secundaria, mi amor por el bosque fue amenazado por dos amores de otro tipo: la música y las muchachas. Con tan sólo 11 años de edad yo estaba cantando y tenía una novia llamada Greta Lewis, quien asistía a la misma iglesia que yo. No le gustaba a sus padres, pero me toleraban por ser de la misma iglesia.

Y luego, de pronto, enfrentado con la infinitud del universo, perdí la fe en un Dios teocrático. Eso terminó mi relación con Greta. Pero sí creí profundamente en el bosque, en su belleza infinita y en su poder curativo. El bosque se convirtió en mi templo y teología, y desde entonces ha sido mi salvación.

Mi hermano mayor tenía un amigo que era bien conocido en el área de Raleigh como un micólogo, o sea, un recolector de hongos silvestres. Nosotros tres andábamos por el bosque juntos, tratando de nombrar todas las plantas. Tanto este muchacho como mi hermano tenían trabajos en el Parque Nacional Umstead, y yo me enamoré de ese lugar y sus ríos y lagos. Yo me pasé un sinnúmero de horas navegando por esas aguas en una canoa, observando los animales y pájaros silenciosamente. Ellos no me hicieron ningún caso; puede ser que pensaran que yo era un tronco deformado flotando por el río.

Otro vecino era un silvicultor quien se impresionó con mi conocimiento creciente de la botánica del campo. Con el tiempo, él me consiguió mi primer trabajo en el Parque Umstead, donde me pagaron por hacer todas las cosas que me encantaban: ir de excursión, acampar, ir de canoa y observar los animales y plantas con la ayuda de mis manuales sobre la naturaleza. Con este trabajo, yo aprendí muy bien cómo vivir de la tierra.

Mientras tanto, también empecé a tocar la guitarra, y en poco tiempo ésta resultó ser una gran amiga para mí cuando estaba en el bosque. Nunca me sentí solo con tal que tuviera la guitarra en la mano. Siempre andaba escuchando música *country* y tratando de aprender cómo tocarla. Yo tenía oído para la música y aprendía canciones rápidamente. Sabía cuáles emisoras estaban tocando música *country* las 24 horas del día y me mantuve en sintonía a todas horas.

Cuando llegué al décimo grado, me tocó la clase de biología de la señorita Beddingfield. Ella tenía la costumbre de obligar a todo el mundo en la clase a que recogiera e identificara 40 plantas. Yo recolecté más de 100 y como resultado, me convertí en una figura legendaria en la clase.

La música me llamaba

Mientras tanto, llegaron dos morenas bellas a la escuela. Ellas eran integrantes de Las Hermanas Saylor, un grupo de cantantes de música *country* que yo había escuchado en la radio. Una de las hermanas, Jeannie, ofreció enseñarme a tocar el bajo para acompañarlas mientras cantaban. El único inconveniente era que yo no tenía un bajo. Desde luego, yo hubiera hecho cualquier cosa para estar a su lado, por lo que le rogué a mi papá y él pagó la mitad del costo del bajo, que era $100, una cantidad considerable de dinero en los años 40. De hecho, yo tenía nada más que los otro $50 dólares. Era todo el dinero que tenía. Sin embargo, aún sin dinero yo era feliz.

Jeannie me enseñó a tocar, y en poco tiempo, estaba tocando el bajo, pero no con Las Hermanas Saylor. En cambio, me uní al grupo de Homer A. Brierhopper y los Dixie Dudes, una banda del pueblo que yo había escuchado en la radio y que tocaba en las escuelas de los campos por toda Carolina del Norte. Esto era durante la Segunda Guerra Mundial, cuando todos los músicos buenos estaban en el ejército; es por esto que Homer me dejó integrarme a la banda.

Con este grupo, yo hasta hice un disco de 78 r.p.m. en Nashville, Tennessee, la cuna de la música *country*. Para un muchacho de 16 años, esto era algo muy impresionante. Aunque yo sólo estaba sustituyendo a músicos que estaban peleando en la guerra, tengo que admitir que esto me hizo un poco engreído. Entonces enganché con la orquesta de Woody Hayes. Ahí fue cuando empecé a ganar plata —$5 cada noche, ja, ja— y también toqué en otros clubes nocturnos de la zona.

Durante mis últimos dos años de escuela secundaria, yo más o menos me estaba ganando la vida tocando el bajo, y hasta papá dijo que comprar el bajo había valido la pena.

Estudiante no muy estudioso

Papá quería que yo asistiera a la universidad, pero yo pensaba que yo podía mantenerme bien con la música. Por tanto, seguí tocando en distintos lugares. Para complacer a mi papá, me inscribí en la Universidad Estatal de Carolina del Norte. El problema era que entre la música y mis excursiones por el bosque, estudié muy poco. Por eso, yo dejé la escuela antes de que saliera reprobado.

Papá se preocupó, pero yo no. Con el dinero que había ganado tocando, me compré una motocicleta y viajé por las carreteras secundarias, acampando aquí y allá y aprendiendo sobre los ecosistemas del interesante estado de Carolina del Norte.

Entonces me llamó Johnny Satterfield de la Universidad de Carolina del Norte en Chapel Hill. Resulta que le habían contado que yo era un buen músico; él tenía un *jazzband* y quería agregar otro bajo a la orquesta. Por eso me fui para allá para hacer una audición. Johnny era gran admirador de otro Duke, el legendario Duke Ellington, y yo creo que tanto eso le llamó la atención como mi forma de tocar. Él se sonrió mientras que las notas de mi bajo 'bailaron' entre las notas de su piano. Quería que me integrara a la banda, pero sólo si también me inscribiera en la universidad con una especialización en música.

No me gustó para nada el programa de música en la universidad, pero una de mis asignaturas electivas era botánica general. En poco tiempo, cambié mi especialización a botánica, y esta se convirtió en mi vocación mientras la música se quedó como un pasatiempo nada más. Cuando papá se enteró, se puso de lo más contento. Ahora, en mi segunda jornada por la universidad, ya que me fascinaba tanto la botánica, saqué buenas notas. Y cuando llegó la hora de escoger una carrera, me inscribí en un curso de posgrado en la misma universidad.

Cultivando con amor

En mis estudios posgrados, yo empecé a estudiar con un profesor llamado Al Radford quien se especializaba en las plantas acuáticas. Él sabia que él y yo éramos los únicos en del departamento botánico a quienes les encantaba caminar por el agua en busca de raras plantas acuáticas. Se hizo cargo de mí, y yo terminé escribiendo mi tesis de maestría sobre una planta semiacuática llamada *Ludwigia*, la cual crecía en cunetas.

Nunca me olvidaré de un día en que yo andaba buscando *Ludwigia* en una cuneta fangosa. Estaba metido en la cuneta hasta las rodillas, y entonces unos músicos que yo conocía pasaron en su auto y me vieron. Ellos pararon, asombrados de que yo anduviera así en el fango, y me preguntaron si estaba bien. Yo les dije que estaba requetebién, y ellos se fueron, probablemente pensando que yo estaba completamente loco.

Otra estudiante de los cursos posgrado de botánica era un morena menuda de ojos castaños quien me llamó la atención en seguida. Desde que la vi, yo me interesé en Peggy-Ann Westmore Kessler. Ella se había graduado del Colegio Maryville en las montañas de Tennesee y estaba estudiando para sacar su maestría cuando yo la conocí.

Con el tiempo la sacó, pero terminó pasando más tiempo como ilustradora que como botánica. Ella trabajó a tiempo parcial ilustrando varios libros sobre botánica escritos por nuestros profesores, y hasta la fecha, todavía dibuja. Las ilustraciones que aparecen en todo este libro son de ella.

Ella y yo compartimos un amor por la botánica, el campo y el *jazz*. Después de que nos conocimos, nos pasamos muchos fines de semana viajando entre los bosques, las 'descargas' musicales de *jazz*, y de nuevo al bosque o a las lindas playas de Carolina. En poco tiempo nos enamoramos.

El gobierno y la guerra bacteriológica

Yo saqué mi maestría en botánica en 1955, y a los pocos días fui llamado a filas al ejército de los EE.UU. Al principio, al ejército estadounidense no le interesó para nada que yo fuera un botánico, pero después de unos meses terribles bajo las órdenes de un sargento que odiaba a los licenciados y a los licenciados con maestría aún más, me trasladaron a Fort Dietrick, Maryland. Ahí trabajé con muchas otras personas que tenían sus maestrías y doctorados que estaban tratando de desarrollar formas de proteger a los soldados contra los agentes de la guerra bacteriológica.

Esto de la guerra con gérmenes no era algo que realmente me llamaba la atención, pero fuera de eso, me encantaba Fort Dietrick. Mi jefe era un civil y no me exigía mucho. Él me tenía haciendo pruebas en varios hongos para ver cuán bien se conservaban cuando se guardaban. Nunca me explicó por qué estábamos haciendo esto, pero en poco tiempo entendí que la idea era reciprocar, o sea, buscar agentes biológicos que pudieran acabar con la cosecha de los enemigos.

Cuando tenía tiempo libre, iba de excursión por las montañas Catocin que quedaban cerca. Traté de dibujar las plantas tan lindas como lo hacía Peggy, pero qué va, no pude. (Lo irónico del caso es que hoy en día, mi hijo vive en esas mismas montañas con su señora y sus hijos.) Yo también fui al pueblo que quedaba cerca, el cual se llamaba Frederick, y allí toqué guitarra y además fui maestro de música. Al poco tiempo, formé un grupito de *jazz*, el Grupo Dizzy Duke, y tocábamos en los clubes de los oficiales. Peggy me visitaba cuando podía, y pasamos unos ratos lindos en la cabina de un amigo en Yellow Creek, donde ella también dibujó las plantas.

En fin, me divertí tanto en Fort Dietrick que cuando terminó mi tiempo de servicio militar, casi no quería irme. Sin embargo, yo quería obtener mi doctorado en botánica, y aunque nunca peleé en Corea, yo califiqué para el proyecto de ley de los veteranos de la guerra en Corea. Entonces me compré un Buick negro y regresé a la Universidad de Carolina del Norte, donde estudié, trabajé como asistente de los profesores y me junté de nuevo con mis amigos jazzistas.

Dos de mis profesores estaban involucrados en un proyecto muy ambicioso para obtener por lo menos un espécimen de cada especie de plantas en las Carolinas para poder trazar mejor la distribución geográfica de estas especies. Yo me uní a ellos y también se unió Peggy como la ilustradora. Por lo tanto, estos dos enamorados pasamos mucho tiempo juntos en la universidad, sea en el campo o en los clubes de *jazz*.

Primer vistazo de Latinoamérica

En ese tiempo, yo tenía un problema. Tenía un mundo muy cerrado. Había estudiado en la misma universidad con los mismos profesores para sacar todos mis títulos universitarios, lo cual limitó tanto mi preparación como mis conexiones profesionales para conseguir empleo en el futuro.

Mientras terminaba con las clases requeridas para el doctorado, mi asesor universitario me puso en contacto con dos proyectos que me sacaron de la universidad. Uno era una expedición para recolectar muestras botánicas en México, Costa Rica y Guatemala. El otro era un trabajo de análisis de las plantas de Panamá y el Perú. Este último se suponía que iba a durar de entre 6 a 12 meses, y era en el afamado Jardín Botánico de Misuri en San Luis. Me iba a ser difícil dejar a Peggy en la universidad, pero de todos modos salí para allá con mi equipo para acampar y mi mejor guitarra. Fuimos en un grupito en el auto de mi asesor; nos habían dado un subsidio de la Fundación Nacional de las Ciencias para estudiar los cromosomas de la familia de las zanahorias (*Umbelliferae*).

Anduvimos por México durante meses, viendo muchos hábitats y muchas especies de zanahoria que eran casi desconocidas fuera de México. Se planificó el itinerario para que pudiéramos encontrar todas las especies posibles justo cuando echaban brotes. Recolectamos los brotes y los guardamos en sustancias químicas que las conservaban hasta que llegáramos al laboratorio para contarles los cromosomas.

También recolectamos muchas flores, aplastándolas para conservarlas. Los mexicanos con quienes nos encontramos en el camino nos contaron con mucho gusto las tradiciones relacionadas con las plantas que estábamos recolectando. Además, nos hablaron de sus usos medicinales. En aquel momento yo no me di cuenta, pero fue en ese viaje que se me sembró en la mente la idea de la botánica médica.

Lamentablemente, cuando aquello yo no entendía muy bien el español, por tanto comprendí muy poco de lo que nuestros amigos mexicanos nos decían. Pero poco a poco fui aprendiendo, y de noche, tocando mi guitarra en el patio del hotel, pude hacer un puente musical entre nosotros y esto facilitó el intercambio cultural. Ahí fue cuando empecé a enamorarme de Latinoamérica.

Después de unos meses fascinantes en México, nos fuimos por avión a Guatemala y encontramos unas especies raras cerca del Lago Atitlán. Entonces nos fuimos a Costa Rica, y ahí encontramos otras especies de zanahorias al pie de un volcán. Con cada país, me enamoraba más y más de la región entera.

Cómo aprendí sobre las plantas medicinales

Después que salí de Centroamérica, me fui al Jardín Botánico de Misuri y tomé un puesto posgrado. En la Universidad de Carolina del Norte, yo había aprendido sobre las plantas de esa área. Ahora estaría explorando las plantas del mundo.

La mitad de mi trabajo consistía en identificar o nombrar los especímenes de plantas medicinales que habían sido recolectadas en el Perú. Tomaba un espécimen seco y aplastado y, basado en algunas notas sobre el color de sus flores o frutas y su nombre coloquial en español o en quechua, tenía que adivinar qué era exactamente. Como yo había sido entrenado en taxonomía, una ciencia difícil y tediosa, yo sabia cómo identificar las plantas por los siguientes aspectos: la colocación y forma de las hojas y órganos auxiliares; la naturaleza de las partes florales; el tamaño, forma y número de las partes florales y sus semillas; y por último, la presencia de espinas, savia y aromas extrañas.

Durante los tres años que trabajé en el Jardín, de tiempo en tiempo yo me rompía el coco para identificar una planta medicinal en particular y no pude. Al final, me convencí de que esta especie nunca había sido nombrada. Los peruanos la llamaban sanango, lo cual se convirtió en su nombre genérico. Veinticinco años después, estando yo en la Amazona peruana, vi un curandero chamanístico usar sanango en una ceremonia de curación.

Algunas plantas sí las conocía muy bien, otras no costaron mucho trabajo para identificarlas, y otras tomaron meses para identificarlas. Otras, por cierto, nunca más las pude identificar, aunque sí pude clasificarlas en la familia de plantas correcta. Meses o años después, un especialista en esa familia veía al espécimen y lo nombraba o lo identificaba. Aún hay muchas especies en Latinoamérica que la ciencia no conoce ni tampoco ha nombrado. Más de una docena de las plantas que estudié allá llevan mi nombre. Por lo general, era un trabajo fascinante que constituyó un reto para mí. Pero San Luis era grande y yo me sentía solo. Entonces Peggy se mudó para allá. Alquiló un apartamento cerca del Jardín y consiguió un trabajo ahí como técnica en el laboratorio. Eso sí mejoró las cosas.

Me hice especialista

La otra mitad de mi trabajo era ayudar al director del Jardín a recopilar un catálogo de la flora de Panamá. De nuevo, me pasé mucho tiempo examinando unas plantas secas que otros científicos habían recolectado. Tenía que asegurar que ellas habían sido nombradas correctamente y hacer una lista de sus usos en el área donde crecían, lo cual les enseñaba a los otros científicos cómo identificarlas y a los ilustradores cómo dibujarlas. Para revisar un espécimen, primero tuve que revisar cientos más para asegurarme de que la misma especie no tenía nombres científicos distintos en otras partes de Latinoamérica.

Por más tedioso que era, me encantaba el trabajo; sin embargo, este tipo de trabajo no se considera tan prestigioso como las monografías, trabajo en el que el científico se concentra en un grupo pequeño de plantas de la misma familia, las investiga bien y aprende más sobre ellas que nadie. Con el tiempo, uno puede llegar a ser la autoridad mundial sobre esas plantas. Yo escribí una monografía sobre la hierba del pollito tropical, *Drymaria*, y Peggy lo ilustró. Hoy en día, más de 30 años después, yo soy la autoridad máxima sobre *Dry-*

maria. No obstante, no me acuerdo cuándo fue la última vez que alguien me llamó para aprovecharse de mi pericia en cuanto a esa hierba.

En 1960, Peggy y yo nos casamos en el juzgado de San Luis. Nos compramos una casa medio desbaratada en la orilla del río Loutre unas 80 millas de San Luis, y ahí pasábamos unos fines de semanas largos. Nuestro hijo, John, nació en San Luis en la Nochebuena de 1961, aproximadamente un año después de que nos casamos.

En San Luis, yo también seguía tocando música en varios clubes, a veces con combos de *jazz* y otras veces acompañando a cantantes de *blues* y *country*. Algunos botánicos no entendían mi pasatiempo musical, pero mientras más penetraba el mundo de la medicina botánica con sus raíces tradicionales, más me parecía que se relacionaba con la música que yo tocaba, que también tenía unas raíces tradicionales muy profundas.

Loco por la selva

En 1961, el ejército estadounidense me ofreció un trabajo como asesor de Swamp Fox. Esta era una expedición a la provincia panameña de Darién y su llamada brecha darienana, la cual era un espacio abierto en la carretera interamericana que unía a Alaska con Chile. Los vehículos militares querían abrir un camino por la selva, y habían tenido muy poco éxito. A mí me tocaba describir los diferentes tipos de vegetación e identificar cuáles eran mejores para sostener tráfico. Acepté esta oportunidad al vuelo.

La primera noche que pasé en Darién, yo estaba tranquilito en mi choza con su tejado de palmas cuando de pronto una iguana me cayó encima desde las vigas; por poco me muero del susto. La segunda noche tampoco era nada agradable, ya que a los monos de la zona les dio por gritar toda la noche. Sin embargo, como siempre, la gente del área se portaron muy bien conmigo y me informaron sobre todo lo que sabían de las plantas de la zona, inclusive sus usos medicinales.

Yo aún no hablaba bien el español, pero con el tiempo fui mejorando. Cuando aquello, la etnobotánica, el estudio de cómo la gente nativa usa las plantas de su zona, estaba en pañales. De hecho, la palabra 'etnobotánica' no se empezó a usar hasta muchos años después. Sin embargo, en las selvas de Darién ya yo estaba metido en ella literalmente hasta casi las narices.

Yo hice varios viajes a Panamá relacionados con esta expedición, y me encantaba trabajar con las plantas tropicales de la selva. Cuando comparé esto con mi trabajo anterior, que básicamente era revisar un montón de plantas muertas y secas, este me pareció bastante aburrido. Entonces empecé a buscarme otro trabajo.

Finalmente, di con la Estación de Investigación del Departamento de Agricultura de los Estados Unidos (*USDA* por sus siglas en inglés), el centro de investigación de esta agencia gubernamental, la cual estaba ubicada en Beltsville, Maryland. Ahí pasé la mayoría del resto de mi carrera, desde 1963 hasta 1995.

Inmediatamente, me metí en un proyecto relacionado con Latinoamérica. Este era en Puerto Rico, y se trataba de un estudio de sucesión, que es los cambios naturales en las poblaciones de plantas a través del tiempo. Aprendí a identificar los árboles tropicales por sus semillas y sus almácigos.

Yo estaba contento con el proyecto, pero no con la razón por el cual se estaba realizando, que era para investigar cómo los herbicidas (léase defoliantes) pudieran cambiar la sucesión normal de los almácigos de árboles en selvas tropicales. También pasé un tiempo como el conservador de la colección de semillas del USDA.

Especializándome en las hierbas medicinales

Cuando ya llevaba dos años en este programa del USDA, me llamó el Instituto Conmemorativo de Batelle, una organización de investigación en Columbus, Ohio. Batelle había logrado obtener un contrato de lo que en aquel tiempo era la Comisión de Energía Atómica para realizar un estudio para ver si era viable construir un canal al nivel del mar por Panamá y Colombia. Hoy en día, tal vez esto parezca como una idea loca, pero querían usar bombas nucleares supuestamente 'limpias' para hacer volar la selva y así hacer un nuevo canal. De esta forma, los barcos ya no tendrían que lidiar con las esclusas en el Canal de Panamá.

Battelle necesitaba un botánico en su equipo, y mi nuevo jefe se enteró que yo tenía bastante experiencia con la flora panameña. De nuevo, acepté otra oportunidad de viajar a Latinoamérica al vuelo.

En aquel tiempo yo no lo sabía, pero este proyecto cambió mi vida; ahí fue cuando de botánico me convertí en etnobotánico especializado en las hierbas medicinales.

El proyecto Batelle fue para mí un sueño realizado, pero fue una pesadilla para Peggy. Teníamos un hijo de casi cuatro años y Celia, nuestra hija, tenía apenas seis meses —y yo había inventado de repente mudarnos desde Maryland a Panamá durante una tormenta de nieve. De alguna manera, sobrevivimos el viaje, más una estancia de seis semanas en un hotel de mala muerte en la zona del Canal.

También sobrevivimos el fuerte choque cultural, las seis semanas y los dos abogados que tomó sacar nuestras pertenencias de la aduana y mudarlas a nuestro apartamento en El Cangrejo, que era un barrio en las afueras de la Ciudad de Panamá.

La vida en Panamá

Al principio no me gustó que no pude vivir en la zona del Canal, la cual era muy norteamericana. Pero como yo era un asesor privado y no un empleado del gobierno estadounidense, no había viviendas disponibles en esa zona para mí. No obstante, en poco tiempo cambiamos de idea. La zona del Canal era como la Florida, pero donde vivíamos nosotros era Panamá de verdad. Y cuando yo estoy en otro país, a mí me gusta meterme de lleno en la cultura, y esto fue lo que hicimos.

Para Peggy, Panamá le era un poco difícil. Ella no hablaba español y tenía que lidiar con todos los retos de vivir en un país extranjero y además luchar con dos niños pequeños sin su esposo, porque muchas veces yo estaba lejos en la selva trabajando por muchas semanas. Pero a pesar de todos los dolores de cabeza, ella sí disfrutó una ventaja inesperada. Por primera vez en su vida, ella tenía una criada que vivía en casa. Se llamaba Edith Bristán, y era la hermana de Narciso Bristán, mi guía en la selva panameña.

Casi todos los apartamentos en nuestro barrio tenían un cuarto para la criada, y, aunque parezca mentira, teníamos suficiente dinero para pagarla. Por tanto, invitamos a Edith a que se mudara con nosotros. Ella era excelente con los muchachos y buena compañía para Peggy. Siendo panameña, ella pudo enseñarnos todos esos detalles pequeños de la vida en Panamá que nos hubiera tomado años para aprender por nuestra cuenta.

Ya para este tiempo, con todas mis experiencias anteriores, yo hablaba el español bastante bien, y uno de los aspectos de mi trabajo era hablar con todos los panameños, blancos, negros e indios, sobre lo que comían del medio ambiente de la zona. ¿Por qué? Simplemente, si los EE.UU. excavaba ese canal usando bombas nucleares, ¿cuánto tiempo tendríamos que impedirle a la gente de la zona que viviera sus vidas normales? ¿Sería seis días, seis meses, seis años, seis siglos o quizás seis milenios?

Por supuesto, los panameños sabían por qué estabamos ahí y en seguida nos preguntaron cuántos canales se planeaban excavar con bombas nucleares en los EE.UU. Los panameños siempre eran muy gentiles, pero a buen entendedor, con pocas palabras basta. Después de estar más de dos años en Panamá, el Tío Sam decidió que no era viable en términos biológicos, geológicos o políticos hacer este canal con bombas nucleares.

Hierbas, montes y monos

Este negocio de bombas y canales era la razón principal de mi estancia en Panamá, pero no impidió muchas de mis actividades diarias. Yo pasé la mayoría del tiempo viajando por la selva densa y exuberante de Darién. Siempre viajaba en bote porque no había caminos. Conducido por varios guías panameños e indios que con el tiempo se hicieron muy amigos míos, yo visité la gente indígena de la selva. Yo me documentaba sobre cómo vivían y qué comían, siempre investigando las hierbas medicinales de la zona y cómo las usaban. Fueron dos años fascinantes, y cuando regresé a los Estados Unidos, estaba empeñado en que mi carrera iba a girar en torno a las hierbas medicinales.

Aun después de 30 años, tengo vívidos recuerdos de algunas de mis experiencias allá. Durante un viaje a la selva, nuestro grupo decidió escalar el Cierro Pirre, un pico encantador de 5,000 pies que queda cerca de la frontera con Colombia. Era una subida difícil por entre una vegetación densa que duró dos días. Nuestros porteros, que eran indios chocos, hicieron la subida mucho mejor que nosotros los gringos.

Todos llevábamos botas altas y gruesas para protegernos del montón de culebras en la montaña, y yo también deseaba que hubiera tenido guantes de cuero porque me había cortado las manos con toda la vegetación, mucha de la cual iba recogiendo en el camino. La primera noche, algunos de nuestros guías fueron adelante para buscar un lugar para acampar y cuando lo encontraron, encendieron una hoguera. Seguimos el humo y los encontramos. Cuando llegamos, además de la hoguera, también encontramos algo que parecía ser de las películas de los cazadores de cabezas —varias cabezas en alambres. Los porteros habían cazado algo para comer, en este caso unos monos.

Después de varios días de no comer nada más que arroz, frijoles (habichuelas) y cualquier otra cosita que los porteros chocos encontraban por ahí, la verdad es que el mono en pincho me gustó bastante, aunque me pareció un poco 'canibalístico'. Tampoco era nada agradable observar cómo los guías les chupaban los sesos a las cabezas de los monos.

Al próximo día nos tocó una sorpresa aún mayor. Después de escalar el pico de la montaña bajamos al río, al pueblo de algunos de los guías. Resulta que uno de los monos que habíamos comido tenía un criatura, y uno de los guías la había rescatado. Cuando llegamos al pueblo, el guía le dio el monito a su mujer, quien en seguida le dio el pecho. Esto no asombró a nadie menos a nosotros, los gringos que estábamos en la excursión. Le saqué una foto a esa madre choca dándole pecho a un monito con un seno y a un bebé con el otro, y luego esta se publicó en la revista *Economic Botany* (Botánica económica).

Ya había pasado muchos años cuando volví a pensar en aquel día, y era cuando se reportaba mucho sobre el virus Ebola y cómo las nuevas enfermedades virales se transmitían entre monos y humanos. La prensa nunca habló de amamantamiento, pero eso sí es una forma posible de transmitir los virus.

Ayuda del algarrobo

Siendo un botánico, yo me fijaba mucho en las especies de plantas que sólo se dan en los trópicos. En Panamá, la hierba culinaria preferida era el culantro (recao), un pariente cercano del cilantro, que tiene la misma composición química y sabor. Era muy útil para esas carnes de la selva.

Una de las carnes de la selva, específicamente tortuga, aumentó significativamente mi respeto creciente por la medicina a base de hierbas. Durante un viaje de recolección, acampamos en la orilla del río Pirre, y nuestros guías cazaron algunas tortugas para hacer un guiso (estofado). En aquel tiempo, las tortugas no estaban en peligro de extinción.

Poco después de esa comida, se me presentó un caso severo de envenenamiento por salmonella. (Después de eso, leí un artículo científico que documentaba sobre la alta incidencia de salmonella en las poblaciones de tortugas en Darién.) Tuve una diarrea violenta y horrible, y perdí tanta fuerza que casi no pude ponerme de pie, mucho menos trabajar. Me gasté cientos de dólares en los médicos panameños convencionales y sus fármacos parecidos a los de los Estados Unidos. Me ayudaron en algo, pero aún estaba enfermo. Entonces otro médico panameño, quien era más inclinado al uso de las hierbas, me dio algarroba en polvo, y eso me ayudó bastante. Treinta años después, leí un estudio en la *Journal of Pediatric Gastroenterology and Nutrition* (Revista de Gastroenterología y Nutrición Pediátrica) que decía que el polvo de algarroba es muy eficaz para tratar la diarrea infantil. Yo personalmente puedo afirmar que esto funciona.

Forjando amistades entre los indios

Desde niño, cuando acampaba en los bosques de Carolina del Norte, yo estaba interesado en vivir de la tierra y esas habilidades me fueron muy útiles después en Panamá. Un día unos cuantos de nosotros y mi amigo y guía Narciso Bristán, estábamos monte adentro y escasos de víveres. Vivimos a base de lo que nos quedaba de unos frijoles, arroz y harina, complementado por frutas y raíces que yo recogí y caza que Narciso había conseguido con su excelente puntería.

Poco a poco fui conociendo las selvas y la gente de Panamá del este, quienes me dieron unos nombres indios de lo más interesantes. Los indios kuna, quienes eran muy sociables, me pusieron *tutu-sipu-nele-mergui* (brujo gringo flor blanca). Los indios chocos me llamaban *jaibana borojo* (brujo borojo). Borojo es un árbol de la misma familia que el café con unas frutas que tienen el tamaño de toronjas (pomelos) y que se usan para hacer una bebida fermentada llamada chicha.

Dondequiera que iba, yo pedía que me enseñaran las plantas medicinales de la zona, y hablaba con los herbolarios y curanderos chamanísticos sobre cómo las usaban.

En mis 2½ años en Panamá (y un poco de tiempo en el noroeste de Colombia también), mi equipo recolectó casi 15,000 especímenes, y muchos eran hallazgos raros y de mucho valor del área más húmeda y rica en vegetación en el hemisferio occidental. Hoy en día, algunos están en el Jardín Botánico de Nueva York, y muchos más en el Jardín de Misuri. Desde el punto de vista de botánica de campo, el proyecto era un éxito rotundo, y yo espero haber tenido algo que ver en la decisión de no detonar bombas nucleares en esa región maravillosa, fascinante y frágil. La verdad es que yo me había enamorado de Latinoamérica, y en particular de Panamá, de los indios chocos, de la etnobotánica y de la medicina a base de hierbas. Aunque no fuera panameño, yo sí era un 'panamaníaco'.

Pero todo tiene su final, y en 1968, mi familia y yo regresamos a los Estados Unidos, y empecé a trabajar en la oficina principal de Batelle en Columbus, Ohio. ¡Qué cambio! No había ni selva, ni expediciones, ni tampoco una criada viviendo en casa para ayudar a Peggy y los niños. Sin embargo, alguien tenía que escribir sobre todos los datos que habíamos recopilado en Panamá, y le tocó a este servidor hacerlo.

Terminé escribiendo un montón de artículos en revistas académicas, incluyendo unos cuantos trabajos etnobotánicos sobre la medicina a base de hierbas. También publiqué mi primer libro, *The Isthmian Ethnobotanical Dictionary* (El diccionario etnobotánico ístmico).

Entonces hubo una escasez de dinero y Batelle ya no podía financiar mi proyecto panameño. El dinero que había se usó para un proyecto nuevo que estaba enfocado en la ecología de Amchitka, una isla cerca de la costa de Alaska del Pacifico. Con el debido respeto para la belleza e importancia ecológica de las latitudes del norte, yo estaba enamorado de los trópicos. Cuando Batelle me insinuó que posiblemente me mandarían para el norte de Alaska, yo sabía que eso era la despedida definitiva.

Otro tipo de fármacos

De nuevo, el USDA me rescató. Me invitaron a Beltsville en 1971 para trabajar en un programa que tenía que ver con la medicina a base de hierbas. No obstante, este no era el tipo de medicina herbaria que yo promuevo.

Mientras que estaba preparándome para dejar a Batelle, yo había escrito una propuesta sobre la viabilidad de subvertir la mariguana genéticamente para que fuera desagradable para los fumadores. El compuesto químico en la mariguana que produce euforia se llama tetra-hidrocanabicol (*THC* por sus siglas en inglés). Mientras más altos los niveles de THC, más fuerte es la mariguana. Yo propuse desarrollar un cultivo de mariguana que casi no tuviera THC y después regar las semillas en todas las áreas donde se cultivaba la mariguana ilegalmente. Yo argüía que con el tiempo, este cruce resultaría en una mariguana menos potente. Con toda sinceridad, yo no sabia si esto iba a funcionar o no, pero mi idea le gustó al USDA.

Pues regresamos a Maryland y nos compramos una casa linda en las afueras con un pedazo de tierra de medio acre. Pero al cabo de un año, gracias a un dinero que mamá nos prestó, nos compramos una finca maravillosa de seis acres con una casa de ladrillos estilo ranchero.

Yo quería cultivar uvas orgánicamente, o sea, usando hierbas aromáticas para repeler los insectos y enfermedades en vez de insecticidas. Entonces sembré mis uvas junto con las hierbas aromáticas. Con el tiempo, las hierbas crecieron mucho más que las uvas, pero de todos modos le puse el nombre de "Viñedo de Hierbas" a la finca. Hoy en día tenemos cientos de especies de hierbas, más arándanos azules, zarzamoras, uvas, frambuesas, y otros tipos de moras (bayas), que por lo general crecen solas con poco cuidado.

Poco después de que yo regresara al USDA, hubo una reorganización dramática en Beltsville. Me hicieron jefe del Laboratorio de Taxonomía de Plantas, que tenía que ver en parte con narcóticos. De buenas a primera, me mandaron a mi Latinoamérica querida para apoyar al Departamento de Estado a ayudar a Bolivia, el Perú y Ecuador a tomar medidas drásticas contra el cultivo de coca, la fuente herbaria de la cocaína.

También visité a Burma, Cambodia, Laos, Tailandia y Vietnam para ayudar a limitar el cultivo de la adormidera. No obstante, mi trabajo no era destruir las cosechas. Después de todo, se estaban cultivando porque eran un cultivo comercial muy lucrativo para personas muy pobres. El reto para mí era desarrollar un catálogo de plantas legales y útiles que se podrían cultivar como un cultivo comercial para sustituir las plantas ilegales. ¿Puede adivinar lo que yo sugerí? Hierbas medicinales.

Trabajar con hierbas medicinales

En 1977, logré obtener el puesto ideal para un herbolario medicinal —jefe del Laboratorio de Plantas Medicinales del USDA, cuya función principal era recolectar plantas medicinales del mundo entero para el programa de la detección de cáncer. Este programa fue organizado en conjunto por el USDA y el Instituto Nacional del Cáncer.

Heredé un equipo de científicos que durante 20 años habían trabajado recolectando hierbas con el potencial para luchar contra el cáncer. (Una de ellas fue Judi duCellier, quien con el tiempo se convirtió en mi brazo derecho.) El programa de detección de cáncer analizó al 10 por ciento de las especies de plantas conocidas en el mundo entero para ver si tenían actividad antitumoral y ayudó en el desarrollo de varios agentes quimioterapéuticos que se usan hoy en día, incluyendo al *Taxol*, un fármaco derivado del tejo.

Estuve completamente absorto en mi nuevo trabajo y muy entusiasmado de que por fin tenía un trabajo dedicado a las plantas medicinales. Viajé por el mundo recolectando hierbas en la China, Ecuador, Egipto, Panamá, Chile, Honduras, Siria y la República Dominicana. Mientras que estuve en estos países, yo también hablé con los expertos de la zona sobre todas las otras plantas del área que usaban con fines medicinales que no estaban relacionadas con el cáncer.

El programa de detección de cáncer era un proyecto muy ambicioso, y mi propio interés en plantas medicinales lo amplió aún más. Me hizo falta alguna manera de catalogar y recuperar fácilmente la información que obtenía de las fuentes tanto tradicionales como científicas. Esto resultó en mi base de datos sobre las plantas medicinales, que ahora es enorme. Esta base está guardada en computadora, y es la fuente para la mayoría de la información que está en este libro.

Yo me estaba dando a conocer como uno de los pocos expertos en hierbas medicinales en el USDA, y eso resultó en varios proyectos secundarios, como por ejemplo mi primer viaje a la China en 1978. Fui a estudiar el *ginseng* asiático (*Panax ginseng*) y su pariente *ginseng* siberiano (*Eleutherococcus senticosus*). Yo había traído una libra de semillas de *ginseng* americano conmigo como regalo; tenía la esperanza de que mis anfitriones reciprocaran y me dieran una libra de semillas de *ginseng* asiático. Aunque ellos dijeron que era ilegal sacar las semillas de ambas cepas de *ginseng* asiático de la China, de todos modos traje un recuerdo herbario de mi viaje: varios ramitos y hojas aplastadas de *ginseng* siberiano. Me antojé de sembrar los ramitos y brotaron, lo cual me hizo un contrabandista de *ginseng* sin querer.

Ya no había más dinero

Ya para el año 1981, mi laboratorio tenía un presupuesto anual de medio millón de dólares, y mi trabajo era tan interesante que no me detuve a pensar en los problemas potenciales que podrían suceder con la Administración de Reagan.

En cambio, en compañía del Dr. James Reveal de la Universidad de Maryland, visité a la China otra vez con la meta de recolectar tantas plantas medicinales como fuera posible. Pero de nuevo, los chinos tuvieron otra idea. Tan sólo nos dejaron recolectar en un bosque en Kunming en el sudoeste de China. El resto del tiempo lo pasamos en jardines botánicos, apotecarios herbarios o centros de investigación. Sin embargo, visitamos a Harbin, Beijing, Chunking, Kunming, Nanjing y Shanghai y regresamos con unas 300 especies para el programa de detección de cáncer.

Poco después de regresar, Ronald Reagan suspendió el programa y mi laboratorio también. (Yo seguía investigando alternativas botánicas para el tratamiento del cáncer, pero lo hacía en casa por mi propia cuenta.)

Después de un período breve e infeliz en que traté de mejorar la resistencia del trigo contra la enfermedad al cruzar el trigo doméstico con varias especies silvestres, volví de nuevo al programa de narcóticos del USDA en 1982. Este cambio me ayudó a regresar a mis queridos trópicos, y otra vez estuve investigando cosechas alternativas para cocaína, mariguana y adormidera. Con este trabajo, viajé a Hawai, Puerto Rico y Tailandia, y en cada lugar, fui recopilando información para mi base de datos, la cual se iba expandiendo poco a poco.

Compartir la selva

Entonces, en 1991, ocurrió un evento fundamental en mi vida: recibí mi primera invitación para realizar un taller sobre plantas medicinales para un grupo de ecoturistas en la zona amazónica peruana. Tuvo lugar aproximadamente a 200 millas río abajo del valle Huallaga, la misma área donde yo había investigado alternativas para la cosecha de coca cuando trabajé por primera vez por el programa antidrogas del USDA. Estaba de lo más entusiasmado con la idea de pasar una semana en el Amazonas, pero justo antes de salir para allá, se me dislocó un disco en la espalda mientras transportaba un árbol de Navidad. (Si quieres saber los detalles morbosos de este episodio, puede leer el capítulo sobre dolor de espalda en la página 206.)

Cancelé el taller, pero después me arrepentí, pensando que de todos modos voy a sufrir el mismo dolor tanto allá como acá. ¿No sería mejor estar con este dolor en un lugar que me encantaba, el Amazonas?

Entonces me fui para allá, y pienso que esta fue una de las mejores decisiones que he hecho en mi vida. Para el final de la semana, mi dolor era mucho menos intenso. Yo pienso que esto se debe en parte porque yo tomé control de mi cuidado médico y también en parte porque usé tantas medicinas a base de hierbas. De hecho, yo dediqué ese taller a la papaya (fruta bomba, lechosa) tropical, la fuente para chimopapaína, un fármaco usado para tratar discos dislocados.

Esta primera 'ecogira' dio lugar a muchas otras, en Belice, Costa Rica, Perú, Tanzania y Kenya. Estos viajes nos ayudaron a Judi y a mí a recopilar datos para nuestro libro *The CRC Handbook of Alternative Cash Crops for the Tropics* (El manual del CRC de cosechas comerciales alternativas para los trópicos). Y todos esos viajes que di al Perú resultaron en mi libro *Amazonian Ethnobotanical Dictionary* (El diccionario botánico amazónico), que fue escrito en colaboración con el excelente botánico peruano Rodolfo Vásquez Martínez, quien contestó con paciencia todas mis preguntas mientras viajábamos por los ríos Amazona y Napo en el Perú.

Ya para el año 1997, yo había estado involucrado en más de 30 ecogiras de una semana cada una, donde yo trabajaba como instructor de campo enseñando sobre las plantas medicinales de la selva. Yo hasta tuve un número telefónico gratuito para que la gente pudiera llamar para obtener información sobre las ecogiras farmacéuticas.

Me retiré para trabajar más

Entonces dio la casualidad que Alice Feinstein, una editora en la casa editorial Rodale Press, se comunicó conmigo para decirme que admiraba mi trabajo con la medicina herbaria y me preguntó si yo quería escribir un libro por Rodale. Yo le dije que me encantaría. Pero para tener el tiempo de hacerlo, tuve que retirarme del USDA, y así lo hice en 1995. Esos años con el USDA me ayudaron a recorrer el mundo varias veces, aprendiendo sobre las plantas en *La farmacia natural*.

La jubilación me ha brindado más que la oportunidad de escribir este libro. Estoy muy involucrado con el Centro Amazónico para Investigación y Educación Ambiental (*ACEER* por sus siglas en inglés), que tiene su base estadounidense en Helena, Alabama. Además, soy asesor del Consejo Botánico Estadounidense en Austin, Tejas, de Herbalife en Los Ángeles y de Nature's Herbs en American Fork, Utah.

Hoy me encuentro tan ocupado como siempre, trabajando para salvar a la selva amazónica mientras trato de convencer a todo el mundo de que las alternativas a base de hierbas a menudo funcionan tan bien o mejor que los fármacos. *La farmacia natural* promueve ambas de estas metas.

Amigos, les invito a que vengan conmigo al Amazonas y que piensen en lo verde. Si todos les damos la oportunidad merecida a las medicinas herbarias, la medicina botánica crecerá como el *kudzu*, y esto será para el bien del mundo entero.

—James A. Duke, Ph.D.
El Viñedo de Hierbas
Fulton, Maryland

Glosario

Tendría que escribir un segundo tomo de este libro para incluir todas las hierbas mencionadas en un solo glosario. Por lo tanto, decidí enfocar este glosario en tres categorías de hierbas tratadas en este libro: las que son poco comunes; las que no tienen un término equivalente en el español; y las que tienen muchos sinónimos en español. Las hierbas aparecen bajo los nombres principales que se les dio en el libro y después incluyo sus sinónimos en español, inglés y latín. Espero que les sea útil.

Abedul. En inglés: *birch*. En latín: *Betula*, varias especies.

Ácoro. En inglés: *sweetflag*. En latín: *Acorus calamus*.

Agracejo. Sinónimos: berberis. En inglés: *barberry*. En latín: *Berberis vulgaris*.

Aguacate. Sinónimos: palta. En inglés: *avocado*. En latín: *Persea americana*.

Ajedrea. En inglés: *savory*. En latín: *Satureja spp*.

Ajenjo. Sinónimos: estafiate. En inglés: wormwood. En latín: *Artemisia annua*.

Alazor. Sinomios: cártamo. En inglés: *safflower*. En latín: *Carthamus tinctorius*.

Algodoncillo. Sinónimo: asclepiadea. En inglés: *milkweed*. En latín: *Asclepias*, varias especies.)

Áloe vera. Sinónimos: acíbar, atimorreal, sábila, zábila. En inglés: *aloe*. En latín: *Aloe vera*.

Amaranto. Sinónimos: bledo. En inglés: *pigweed*. En latín: *Amaranthus*, varias especies.

Angélica china. En inglés: *Chinese angelica*. En latín: *Angelica sinensis*. En chino: *dang-quai*.

Apio de monte. En inglés: *lovage*. En latín: *Levisticum officinale*.

Arándano agrio. Sinónimo: arándano rojo. En inglés: *cranberry*. En latín: *Vaccinium macrocarpon*.

Arándano azul. En inglés: *blueberry*. En latín: *Vaccinium*, varias especies.

Árbol del dolor de muelas. En inglés: *toothache tree*. En latín: *Zanthoxylum americanum*.

Árbol de té. Sinónimos: corcho, cayeput. En inglés: *tea tree*. En latín: *Melaleuca*, varias especies.

Balsamina del monte. En inglés: *jewelweed*. En latín: *Impatiens capensis*.

Bardana. Sinónimo: cadillo. En inglés: *burdock*. En latín: *Arctium lappa*.

Belladona. Sinónimo: solano. En inglés: *black nightshade*. En latín: *Solanum nigrum*.

Baya de saúco. En inglés: *elderberry*. En latín: *Sambucus nigra*.

Berro. Sinónimo: mastuerzo. En inglés: *watercress*. En latín: *Nasturtium officinale*.

Boboró. En inglés: *Indian snakeroot*. En latín: *Rauwolfia serpentina*.

Bolsa de pastor. En inglés: *shepherd's purse*. En latín: *Capsella bursa-pastoris*.

Calabaza. Sinónimos: ahuyama, zapallo. En inglés: *pumpkin*. En latín: *Cucurbita pepo*.

Camasa. Sinónimos: pepino chino, tecomate. En inglés: *bottle gourd*. En latín: *Lagenaria siceraria*.

Canola. Sinónimo: semilla de colza. En latín: *Brassica*, varias especies.

Cardamomo. En inglés: *cardamom*. En latín: *Elettaria cardamomum*.

Cardo bendito. En inglés: *blessed thistle*. En latín: *Cnicus benedictus*.

Cardo de leche. Sinónimos: cardo de María. En inglés: *milk thistle*. En latín: *Silybum marianum*.

Castaño de la India. En inglés: *horse chestnut*. En latín: *Aesculus hippocastanum*.

Catoche. Sinónimo: zapote de viejas. En inglés: *soursop*. En latín: *Annona muricata*.

Celidonia. En inglés: *Celandine*. En latín: *Chelidonium majus*.

Centinodia. En inglés: *knotgrass*. En latín: *Polygonum aviculare*.

Chícharo inglés. Sinónimo: guisante inglés. En inglés: *English pea*. En latín: *Pisum sativum*.

Chiso. En latín: *Perilla frutescens*.

Cimifuga azul. Sinónimo: cohosh azul. En ingles: *blue cohosh*. En latín: *Caulophyllum halictroides*.

Cimifuga negra. Sinónimo: cohosh negro. En inglés: *black cohosh*.

En latín: *Cimicifuga racemosa.*

Citronela. En inglés: *citronella.* En latín: *Cymbopogon*, varias especies.

Ciruela seca. En inglés: *prune.* En latín: *Prunus dulcis.*

Clavo rojo. En inglés: *red clover.* En latín: *Trifolium pratense.*

Cola de caballo. En inglés: *horsetail.* En latín: *Equisetum arvense.*

Consuelda. En inglés: *comfrey.* En latín: *Symphytum officinale.*

Coptis. En inglés: *cankerroot.* En latín: *Coptis groenlandica.*

Corazoncillo. Sinónimos: hipérico, planta de San Juan.
En inglés: *St. John's wort.* En latín: *Hypericum perforatum.*

Cúrcuma. Sinonimo: azafrán de las Indias. En inglés: *turmeric.*
En latín: *Curcuma longa.*

Efedra. Sinónimo: belcho. En inglés: *ephedra.* En latín: *Ephedra sinica.*

Endivia. Sinónimo: achicoria. En ingles: *chicory.*
En latín: *Cichorium intybus.*

Enebro. Sinónimos: nebrina, tascate. En inglés: *juniper.*
En latín: *Juniperus*, varias especies.

Enula campana. Sinónimos: ala, astabaca, hierba del moro.
En inglés: *elecampane.* En latín: *Inula helenium.*

Equinacia. Sinónimos: equinácea, equiseto. En inglés: *echinacea.*
En latín: *Echinacea*, varias especies.

Escobilla. En inglés: *broomweed.* En latín: *Sida rhombifolia.*

Escutolaria. Sinónimo: scullcap. En inglés: *skullcap.* En latín: *Scutellaria
lateriflora.*

Fárfara. Sinonimo: tusílago. En inglés: *coltsfoot.* En latín: *Tussilago fárfara.*

Fenogreco. Sinónimo: alholva. En inglés: *fenugreek.* En latín: *Trigonella
foenum-graecum.*

Fruta de la perdiz. *Ver* **Michela**.

Gayuba. Sinónimos: uvaduz, aguavilla. En inglés: *bearberry* o *uva ursi.*
En latín: *Arctostaphylos uva ursi.*

Gordolobo. Sinónimo: verbasco. En inglés: *mullein.*
En latín: *Verbascum thapsus.*

Grama. En inglés: *couchgrass*. En latín: *Agropyron repens* o *Elymus repens*.

Haba. En inglés: *fava bean*. En latín: *Vicia faba*.

Hidraste. Sinónimos: Acónito americano, sello de oro, sello dorado. En inglés: *goldenseal*. En latín: *Hydrastis canadensis*.

Hierba de la gota. Sinónimo: hierba de San Gerardo. En inglés: *bishop's weed*. En latín: *Ammi visnaga*.

Hierba de pollito. Sinónimos: hierba riquera, pajarera. En inglés: *chickweed*. En latín: *Stellaria media*.

Hierba gatera. Sinónimos: calamento, nébeda. En inglés: *catnip*. En latín: *Nepeta cataria*.

Hipérico. Sinónimos: corazoncillo, planta de San Juan. En inglés: *St.-John's-wort*. En latín: *Hypericum perforatum*.

Ipecacuana. En inglés: *ipecac*. En Latin: *Cephaelis ipecacuanha*.

Lapacho. En inglés: *pau-d'arco*. En latín: *Tabebuia*, varias especies.

Lavanda. Sinónimos: alhucema, espliego. En inglés: *lavander*. En latín: *Lavandula*, varias especies.

Lengua de vaca. En inglés: *yellowdock*. En latín: *Rumex crispus*.

Licio de China. Sinónimo: alquitria. En inglés: *wolfberry*. En latín: *Lycium chinese*.

Licipio. En inglés: *bugleweed*. En latín: *Lycopus*, varias especies.

Limoncillo. Sinónimo: hierba luisa. En inglés: *lemongrass*. En latín: *Cymbopogon*, varias especies.

Lindera. En ingles: *spicebush*. En latín: *Lindera benzoin*.

Lino. En inglés: *flax*. En latín: *Linum usitatissimum*.

Llantén. En inglés: *plantain*. En latín: *Plantago major*.

Lobata. En inglés: *jackass bitters*. En latín: *Neurolaena lobata*.

Mahonia. Sinónimo: toronja de Oregón. En inglés: *Oregon grape*. En latín: *Mahonia aquifolium*.

Mastuerzo. Sinónimo: panalillo. En inglés: *Sciatica cress*. En latín: *Lepidium*, varias especies. *Ver* también *Berro*.

Matricaria. Sinónimo: margaza. En inglés: *feverfew*. En latín: *Tanacetum parthenium*.

Madreselva. En inglés: *honeysuckle*. En latín: *Lonicera japonica*.

Melilota. En ingles: *melilot*. En latín: *Melilotus officinalis*.

Michela. Sinónimo: fruta de la perdiz. En inglés: *squaw vine*.
En latín: *Mitchella repens*.

Mimbre púrpura. En inglés: *purple osier*. En latín: *S. purpurea*.

Milenrama. Sinónimos: alcaina, milhojas, real de oro. En inglés: *yarrow*.
En latín: *Achillea milefolium*.

Mirtillo. En inglés: *bilberry*. En latín: *Vaccinium myrtillus*.

Monarda escarlatina. Sinónimo: té de Osweogo. En inglés: *bee balm*.
En latín: *Monarda didyma*.

Musgo de Islandia. En inglés: *Iceland moss*. En latín: *Cetraria islandica*.

Ñame silvestre. En inglés: *wild yam*. En latín: *Dioscorea villosa*.

Ojo de buey. En inglés: *ox-eye bean*. En latín: *Mucuna*, varias especies.

Palmera enana. Sinónimo: palmito de juncia. En inglés: *saw palmetto*.
En latín: *Serenoa repens*.

Papaya. Sinónimos: fruta bomba, lechosa. En inglés: *papaya*.
En latín: *Carica papaya*.

Pasionaria. Sinónimos: hierba de la paloma, pasiflora.
En inglés: *passion flower*. En latín: *Passiflora incarnata*.

Pega-pega. En inglés: *beggar-lice*. En latín: *Desmodium styracifolium*.

Pensamiento. En inglés: *pansy*. En latín: *Viola*, varias especies.

Pensamiento silvestre. En inglés: *wild pansy*. En latín: *Viola tricolor*.

Perifollo. En inglés: *chervil*. En latín: *Anthriscus cerefolium*.

Pimpinella blanca. En inglés: *burnet-saxifrage*. En latín: *Pimpinella major*.

Plátano inglés. En inglés: *English plantain*. En latín: *Plantago lanceolata*.

Poleo americano. En inglés: *American pennyroyal*.
En latín: *Hedeoma pulegioides*.

Poleo de monte. En inglés: *mountain mint*.
En latín: *Pycnanthemum muticum*.

Prímula. Sinónimo: primavera. En inglés: *primrose*. En latín: *Primula veris*.

Prímula nocturna. Sinónimo: primavera nocturna. En inglés: *evening
primrose*. En latín: *Oenothera biennis*.

Psyllium. En inglés: *psyllium*. En latín: *Plantago ovata*.

Pygeum. En latín: *Pygeum africanum*.

Quebracho. En latín: *Aspidosperma quebracho blanco*.

Quenopodio. En inglés: *lamb's-quarters*. En latín: *Chenopodium album*.

Ortiga. En inglés: *stinging nettle*. En latín: *Urtica dioica*.

Raíz amarilla. En inglés: *yellowroot*. En latín: *Xanthorrhiza simplicissima*.

Raíz roja. En inglés: *redroot*. En latín: *Ceanothus americanus*.

Ratania. En inglés: *rhatany*. En latín: *Krameria triandra*.

Regaliz. Sinónimo: orozuz, palo dulce. En inglés: *licorice*.
En latín: *Glycyrrhiza glabra*.

Rosolí. Sinónimo: rocío de sol. En inglés: *sundew*.
En latín: *Drosera*, varias especies.

Rusco. En inglés: *butcher's broom*. En latín: *Ruscus aculeatus*.

Salvia roja asiática. En inglés: *Asian red sage*. En latín: *Salvia miltiorrhiza*.

Sangre de dragón. En inglés: *dragon's blood*. En latín: *Croton lechleri*.

Sanguinaria. En inglés: *bloodroot*. En latín: *Sanguinaria officinalis*.

Serpentaria de seneca. En inglés: *Seneca snakeroot*. En latín: *Polygala senega*.

Soralea. En inglés: *scurfy pea*. En latín: *Psoralea corylifolia*.

Sweet Annie. En latín: *Artemisia annua*. En chino: *qing hao*.

Tanaceto. Sinónimo: hierba lombriguera. En inglés: *tansy*.
En latín: *Tanacetum vulgare*.

Toronjil. Sinónimo: melisa. En inglés: *lemon balm*. En latín: *Melisa officinalis*.

Trébol de los prados. En inglés: *red clover*. En latín: *Trifolium pratense*.

Uña del diablo. En inglés: *devil's claw*. En latín: *Harpagophytum procumbens*.

Vara de oro. Sinónimo: vara de San José. En inglés: *goldenrod*.
En latín: *Solidago virgaurea*.

Verbena. En inglés: *vervain*. En latín: *Verbena*, varias especies.

Verdolaga. En inglés: *purslane*. En latín: *Portulaca oleracea*.

Viburno. En inglés: *black haw*. En latín: *Viburnum prunifolium*.

Yute. Sinónimo: cáñamo de las Indias. En inglés: *jute*. En latín: *Corchorus olitorius*.

Zapatilla de mujer. En inglés: *lady's slipper*. En latín: *Cypripedium spp*.

Recursos

A continuación le ofrecemos una lista de tiendas que venden muchos de los productos mencionados en este libro. Hemos dividido la lista por estado, con el nombre completo de la tienda, su dirección, y un resumen de los productos que venden. Todas estas tiendas tienen por lo menos un empleado que habla español. Si usted no encuentra en esta lista una tienda que le quede cerca, tiene la opción de escribirle a muchas de estas tiendas para que le envíen los productos que desea. Hemos señalado las que envían pedidos por todos los Estados Unidos con un asterisco * al lado del nombre de la tienda. Las tiendas con dos asteriscos ** envían pedidos por todos los Estados Unidos y a Puerto Rico. Finalmente, las tiendas con tres asteriscos *** envían pedidos internacionalmente. Ciertos países tienen restricciones en cuanto a las hierbas que se permiten enviar, y esto es algo que usted debe averiguar antes de hacer pedidos.

Arizona

Yerbería San Francisco*
6403 N. 59th Avenue
Glendale, AZ 85301
Aceites esenciales; remedios florales; libros sobre terapia de jugos y aromaterapia; vitaminas y minerales; hierbas. Envían pedidos a todos los Estados Unidos.

Yerbería San Francisco*
5233 S. Central Avenue
Phoenix, AZ 85040
Aceites esenciales; remedios florales; libros sobre terapia de jugos y aromaterapia; vitaminas y minerales; hierbas. Envían pedidos a todos los Estados Unidos.

Yerbería San Francisco*
961 W. Ray Road
Chandler, AZ 85224
Aceites esenciales; remedios florales; libros sobre terapia de jugos y aromaterapia; vitaminas y minerales; hierbas. Envían pedidos a todos los Estados Unidos.

California

Capitol Drugs***
8578 Santa Mónica Boulevard
West Hollywood, CA 90069
Remedios homeopáticos; aceites esenciales; remedios florales; hierbas; vitaminas y minerales. Envían pedidos internacionalmente.

Cuevas Health Foods
429 S. Atlantic Boulevard
Los Ángeles, CA 90022
Remedios florales; casetes de música de relajamiento; hierbas; vitaminas y minerales; alimentos naturales; productos de soya; libros sobre terapia floral, terapia de jugos, meditación, reflexología y yoga.

La Yerba Buena***
4223 E. Tulare Avenue
Fresno, CA 93702
Remedios homeopáticos; aceites esenciales; remedios florales; exprimidores de jugo (jugueras); casetes de música de relajamiento; vitaminas y minerales; hierbas; libros sobre homeopatía, aromaterapia, terapia floral, yoga, meditación, digitopuntura e imaginería. Envían pedidos internacionalmente.

Consejería de Salud Productos Naturales*
2558 Mission Street
San Francisco, CA 94110
Remedios homeopáticos; aceites esenciales; remedios florales; vitaminas y minerales; hierbas. Envían pedidos a todos los Estados Unidos.

Centro Naturista Vida Sana*
1403 E. 4th Street
Long Beach, CA 90802
Remedios homeopáticos; aceites esenciales; remedios florales; vitaminas y minerales; hierbas. Envían pedidos a todos los Estados Unidos.

Centro Naturista***
7860 Paramount Boulevard
Pico Rivera, CA 90660
Remedios homeopáticos; aceites esenciales; remedios florales; vitaminas y minerales; hierbas. Envían pedidos internacionalmente.

Franco's Naturista***
14925 S. Vermont Avenue
Gardena, CA 90247
Remedios homeopáticos; aceites esenciales; remedios florales; exprimidores de jugos (jugueras); hierbas; libros sobre aromaterapia, meditación, reflexología, digitopuntura y hierbas. Envían pedidos internacionalmente.

Centro de Nutrición Naturista***
6111 Pacific Boulevard
Suite 201
Huntington Park, CA 90255
Remedios homeopáticos; aceites esenciales; remedios florales; vitaminas y minerales; hierbas. Envían pedidos internacionalmente.

Centro de Salud Natural
111 W. Olive Drive, #B
San Diego, CA 92173
Aceites esenciales; hierbas; vitaminas y minerales.

El Centro Naturista
114 S. D Street
Madera, CA 93638
Remedios homeopáticos; aceites esenciales; hierbas.

Colorado
Tienda Naturista
3158 W. Alameda Avenue
Denver, CO 80219
Remedios homeopáticos; hierbas; vitaminas y minerales.

Connecticut
Centro de Nutrición y Terapias Naturales***
1764 Park Street
Hartford, CT 06105
Remedios homeopáticos; aceites esenciales; remedios florales; libros sobre homeopatía, aromaterapia y digitopuntura; casetes de música de relajamiento; hierbas. Envían pedidos internacionalmente.

Florida
XtraLife***
340 Palm Avenue
Hialeah, FL 33010
Hierbas; vitaminas y minerales; suplementos alimenticios. Envían pedidos internacionalmente.

Budget Pharmacy***
3001 NW 7th Street
Miami, FL 33125
Remedios homeopáticos; aceites esenciales; remedios florales; hierbas; libros sobre homeopatía y aromaterapia; casetes de música de relajamiento; vitaminas y minerales. Envían pedidos internacionalmente.

Illinois
Vida Sana
4045 W. 26th Street
Chicago, IL 60623
Remedios homeopáticos; aceites esenciales; remedios florales; hierbas; exprimidores de jugos (jugueras); libros sobre aromaterapia y hierbas; alimentos naturales; vitaminas y minerales. Envían pedidos internacionalmente.

Centro Naturista Nature's Herb***
2426 S. Laramie Avenue
Cicero, IL 60804
Remedios homeopáticos; aceites esenciales; remedios florales; hierbas; alimentos naturales; vitaminas y minerales. Envían pedidos internacionalmente.

Maryland
Washington Homeopathic Products***
4914 Del Rey Avenue
Bethseda, MD 20814
Remedios homeopáticos y libros sobre la homeopatía. Envían pedidos internacionalmente.

Massachusetts

Centro de Nutrición y Terapias***
107 Essex Street
Lawrence, MA 01841
Remedios homeopáticos; aceites esenciales; esencias florales; libros sobre homeopatía, aromaterapia y digitopuntura; casetes de música de relajamiento; hierbas. Envían pedidos internacionalmente.

Centro de Nutrición y Terapias***
1789 Washington Street
Boston, MA 02118
Remedios homeopáticos; aceites esenciales; esencias florales; libros sobre homeopatía, aromaterapia y digitopuntura; casetes de música de relajamiento; hierbas. Envían pedidos internacionalmente.

New Jersey

Centro Naturista Sisana***
28 B Broadway
Passaic, NJ 07055
Remedios homeopáticos; aceites esenciales; esencias florales; vitaminas y minerales; hierbas. Envían pedidos internacionalmente.

Revé Health Food Store*
839 Elizabeth Avenue
Elizabeth, NJ 07201
Remedios homeopáticos; remedios florales; exprimidores de jugos (jugueras); casetes de música de relajamiento; vitaminas y minerales; hierbas; libros sobre homeopatía, meditación y digitopuntura. Envían pedidos por todos los Estados Unidos.

Be-Vi Natural Food Center*
4005 Bergenline Avenue
Union City, NJ 07087
Remedios homeopáticos; remedios florales; exprimidores de jugos (jugueras); vitaminas y minerales; hierbas. Envían pedidos por todos los Estados Unidos.

Natural Health Center
92 Broadway
Newark, NJ 07104
Libros sobre la meditación; hierbas. Envían pedidos internacionalmente.

Nueva York
Vida Natural***
79 Clinton Street
New York, NY 10002
Remedios homeopáticos; remedios florales; vitaminas y minerales; hierbas; libros sobre homeopatía, reflexología y digitopuntura. Envían pedidos internacionalmente.

Salud Para Todos
9603 Roosevelt Avenue
Flushing, NY 11368
Remedios homeopáticos; hierbas; aceites esenciales; vitaminas y minerales.

Pennsylvania
Botánica Pititi
242 W. King Street
Lancaster, PA 17603
Hierbas; libros sobre homeopatía; casetes de música de relajamiento.

Haussmann's Pharmacy
536 W. Girard Avenue
Philadelphia, PA 19123
Remedios homeopáticos; aceites esenciales; remedios florales; vitaminas y minerales; hierbas; libros sobre homeopatía, aromaterapia, terapia floral y hierbas.

Puerto Rico
El Lucero de Puerto Rico***
1154 Americo Miranda
San Juan, PR 00921
Hierbas; vitaminas y minerales; exprimidores de jugos (jugueras); casetes de música de relajamiento; libros sobre terapia de jugos, meditación, digitopuntura y reflexología. Envían pedidos internacionalmente.

All Natural Plaza Health Food
370 Avenue 65th Inf.
Río Piedras PR 00926
Hierbas; vitaminas y minerales.

Centro Naturista Las Américas***
634 Andalucía
Puerto Nuevo, PR 00920
Remedios homeopáticos; aceites esenciales; remedios florales; casetes de música de relajamiento; hierbas; vitaminas y minerales; libros sobre homeopatía, aromaterapia, digitopuntura, reflexología, meditación y yoga. Envían pedidos internacionalmente.

Natucentro
92 Calle Giralda
Marginal Residencial Sultana
McKinely 36 Oeste
Mayagüez, PR 00680
Remedios homeopáticos; exprimidores de jugos (jugueras); casetes de música de relajamiento; vitaminas y minerales; hierbas; libros sobre homeopatía, digitopuntura, meditación, reflexología y yoga.

Nutricentro Health Food***
965 de Infantería
Lajas, PR 00667
Remedios homeopáticos; aceites esenciales; hierbas; vitaminas y minerales. Envían pedidos internacionalmente.

La Natura Health Food
Calle 26 CC 16
Fajado Gardens
Fajado, PR 00738
Remedios homeopáticos; aceites esenciales; hierbas; vitaminas y minerales.

Natural Center*
Yauco Plaza #30
Yauco, PR 00698
Remedios homeopáticos; aceites esenciales; vitaminas y minerales; hierbas; libros sobre homeopatía y aromaterapia. Envían pedidos a los Estados Unidos.

Centro Natural Cayey***
54 Luis Muñoz Rivera
Cayey, PR 00737
Remedios homeopáticos; aceites esenciales; remedios florales; exprimidores de jugos (jugueras); casetes de música de relajamiento; vitaminas y minerales; hierbas; libros sobre homeopatía, aromaterapia, digitopuntura, meditación, terapia floral, reflexología y yoga. Envían pedidos internacionalmente.

Milagros de la Naturaleza***
E-42 Calle Apolonia Guittings
Barriada Leguillow
Vieques, PR 00765
Remedios homeopáticos; aceites esenciales; terapias florales; hierbas; vitaminas y minerales. Envían pedidos internacionalmente.

Texas
Naturaleza y Nutrición***
123 N. Marlborough Avenue
Dallas, TX 75208
Aceites esenciales; terapias florales; exprimidores de jugos (jugueras); casetes de música de relajamiento; hierbas. Envían pedidos internacionalmente.

Hector's Health Company*
4500 N. 10th Street
Suite 10
McAllen, TX 78504
Remedios homeopáticos; aceites esenciales; remedios florales; casetes de música de relajamiento; vitaminas y minerales; hierbas; libros sobre homeopatía, aromaterapia, terapia floral, yoga, meditación, reflexología y digitopuntura. Envían pedidos en los Estados Unidos.

Yerbería La Azteca**
811 E. Elizabeth Street
Brownsville, TX 78520
Remedios homeopáticos; casetes y CD de relajamiento; vitaminas y minerales; hierbas; libros sobre homeopatía, aromaterapia, yoga, meditación, digitopuntura y reflexología. Envían pedidos a Puerto Rico y los Estados Unidos.

Centro de Nutrición La Azteca
2019 N. Henderson Avenue
Dallas, TX 75206
Remedios homeopáticos; aceites esenciales; remedios florales; casetes de música de relajamiento; vitaminas y minerales; hierbas.

Hierba Salud International***
9119 S. Gessner Drive
Houston, TX 77074
Vitaminas y minerales; hierbas. Envían pedidos internacionalmente.

Casa Jasmine
1207 Iturbide Street
Laredo, TX 78040
Vitaminas y minerales; productos de belleza naturales.

La Fe Curio and Herb Shop***
1229 S. Staples Street
Corpus Christi, TX 78404
Hierbas; casetes de música de relajamiento; vitaminas y minerales. Envían pedidos internacionalmente.

Botánica del Barrio
3018 Guadalupe Street
San Antonio, TX 78207
Remedios homeopáticos; hierbas; vitaminas y minerales; aceites esenciales; remedios florales; exprimidores de jugos (jugueras); libros sobre homeopatía, aromaterapia, hierbas y reflexología. Envían pedidos internacionalmente.

Créditos

La ilustración de *ginkgo* en la página 268 fue publicada anteriormente en *CRC Handbook of Nuts* (El manual de nueces del CRC) por James A. Duke (Boca Ratón, Florida, CRC Press: 1989).

Las ilustraciones de *ginseng* asiático en la página 498 y de *ginseng* americano en la página 458 fueron publicadas anteriormente en *Ginseng: A Concise Handbook* (Ginseng: Un manual conciso) por James A. Duke (Algonac, Michigan: Reference Publications, 1989).

La ilustración de hidraste (sello de oro, acónito americano) en la página 352 fue publicada anteriormente en *Herb Companion Magazine* (Guía de hierbas), (Loveland, Colorado: Interweave Press, Abril/Mayo de 1994).

Las ilustraciones de prímula (primavera) nocturna en la página 506 y de trébol rojo en la página 302 fueron publicadas anteriormente en *CRC Handbook of Edible Weeds* (El manual de CRC de las malas hierbas comestibles) por James A. Duke (Boca Ratón, Florida: CRC Press, 1992).

La ilustración de una de gato en la página 333 fue publicada anteriormente en *Cat's Claw: Healing Vine of Perú* (Uña de gato: Parra curativa del Perú) por K. Jones (Seattle, Washington: Sylvan Press, 1996).

Índice de términos

Las referencias con letra en negrilla indican las presentaciones esenciales. Las referencias subrayadas indican que la materia del texto se encuentra dentro de los recuadros. Las referencias en bastardillo represantan los dibujos de las hierbas. Los nombres de los medicamentos con receta se denotan con el símbolo (Rx).

A

Abedul, para tratar
  infecciones de la vejiga, 357
  verrugas, 555
Abscesos, **150–56**
Acalia. *Véase* Malvavisco
Aceite de árbol de té, 151–52
Aceite de oliva
  como aceite monoinsaturado, 268
  para tratar, diabetes, 187
  Véase Olivo
Aceites esenciales
  advertencias, 223
  cítricos, 433
  como repelente contra insectos, 433–34
  tratamientos con, 27
  para tratar
    depresión, 164
    dolor, 198, 199
      de espalda, 210–11
      de muelas, 216–17
    enfermedad de intestino inflamado, 248
    hemorroides, 321
    herpes, 327
      herpes zoster, 330
    indigestión, 342
    mal olor corporal, 397
    náusea, 411
    síndrome del túnel carpo, 499
    urticaria, 543
    venas varicosas, 554
  para tratar inhibición del deseo sexual en la mujer, 178
Aceituna, para tratar, gota, 315

Achicoria, para problemas del hígado, 466
Acíbar. *Véase* Áloe vera
Aciclovir (Rx), para herpes, 328
Acidez estomacal, **30-34**, 31, 32, 34
Ácidos anhidroxílicos, para tratar, arrugas, 69
Acónito americano. *Véase* Hidraste
Ácoro, para piojos, 441
Afecciones de la piel, **35–40**
  Véase también problemas específicos de la piel
Afrodisíacos
  cola, 176
  picho huayo, <u>396</u>
  té, 459
Aftas (úlceras) en la boca, **536–39**
Agracejo, *64*
  para tratar, arritmia cardíaca, 63–64
Agrimonia
  para tratar
    diarrea, 190
    dolor de garganta, 215
Agripalma, para tratar, arritmia cardíaca, 64–65
Aguacate
  para prevenir, osteoporosis, 424
  para tratar
    afecciones de la piel, 37
    arrugas, 70
    colesterol alto, 147
    gota, 314
    psoriasis, 472
Aguavilla. *Véase* Gayuba
Ahuyama. *Véase* Calabaza
Ají rojo. *Véase* Pimiento picante

D

M

N

O